HEFTE ZUR UNFALLHEILKUNDE

BEIHEFTE ZUR „MONATSSCHRIFT FÜR UNFALLHEILKUNDE UND VERSICHERUNGSMEDIZIN"

HERAUSGEGEBEN VON PROF. DR. A. HÜBNER, BERLIN

HEFT 42

VERHANDLUNGEN DER DEUTSCHEN GESELLSCHAFT FÜR UNFALLHEILKUNDE, VERSICHERUNGS- UND VERSORGUNGSMEDIZIN

XIV. Tagung am 20. u. 21. Oktober 1950 in Bochum

(1. Tagung nach Wiedererrichtung der Gesellschaft 1950)

Im Auftrage des Vorstandes herausgegeben

von

PROFESSOR DR. H. BÜRKLE DE LA CAMP

Bochum

MIT 57 ABBILDUNGEN

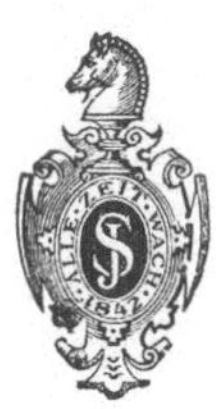

1951

SPRINGER-VERLAG BERLIN HEIDELBERG GMBH

ISBN 978-3-540-01549-9   ISBN 978-3-662-31690-0 (eBook)
DOI 10.1007/978-3-662-31690-0

Inhaltsverzeichnis.

Sitzungsbericht.

H. BÜRKLE DE LA CAMP, Bochum: **Eröffnungsansprache des Vorsitzenden.**

Hochverehrte Anwesende, ich eröffne die 14. Jahrestagung der Deutschen Gesellschaft für Unfallheilkunde, Versicherungs- und Versorgungsmedizin. Ich begrüße die Vertreter der Staatsregierung, des Bundesarbeitsministeriums, des Sozial- und Arbeitsministriums von Nordrhein-Westfalen und der Stadtverwaltung. Sie, meine Herren, beweisen uns durch Ihr persönliches Erscheinen das große Interesse, das Sie an unserer Arbeit nehmen. Wir danken Ihnen hierfür und besonders der Stadtverwaltung für ihr Entgegenkommen, das uns die Abhaltung unserer Tagung ermöglicht und die Vorbereitungen sehr erleichtert hat. Dem Hausherrn des Bergbaumuseums, der uns diesen schönen Saal zur Verfügung gestellt hat und uns in jeder Weise bei den Vorbereitungen behilflich war, gilt unser besonderer Dank. Ich begrüße vor allem sehr herzlich unsere Mitglieder und Gäste und mit besonderer Freude die Herren aus dem Kreise der Versicherungsträger, die in so großer Anzahl zu gemeinsamer fördernder Aussprache sich mit uns Ärzten zu dieser Tagung zusammengefunden haben.

Ein besonderer Willkommengruß den 34 Teilnehmern aus Berlin, den Gästen aus dem Saargebiet und vor allem den beiden deutschen Gästen, denen es ermöglicht wurde, aus der Ostzone zu unserer Tagung zu kommen.

Die Anwesenheit unserer Gäste aus Holland, Österreich und der Schweiz ist uns eine wirkliche Freude und Ehre. Gerade mit diesen drei Ländern war unsere Gesellschaft stets eng in gemeinsamer Arbeit und im Gedankenaustausch verbunden. Um so schöner ist es für uns, daß mehrere Vertreter dieser Länder heute unter uns weilen. In der internationalen Arbeit genoß unsere Gesellschaft stets großes Ansehen und stand mit ihrer beispielhaften Arbeit mit an führender Stelle. Wir dürfen hoffen, daß wir uns diesen Platz im Laufe der Zeit wieder erwerben können, nachdem die Ungunst der verflossenen Jahre auch uns großen Schaden zugefügt hat.

Vor wenigen Tagen bekam ich von Herrn Professor Dr. ZOLLINGER, Luzern, den wir seit der Gründungsversammlung bei fast allen unseren Tagungen bei uns sehen durften, die Mitteilung, daß die Widerstände, die gegen die Aufnahme der deutschen Kollegen in das internationale Unfallkomitee laut geworden waren, beseitigt werden konnten. In seiner Eigenschaft als Vorstand des „Comité permanent international pour l'étude de la médecine des accidents du travail" schreibt er: „Sie sind uns also herzlich willkommen." Nachdem seit Beginn dieses Jahres auch die anderen ausländischen großen Gesellschaften die deutschen Ärzte wieder in ihre Reihen aufgenommen und zum Beitritt eingeladen haben, ist dieser Schritt nun auch vom internationalen Unfallkomitee gemacht worden. Wir werden der Einladung Folge leisten.

Von unseren Ehrenmitgliedern kann ich leider niemanden hier persönlich begrüßen. Herr Geheimrat Professor Dr. Fritz König in Würzburg, Herr Professor Dr. Wittek in Graz und Herr Staatssekretär Dr. Krohn in Heiligenkirchen (Detmold), unsere Ehrenmitglieder, haben herzliche Briefe geschrieben und der Tagung ihre besten Wünsche geschickt. Auch die korrespondierenden Mitglieder, Herr Dr. Smit, Amsterdam, Herr Professor Dr. Steindler, Iowa (USA), und Herr Professor Dr. Zollinger, Luzern, sandten der Tagung ihre besten Wünsche. Von den Mitgliedern des Beirates ist Herr Professor Dr. Quensel, Schkeuditz, persönlich erschienen, Herr Ministerialdirigent Professor Dr. Martineck sendet seine besten Grüße.

Seit unserer letzten Tagung, der 13., die am 7. und 8. Juni 1939 in Kiel unter dem Vorsitz von Herrn Professor Dr. Fischer stattfand, sind über 11 Jahre vergangen, — Jahre, die uns Schrecken, Not und Zusammenbruch, wirtschaftliches und sittliches Elend, Trauer, Hohn, Verachtung und Rechtlosigkeit gebracht haben. In den schlimmen Jahren nach dem Zusammenbruch hätte wohl niemand geglaubt, daß wir in unserer zerstörten Stadt *Bochum* im Jahre 1950 in einem so schönen Raume und in so festlicher Weise wieder werden tagen können. Seien wir dankbar, daß wie hier in Bochum fast überall im deutschen Vaterland der zähe Wille so viel geschaffen hat, und hoffen wir, daß in nicht zu ferner Zeit auch unser zerrissenes Deutschland und vor allem sein so trostlos gespaltenes Volk wieder zu einem einheitlichen Ganzen verschmolzen werden.

Bei unserer heutigen Versammlung gedenken wir der Männer, die der Tod aus unseren Reihen seit der letzten Tagung abberufen hat. Ihre Zahl ist groß. Der Verlust unseres Archivs erlaubt es uns nicht, eine genauere Aufstellung zu geben, und die Zerstuckelung Deutschlands und die Abtrennung großer Gebietsteile lassen uns nichts über einzelne Schicksale erfahren, so daß meine Angaben nicht ganz lückenlos sind.

Wir betrauern unsere verstorbenen Ehrenmitglieder: Geheimrat Professor Dr. med. August Borchard, Berlin, und Dr. Pometta, Luzern, unsere verstorbenen früheren Vorsitzenden: Professor Dr. Georg Magnus, München; Professor Dr. Viktor Schmieden, Frankfurt a. M. und Professor Dr. Max zur Verth, Hamburg. Wir trauern um die Mitglieder: Professor Dr. Adolf Bacmeister, St. Blasien; Dr. Josef Boden, Köln; Professor Dr. Karl Boetticher, Berlin; San.-Rat Dr. Hans Buchbinder, Leipzig; Dr. Karl Deutschländer, Hamburg; Dr. Wilhelm Engloff, Stuttgart; Dr. Clemens Eimhaus, Arnsberg; Dr. Johannes Elsner, Dresden; Dr. Fritz Fischer, Gotha; Dr. Hermann Gatersleben, Aachen; San.-Rat Dr. Karl Gaugele, Zwickau; Dr. Franz Grahl, Bremen; Med.-Rat Dr. Alfred Haehner, Frankfurt; Med.-Rat Dr. Gottfried Hoffmann, Trier; San.-Rat Dr. Kurt Horneffer, Berlin-Steglitz; San.-Rat Dr. Karl Hufschmidt, Baden-Baden; Professor Dr. Martin Kirschner, Heidelberg; Geheimer Med.-Rat Dr. Paul Köhler, Bad Elster; San.-Rat

Dr. GUSTAV KREGLINGEE, Koblenz; Professor Dr. FELIX FRHR. VON KUESTER, Berlin; Dr. KARL LENGFELLNER, Berlin; Professor Dr. WILHELM LOBENHOFFER, Bamberg; Professor Dr. HANS LÖHR, Kiel; Professor Dr. WILHELM LÖHR, Magdeburg; Dr. ERNST MARSCHKE, Neiße; San.Rat Dr. FRIEDRICH MATTHIAS, Königsberg; Dr. FRIEDRICH MERRES, Berlin; Regierungsmedizinalrat Dr. MÖSLEIN, Stettin; Dr. HANS OPFERMANN, Gelsenkirchen; Dr. FRIEDRICH OSTERMANN, Essen; Geheimer Med.-Rat Professor Dr. ERWIN VON PAYR, Leipzig; Professor Dr. KARL RESCHKE, Greifswald; Professor Dr. WILHELM RÖPKER, Barmen; Dr. ARTHUR SCHÄFER, Rathenow; Professor Dr. WALTER SEBENING, Mannheim; Dr. WALTER, SEELE, Bochum; Professor Dr. PAUL SEELIGER, Bottrop; Dr. JOHANN SICKMANN, München-Gladbach; Professor Dr. RENÉ SOMMER, Dortmund; Dr. ARTHUR SPIECKER, Trier; San.-Rat Dr. PAUL SPRINGORUM, Halberstadt; Dr. HEINRICH STABEL, Berlin; Professor Dr. HEINRICH SCHLOESSMANN, Bochum; Professor Dr. GEORG ZILLEG, Bamberg.

Beim Erklingen dieser Namen werden in uns Erinnerungen wach an die Männer, die wir gekannt und geschätzt haben. Wir danken ihnen allen, die von uns gegangen sind, für ihre treue Mitarbeit und gedenken ihrer, die durch Alter, Krankheit, Unfall und in Erfüllung ihrer vaterländischen Pflicht als Soldaten ihr Leben gelassen haben.

Eine so lange Pause zwischen 2 Tagungen bringt es mit sich, daß sich der Kreis der Tagungsmitglieder ganz wesentlich geändert hat. Der Vorsitzende ist deshalb nicht nur berechtigt, sondern verpflichtet, über Geschichte und Aufgabenbereich der Gesellschaft einige Worte zu sagen.

Das ungeheuere Anwachsen der Unfallzahlen, sowohl in einigen Berufszweigen, als auch ganz besonders durch die Gefahren des motorisierten Straßenverkehrs und durch den Sport, hat die *Unfallheilkunde* als einen besonderen Zweig aus der Gesamtmedizin herausgehoben, an der Chirurgie und Orthopädie einen Hauptanteil haben, bei der aber die innere Medizin, Neurologie, Psychiatrie und alle anderen Fachgebiete, die ich nicht alle einzeln aufzählen will, eine ebenso wichtige Rolle spielen. Der Arzt ist auf diesem Zweig nicht nur Helfer und Heiler, der die körperlichen und seelischen Schäden wiederherzustellen sucht; es erwächst ihm zudem eine Aufgabe, die früher nicht eigentlich zum ärztlichen Beruf gehörte, die Aufgabe als *Begutachter* und *Ratgeber* neben den Versicherungsträger zu treten. Und seitdem die Gewerbe- und Berufskrankheiten in die Unfallversicherung einbezogen sind, ist dem Arzt die Verpflichtung erwachsen, sich auch mit diesen Erkrankungen, ihrer Entstehung, Behandlung und Begutachtung ernstlich zu befassen.

Eine befriedigende und fruchtbringende Erfüllung dieser Aufgaben ist aber nur durch die innige und verständnisvolle *Zusammenarbeit von Arzt und Versicherungsträger* möglich. Aus der Notwendigkeit dieser gemeinsamen Arbeit zur Forschung und Aussprache ist die Deutsche Gesellschaft für Unfallheilkunde, Versicherungs- und Versorgungsmedizin entstanden, die 1922 unter LINIGER, dessen Name auch heute noch in unserem Kreise in vollem Glanze strahlt, gegründet wurde und damals in Leipzig ihre 1. Tagung abhielt. Es folgten die 2. Tagung in Innsbruck

1924, die 3. in Köln 1926, die 4. in Nürnberg 1927 und die 5. in Berlin 1929. Dann gab Liniger den Vorsitz ab und wurde zum Ehrenmitglied unserer Gesellschaft ernannt. In Breslau wurde 1930 die 6. Tagung unter Jottkowitz abgehalten. Und schon einmal vereinigten sich die Mitglieder hier in Bochum unter meinem verehrten Vorgänger am „Bergmannsheil", Georg Magnus, zur 7. Tagung 1932. 1933 leitete Schmieden in Frankfurt die 8. Tagung. Unser jetziges Ehrenmitglied Fritz König verlegte die 9. Tagung 1934 nach Würzburg. Und unser verstorbenes Ehrenmitglied August Borchard berief uns zum 10. Kongreß 1935 nach Berlin. In Hamburg fand 1936 die 11. Tagung unter zur Verth statt, der sich schon vorher als langjähriger 1. Schriftführer größte Verdienste erworben hatte. Um darzutun, daß nicht nur die Chirurgie und Orthopödie einen 1. Platz in der Deutschen Gesellschaft für Unfallheilkunde, Versicherungs- und Versorgungsmedizin einnehmen wollen, wurde zum Vorsitzenden der 12. Tagung der Psychiater Reichardt gewählt, der Würzburg zum Ort des Kongresses 1937 machte.

Schon vor Gründung unserer Gesellschaft fanden internationale Unfallkongresse statt: 1905 in Lüttich, 1909 in Rom, 1912 in Düsseldorf. Dann folgten die internationalen Unfallkongresse, an denen unsere Gesellschaft tätigen Anteil hatte, 1925 in Amsterdam, 1928 in Budapest, 1931 in Genf, 1935 in Brüssel. Im Jahre 1938 trafen sich die Mitglieder der Gesellschaft im Rahmen des VIII. internationalen Unfallkongresses in Frankfurt a. M., der gerade in den Septembertagen der berühmten Münchener Besprechung stattfand. Noch jedem Teilnehmer der damaligen Tagung wird in Erinnerung sein, wie ein befreiendes Aufatmen durch die große Versammlung ging, als die Kriegsgefahr gebannt erschien, nachdem leider schon vorher der größere Teil der ausländischen Teilnehmer eiligst abgereist war.

Die 13. Tagung, die letzte Vorkriegstagung, leitete A. W. Fischer in Kiel. Sie ist vielen von uns noch durch ihren schönen Verlauf und festlichen Rahmen in guter Erinnerung. Der damalige Vorsitzende schloß die Tagung mit dem Wunsche auf ein Wiedersehen in Freiburg i. Br. Es sollte anders kommen. Andere Aufgaben traten an uns heran. Die unfallchirurgisch vorgebildeten Ärzte hatten bald Gelegenheit, sich als besonders befähigte Kriegschirurgen zu betätigen. Und die Versorgungsmedizin fand leider ein weites Feld der Betätigung bei dem Heer der Kriegsdienstbeschädigten.

Vielseitig waren die Referate und Vorträge, die bei den vergangenen 13 Tagungen gehalten wurden aus allen Gebieten der Unfallheilkunde, der Berufskrankheiten und des Versicherungsrechtes. Ich erinnere nur an die Namen der schon oben genannten früheren Vorsitzenden, ich nenne aber auch Lohmar, Hohmann, Stier, Zollinger, Smit, Gaugele, Ceelen, Siegmund — um nur einige wenige namentlich aufzuführen. Die bisher geleistete Arbeit verpflichtet uns, den eingeschlagenen Weg weiter, vorwärts und aufwärts zu gehen.

Bei der letzten Tagung in Kiel wurde als neuer Vorsitzender Herr Professor Bohnenkamp, damals in Freiburg i. Br., gewählt, um einem Internisten die Gestaltung der nächsten Tagung in die Hand zu geben.

Leider war Herr BOHNENKAMP in den ersten Nachkriegsjahren verhindert, das Amt des Vorsitzenden auszuüben. Es erwies sich aber als eine Notwendigkeit, die Gesellschaft wieder ins Leben zurückzurufen, da wichtige Fragen zur Besprechung anstanden, die nicht mehr warten konnten. Bei der 1. Nachkriegstagung der Deutschen Gesellschaft für Chirurgie in Frankfurt a. M. 1949 wurde daher durch Herrn Professor HÜBNER eine Besprechung aller an der Wiederherstellung unserer Gesellschaft interessierten Chirurgen einberufen — die Chirurgen überwiegen nun einmal aus leicht erklärlichen Gründen in unserem Kreise —, der etwa 50 Teilnehmer folgten. Aus dieser Versammlung wurde mir die Aufgabe übertragen, als Vorsitzender unsere Gesellschaft wieder arbeitsfähig zu machen.

Ich übernahm das Amt, nachdem auch Herr BOHNENKAMP es mir überlassen hatte. Herr Professor FISCHER, Kiel, stellte sich als stellv. Vorsitzender zur Verfügung. Herr Dr. WALTHER SCHWARZ, Berlin, übernahm die Geschäfte des Schriftführers, die er früher schon zusammen mit Herrn ZUR VERTH erledigt hatte. Herrn Direktor Dr. HÖRNIG, Berlin, müssen wir besonders dankbar sein, daß er trotz seines schonungsbedürftigen Gesundheitszustandes wieder des Amtes als Kassenführer waltet. Wir müssen die Mitgliederversammlung bitten, diesem Vorstand, der ein Arbeitsausschuß ist, nachträglich ihre Zustimmung zu geben.

M. D. und H., die übernommene Arbeit war für uns alle nicht leicht. Das Archiv der Gesellschaft in Berlin war durch Kriegseinflüsse vernichtet worden, wir hatten kein Mitgliederverzeichnis mehr, wir mußten also fast von vorne anfangen. Dazu kam, daß nach der Währungsreform kein Bargeld mehr vorhanden war. Die Hauptverwaltung der Bergbau-Berufsgenossenschaft lieh uns zunächst DM 1 000,00 Betriebskapital, die wir für Rundschreiben und Werbung notwendig hatten und die wir nach dieser Tagung wieder zurückzahlen können. Für diese Unterstützung darf ich Herrn Direktor HESS unseren besonderen Dank aussprechen.

So nach und nach meldeten sich die Mitglieder an, alte erneuerten ihre Mitgliedschaft und neue baten um Aufnahme. Heute hat die Gesellschaft schon wieder 428 Mitglieder, Ärzte und Versicherungsfachleute.

Wir sind zwar eine kleine Gesellschaft gemessen an unseren großen Fachvereinigungen. Aber die kleinen Gesellschaften erarbeiten stets Bedeutendes, wir wissen das von unseren landsmannschaftlichen Fachvereinigungen, weil gerade bei ihren Tagungen die persönliche Aussprache in einem besonderen Maße fruchtbringend ist.

Die große Zahl von annähernd 500 Tagungsteilnehmern, die heute unserem Rufe gefolgt ist, beweist die Berechtigung unserer Zusammenkunft und unseres großangelegten Programms. Ihnen meine Herren Referenten und Vortragenden danke ich schon jetzt dafür, daß Sie sich bereitwillig zur Verfügung gestellt und Arbeit und Mühen auf sich genommen haben, um unser wissenschaftliches Programm auf eine große Höhe zu stellen.

Die Zeit drängt, wir wollen in unseren wissenschaftlichen Teil eintreten, und der Vorsitzende hat in erster Linie die Verpflichtung, sich vorbildlich kurz zu fassen. Ich möchte so gern noch einiges sagen über Dinge, die uns besonders berühren, so z. B. das Leib-Seele-Problem in Verbindung mit den Aufgaben unserer Gesellschaft, — über die Persönlichkeit des Arztes im Versicherungswesen, aber auch über die Persönlichkeit des Versicherten und ganz besonders über das Gutachtenwesen selbst. Ich muß mich beschränken, aber über die Gutachtertätigkeit muß ich doch ein paar Worte sagen. Wiederholt ist in unserer Gesellschaft darüber gesprochen worden, wie notwendig es ist, *den Arzt zum Gutachter zu erziehen*, nicht nur den Studierenden, sondern auch den bestallten Arzt, da ja gerade der erstbehandelnde Arzt mit seinem ärztlichen Bericht und Gutachten meistens von ausschlaggebender Bedeutung ist.

Wer an einer Zentralstelle dieses Sondergebietes steht, wie ich hier am „Bergmannsheil" in Bochum, und einen Hauptteil seiner Arbeitskraft der Begutachtung und der Unterweisung des jungen Arztes auf diesem Gebiete widmet und zu ganz besonderen Entscheidungen maßgeblich herangezogen wird, der darf sich auch einmal auf einem ausgesetzten Posten, wie jetzt im Augenblick, erlauben, etwas Kritisches auszusprechen, selbst wenn es gewagt erscheint und vielleicht nicht gern gehört wird.

Es ist bei den Versicherungsämtern Brauch, in schwierigen Fällen, bei denen die Meinungen der Vorgutachter auseinandergehen, oder der Versicherte glaubt, falsch beurteilt zu sein, die Fachvertreter der Hochschulen um Entscheidung und Beurteilung zu bitten, da sie als die Berufenen hierfür erscheinen. Und dann sieht man in dem erwarteten Obergutachten, das die wertvolle Beurteilung bringen soll, daß junge unerfahrene Assistenzärzte die Untersuchung und Begutachtung vorgenommen haben, ohne daß der verantwortliche Chefarzt oder ein wirklich erfahrener Oberarzt an der Entscheidung maßgeblich Anteil genommen haben. Lediglich der Briefkopf zeigt an, daß die Begutachtung an einem Schwerpunkt medizinischer Wissenschaft vorgenommen wurde. Und dann stehen in diesem Gutachten oft unreife Dinge, die der junge Assistent allein ja nicht besser wissen kann, die aber dem alten erfahrenen Vorgutachter zur Belehrung und der Spruchinstanz als Grundlage für die Urteilsbildung dienen sollen. Wie soll dann die Spruchinstanz entscheiden?

Ich sage das nicht, um anzugreifen oder anzuklagen. Vielmehr will ich fordern: *Die Begutachtung muß als Lehrfach gepflegt und wichtige Zusammenhangs- und Obergutachten müssen vom erfahrenen und gereiften Gutachter ausgeführt werden.* Die Begutachtung ist kein trockener Lehrstoff für den Unterricht, sie ist sogar sehr lebendig, wenn ein Lehrer sie vorträgt, der einen weiten Überblick über diese Dinge hat. Das Interesse der Hochschulen an diesem Gebiet der Unfallheilkunde, Versicherungs- und Versorgungsmedizin ist leider nicht allgemein groß genug.

Wenn auch von den vielen Lehrstühlen, die in Deutschland doch recht viel mit den unserer Gesellschaft eigenen Arbeiten zu tun haben, nur sehr wenige Vertreter heute unter uns sind, so sind wir diesen für ihr Erscheinen und für ihr Interesse um so mehr dankbar, und wir richten die Bitte an sie, in ihren eigenen und *bei allen deutschen Hochschulen dafür zu werben, daß im Unterricht und in der Praxis den Sonderaufgaben, denen unsere Gesellschaft in besonderem Maße dient, künftighin mehr Wert beigelegt werde, weil sie für die Allgemeinheit von Bedeutung sind und mehr und mehr an Wichtigkeit zunehmen.*

Gewiß, die Gutachtertätigkeit liegt dem Arzt nicht a priori. Sie ist zwar sehr interessant, wenn man sie richtig betreibt, aber sie kann auch sehr undankbar und sogar gefährlich werden. Aber gerade deshalb muß der Arzt in diesen Dingen geschult und erzogen werden.

Der begutachtende Arzt soll objektiv sein. Daß er als guter Arzt doch stets etwas mehr zur Seite des Kranken oder Verletzten neigt, muß mit Nachsicht abgewogen werden, nur darf er nicht zu weit von der Linie der Objektivität abweichen. Er ist ja Arzt und Mensch. *Aber Wohlwollen darf nicht zur Unsachlichkeit führen.* Es ist bestimmt schwer, als Sachverständiger gerecht zu entscheiden, da doch des Arztes vornehmste Aufgabe ist, Helfer zu sein. Aber gerade dann, wenn der beste Arzt sich selbst überwindet und sich objektiv zu den ihm vorgelegten Begutachtungsfragen einstellt, prallt er als Gutachter häufig gegen eine völlige Verständnislosigkeit des Versicherten, der sich und seine versicherungspflichtigen Mängel aus ganz begreiflicher menschlicher Schwäche heraus zu überwerten pflegt. Dabei setzt sich aber der begutachtende Arzt den unangenehmsten Angriffen des Versicherten und seiner Berater aus, die weit von der Objektivität abrücken.

Wer aber schützt den Arzt gegen Angriffe und Anwürfe? Niemand. Trotzdem aber verlangt man von uns Ärzten, diese ganze Arbeit im Interesse der Versicherten und der Gesamtheit zu tun. Wir wollen sie auch tun, wir wollen nach Kräften objektiv sein und wollen trotz aller Widerwärtigkeiten den jungen Arzt mit Freude und Geduld vorurteilsfrei in dieses Sondergebiet einführen.

Sine ira et studio! Keinem zulieb und keinem zuleide!

F. REISCHAUER, Essen: **Über die Begutachtung der Wirbelbandscheibenschäden.** (Mit 11 Abb.)

Wenn ich den Auftrag der Berichterstattung habe, weil sich Probleme der Begutachtung von Wirbelscheibenschäden neu gestellt haben, so steht — bei der *Trennung von Unfall und Krankheit* im deutschen Versicherungsrecht — ganz im Vordergrund die *Bandscheiben-Degeneration.*

Diese Aufbrauchskrankheit des Menschen ist sicher nichts pathogenetisch Einheitliches und Abgeklärtes, aber *eine an ihren Folgen ablesbare klinische Realität.*

Die ebenso schwer begreiflichen wie *klinisch entscheidenden individuellen großen Unterschiede* von Art und Grad dieser Aufbrauchsschäden können wir vorläufig nur als Tatsache hinnehmen, dürfen aber die Frage nach dem Warum — den Anreger jeder Forschung — nicht durch billige Schlagworte und dadurch verschütten, daß wir nach der Hexe erst die Religion vom Rheumatismus für alles, was wehtut, und nun scheinbar das Trauma bemühen.

Die Beurteilungsgrundlagen hat vor allem die *gesicherte* Erkenntnis verschoben, daß *jeder klassische Hexenschuß* und die *überwiegende Zahl der Ischialgien*, also 2 der alltäglichsten Krankheitssymptome der ärztlichen Sprechstunde, in *Massenbewegungen zerlegter Teile kranker Bandscheiben* ihre gemeinsame Wurzel haben.

Da diese Massenverschiebungen nicht nachts im Bett, sondern begreiflicherweise *unter Last oder Bewegung fällig* werden, und oft ganz unvermittelt auftreten, werden solche Vorgänge leicht mit Gewaltrissen gesunder Organe verwechselt. Verwirrung in der Begutachtung ist die Folge.

Es ist das große — die therapeutische Bilanz weit übersteigende — Verdienst der bioptischen Forschung am Operationstisch in den letzten Jahren, daß sie klinische und pathogenetische Fragen beantwortete, welche die sorgfältigsten Untersuchungen an der Leiche, die von Deutschland ausgingen, praktisch schuldig geblieben sind.

Zu den Nachteilen dieser Entwicklung gehört — neben therapeutischen Übertreibungen, neben einer irreführenden Überschätzung von Röntgenbefunden, neben einem bedauerlichen Rückfall von funktionellem Denken in Vorgängen zu primitiv mechanischer Betrachtung von Zuständen, neben der besonders im Rentenverfahren sehr tragischen Umdeutung eines für vorübergehend gehaltenen „Rheumatismus" in das geistige Stützkorsett eines vermeintlich den Anfang vom Ende darstellenden Wirbelsäulenschadens —, gehört als weitere Folge eine *Entwurzelung unserer Begutachtungsgrundlagen* bei Lumbago, Ischias und weiteren Symptomen des gleichen Ursachenkreises.

Wer die relative Seltenheit von Trauma-Zusammenhangs-Fragen z. B. bei Ischias in der Vergangenheit kennt und deren Anschwellen in der Gegenwart erlebt, muß feststellen, daß nicht der Kranke und zwingende klinische Argumente diesen Wandel bestimmen. Denn die Krankheit der Großväter, welche diese Symptome trotz mechanischer Symptombegünstigung mangels sichtbarer Ursachen auf Erkältung oder Infekte zurückzuführen pflegten, hat sich nicht geändert. Geändert hat sich nur die ärztliche Deutung, die aus autoptischen Befunden, also Zuständen schöpft, welche jedoch nichts über die Abläufe aussagen, die zu jenen führen.

Die Zunahme unfallrechtlicher Fragen ist also offenbar iatrogen gesteuert, kommt nicht vom Kranken und seiner Krankheit. Denn die Durchbruchssymptome dieser Leiden sind den Unfallkrankenhäusern als Verletzungsfolge so unbekannt geblieben wie je. Ich muß das an den Anfang stellen.

Das Dilemma der Begutachtung seit den neuen Deutungen beschränkt sich aber nicht auf Unfallfragen. Es beginnt schon *im Diagnostischen,* und wirkt sich hier, z. B. in der Kriegsbeschädigtenversorgung, für die wissenschaftliche Medizin beschämend aus.

Ein autoritativer Internist urteilt für die LVA:

X. erkrankte an der Ostfront als Kradmelder an Ischialgie. Auch jetzt das Bild einer chron. Ischias-Neuritis mit allen Symptomen. Da ein Bandscheibenvorfall nicht nachzuweisen ist — wohlgemerkt röntgenologisch! — und auch andere mechanische Ursachen fehlen, liegt eine rheumatische Entzündung des Nerven vor. Da wegen der Eigentümlichkeiten des Krieges solche Entzündungen unter dessen besonderen Bedingungen gehäuft auftreten, ist Kriegsbeschädigung anzuerkennen.

Die LVA schickt mir die Akte und den Mann 2 Wochen später zur Beurteilung:

Beginn 1943 mit Hexenschuß beim Abladen von Marketenderware. Erste Ischias 1944 schußartig beim Strumpfanziehen. Seitdem mehrere Ischias-Anfallsperioden, seit 3 Monaten chronische Ischias.

Befund: Hustenschmerz ins Bein, Dornklopfschmerz isoliert an L 5, Schiefhaltung nach der Gegenseite, aufgehobene Lendenlordose, Lasègue auch kontralateral, zeigt mit dem Finger klares Schmerzband S 1 links vom Gesäß bis zum äußeren Fußrand gleiches hypaesthetisches Band, Ausfall des Achillesreflexes links. BKS 4/7 mm, Röntgenbild o. B.

Diagnose: Wurzelkompression S 1 links durch die unterste Wirbelscheibe.

Beurteilung: Lastheben weder Ursache der zugrunde liegenden Aufbrauchskrankheit der Bandscheibe L/S, noch wehrdiensteigentümlich. Kriegsbeschädigung: nein.

So geschehen 1950! Diagnose ohne Röntgenbefund, ohne Kontrastmittel oder sonstigen technischen Apparat mit den primitiven Mitteln der ärztlichen Sprechstunde und 10 Minuten Unterhaltung.

Das ist *keine* Modediagnose. Wer sie nicht stellt, ist um die Genügsamkeit zu beneiden, mit der er nach jahrzehntelanger Ausbildung bis zum Facharzt mit der diagnostischen Ausrede des Laien „Rheumatismus" auskommt, weil er die Krankheit nicht kennt.

Das Beispiel stammt aus einer Mappe mit 26 gleichen Erlebnissen. Wenn dabei eine allgemeine bekannte westdeutsche Rheumaklinik der in meinem Gutachten vertretenen Diagnose Bandscheibenvorfall ein Gegengutachten gegenüberstellte, das eine *rheumatische Ischias* mit beginnendem Bechterew (bei normalem Röntgenbild und BKS 2/4 mm!) feststellt und damit Kriegsbeschädigung bejaht, so dauerte dem weniger altmodischen Mann die Berufung gegen meine Beurteilung doch zu lange. Herr TÖNNIS hat ihn inzwischen von seinem „Rheumatismus" geheilt.

Wie kamen unsere Großväter eigentlich zum rheumatischen Hexenschuß und der rheumatischen Ischias-Neuritis? Erstens weil in den mechanischen Faktor der Bandscheibenschäden als vulgärste Grundbedingung dieser Zustände wie in viele andere Krankheiten, die nichts mit Entzündung zu tun haben (wetterfühlige Verletzungsfolgen und Amputationsstümpfe) alle möglichen inneren und äußeren Faktoren hineinspielen, die den *Tonus des vegetativen Nervensystems steuern* und dadurch Symptombereitschaft verstärken, darunter auch das Klima, unendlich viel seltener als angenommen, über den gleichen Mechanismus auch einmal der Focus.

Der zweite und unmittelbare Grund war aber, daß man die Ursache dieser Symptome in der Wirbelscheibe nicht ahnte, und deshalb die seit je aufgefallene *Verkoppelung von 70% aller Ischialgien mit Vorläufer-Hexenschüssen* — wegen der Beziehung des Hexenschusses auf eine vermeintliche Rückenmuskelkrankheit und wegen der räumlichen Entfernung der Rückenmuskeln vom Hüftnervenstamm — nicht anders unter einen Hut bringen konnte, als durch die *Hilfs-Hypothese* eines übergeordneten zwei verschiedene Leiden steuernden *Rheumatismus*.

Da wir heute die viel ungezwungenere und vor allem *gesicherte Erklärung* der typischen Verkoppelung haben, daß nämlich *beiden Symptomen ein Schaden der gleichen Wirbelscheibe zugrunde liegt*, fällt auch die Begründung der alten Rheumahypothese.

Jede Krankheit, die in mehrjährigem periodischen Ablauf unter mechanischen Symptomauslösungen oder mit Schüssen in irgendeinem Ablauf in die Kombination von Hexenschüssen mit wurzelbeschränkter Ischialgie ausmündet, beruht *auch ohne röntgenologische oder operative Verifizierung* mit höchster Wahrscheinlichkeit auf *Massenbewegung im Zwischenwirbelraum* bzw. daher rührender Wurzelkompression. Sie ist dementsprechend und nicht als Rheumatismus zu beurteilen.

Jene 30% *Ischialgien ohne solche typische Vorgeschichte*, die gleichfalls *monoradiculär* sind, beruhen zu einem so wesentlichen Teil auf gleichen Ursachen, oder aber auf pathologischen Prozessen der unteren Wirbelsäule, daß Beurteilung durch einen klinisch speziell erfahrenen, am besten durch operative Selbstkontrolle geschulten Fachmann nötig ist, nicht aber etwa Kontratmitteluntersuchungen entscheiden, die sich aus rein diagnostischen Motiven sowieso verbieten, und im übrigen Täuschungen im negativen wie positiven Sinn viel stärker unterworfen sind als die klinischen Beurteilungen.

Die *Diagnose „rheumatische Ischias" per exclusionem ist wissenschaftlich untragbar*. Der Gutachter, der sie der Beurteilung zugrunde legen will, hätte sie mit durchschlagenden klinischen Argumenten im Einzelfall zu *beweisen*. *Negative Operationsbefunde* sind keine Kronzeugen rheumatischer Ischias, nachdem autoritative Operateure die Zahl solcher Fälle in ihren Erfahrungsreihen sich mit jedem Jahr verringern sahen (vgl. die Zahlen von Krayenbühl).

Liegen Zeichen mechanischer Wurzelkompression nach Anamnese und Befund vor, so sind Kälte, Nässe und allgemeine Kriegsstrapazen nur für die Dauer ihrer Einwirkung fähig, die Krankheit der Wirbelscheibe symptombereiter zu machen, und auch das ist noch sehr fraglich, *nicht* aber in der Lage, sie zu *verursachen oder bleibend zu verschlimmern*. Es darf nie vergessen werden, daß es sich um auch unter normalen Lebensbedingungen alltägliche Erkrankungen handelt und eine Frequenzzunahme in Feldzügen und Gefangenschaft nicht erwiesen ist. Dies wurde gelegentlich einer von mir veranlaßten Dissertation mit Bearbeitung anderer Krankheitsfrequenzen in russischen Gefangenenlagern als Nebenergebnis bestätigt. Die Friedensfrequenz derselben Symptome (ak. Lumbago, chron. Rückenbeschwerden, Ischias) betrug für 1948 nach Unander-Scharin (Acta orthp. scand. Suppl. 5, 1950) bei den vom Krieg unberührten 300000 Mitgliedern der größten Stockholmer Krankenkasse 5229 = 1,8 % Krankmeldungen. Umgerechnet auf das Bundesgebiet betrüge die Friedens-Jahres-Morbidität mithin über ½ Million Krankmeldungen. Wer will dann wahrscheinlich machen, daß die in den beiden Weltkriegen Erstsymptome liefernden Krankheitsketten ohne Kriegseinwirkung ausgeblieben wären? Ein Arzt schreibt mir in diesem Zusammenhang:

Meine Lumbago begann 1940, also mit 30 Jahren, 1942 hatte ich eine schwerste Ischias mit allen von Ihnen beschriebenen Symptomen, die mich etwa 3 Monate arbeitsunfähig machte. Danach kam ich ins Feld und war fast ohne Beschwerden in schwersten Einsätzen an der Front und in Gefangenschaft. Nach Rückkehr 1946 und 1947 wieder je ein schwerer Schuß, jetzt auch mit Schmerzen in beiden Armen und Sensibilitätsstörungen in Daumen und Daumenballen. Seitdem abgesehen von geringen Sensibilitätsstörungen im Bein keine wesentlichen Beschwerden.

Lassen Sie mich nun den *Unfall-Zusammenhangsfragen* wenige *anatomische und klinische Tatsachen* vorausschicken:

Wir dürfen uns weniger über die Beobachtung von Aufbrauchsschäden, als über die nicht selten lebenslange Widerstandsfähigkeit der 23 Wirbelscheiben des Menschen angesichts der besonderen Bedingungen der Aufrichtung ins Lot wundern.

Der *hydraulische Kerndruck* eines Gallertkerns, des sogenannten Nucleus pulposus, mit einer Quellbarkeit bis zu 60% des Volumens bewirkt erst die *Anspannung* des ihn umgürtenden festen, faserknorpligen und mit den Randleisten der Wirbelkörper fest versponnenen *Pufferrings*, des Anulus fibrosus, zu einem *stabilen dynamischen Schwingungssystem*, — ebenso wie etwa die Decke des Autoreifens erst durch die nötigen Atü des pneumatischen Kerns zum stabilen schwingungsfähigen Profil und zur spurigen Verankerung des Fahrzeugs auf der Straße führt. Ein homogener Bindegewebspuffer würde diese *last-auffangende und last-verteilende Funktion* nicht haben, und schnell einem Decubitus unterliegen.

Wenn auch — bezogen auf die Lebensdauer des Trägers — die Bandscheibe aus einem dynamisch erstaunlicheren Werkstoff besteht als der Autoreifen, der die Mitführung von Ersatz auf jeder Fahrt fordert, so *fehlt* doch offenbar die volle *phylogenetische Anpassung an die Aufrichtung.* Es gibt ein Versagen, dessen Opfer immer der Faserring ist, worüber die Bezeichnung Nucleus-Prolaps leicht hinwegtäuscht.

Am *Beginn des Ermüdungsschadens*, der sogenannten Degeneration, die — neben einer kleineren Zahl destruktiver pathologischer Prozesse — die *Ursache der meisten klinischen Symptome der Bandscheiben* ist, steht der zunächst physikalisch-kolloid-chemische schwer faßbare, später der histologisch erfaßbare gewebliche Schaden des Puffersystems, wobei *zwei Stadien* durchlaufen werden.

Zunächst das *1. Stadium* der zunehmenden *Instabilität*, also das Äquivalent des unzureichenden Atü-Drucks des Autoreifens, unter dem das Fahrzeug — wie der Wirbel — abnorme Querverschieblichkeit zur Straße aufweist und der Reifen — wie der Faserring — im Betrieb einem potenzierten Verschleiß unterliegt wegen der größeren Amplituden der Gebrauchsverformung.

Dieser Verschleiß führt schließlich zur *Zermürbung* des Materials, zu *Gewebszerlegungen* des Faserrings — wie der Cordschichten des Reifens — in einer Zeit, in der noch eine, wenn auch beeinträchtigte, Quellung des Kerns besteht — der Reifen noch Luft enthält.

Dadurch kommt es erstens durch ein abnormes *Quergleiten* und durch *Schubladenverschieblichkeit* in der Ebene der Bandscheibe unter Last zur *Übernutzung der kleinen Zwischenwirbelgelenke*, der anatomischen

Zusatzsicherung gegen diesen Gleitvorgang, und zu deren Verbrauchserkrankung, der Spondylarthrosis deformans. Beschwerden sind dann
aber viel weniger auf diese Veränderungen als auf die zugrunde liegende
Bandscheibenkrankheit zu beziehen.

Zweitens kann es an den Etagen, in welchen die Ebenen der Wirbelscheiben stark geneigt sind, zur konstanten Gleitverschiebung (Olisthesis)
mit zunächst noch intaktem Wirbelbogen, aber oft schon durch Kapsel-
dehnung arthrotischem Zwischengelenk kommen, wobei der dem Gleiten
nicht folgende hintere Faserringumfang Periost von der Hinterfläche des
gleitenden Wirbels abreißen und dadurch den sonst seltenen dorsalen

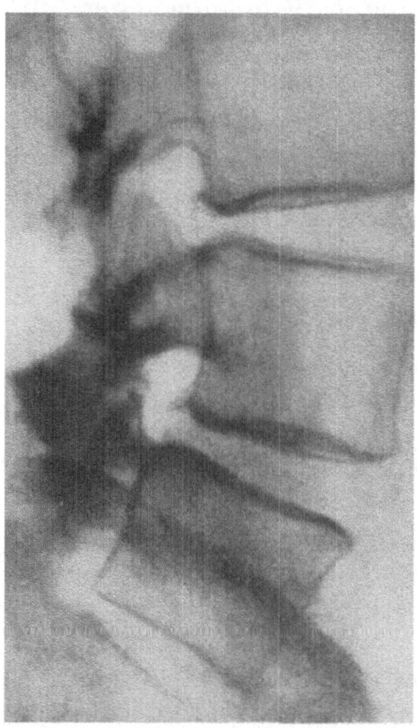

Randsporn einer Spondylose erzeugen
kann (Abb. 1). Dieser Zustand ist keine
„Pseudo-Spondylolisthesis" (JUNG-
HANNS), sondern der Anfang des klassischen Wirbelgleitens. Durch die *mechanische Überlastung der Wirbelbögen,* der
einzigen dem Gleiten entgegenwirken-
den knöchernen Strebepfeiler, kann es
zu Umbauzonen und schleichenden
Frakturen der Zwischengelenkstücke
dieser Wirbelbögen und deren defini-
tiver *Pseudarthrose* kommen.

Das ist die *vulgäre Ursache* der Spondylolisthesis, nicht der seltenere *angeborene Verschmelzungsdefekt* der Zwischengelenkstücke bei primär gesunder
Bandscheibe. Deshalb hat die Bogenlösung (Spondylolyse) ihre klassische
Lokalisation an denselben beiden untersten Wirbelscheiben, die auch 95%
der klinisch wirksamen Massenbewegungen und Vorfälle der Bandscheiben des Rumpfes liefern, und damit die
klinischen Spitzensymptome der Bandscheibendegeneration. Deshalb hat die
Spondylolyse vor und nach dem 40.
Lebensjahr ein Frequenzverhältnis wie

Abb. 1. Beginnende Spondylolisthese
durch Bandscheibendegeneration, noch
ohne Spondylolyse. Periostabriß (Rand-
wulst) durch Verharren der Bandscheibe
am unteren Wirbel.

1 : 10. Die Differentialdiagnose der angeborenen wie erworbenen Spondylolyse und Olisthese von traumatischen Verrenkungen der unteren Lendenwirbel liefert das Röntgenbild mit den selten fehlenden knöchernen
Nebenverletzungen (Querfortsätze) und die Art der Befunde der Schrägaufnahme nach MEYER-BURGDORFF.

In dem gleichen noch hydraulischen Stadium I der Bandscheibendegeneration
kommt es ferner einerseits zu plötzlichen *Massenverschiebungen* zerlegter Faserringteile *innerhalb des Zwischenwirbelraums* mit bestimmten akuten Symptomen,
andererseits zu *Massenvorpressung* von Bandscheibengewebe an den mechanisch
am meisten belasteten und geschädigten Umfangssektoren *aus dem Zwischenwirbelraum,* welche zunächst unter der Last schaukelnde *Protrusionen,* später konstante
Verlagerungen, *Prolapse* sind — wie die Beulen am gefährdeten Autoreifen.

Ohne oder mit Entstehung solcher Vorfälle kommt es aber dann in einem *zweiten Stadium* mit zunehmendem Gewebsverfall zum Ersatz des spezifischen Gewebes durch organfremdes, gefäßführendes Narbengewebe, zu dessen Schrumpfung, zur erstmalig auch röntgenologisch faßbaren *Höhenreduktion* des Zwischenwirbelraums und dessen *narbiger Verödung, aber auch statischen Verlötung und Verklammerung* — wie beim „Platten" des Kraftfahrzeugs, um den Vergleich zu Ende zu führen. Der Wagen steht wieder ohne Querverschieblichkeit fest auf der Straße, ist nur nicht mehr elastisch schwingungsfähig.

Die *Wiedererlangung schmerzfreier Stabilität* wird erkauft mit einer *Einbuße an Beweglichkeit,* die aber erfahrungsgemäß· kaum fühlbar ist, solange nur einzelne der 23 Bandscheiben verödet sind.

Lassen Sie mich diese 2 Stadien an mir beweisen: Als ich noch eine gesunde, schwingungsfähige unterste Lendenwirbelscheibe hatte — als Student und Assistent —, passierte dieser trotz stärkster sportlicher Exposition, eines schweren Verkehrsunfalls und zwei Abstürzen in den Bergen, bei denen ein Wirbelbruch fällig gewesen wäre, gar nichts. Als aber die Bandscheibe des Chefarztes durch die Ansprüche eines Lebens hinreichend zerlegt war, genügte das Heben einer dicken Frau auf den Operationstisch, um unter kritischer Last mit der ersten Massenverschiebung krankhaft zerlegter Teile aus voller Leistungskraft den *ersten einer Kette jährlicher Hexenschüsse* zu provozieren, bis es im 6. Jahr dieser Kette bei einem Aufstehen vom Stuhl nach längerem Sitzen aus freiem Intervall plötzlich zum irreparablen „Sekundenherztod" meiner Spinalwurzel S 1 durch den fälligen fulminanten nach links hinten vorprellenden Prolaps kam.

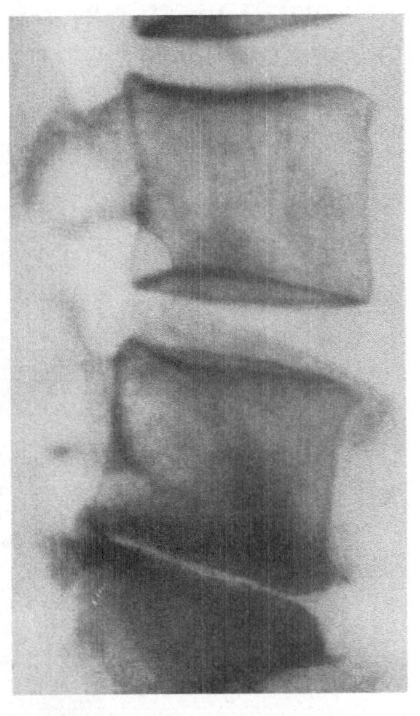

Abb. 2. Einsturz des Zwischenwirbelraums mit Osteochondrose (symptomlos) 2 Jahre nach Verblühen eines Bandscheibenvorfalls nach Hexenschußkette. Selbsterlebnis.

Aber das *Röntgenbild* war *auch jetzt wie bisher immer normal,* die Bandscheibe eben deshalb noch so massenreich und hydraulisch explosibel. Erst 2 Jahre später folgte das 2. Stadium mit dem Einsturz und der Verlötung des Zwischenwirbelraums in diesem Bild (Abb. 2). Jetzt war ich wieder statisch vollkommen stabil, schmerzfrei und gesund. Der Ballonreifen war zum „Platten" geworden.

Wieviel Gutachter und Kliniker wissen nicht, daß der *Bandscheibenvorfall kein Zustand, sondern ein Vorgang* ist, der wohl anatomisch unvollkommenen aber funktionell guten Reparationen zustrebt, *wie viele wollen mit Röntgenbefunden den Bandscheibenvorfall diagnostizieren, statt Fanatiker der Anamnese zu sein,* und wie viele wollen die *Rente* wegen solcher Röntgenbefunde *herauf- statt heruntersetzen.*

Wie lange der Mensch im 1. Stadium dieser Schicksalskrankheit seiner Wirbelscheiben bleibt vor dem Glück des 2. Stadiums ist sehr verschieden. Im großen Durchschnitt — Ausnahmen bestätigen die Regel — bleibt der *Geistesarbeiter und die Frau wesentlich länger im kritischen 1. Stadium*, während das Zermürbungstempo den Schwerarbeiter relativ schneller in das rettende 2. Stadium der Verödung und Verklammerung führt, in welchem hintere Massenbewegungen mit Hexenschüssen oder Neuralgie erzeugenden Vorfällen kaum noch möglich sind.

Weil das so ist, zeigt aber der *Kumpel eher die gröberen röntgenologischen Befunde* im Sinn der Chondrosis intervertebralis bzw. Spondylose. Weil das so ist, gibt es fast ein Ausschließungsverhältnis zwischen groben klinischen Anfalls-Serien noch hydraulischer Bandscheiben bzw. Prolaps-Symptomen einerseits und grober röntgenologischer Spondylose andererseits.

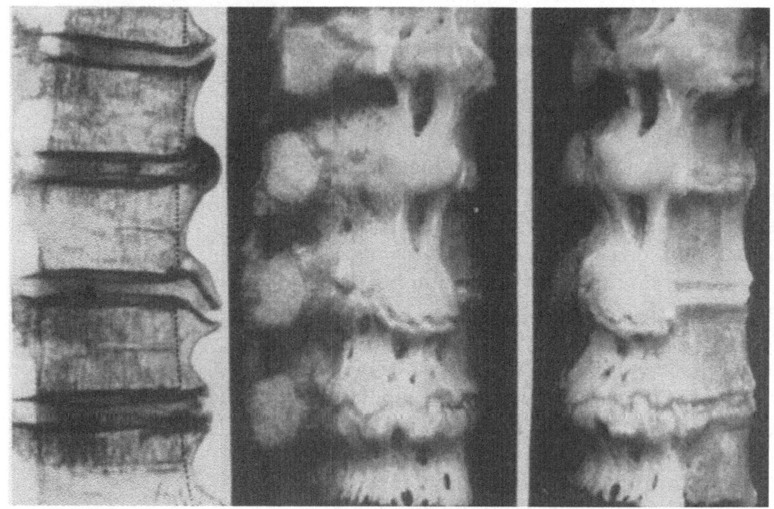

Abb. 3. Spondylosis deformans = ventraler Bandscheibenvorfall. Präparat und Röntgenbild der gleichen Wirbelsäule.

Der *Bandscheibenvorfall* ist aber nun keineswegs eine neue Erfindung der Chirurgen. Jeder Arzt kennt ihn, seit er das erste *Röntgenbild einer klassischen Spondylosis deformans* in der Hand hatte. Deren typische Randwülste umarmen vorgefallenes Bandscheibengewebe und werden dadurch erzeugt, daß vorgepreßtes Gewebe, also ein ventraler oder seitlicher Prolaps die Knochenhaut flächenhaft von den Flanken der Wirbelkörper ablöst, und diese Abrisse sich wie bei einem Knochenbruch knöchern organisieren. Eine begriffliche Trennung von Spondylosis deformans und Prolaps ist daher verfehlt, beide sind Varianten desselben Vorgangs, allerdings mit sehr unterschiedlichen klinischen Folgen.

Die Gegenüberstellung von Röntgenbild und Knochenpräparat der gleichen Wirbelsäule (Abb. 3) lehrt, daß das auf *Auspressung weicher*

Massen aus dem Zwischenwirbelraum wie aus einer Salbentube und auf strähnigen randwulsterzeugenden *Periostabrissen* beruht, was wir im zugehörigen Röntgenbefund seit je als klassische *Spondylosis deformans* bezeichnen. Die *spondylotischen Wülste im Röntgenbild sind die Grabhügel verblühter Prolapse.*

Selbst die gröbsten solcher Veränderungen sind *deshalb klinisch meist stumm,* weil sie an den ventralen und seitlichen Umfängen *nicht auf die Signale sensibler Nerven* treffen. Sie sind außerdem im Stadium der

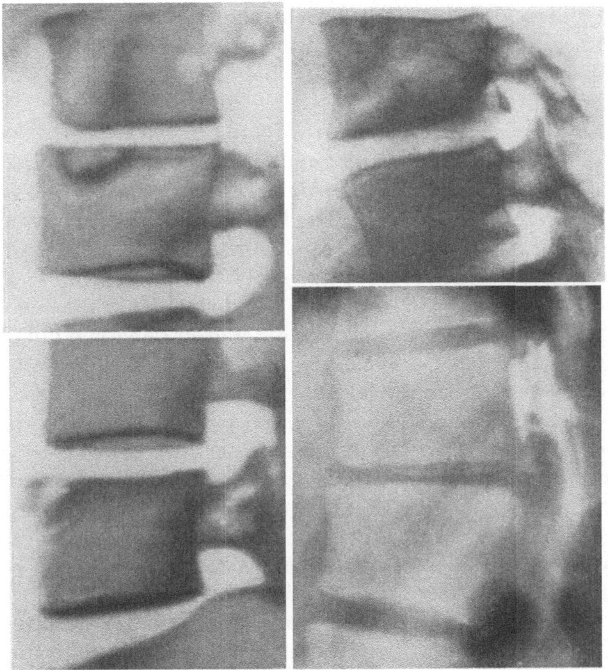

Abb. 4. Entstehung der Kantenabtrennung durch randnahen intra-vertebralen Prolaps ventral (links), Querschnittssyndrome durch dorsale Kantenablösung (rechts).

röntgenologischen Dokumentierung *Denkmal und nicht mehr Krankheit,* sie machen die Wirbelsäule durch druckaufnehmende Verklammerung oder — unter weiter Auswalzung des fibrösen Zwischengewebes — durch weit ausladende konsolenartige Stützbauten *wieder stark,* die sich in *jedem Umriß als Diener der Funktion erweisen.* Wieviel Internisten bemessen aber die Invaliditätsprozente, wieviel Chirurgen die Rentenprozente (etwa beim Wirbelbruch) nach Länge und Breite dieser *Wunder statischer Zweckmäßigkeit,* und schaffen geradezu eine *Röntgenkrankheit.*

Distorsionen gröberer Art *an ausgedehnt spondylotischen* Wirbelsäulen oder etwa beim Bechterew machen aber selbstverständlich durch Schäden an diesen Kunstwerken wesentlich langwierigere, wenn auch immer vorübergehende Behinderungen, als Distorsionen der noch normalen Gliederkette der Wirbelsäule.

Ebenso relativ symptomlos bleiben die *axialen (intravertebralen) Prolapse*, die Schmorl'schen Knorpelknötchen, denn auch sie treffen nicht auf sensible Nerven. Es gibt aber eine symptomerzeugende Ausnahme, die leicht zu Unrecht für Verletzungsfolge gehalten wird, die vordere oder hintere *Kantenabtrennung durch randnahen intravertebralen Prolaps*. Der dünne Randpfeiler der Wirbelkante peripher vom Prolaps löst sich spontan durch Überlastung. v. MEYENBERG hat das als Sektionsbefund mit *Querschnittslähmung* beschrieben. Wir haben einen solchen Fall mit Symptombeginn nach leichtem Verheben auf Grund des kompletten Stops am losen Kantenstück bei der Myelographie mit Erfolg operieren können (Abb. 4).

Das schlägt nun die Brücke zum *hinteren Prolaps*, dessen Seltenheit gegenüber den Spondylose erzeugenden ventralen Vorfällen auf den *ungleich stärkeren anatomischen Hindernissen* und dem breiten fest an den Wirbelkanten verankerten dorsalen Längsband beruht, welches Vorfälle der hinteren Mitte fast unmöglich macht, und damit auch größere Periostabrisse und dorsale Randwülste meist verhindert.

Die *Lieblings-Lokalisation* der auf Bandscheibenkrankheit beruhenden (im Gegensatz zu den traumatisch erzeugten beliebige höhere Etagen bevorzugenden) *dorsalen* Bandscheibenvorfälle an den beiden untersten *Lendenwirbelscheiben*, dem Angelpunkt der Aufrichtung des Menschen zum Zweibeiner und an den *unteren Halswirbelscheiben*, der oberen Lordose und Angelpunkt aller Armlasten, ist der *Tribut des Menschen für das Geschenk des aufrechten Ganges*, weil sich hier die Zermürbungen brennglasartig auf die hinteren Umfänge konzentrieren, lumbal speziell auf die hintere Mitte, cervical wegen der größeren Schaukelbewegung deutlicher auch auf die dorsal-seitlichen Abschnitte.

Die Ausnahme des Tierreichs — die *Dackel-Lähmung durch hinteren Prolaps* — bestätigt nur die Regel. Der Dackel ist der „D-Zug-Wagen" unter den Tieren. Weil er im beleibteren Alter infolgedessen durchhängt, liegt der Nußknacker typisch am Scheitel des *Durchhangs um L 2*, nicht lumbosacral wie beim Menschen. Die Lasten sind gering, aber hier tritt an Stelle der erworbenen mechanischen Zermürbungsdegeneration der pathologische Knorpel, die *Chondrodysplasie*, denn der Dackel ist der Chondrodystrophiker und deshalb ja auch der Hofnarr unter den Tieren.

Es ist manches dafür anzuführen, daß die noch ganz unaufgeklärte *Auswahl der krankhaft übersteigerten Bandscheibendegeneration* beim Menschen, wenn nicht auf einem angeborenen Faktor, dann auf im Wachstumsalter, also in der Phase noch bestehender Vascularisation der Bandscheiben, erworbenen Ursachen beruht, die den sogenannten aseptischen Epiphyseo-Nekrosen des befreundeten Knochens nahestehen, die in der Adoleszenten-Kyphose ihren Vertreter auch an der Wirbelsäule haben, deren Entstehungsursachen praktisch unbekannt sind, und die auch im späteren Leben zu Degenerationsschäden führen.

Nun zur *klinischen Auswirkung der Aufbrauchsschäden* des *hinteren Faserringsumfanges* des Menschen. Deren große klinische Beachtung im

Gegensatz zu den stummen Befunden der ventralen Umfänge beruht auf der *Schmerzinnervation* nur der *hinteren Bandscheibenumfänge* durch den offenbar *sympathischen Nerv. sinu-vertebralis* und auf der räumlichen Nähe der Spinalwurzeln. Dieser N. sinu-vertebralis läuft auf dem Längsband *über mehrere Etagen cranial*, bevor er über höhere Zwischenwirbellöcher ein Spinalganglion und mit einem Zweig den lumbalen Grenzstrang erreicht. Als *Schmerzvermittler* des *Hexenschusses*, einer gegen das dorsale Längsband andrängenden Massenbewegung, *verwischt* er durch den vertikalen Verlauf im Wirbelkanal und durch die über den Grenzstrang laufenden sympathischen Schmerzsignale *den segmentalen Schmerzcharakter*, der die Neuralgien aus Wurzelkompressionen durch dorsolaterale Vorfälle kennzeichnet. Der Lumbagokreuzschmerz ist deshalb zwar durch die Lastabhängigkeit unterschieden, im übrigen aber mit dem sympathischen gynäkologischen Kreuzschmerz nach Ort und Art der Empfindung identisch, dem Analogon des Schulterblattschmerzes bei den Gallenwegserkrankungen.

Der *Hexenschuß*, also der Schaden in der Mitte des dorsalen Faserringsumfanges ist das „*Dérangement interne*" vorher krankhaft zerlegter Teile des Faserrings, nicht ein eigentlicher Vorfall, sondern ein durch die Hängematte des dorsalen Längsbandes *verhinderter Prolaps*, eine Massenbewegung plötzlicher Art *im Zwischenwirbelraum*, die sich in der Regel unter Vorsichtsbelastung *spontan wieder ausbügelt*, aber unter kritischer Belastung gern *spiegelgleich repetiert*. Das ist die *Hexenschußkette*.

Natürlich sind *Bandscheibenlasten gern Motor fälliger solcher Verschiebungen*, ebenso wie kritische Belastungen des Kniegelenks plötzliche Massenverschiebungen des vorher degenerativ zerschlissenen Kniegelenksmeniscus, die Meniscuseinklemmungen provozieren, und diese nach der Wiederausbügelung und freiem Intervall spiegelgleich repetieren lassen.

Aber die *schmerzfreie Schwerarbeit in diesen Intervallen* erfolgt, obwohl die in der Wirbelscheibe wie im Kniemeniscus notwendigerweise vorauszusetzenden *Zusammenhangslösungen weiter bestehen*. Eine für die Begutachtung wichtige Tatsache. Präparate so zerlegter und dadurch symptombereiter Bandscheiben finden sich in den Arbeiten von SCHMORL und JUNGHANNS mit ganz ähnlichen Lappen- und Korbhenkelfiguren abgebildet, wie sie auch den degenerativ zerlegten vor dem verletzten Meniscus auszeichnen. Fundamental für die Begutachtung ist aber die Tatsache, daß *nicht diese Massenzerlegungen an sich Symptome* machen, sondern *erst die Verschiebung so zerlegter Teile* akut und unerwartet das Schmerzbild und die reflektorische Bewegungssperre des Hexenschusses wie der Meniscuseinklemmung macht.

Auch operative Revisionen des Auslandes bei reiner Lumbago, die bei uns bisher nicht üblich sind, blieben solche Lappen- oder Korbhenkelzerlegungen nicht schuldig, wie es ein Operationssitus von YOUNG-England (Abb. 5) zeigt, aber auch wir haben bei Operationen von Wurzelkompressionssymptomen, denen eine Hexenschußkette vorausgelaufen war, solche Zerlegungen extrahiert.

Zum *seitlichen hinteren Vorfall*, dem „*Dérangement externe*", und damit zur *Ischialgie durch Wurzelkompression* kommt es dann, wenn durch *Ausweitung der Zerlegungsvorgänge über die hintere Mitte hinaus*, die Mittelbarriere des Längsbandes schließlich seitlich umspielt wird. Nur *selten* wird das Längsband selbst durchbrochen. Folge ist die Lähmung des ganzen Endnervenbündels des Rückenmarks mit dem klinischen *Bild des Cauda-Tumors*.

Gewöhnlich ufert der hintere Prolaps seitlich aus und erzeugt durch Druck auf die Spinalwurzel einer Seite die *monoradiculäre Neuralgie*.

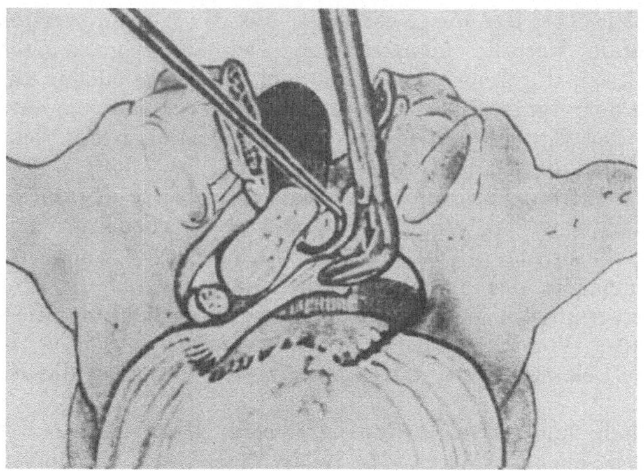

Abb. 5. Korbhenkelriß des dorsalen Anulusfibrosus als Ursache von Hexenschußkette (nach Young)

Und *deshalb*, weil die Zermürbung der hinteren Mitte nach vielen Anstürmen akuter Massenbewegungen gegen das Längsband (Hexenschußkette) schließlich seitlich ausweicht, sind 70% der Ischialgien Hexenschüsse vorgeschaltet, *deshalb* ist der Hexenschuß vor der Ischias immer ein Bandscheibensymptom, *nicht aber deshalb*, weil ein übergeordneter Rheumatismus die Erkrankung von 2 verschiedenen Organen steuert.

Für die von mir als *Neuritis factitia* bezeichnete *Antwort des Nerven auf den mechanischen Reiz*, welche sowohl die *Liquor-Eiweiß-Vermehrung* bewirkt, wie auch den nicht selten *ödematösen Pannus um Prolaps und Wurzel* spinnt, der später feste Verwachsungen schafft, sind die erwähnten endogenen und exogenen *Steuerfaktoren des vegetativen Nervensystems* maßgeblich, welche die *Periodizität* des Verlaufs wie auch *Erfolge konservativer Behandlung* wesentlich mitbestimmen. Daß aber trotz Weiterwirkens solcher Faktoren die Neuralgie mit der Beseitigung der Wurzelkompression meist schlagartig verschwindet, erweist die *Wurzelkompression als Grundfaktor*.

Wie greift nun das *Trauma in die Bandscheiben-Symptomatologie* ein? Die *chronischen mechanischen Ansprüche eines Lebens* — man sollte das Wort traumatisch zur Bezeichnung solcher Wirkungen vermeiden, weil es gerade in der Begutachtung zu Mißverständnissen führt — drücken natürlich gradmäßig dem Ermüdungsschaden ihren Stempel auf. Aber die *Parallele zur Beanspruchungsgröße fehlt absolut* beim Vergleich der Menschen.

Die Behauptung einer *Schwerarbeiterkrankheit* findet sich auch in einer Veröffentlichung von BUSCH-Kopenhagen über 1000 operativ bestätigte Bandscheibenvorfälle. Die Zahlen dieser Arbeit ergeben aber, daß die Frequenz der Frauen mit 46% diejenige der Männer fast erreicht, daß 15% der Fälle den ersten Hexenschuß vor dem 20. Lebensjahr hatten, und daß bei diesen Frühdegenerationen sogar auf 68 Männer 83 Frauen kamen.

Klinisch gibt es — im Gegensatz zur stummen röntgenologischen Spondylose — *keine Bandscheibensymptome als Berufskrankheit* der Bergarbeiter, des Steinbruchs und der Spedition. Der Angestellte ist relativ häufiger Patient als der Arbeiter. Bei Preßluftarbeitern fand Bergmannsheil-Bochum in Serienvergleichsuntersuchungen keine Mehrfrequenz der Halswirbelscheibenveränderungen.

Da die *Auswahl der Degenerationen* mit klinischen Symptomen *ganz unverdient erfolgt,* und erst die Zukunft deren Ursachen aufklären muß, kann auch *ungewohnte Schwerarbeit* in Krieg oder Gefangenschaft nicht Anerkennung von Kriegsbeschädigung begründen, man vergesse nicht das Heer der Heimatvertriebenen in fremden Berufen.

Die Gegenprobe fehlt auch, wenn JUNGHANNS auf dem diesjährigen Chirurgenkongreß von „*Motorisierungskrankheit*" sprach. Die Kurorte haben seit je von den gleichen Leiden sehr gut gelebt, vor der Pferdekraft stand doch wohl das Pferd, das dem Reiter nicht das Wiegenlied eines Volkswagens sang. Und wenn USA von „*Jeep-Krankheit*" spricht, vergißt es etwa Goethes Reise nach Italien, vom Artilleristen auf der Protze früherer Kriege und dem Ackerkutscher ganz zu schweigen. Die Medizin hat offenbar die Gegenproben nicht nötig, die Mathematik und Naturwissenschaft zur Begründung ihrer Behauptungen fordern.

Die auch mir geläufigen *Anfälle von Bandscheibensymptomen nach dem Autofahren* beruhen darauf, daß durch Stunden des Sitzens die kranke Bandscheibe L/S sich hydraulisch zum hinten hohen Keilkissen formt und nach dem Aussteigen abnorm viel Masse in die Zwinge der dorsalen Wirbelkörperränder kommt, wodurch akute Massenverschiebungen, welche fällig sind, leichter provoziert werden. Dasselbe habe ich an mir aber im neuralen Schuß durch akuten Prolaps beim Aufstehen nach längerem Sitzen am Schreibtisch erlebt. Ich habe nämlich kein Auto. Die Autofahrer vergessen gern die Majorität der 95% Fußgänger.

Kann man schon anderen Bestrebungen, die Zahl der *anerkannten Berufskrankheiten* auszudehnen, als Gutachter und Kliniker nur mit Sorge gegenüberstehen, so wird gerade der nunmehr auch in Westdeutschland ventilierte Gedanke einer Einbeziehung von *Bandscheibenschäden* notwendig zum *Scheideweg zwischen gleichem Sozialrecht für alle und berufsgebundenen Privilegien* werden. Wessen Buckel wird nicht im Alter steif. Wer hier Sonderrecht schenken will, gebe es als Prämie, mache aber *nicht den medizinischen Sachverständigen zum Prügelknaben unlösbarer Begründungen.*

Es gibt nur zwei gerechte Wege: entweder die Grenze zwischen Kranken- und Unfallversicherung fällt überhaupt — oder der Kreis der Berufskrankheiten wird so eng als möglich auf die wirklich berufsspezifischen Schäden beschränkt.

Zu diesen Schäden gehören die Bandscheibenschäden nur für den, der die große Gegenprobe des Lebens nicht kennt. Als kleines Beispiel die Berufe von 150 aus absoluter Indikation (lange Arbeitsunfähigkeit und Erfolglosigkeit jeder anderen Behandlung) in der III. Verpfl.-Klasse der Essener Krankenanstalten operierten und bestätigten lumbalen Bandscheibenvorfälle, also des sozial schwerwiegendsten Folgezustandes der Bandscheibenaufbrauchskrankheit: 28% Männer ohne grobe körperliche Arbeit (Kaufleute, Angestellte, Beamte, freie Berufe usw.), 40% Frauen (33% Hausfrauen, 5% Angestellte, 2% Arbeiterinnen) und 32% Arbeiter (einschließlich Feinmechaniker, Anstreicher, Kraftfahrer, Wächter usw.). Sollen für die gleiche Schicksalskrankheit, die somit *eine Volks- und keine Berufskrankheit* ist, weil sie wahllos ihre Opfer fordert, bestimmte Berufe alles und die Mehrheit außer der Krankenversicherung nichts erhalten? Was sagen die tapferen 33% Hausfrauen dazu, die in keiner Berufsgenossenschaft, also von vornherein ausgeschlossen sind? Videant consules!

Wegen der ganz außergewöhnlichen Verhältnisse habe ich (in dubio!) nur bei wenigen unter schweren Hungeroedemen der Gefangenschaft angeblich erstaufgetretenen BSch-Symptomen einen wesentlichen Ursachenfaktor chronisch mechanischer Ansprüche nicht ablehnen zu können geglaubt, nachdem sich die meisten Ischialgien unter Schwangerschaft und Geburt (Graviditätsquellung wie an Symphyse und Darmbeinfugen) als Prolaps-Ischias erwiesen haben. Die Oedeme müssen schwer gewesen sein, das Erstsymptom darf nicht schon vor der Gefangenschaft im Kriege und nicht erst nach weitgehender Besserung der Oedeme aufgetreten sein. Rückfälle nach Normalisierung und freiem Intervall unterbrechen den Zusammenhang.

Nun das *Einzeltrauma*. Es kann, wenn es wenigstens die zum Wirbelbruch gehörenden Gewalten hat, *in seltenen Fällen* eine fast *gesunde Bandscheibe isoliert sprengen*, aber nur dann. Gewöhnlich ist die *Widerstandskraft des Knochens* vor der des *weniger spröden Faserrings erschöpft*. Das zeigen Experimente an der Leiche, am lebenden Tier, wie auch die Wirbelfrakturen im klinischen Experiment des Elektroschocks und unter den Schlägen des Wundstarrkrampfes, bei denen Bandscheibenverletzungen klinisch nicht merkbar sind.

Zur Begründung des Unfallzusammenhanges aus geringen äußeren Einwirkungen bei spontanen Prolapsen mit der angeblich bekannt häufigen Beobachtung „traumatischer Prolapse" wird gern auf die *Bandscheibenverletzungen bei Wirbelfrakturen* Bezug genommen.

Aber erstens handelt es sich hier um heroische Traumen ohne Zusammenhangsproblem, zweitens ist die Mitverletzung von benachbarten Bandscheiben beim Wirbelbruch gerade jenen großen Unfallkrankenhäusern als ganz gewöhnlich bekannt, die im erwähnten Bezugsfall eine Verletzung ablehnen und eine Bandscheibenkrankheit annehmen würden. Diese wissen, daß z. B. die 20—30% *Rente des 1. Jahres* nach Wirbelbruch ohne grobe Deformität oder Rückenmarksschaden

mehr zu Lasten des begleitenden Bandscheibenschadens als des Knochenschadens gehen. Sie wissen aber drittens, daß diese *Begleitverletzungen*
des Wirbelbruch ein *ganz anderes uncharakteristisches klinisches Bild*
liefern als die Bandscheibenkrankheit mit ihren Massenbewegungen,
jedenfalls nie die aus Wurzelneuralgien und markanten vernichtenden
statischen Schmerzbildern sich zusammensetzenden Symptome der
Bandscheibenkrankheit, sondern daß sie viertens durch narbige Reparation (beim Fehlen grober knöcherner Deformitäten) in 1—3 Jahren
je nach Lebensalter *fast oder ganz symptomlos und rentenfrei werden,* und
zwar *endgültig,* und nicht Quelle eines chronisch-rezidivierenden Anfallsleidens werden, wie die Bandscheibenkrankheit.

So ist zu verstehen, daß z. B. Bergmannsheil-Bochum in 17 Jahren
an mehreren 1000 Wirbelbrüchen mit sicher vielen Begleitverletzungen
der Bandscheiben die klinischen Symptome eines Bandscheibenvorfalls
ebensowenig erlebt hat, wie sich im Schrifttum über viele 1000 Operationen wegen Bandscheibenvorfall mit den klassischen Symptomen auch
keine Eingriffe am Ort eines Wirbelbruches finden.

Grund dürfte weniger sein, daß die meist vorliegenden ventralen Umfangsschäden klinisch stumm sind, denn auch bei Überstreckungsfrakturen, welche zwangsläufig die hinteren Umfänge des Faserrings
schwer treffen, haben wir noch nie ein klinisches Bandscheibensymptom
wie bei den lumbalen spontanen Vorfällen gesehen. Offenbar wirkt sich
vielmehr der hydraulische Druck des Organs Bandscheibe zuerst in der
Zermalmung des Knochens aus, und erst über diese als Massenimplosion
durch die Deckplatten in die auseinandergesprengten Frakturräume.
Deshalb sind an den meisten medianen Sägeschnitten von Wirbelfrakturen am Präparat die den Wirbelbruch *flankierenden Bandscheiben
höher als die übrigen.*

Isolierte Verletzungen von Bandscheiben ohne Wirbelbruch sind ausgesprochen *selten,* und machen nach ihrer narbigen Reparation *ebenso
selten eine Dauerkrankheit* wie die bei Frakturen. Sie sind praktisch nie
in der ersten Behandlungsphase aus den bekannten Prolapssymptomen
zu diagnostizieren, machen zunächst nur die gleichen uncharakteristischen statischen Sofortsymptome wie der Wirbelbruch, das primäre
Röntgenbild bleibt nur den erwarteten Frakturbefund schuldig. Die
Diagnose erwächst erst aus der verhältnismäßig schnellen sekundären
Entwicklung einer isolierten Spondylosis deformans in den folgenden
Wochen und Monaten, die röntgenologisch klar zu verfolgen ist.

Ich habe das mehrfach in Gutachten anerkannt als Unfallfolge, Lob
sah das unter 265 groben Wirbelsäulenverletzungen 5mal, aber — das
ist wichtig — *immer nach Unfällen von der Schwere des Frakturmechanismus.* In der Regel führte der Weg von der Unfallstelle mit Fahrzeug
unmittelbar ins Krankenhaus. Das primäre Vergleichsbild fehlt kaum,
weil immer primär auf einen Wirbelbruch gefahndet wird wegen der
ähnlichen Symptome.

Die röntgenologischen *Neubauten am Zwischenwirbelraum* haben anfangs gern den Charakter verkalkender Haematome (wie manche Stiedaschen Schatten am Femurende des Kniegelenks), endgültig haben sie

längsstrebige Gefüge tragender Brücken oder Henkel mit Ankylose-
neigung, während die Spondylosen an kranken Bandscheiben quer-
strebige Haken und Doppelspitzen mit bleibender fibröser Zwischen-
schicht vom Charakter von Nearthrosen zwischen offenen Armen aufweisen und selten isoliert sind. Schwere Gewalten an grob degenerierten
Bandscheiben können allein diesen Unterschied verwischen.

Der grundsätzliche Unterschied erhellt aus dem Bild (Abb. 6) der
Bandscheibenverletzung zwischen groben Kompressionsbrüchen der
Wirbel D 12 und L 1, die vor 40 Jahren entstanden ist. Der Betroffene ist seit 37 Jahren rentenfrei und stellt jetzt im 60. Lebensjahr Verschlimmerungsantrag. Der Achsenknick im Keilblock der Doppel-Fraktur um die längsstrebigen ankylosierenden und daher kaum ausladenden Gefüge der primär verletzten Bandscheibe hat in 40 Jahren zur *Bandscheibenkrankheit* der zum Winkelausgleich übernutzten, unter ungünstigen statischen Bedingungen stehenden Nachbarscheiben geführt, mit der für diese typischen Spondylose mit langen nearthrotischen querstrebigen Randwülsten mit offenen Armen um ausgewalztes Bandscheibengewebe. — Wohl ist diese Bandscheibenkrankheit späte Unfallfolge. Aber diese spondylotischen Trägerkonsolen sind angesichts der Achsendeformität der Wirbelsäule ein *statisches Geschenk* und ein *technisches Wunder der Natur*. Der Befund war auch nicht Ursache der jetzigen ganz anders lokalisierten Beschwerden.

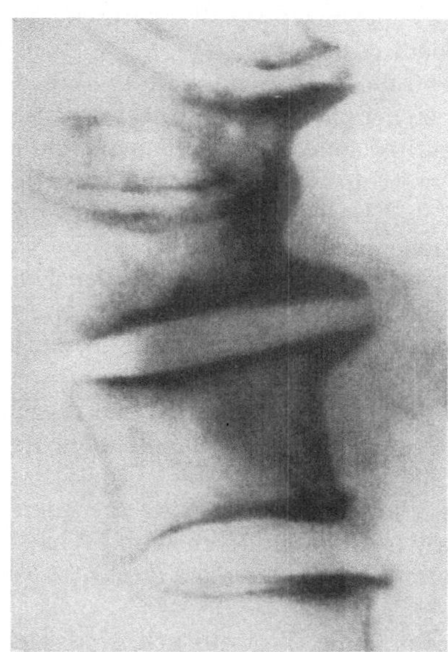

Abb. 6. Vergleich des primären Verletzungsschadens der Bandscheibe zwischen 40 Jahre alten Kompressionsfrakturen mit dem späten statisch bestimmten sekundären Degenerationsschaden der Nachbarscheiben.

Handelt es sich aber nicht nur um Röntgenbefunde mit indifferenten
Symptomen, sondern um die uns nur aus Gutachten, niemals aus
eigenem Erleben in der Klinik bekannten seltenen *klinischen Prolapssymptomen aus klaren Unfällen* mit gröberen Fremdgewalten, so war
unbeschadet der Bejahung des Unfallzusammenhangs das *Mitwirken
einer Aufbrauchskrankheit* mindestens im größeren Teil der Fälle aus
klinischen Indizien ablesbar. Die Berechtigung dem Unfall aber mehr
zuzuschreiben als die Auslösung fälliger Symptome ergab sich in dieser
Gruppe klarer Unfälle u. a. daraus, daß überraschend zahlreiche Syn-
drome atypischer Etagen (L 3/4 und höher) sich darunter befanden, die
bekanntlich spontan nur ausnahmsweise Prolapssymptome liefern
(95—98% der spontanen Vorfälle betreffen lumbal die beiden letzten

Bandscheiben). Wenn die Fälle unberücksichtigt bleiben, in denen Unfälle im Kriege unnachprüfbar blieben, waren die traumatischen Prolapssymptome der beiden letzten Etagen offenbar eher noch größere Rarität als isolierte Wirbel-Körper-Frakturen und Luxationen des 5. Lendenwirbels, mit seiner den Operateur entwaffnenden Verankerung durch mächtige Bandmassen.

Häufig wird, wenn eine *spontane Lumbagoischias* später einsetzt, auf verfügbare *frühere grobe Unfälle* irgendwelcher Art noch nach vielen Jahren erklärend zurückgegriffen, um Leistungen der Unfallversicherung auszulösen. Der Zusammenhang ist in solchen Fällen als unwahrscheinlich zu bezeichnen, wenn nicht während der Unfallbehandlung Hinweissymptome des betreffenden Wirbelsäulenabschnittes dokumentarisch zu belegen sind.

Wir haben aber in 2 Fällen Prolapssymptome aus *Bandscheibendegenerationen der unteren Lendenwirbelscheiben als Unfallfolge* anerkannt, bei denen eine Oberschenkelfraktur mit 8 cm Beinverkürzung eine starke Ausgleichsskoliose bzw. eine Keilkompression des 2. Lendenwirbels mit 45° Achsenwinkel eine starke Ausgleichslordose seit über 10 Jahren bestimmten. *Grobe* Deformitäten und *lange* Zwischenfristen sind Mindestvoraussetzung solcher Zusammenhänge, sicher ist der Zusammenhang auch dann nicht.

Während traumatische Bandscheibenvorfälle durch stumpfe Gewalt an der nicht grob kranken Bandscheibe dieselben Kräfte verlangen, wie der Wirbelbruch, kommt es nach Tierexperimenten von LOB bei *scharfer Verletzung des Faserrings* leichter zum Vorfall von Kerngewebe und zur isolierten Spondylose. Klinisch ist besonders an kindlichen Lendenwirbelscheiben nach Anstechen mit der *Lumbalpunktion* das vollständige Leerlaufen des in diesem Alter noch sehr feuchten Gallertkerns mit Kollaps des Zwischenwirbelraums möglich, dann aber im Gegensatz zur Bandscheibenkrankheit *spontan wieder endgültig Ruhe* (Abb. 7).

Alle *minderschweren* und nicht mit objektiven äußeren Verletzungsspuren oder Zweitverletzungen einhergehenden Unfälle können nach allen bisherigen Erfahrungen Massensymptome *nur an grob kranken*

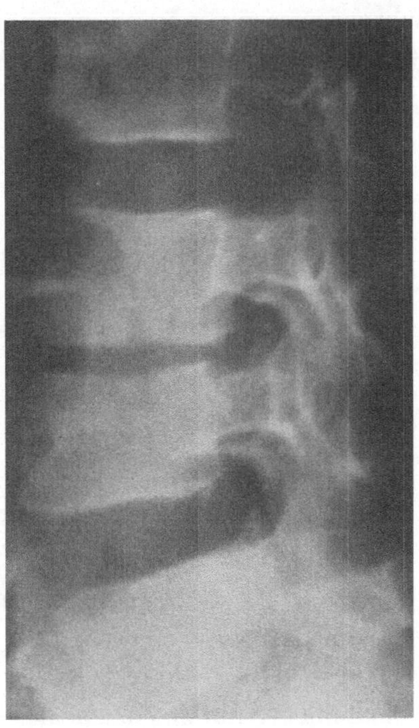

Abb. 7. Einsturz des Zwischenwirbelraums nach Verblühen des Prolapssymptoms 3 Monate nach Anstechen der Bandscheibe durch Lumbalpunktion bei achtjährigem Mädchen.

Wirbelscheiben provozieren. Ob sie nun nur *fälligen Symptomen der Krankheit zum Durchbruch verhelfen*, also nicht entschädigungspflichtig sind, auch wenn erste Symptome aus scheinbarer Gesundheit ausgelöst wurden, oder ob der *Unfall entscheidend ändernd in den schicksalsmäßigen Ablauf eingreift*, also bleibend verschlimmert, deckt sich mit der Frage an den Gutachter, ob der Verlauf ohne den Unfall voraussichtlich ein ganz wesentlich anderer gewesen wäre.

Hierzu muß der Gutachter aber die *spontanen Abläufe der gleichen Krankheit* kennen, darf also nicht nur aus Gutachtertätigkeit seine Erfahrungen schöpfen, sondern muß auf die *Klinik und das Leben* zurückgreifen. Analysiert man im Einzelfall außerdem Unfallvorgang und Krankheit mit allen erdenklichen Mitteln, so sind Grenzfälle, die nicht

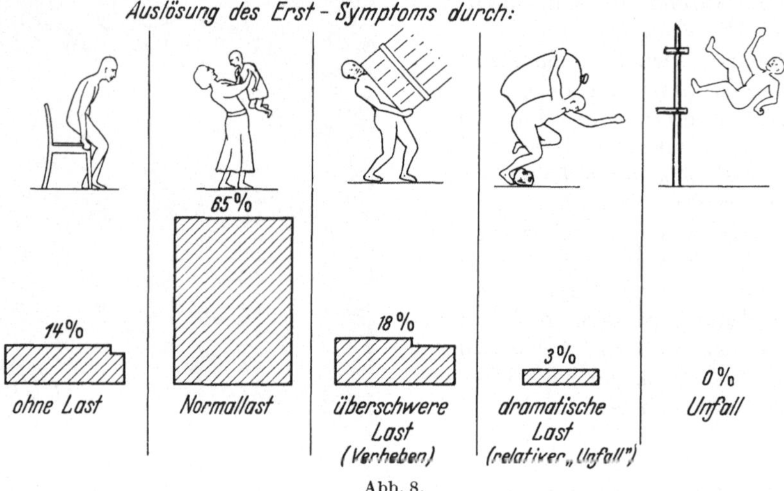

Abb. 8.

ohne Subjektivität zu entscheiden sind, überraschend selten. *Die meisten Fehlbeurteilungen der Gutachter beruhen entweder in der Unkenntnis der natürlichen Abläufe oder in der unzureichenden Analyse des Einzelfalls* oder in beiden.

Die 95% der gleichen Krankheit, bei denen *die gleichen Symptome ebenso plötzlich und ebenso unverdient aus scheinbar voller Gesundheit spontan* entstehen, lösen zwar selbst keine Begutachtungsfragen aus, sind aber für unsere Begutachtungen von höchster Bedeutung.

Ich habe über das Badehaus der Essener Krankenanstalten und andere ambulante Quellen *300 Fälle* abgefangen, die von Ärzten wegen *Hexenschuß oder Ischias nach Hexenschuß*, also wegen Massensymptomen unterer Lendenscheiben zur physikalischen Therapie geschickt wurden, oder zur vertrauensärztlichen Beurteilung der Arbeitsfähigkeit mir zugeschickt waren. Ich habe damit die nötige Gegenprobe für meine Unfallbegutachtungen angestellt (Abb. 8).

14% (Gruppe 1) hatten ihren ersten Schuß spontan. Diese beweisen, daß *volle Gesundheit bis zum akuten Erstsymptom kein Argument* ist, und daß es keines besonderen Zusatzfaktors bedarf, um das plötzliche Massensymptom kranker Bandscheiben zu erklären.

Die 2. Gruppe von 65% der Fälle bekam das erste Massensymptom der kranken Bandscheibe aus durchaus normalen alltäglichen mechanischen Ansprüchen, also *auch spontan*. Das sind schon *79% zusammen*.

Eine 3. Gruppe von 18% gehörte fast ausschließlich zu *Berufen, die üblicherweise mit schweren Lasten umgehen*. Diese Gruppe müßte allein aus der Krankheit schon theoretisch erwartet werden, wenn sie nicht tatsächlich vorkäme. Sie erlebt den gleichen Krankheitserfolg an Zentnerlasten wenig früher als der Büroangestellte oder die Hausfrau. Es zeugt aber von undiszipliniertem Denken, anzunehmen, daß diese — hier als überschwer bezeichneten — Lasten entscheidend waren, daß diese Menschen ohne den angeführten Akt vom gleichen Schuß noch längere Zeit bewahrt geblieben wären. Der zweite und dritte Mann an der gleichen Last bleiben unberührt und der Betroffene hätte sich nicht an die Last gemacht, wenn er eine Gefahr gesehen hätte. Es gibt keine Unfallverhütungsvorschriften, die den Umgang mit schweren Lasten verbieten, und es wird sie nicht geben.

Gruppe 1—3 umfassen mit 97% die Fälle erster akuter Schüsse, bei denen ein *Unfall im Sinne der RVO nicht vorliegt* und die *Bandscheibenkrankheit das allein Wesentliche* ist. Im Gegensatz zu Reportagen aus dem ausländischen Schrifttum ist die *unfallweise Entstehung der akuten Bandscheibensymptome* und Vorfälle, also *nicht nur nicht typisch, sondern ausgesprochen selten, wenn* man die Gegenprobe anstellt.

Was Wunder, daß sich — beim Fehlen von Symptomauslösung in der Gruppe 5 der wahren Unfälle — die kleine 4. Gruppe von 3% *Grenzfällen* findet, in der zwar auch kein heroisches und den Gesunden gefährdendes Ereignis, aber doch ein Vorgang auslöst (dramatische Last), der *juristisch wenigstens die Unfalldefinition* erfüllt: ein plötzliches unfreiwilliges und unvorhergesehenes außerordentliches und nicht betriebsübliches äußeres Ereignis kurzer Dauer.

In Gutachten sind mir natürlich auch in Gruppe 5 der klaren Unfälle *Vorgänge erheblicher Art* begegnet, die ich bei leerer Vorgeschichte als *wahrscheinliche Ursache* von Verschlimmerung vorausbestehender Krankheit angesprochen habe, obwohl sich das wesentliche Hereinspielen der Bandscheibenkrankheit an dem Fehlen maximaler Soforterscheinung und unmittelbarer Behandlungsbedürftigkeit und aus einem allmählich in etwa 10 Tagen *salbentubenartig* einsetzenden Symptombild ablesen ließ.

Zu jedem Zusammenhangsgutachten der Gruppen 4 und 5 (3% Frequenz in der klinischen Erfahrung), bei denen juristisch Unfall im Sinne der RVO überhaupt diskutabel ist, gehört als *erste Aufgabe des Sachverständigen die Bestimmung des Vorzustandes*. Schon dessen Analyse dezimiert die Ja-Fälle.

Nötig ist zunächst der *röntgenologische Gesamtstatus der Wirbelsäule*, der ein allgemeines Bild der Verbrauchserkrankung gibt und destruierende pathologische Prozesse ausschließt. Fehlen von Röntgenveränderungen spricht aber *nicht* gegen fortgeschrittene Bandscheibendegeneration.

Die Prüfung des Vorzustandes fordert zweitens das *Vorerkrankungsverzeichnis* der letzten 10 Jahre. *Anerkennung ohne Vorerkrankungsnachweis ist Fahrlässigkeit des Gutachters*. Was in dieser Richtung selbst an angesehenen Krankenhäusern vorkommt, ist überraschend. Lange, hochwissenschaftliche Begründungen, aber die Forscherqualität versagt, wo unbemerkt blieb, daß X. in den letzten 5 Jahren vor dem dramatisierten Unfall jährlich wegen Ischias in einem Kurort war, oder unbekannt blieb, daß Y. noch im letzten Halbjahr vor dem Unfall 3 Monate in einem anderen Krankenhaus am Ort des Gutachters wegen Ischias lag. Beide Gutachter bezeichneten unfallweise Entstehung von Bandscheibenvorfall als typisch und glaubten deshalb offenbar die Vorgeschichte vernachlässigen zu können.

Ergeben sich Behandlungsperioden gleicher Ursache (Lumbago, Ischias usw.) in den letzten Jahren, so ist bei Berücksichtigung der klinischen Erfahrungen bei Bandscheibendegeneration der erneute Symptomdurchbruch grundsätzlich als fällig, der behauptete Unfall als der letzte Tropfen, das Klingelzeichen für den neuen Schub aufzufassen, auch wenn die neue auslösende Ursache etwa zum Symptomwechsel aus einer Hexenschußkette in eine Ischialgie oder bei dieser ins andere Bein (Schaukelsymptom) aus der gleichen Bandscheibenetage führte. Das gilt, soweit es sich um minderschwere Unfallvorgänge oder nur grobe plötzliche Muskelaktionen (z. B. Stolpern mit Last, Aufhalten rutschender Last), also relative Vorgänge handelt, die nach allen Erfahrungen eine fast gesunde Bandscheibe nicht zu verletzen in der Lage sind.

Die Formulierung eines *Oberversicherungsamts* in solcher Lage lautete: „Der Vorfall ist unter diesen Umständen nicht *durch* das Ereignis eingetreten, sondern *anläßlich* dieses Ereignisses. Dieses ist daher *nicht Ursache im Rechtssinn* für den Bandscheibenvorfall und seine Folgen." Solche Formulierung gilt auch dann, wenn sich bei leerer Vorgeschichte der Umfang des Vorschadens aus der *relativen Unerheblichkeit des auslösenden Ereignisses* ergab, auch wenn dieses juristisch ein Unfall war.

Dieser Standpunkt ist medizinisch deshalb begründet, weil kranke Bandscheiben, welche *Gewebszerlegungen* aufweisen, die durch früheren Hexenschuß oder Prolaps belegt sind, auch in längeren symptomlosen Intervallen (z. B. der Hexenschußkette) ebensowenig zu einer *Resynthese* kommen, wie der zerschlissene *Meniscus*. Unter solchen Umständen ist das unter einer groben Last oder einem leichteren Unfallvorgang einsetzende *Rezidiv also mindestens so fällig*, wie es der vorausgegangene *spontane* Anfall war. Eine Universitätsklinik hielt 3 Jahre Intervall mit Schwerarbeit nach 2 Lumbago-Ischias-Perioden vor 5 und 3 Jahren für Beweis der Ausheilung und begründete so die Anerkennung des neuen Rezidivs als Unfallfolge bei sehr relativem Unfall. 96 Fälle spontaner Lumbago-Ischias-Symptomketten über 10jähriger Dauer in unserer Sammlung von Krankheitslängsschnitten hatten zu 26% über 4jähriger Intervalle voller Arbeit vor einem *spontanen* Rückfall. Die Begründung dieser Klinik ist also zu widerlegen, *wenn* man die Gegenprobe anstellt.

Bei *leerer Vorgeschichte* ist ohne den Blick auf die Gesamterfahrung bei diesem Leiden begreiflicherweise die Neigung besonders groß, den unerklärten plötzlichen Wechsel aus voller Gesundheit zur menschlichen Ruine als ohne Mitwirkung des angeführten äußeren Vorgangs unwahrscheinlich zu bezeichnen. Die Gutachter vergessen, warum die Krankheit *Hexenschuß* heißt: wegen der 97% Fälle, in denen ohne erklärendes äußeres Ereignis von Bedeutung, also *ohne* Zusatzfaktor und *lediglich* aus der Bandscheibenkrankheit selbst *derselbe* Symptomausbruch mit der *gleichen* Plötzlichkeit aus *ebenso* heiterem Himmel einsetzt.

Diese Gutachter haben auch noch nicht die von mir auf dem diesjährigen Chirurgenkongreß mitgeteilten Erfahrungen an Fällen, bei denen ein *Prolapssymptom* mit schwerer akuter Lumbagoischias durch Ausrutschen bzw. das plötzliche Heben von schwerer Lsat auftrat, und wegen Unbeeinflußbarkeit grober Symptome operative Revision nötig wurde, die in einem Fall einen sicher präexistenten hämatogenen Pneumokokkenabszeß, im anderen Fall ein ebenfalls vorausbestehendes Plasmozytom der Bandscheibe L 4/5 noch ohne Röntgenbefund ergab. In beiden Fällen beseitigte die operative Ausräumung des Zwischenwirbelraums schlagartig die Symptome. Die Bandscheibenkrankheit

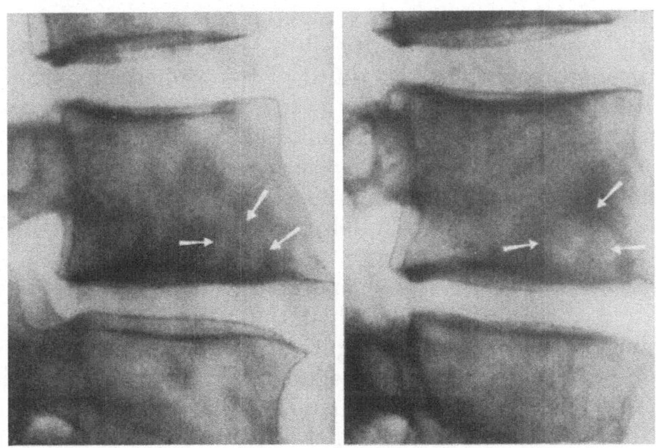

Abb. 9. Akutes Lumbago-Ischias-Symptom durch Steinfall in den Rücken. Röntgenbild 3 Tage nach dem „Unfall" zeigt epikritisch schon den Beginn der ursächlichen Knocheninfektion (links) am Ort des Knochenabszesses nach 6 Monaten (rechts).

war bis zu dem Verheben an schwerer Last symptomlos und hinderte bis zu diesem Augenblick nicht schwere Arbeit als Montageschlosser bzw. Fleischer.

Es kann hier ein weiterer solcher Fall vorgewiesen werden (Abb. 9). Die Röntgenaufnahme des Durchgangsarztes 3 Tage nach akutem Hexenschuß mit anschließender Ischialgie, angeblich ausgelöst durch Fall eines Kohlestücks ins Kreuz, zeigt bei epikritischer Betrachtung die übersehene beginnende Osteolyse einer marginalen Ostitis an der der kranken Bandscheibe zugewandten Caudalseite des 4. Lendenwirbelkörpers, an der Stelle des im Vergleichsbild 6 Monate später von mir angetroffenen Knochenabszesses. Wie die vorerwähnten Fälle und zwei weitere solche Abläufe mit Auslösung akuter Erstsymptome durch Verheben an bisher symptomlosen Bandscheibentuberkulosen, zeigt auch die letzterwähnte Beobachtung, daß die *volle Symptomlosigkeit und Arbeitsfähigkeit kein Argument gegen Bandscheibenkrankheit mit fälligen Symptomen* ist. Niemand wird wahrscheinlich machen wollen, daß ohne das äußere Ereignis des Verhebens an schwerer Last der gleiche Symptomdurchbruch auch nur wenige Wochen hätte auf sich warten lassen. Und doch hatten vor der diagnostischen Aufklärung Gutachter im Brustton der Überzeugung die Erkrankung als ohne den behaupteten Vorgang nicht voraussehbar bezeichnet.

Das *Argument der Verschlimmerung deshalb, weil bisher unbeschränkte Arbeitsfähigkeit ohne das geringste Symptom bestand, muß daher fallen.* Denn es ist kein Argument bei *dieser* Krankheit. Es spricht alles dafür, daß *ohne grobe Krankheit der Bandscheibe durch minderschwere Gewalten keine akuten Bandscheibensymptome* ausgelöst werden, beim Vorliegen solcher Veränderungen zeigt sich der *gleiche* Krankheitserfolg alltäglich *spontan.*

Es sei hier eingeschaltet, daß die erwähnten Fälle von *hämatogener Bandscheibeninfektion* relativ aber nicht absolut selten sind. Die degenerierte Bandscheibe scheint durch ihre Vaskularisation etwas stärker zum Übergreifen einer Ostitis auf das Bandscheibengewebe oder zu primärer Metastase disponiert. Wir haben in einem Fall eine Serie derartiger Infektionen an den Bandscheiben L 1/2, 2/3 und 4/5 erlebt, die zur Erklärung eine besondere Disposition des Gewebes verlangt. Die hämatogenen Infektionen von 3 Bandscheiben waren die einzigen greifbaren Metastasen einer Berufsinfektion des Vorderarms und wurden deshalb als Unfallfolge anerkannt.

Besonders Neurochirurgen neigen dazu, aus der *Schwere der Folgesymptome* und dem akuten klinischen Bild auf die *Schwere des Unfallvorgangs* zu schließen. Für die Begutachtung ist es aber grundsätzlich gleich, ob die plötzliche Massenbewegung nur zu einer flüchtigen akuten Lumbago für 2 Tage oder zu einem medianen Prolaps mit Dauerinvalidität durch Caudalähmung führt. Denn auch letzterer kann durch ein Lachen ausgelöst werden.

Wie eigenwillig die Bandscheibenkrankheit aber ihren Weg geht und *äußere Umstände nur in der Stunde der Bereitschaft* wirken, erlebte ich an zwei klinischen Fällen: Ischiasanfälle nach Hexenschußkette seit über 10 Jahren. Dann in längerem Intervall schwerer Unfall, im einen Fall eine Flugzeugbruchlandung im Kriege, das andere Mal Sturz aus 6 m Höhe, jedesmal mit Frakturen und Commotio, aber keine Rezidivauslösung. In beiden Fällen 1 bzw. 3 Jahre später spontanes Rezidiv der Ischias im gleichen Bein als Bandscheibenvorfall gesichert.

So viel zum Vorzustand — und nun die zweite große Forscheraufgabe des Gutachters: die *Analyse des Unfallvorgangs.*

Die *juristische Unfalldefinition ist Mindestanforderung einer Leistungspflicht der Unfallversicherung,* aber im übrigen für den medizinischen Sachverständigen wertlos. Dieser prüft nicht die *juristische Frage,* ob ein Unfall vorliegt, sondern die *medizinische Frage,* ob die Krankheit in ursächlichem Zusammenhang mit einem beliebigen äußeren Ereignis steht, sei es im Sinne der Hervorrufung oder der Verschlimmerung.

Ein Arbeiter kommt mit dem Karrenrad vom bergaufliegenden Brett, starke eingesetzte Kräfte werden plötzlich aufgehalten. — Ein Mann mit schwerer Last stolpert über einen Stein. — Ein als Arbeitspodest benutzte Tonne kommt ins Rollen, Absprung. — Jedesmal Bandscheibenvorfall. Unvorhergesehene, plötzliche äußere Ereignisse, also juristisch „Unfälle". Wendet man ein, daß diese Ereignisse „betriebsüblich" seien, dann gehört ein einfacher Fall aus dem Stand aufs Gesäß durch Stolpern als betriebs- und lebensüblich auch nicht zum Unfallbegriff. Medizinisch bestimmt nicht, wenn man die große Probe von Leben, Beruf, Sport und Soldatentum anstellt.

Viel wichtiger als solche juristischen Spekulationen ist die *Würdigung der Unfalldarstellung* und die — heute nach der Offenbarung der Sensationsdiagnose Bandscheibenvorfall oder gar nach der Bandscheibenoperation — regelmäßig notwendige *Rückführung der Darstellung auf den wahren Kern*, um die wirkenden Kräfte ärztlich ermessen zu können. Gerade hier kann und darf sich kein Gutachter auf Versicherungsträger und Akte verlassen, hier kritisch zu forschen ist nicht nur nötig, sondern Wissenschaft im besten Sinn.

Viele Gutachter werden durch Angabe *einiger Zentner Last* geradezu selbstüberwältigt. Sie vergessen, daß die angehobene schwere Last noch an anderen Stellen aufliegt und schon dadurch nur *Teile ihres Eigengewichts* wirken. Daß die Fingersehnen nicht abreißen, zeigt, daß man der *Last ausweicht*, wenn sie übermächtig wird. Die schwerste Last ist jene, die überhaupt nicht gelüftet werden kann, weil sie unterschätzt wurde. Zur Erzeugung des gleichen Prolapsmechanismus könnte man ebenso an einzementierten Handgriffen ziehen lassen. Nur der lebendige Druck der Muskeln auf die Bandscheibe war wirksam, nicht das tote Gewicht einer Last von noch so vielen Kilogramm. Die *dynamischen Drucke der mit dezimaler Übersetzung wirksamen Rückenmuskeln sind kritischer als nicht mehr zu bewältigende Fremdlasten.*

Übertreibung des angeführten Vorgangs ist eher Regel als Ausnahme und stets vorauszusetzen, wenn wegen fehlender Unterrichtung der erstbehandelnde Arzt als rheumatische Lumbago behandelte, wenn der Betrieb zunächst nichts hört, wenn erst die ärztliche Diagnose Bandscheibenvorfall und dann die Unfallanzeige kommt. Immer peinlich ist die Unfallanzeige erst nach der Bandscheibenoperation. In allen diesen Fällen ist *dokumentiert*, daß der beste Zeuge, der *Betroffene selbst, den Vorgang für belanglos gehalten hat.*

Von mehreren voneinander *abweichenden Darstellungen* ist nicht die letzte, unterschriebene, von Zeugen beschworene während eines Rentenverfahrens, sondern immer die *zeitlich älteste* die objektivste und richtige und der medizinischen Beurteilung zugrunde zu legen, weil sie durch die Kenntnis des späteren Verlaufs noch unbeeinflußt ist.

Uns ist dreimal begegnet, das behandelnde Ärzte im Formular „Bericht bei Zweifeln an dem Unfallzusammenhang" dramatische Unfalldarstellungen, die ihnen erst nach Monaten und nach Prolaps-Operation bekannt wurden, abweichend von ihren Aufzeichnungen als Angaben in der 1. Sprechstunde bezeichneten!

Die psychologische Infektion der Gutachter durch den *ungebundenen Traumabegriff des Auslandes* verleitet diese erfahrungsgemäß sich an die farbenprächtigste Darstellung zu halten, ja diese womöglich selbst noch dramatisierend auszuschmücken, wo die Darstellung des Kranken auch anders lesbar ist.

Die Eigendarstellung bei einem Bandscheibenvorfall lautete: X. habe beim Eingleisen eines Grubenwagens mit dem Hebebaum im Augenblick eines Rutschens der Last einen Schlag *im* Kreuz bekommen (das Rutschen der Last auf der schiefen Ebene des Hebelendes war bezweckter Mechanismus des Eingleisens). — Ein Dozent für Chirurgie las daraus: der Wagen sei unvorhergesehen abgerutscht und habe X. einen Schlag *ins* Kreuz versetzt! Unfall vom Gutachter als Ursache anerkannt, außerdem übersehen, daß X. einige Monate vorher viele Wochen im Krankenhaus des Nachbarorts wegen der gleichen Ischias gelegen hatte.

Eine Universitätsklinik legt der Bejahung des Zusammenhanges den Versuch zugrunde, eine unvorhergesehen abrutschende 3-Ztr.-Last mit der Brechstange aufzuhalten. Die erste noch unbeeinflußte Selbstdarstellung ließ andere Lesart zu. Daher Lokaltermin veranlaßt (Abb. 10a): Last mit einem Ende schon am Boden, der schwierigste Teil also schon ausgeführt, die nur noch oben aufliegende Kante

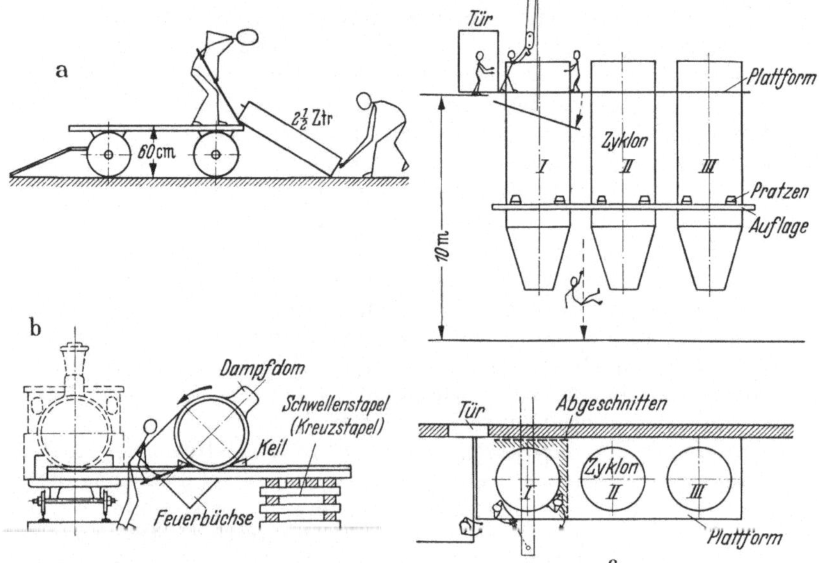

Abb. 10. Demaskierung schwerer „Unfälle" bei anerkanntem traumatischem Prolaps durch Lokaltermin.

der Last sollte zur Ersparung von Anstrengung mit der Brechstange abgeworfen werden. Der Kraftüberschuß im Augenblick des *vorgesehenen* Fallens der Last bewirkt Prolapsrezidiv. Das *Lasteigengewicht wirkte überhaupt nicht.*

31jähr. Schlosser mit leerer Vorgeschichte führt den akuten Prolaps auf den Versuch zurück, einen abrutschenden Lokomotivkessel mit der Brechstange aufzuhalten, wobei er mit akutem Hexenschuß zusammengebrochen sei, an welchen sich Ischialgie und Operationsnotwendigkeit anschloß. — Da schon der Gedanke eines solchen Aufhalteversuchs absurd erschien, Lokaltermin veranlaßt (Abb. 10b): Der demontierte Kessel wurde rollend auf horizontalen Trägern mit der Brechstange bewegt, Keile lagen vor und wurden laufend nachgeschoben. Geringer Rücklauf des Kessels beim Wiederansetzen der Brechstange, der wegen des vorliegenden Keils nur um wenige Bogengrade möglich, also undramatisch war. Nicht das Lastgewicht, sondern nur die betriebsübliche *Muskelkraft war dynamisch wirksam.*

Demontage eines Zyklons (chemischen Großbehälters). Als dieser teilweise aus den Konsolen durch Abschweißen gelöst war und A. auf einer Kanzel des Oberteils stehend einen darüber hängenden Flaschenzug fest umfaßt hatte, um den Behälter einzuhängen, sackte die Kanzel unvorhergesehen in eine Schräglage ab. Mitarbeiter B. stürzte aus 10 m Höhe zur Erde und wurde schwer verletzt. A., der einen Bandscheidenvorfall bekam, gab nach der Operation sich steigernde Darstellungen und unterschrieb zuletzt, daß er — sich am Flaschenzug haltend — nach mehreren Metern freien Falls ruckartig aufgehalten wurde und mit dem Rücken gegen den Zyklon schlug. — Angesehene chirurgische Klinik legt bei der Dramatik des Vorgangs und leerer Vorgeschichte diese Darstellung ihrem Ja zum ursächlichen Zusammenhang zugrunde. — Lokaltermin von mir veranlaßt (Abbildung 10c): Hielt sich am bereits umfaßten Flaschenzug beim Verlieren des Standpunkts fest, sakte nicht ab, schwang in leichter Pendelbewegung auf den festen Teil des Steges, auf dem er stehenblieb und weiterarbeitete. Arbeitsunfähigkeit erst nach Tagen. — Also Prinzip der Kinderschaukel und empfohlene Therapie beim Prolaps. Nur *Schreckkontraktion der Muskulatur* war wirksam, der Prolaps muß fällig gewesen sein.

Nicht der juristische Unfallbegriff ist also entscheidend (er war hier sicher erfüllt), *sondern der medizinische Zusammenhang.*

Halten Sie solche Hinweise bitte nicht für unnötig und solche Feststellungen des technischen Sachverhaltes nicht für Sache der Versicherung. Gibt der Arzt dieses Forschen aus der Hand, so kann er die *für die medizinische Beurteilung entscheidenden Wirkkräfte* nicht messen, und darf sich überdies nicht wundern trotz akademischer Bildung von primitiven Menschen überspielt zu werden. Den Schaden trägt die wissenschaftliche Medizin mit der falschen These der bekannt häufigen Erzeugung von Bandscheibenschäden durch Unfälle. Es sitzen hier im Saal viele erfahrenste Krankenhauschirurgen, wer aber hat bei Unfällen, die mit der Feuerwehr hereinkamen, je einen akuten Bandscheibenvorfall als Zweitverletzung erlebt? *Ohne größte Skepsis gegenüber dem angeführten Ereignis an die Unfall-Zusammenhangs-Beurteilung zu gehen, ist die zweite Fahrlässigkeit des Gutachters* angesichts all dieser Erfahrungen.

In der Zusammenhangsbeurteilung wird schließlich auch auf den etwaigen *Operationsbefund* zurückgegriffen. Der Befund eines *perforierten* Vorfalls ist kein Beweis für Verletzung. Wie oft erlebt man als Operateur, daß bei einem noch geschlossenen Prolaps die letzte dünne Schale beim Abschieben der deckenden Nervenwurzel mit dem Spatel einreißt und fertiggelöste Faserringteile wurmartig nachquellen. Mit *histologischen Degenerationszeichen* am operativ entfernten Gewebe ist im positiven wie negativen Sinn wenig anzufangen, weil (wie beim Kniemeniscus) oft Monate zwischen Prolaps und Operation liegen, und weil andererseits bei einer Eigenbeobachtung eines 19jähr. Druckerlehrlings mit *spontanem* akut-perforiertem Prolaps, der bald nach Symptombeginn operiert werden mußte, die histologische Untersuchung des entfernten Gewebes nennenswerte histologische Veränderungen schuldig blieb, obwohl aus dem Krankheitserfolg physikalisch eine schwere Krankheit des Gewebes im Sinne der Materialermüdung unbedingt vorausgesetzt werden mußte.

Narbige *Veränderungen des gelben Bandes* sind immer dann, wenn die klassische Vorgeschichte und der klinische Befund für einen Prolaps sprachen, ein solcher aber operativ nicht gefunden wurde, als Verlegenheitserklärung der Symptome anzusehen, in der Regel wurde der Prolaps an falschem Ort gesucht. Bei primär chronischer Ischias können Verdickungen des gelben Bandes in sehr seltenen Fällen einmal wirksam sein, auch dann sind sie nicht Unfallfolge, denn das gelbe Band ist so gummiartig elastisch, daß es durch indirekte Gewalt und ohne Wirbelbogenbruch nicht verletzbar ist.

Eine von Hart beschriebene Verletzung des gelben Bandes mit Bandscheibensymptom bei gleichzeitiger „Wirbelbogenfraktur" ist nach dem gegebenen Röntgenbild eine typische schleichende Bogenlösung voller Symmetrie in den Zwischengelenkstücken, also ein chronischer Überlastungsschaden bei Bandscheibenkrankheit im ersten Stadium. Durch chronische Überlastungen der Wirbelbögen kommen narbige Veränderungen des anschließenden gelben Bandes noch ohne Spondylolyse vor.

Ebenso bedeuten sogenannte *Bandscheibensequester*, das sind fertig demarkierte Faserringteile, die bei Operationen aus dem noch geschlossenen oder perforierten Zwischenwirbelraum extrahiert wurden oder im Periduralraum gefunden werden, immer eine lange vorausbestehende symptombereite Bandscheibenkrankheit. Auch bei leerer Vorgeschichte ist bei solchen Befunden nicht zu begründen, daß der Betroffene wahrscheinlich ohne den anfallprovozierenden Vorgang auf lange Sicht symptomfrei geblieben wäre.

Für jede Anerkennung unfallmäßiger Erzeugung oder Verschlimmerung von Bandscheibenschäden sind an das *Zeitverhältnis zwischen Vorgang und Symptom* Mindestansprüche zu stellen. Verletzungen gesunder Bandscheiben müssen maximale Soforterscheinungen machen, klinisch etwa dieselben wie ein Wirbelbruch. Bei Bandscheibenkrankheit müssen grobe Symptome nicht sofort, wohl aber im allgemeinen in den nächsten Stunden bis 8 Tagen einsetzen. Auch diese Frist kann bei besonderer Begründung mit eindeutigen klinischen Argumenten gelegentlich noch etwas überschritten werden müssen. Bei einer Zeitlücke von vielen Wochen, Monaten oder Jahren bis zum ersten groben Symptom ist die nachträgliche Behauptung nicht behandlungsbedürftiger und normale Weiterarbeit nicht verhindernder Beschwerden im Kreuz nicht Brücke des Zusammenhangs, denn dazu sind solche Beschwerden jenseits der Mitte des Lebens zu alltäglich.

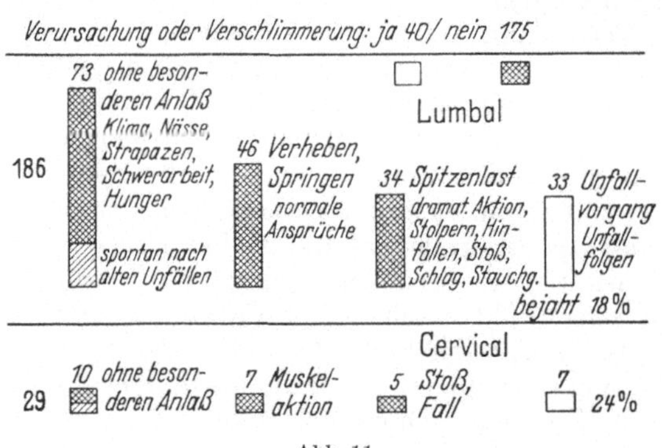

Abb. 11.

Sie werden nun fragen, *wie oft* von mir selbst bei diesen kritischen Maßstäben Verursachung oder Verschlimmerung durch *Unfall anerkannt* wurde, und werden erstaunt sein, daß in 215 Zusammenhangsgutachten 40 mal, also in immerhin 20% der Fälle die Wahrscheinlichkeit bejaht wurde. Das ist aber eine sehr vorgesiebte Reihe von Gutachten mit zahlreichen Obergutachten für Versicherungsträger und Spruchbehörden, in welcher die von anderen bereits verneinten Zusammenhänge fehlen.

Wie aus der großen Zahl der Fälle ohne besonderes auslösendes Ereignis in Spalte 1 (Abb. 11) abzulesen ist, enthielt die Reihe viele Kriegsversorgungssachen mit Beziehung auf nichtmechanische Faktoren (Klima usw.). In diesen Versorgungsakten kreuzt aber auch eine so große

Zahl *unnachprüfbarer Kriegsunfälle* auf, die man einfach hinnehmen muß, und der Vorzustand bleibt bei der großen Völkerwanderung meist so unbekannt — selbst ein Kollege verschwieg Vorkriegsperioden seiner Ischias — daß die relativ hohe Zahl der Bestätigungen der Wahrscheinlichkeit des Zusammenhanges *medizinisch nichts bedeutet,* und daß die Wichtigkeit der frühzeitigen Analyse von Vorzustand und Unfallereignis in der betrieblichen Unfallversicherung einmal mehr hervortritt.

Die Unterscheidung zwischen Ja und Nein der Zusammenhangswahrscheinlichkeit in den Spalten 3 und 4 (die den juristischen Unfallbegriff als Mindestvoraussetzung wenigstens erfüllen) konnte *nie schematisch,* sondern nur in einer *sehr individuellen wissenschaftlichen Wertung des Verhältnisses zwischen Ursache und Wirkung* und unter *äußerster Ausschöpfung aller irgend heranzuziehenden Kriterien* erfolgen, wie sie geschildert wurden.

Mußte bei *Bejahung* einer ursächlichen Unfallwirkung von einer *Bandscheibenkrankheit* nach Lage des Falles unbedingt ausgegangen werden, handelte es sich also — was fast die Regel ist — um die Frage der *Verschlimmerung vorausbestehender Krankheit,* so beschränkte sich die Anerkennung erheblicherer Ausnahmegewalten, also immerhin klarer Unfälle (aber ohne jene Schwere, wie sie zum Wirbelbruch gehören), selbstverständlich grundsätzlich auf den einzelnen *Krankheitszug* des erfahrungsgemäß periodischen Leidens und etwaige neurale Folgen dieses *einen* Zuges. Neuauflagen nach Intervall (ohne Beschwerden oder nur den Zwischensymptomen des „etwas lahmen Kreuzes") sind allein Folgen des Grundleidens. Abgesehen von neuralen Dauerfolgen eines Unfalls handelt es sich immer nur um *vorübergehende* Verschlimmerungen.

Alle Beurteilungen, die vor die Spruchbehörden kamen, wurden bisher bestätigt. Die Böhlersche Klinik in Wien hat durch die diesjährige Veröffentlichung von MAYR auch für *Österreich die gleichen Grundsätze* vertreten. Die Abwicklung von Unfallentschädigungsansprüchen im *Schweizer Recht* hatte wegen der anderen vertraglichen Voraussetzung schon immer so wesentliche Unterschiede von unserer Praxis, daß auch in dieser Frage die gleichen Unterschiede wieder offenbar werden, wenn eine Tendenz zu kritischerer Bewertung auch dort offenbar ist.

Die Aufstellung Abb. 11 zeigt unten nun auch 15% Begutachtungen wegen *cervicaler Bandscheibensyndrome,* von denen bisher nicht die Rede war. Deshalb nicht, weil auch für diese die lumbalen Verhältnisse Modell sind. Es handelt sich um die früher als *Schulterrheumatismus* und *Plexusneuritis* gedeuteten neuralen *Brachialgien* und die *Periarthritis humeroscapularis,* gelegentlich auch anginöse und migränöse Symptome als Folge von *Deformationen der Halswirbelscheiben und deren dorsolateralen Halbgelenken.*

Die Beurteilungen sind schon deshalb schwieriger, weil die *klinischen Grundlagen* heute erst viel weniger abgeklärt sind.

Viele unschwere Schulterprellungen oder -zerrungen sind uns seit je durch ein *Mißverhältnis von Ursache und Wirkung* aufgefallen und die mit einer Verletzung durch stumpfe Gewalt unvereinbare *Chronizität der Folgekrankheit.* Die neuen Deutungen erklären das dadurch, daß es sich hier in der Regel nicht um Angriff der Gewalt dort handelt, wo es nachher wehtut (wie der Kranke das meist vorträgt), sondern um *Ruckbelastungen oder dynamische Muskelaktionen an nichtintakten Halswirbelscheiben.* Die Folgen sind neurale Schmerzprojektionen in Schulter und Arm, gelegentlich auch im Thorax, die den Gesunden unberührt gelassen hätten, und die auch mit akuten *Schulterschüssen* analog dem Hexenschuß einhergehen können.

Daraus folgt, daß in dieser Richtung bei solchen Schmerzkrankheiten von Arm und Schultern, die auf äußere Einwirkungen bezogen werden, künftig a priori genau zu forschen und die Erfassung des *Vorzustandes* und des *auslösenden Mechanismus* frühzeitig nötig ist. Auch ein *Nebenherlaufen lumbaler analoger Symptome* ist häufig, und festzulegen. Vor allem muß aber den Gutachtern zu solcher Analyse die *klinische Symptomatologie* dieser cervicalen Bandscheibensymptome in ihren Feinheiten erst einmal bekannt sein mit dem merkwürdigen Hereinspielen *sympathischer Schmerzphänomene.*

Ich habe erstmalig die *Periarthritis humero-scapularis* aus zwingenden klinischen Indizien als Erfolg einer krisenartigen Sympathicusreizung aus solchen Zusammenhängen mit dem Angina-pectoris-Symptom in Parallele gestellt, und es hat mich nicht überrascht, daß auf dem Orthopädenkongreß vor einem Monat die Mehrzahl der Sprecher zu dieser neuralen Deutung der Periarthritis Ja gesagt hat. Ich kann eine weitere Beobachtung der Auslösung einer solchen akuten Schultersteife durch eine traumatische Subluxation in der Bandscheibe C 6/7 anführen.

Das Dilemma aus der *Unkenntnis solcher Zusammenhänge* beleuchten 3 Gutachten meiner Sammlung, in welchen von erfahrenen chirurgischen Gutachtern die periarthritische *Schultersteife* zwar nolens volens als *Unfallfolge* trotz eines Mißverhältnisses von Ursache und Wirkung anerkannt wurde, verkoppelte neurale Symptome im Arm aber als *nichtunfallbedingte* „rheumatische *Plexus-Neuritis*" abgetrennt wurden. Heute können wir nur beides anerkennen oder beides ablehnen, je nach Lage, nicht aber eine Krankheitseinheit — die *Periarthritis im Rahmen des cervicalen Bandscheibensyndroms* — in 2 Krankheiten zerschneiden.

Es wird auch hier darauf ankommen, ob Analyse von Vorzustand, Vorgang und Befund nur jene *Äquivalente eines Verhebens oder plötzlicher Muskelaktionen* liefert, die wir bei den lumbalen Komplexen nur als *Auslöser fälliger Symptome* ansehen konnten, oder ob sich *objektive Zeichen einer Verletzung* finden, die ja im Halsabschnitt viel leichter faßbar sind, als in den Tiefen der unteren Lendenwirbelscheiben.

Ich konnte und wollte mit diesen Erörterungen von Begutachtungsfragen weniger formulierte Richtlinien geben, weil wir hier erst noch Männer und Meinungen hören wollen, und weil gewisse Normen erst durch die Praxis der Begutachtung künftig erarbeitet werden müssen. Auch hier werden neue medizinische Erkenntnisse die Begutachtung laufend beeinflussen müssen. Es konnte nur meine Aufgabe sein, die *derzeitigen Grundlagen* zu vermitteln, die den Gutachter in die Lage versetzen *ohne jeden Schematismus* dem einzelnen Fall objektiv gerecht zu werden, Mögliches und Wahrscheinliches durch den *Blick auf die ganze*

Krankheit zu unterscheiden, und seine Aufgabe *nicht nur nach dem — immer subjektiven — besten Gewissen, sondern auch nach objektivem besten Wissen* zu erfüllen.

Die lange Mitarbeit des medizinischen Sachverständigen als ärztlicher Gehilfe der deutschen Sozialversicherung hat seit je zu einer sehr kritischen naturwissenschaftlichen Art des Denkens erzogen, die Wissen und Gegenprobe an die Stelle von Meinen und Glauben setzte, und die für die *Krankheitsforschung* in hohem Maße fruchtbar war. Möge sie diese Aufgabe nicht aus den Augen verlieren.

E. Baumann, Langenthal-Bern: **Überlastungsschäden und Unfallfolgen im Bereich der Lendenwirbelsäule. (Mit 6 Abb.)**

Ein Stahldraht trug 60 kg/mm². Mit 61 kg belastet, brach er. Natürlich trug er ohne weiteres 36 kg. Wurde er 2 400 000 mal belastet und dazwischen stets wieder entlastet, so brach er bei der nächsten Belastung bei eben diesem Gewicht von 36 kg.

Man sagt: Der Stahl ermüdet. Die zunächst rätselhafte Erscheinung fand ihre Erklärung darin, daß jeder Werkstoff irgendwo eine schwächste Stelle, eine *Fehlstelle* hat. Eine Beanspruchung mit einem Gewicht (P x), das über einem Minimum (P ∞), aber nicht über der maximalen Tragfähigkeit (P o) liegt, führt nicht zum *Gewalt- oder Momentanbruch*, wohl aber zu einem „*Anriß*" an der Fehlstelle. Jede Neubelastung erweitert den Anriß. Der tragende Querschnitt wird so durch einen „*Dauer*"- oder „*Ermüdungsbruch*" verkleinert. Schließlich wird das Gewicht P x für den verbliebenen tragenden Querschnitt zu groß und es tritt mit einem „*Restbruch*" die vollständige Zusammenhangstrennung ein. Dieses allereinfachste Beispiel stammt aus einer für den Mediziner sehr anschaulichen Darstellung von Brandenberger. Schinz hat eine Reihe von Überlastungsschäden am menschlichen Organismus mit dem „Dauerbruch" des technischen Materials in Beziehung gesetzt, so die Marschfraktur Metatarsale II, die verwandten Erscheinungen an Tibia, Femurschaft, Schenkelhals, ferner die Osteochondritis dissecans und die sogenannten aseptischen Nekrosen des Wachstumsalters (Schlatter-Osgood, Perthes, Köhler, die Vertebra plana, Calvé und die Scheuermannsche Krankheit). Über die bedeutungsvollen Interferenzen von Überlastungsschäden und Unfallfolgen konnte ich mich wiederholt äußern.

Es erscheint wichtig, festzustellen, daß der „Dauer"- oder „Ermüdungsbruch" im technischen Material und die Folgen der Dauerbelastung der lebenden Gewebe einander zwar als physikalische Erscheinungen verwandt sind, daß aber infolge der Reaktion des lebenden Gewebes ganz andere Verhältnisse entstehen. Es sei daran erinnert, daß nach einem „Anriß" im lebenden Gewebe, ja schon nach geringfügigen Traumen, Osteophyten in mehr oder weniger weitem Umkreis nekrotisch werden (Rutishauser). Die „Gefäßfülle und -neubildung" im Anschluß an Fissuren und Frakturen (siehe Lexer und seine Mitarbeiter) durchlöchert den Knochen mit zahllosen neu entstehenden Haverschen

Kanälchen. Die sich anschließende Entkalkung bis weit über die Nachbargelenke hinaus, selbst mit Bildung von Kalkkonkrementen in den Harnorganen, ist bekannt genug. Bei zweckmäßiger Leitung der Regeneration durch die Behandlung wird mit der Zeit ein Ausgleich, ja oft eine Hyperkompensation des Schadens erreicht. *Allein in den Tagen und Wochen nach dem Trauma findet zunächst ein sehr erheblicher Schwund der Festigkeit infolge der skizzierten vitalen Reaktion statt.*

Wenn nun nur ein „Anriß" und nicht eine völlige Zusammenhangstrennung vorhanden ist, wird die Dauerbeanspruchung des betroffenen Organismus meist fortgesetzt. Neue kleine und größere Traumen, seien sie im Rahmen des Betriebsüblichen oder seien sie Unfälle im Sinne von Gesetz und Rechtssprechung, treffen ein Gewebe mit stark verminderter Festigkeit und außerdem die noch empfindlichen Regenerate. Es bildet sich ein Wirrwarr von Rissen, Nekrosen, Oedem, Infiltraten, Regeneraten. Es kann dann ein pathologischer Gleichgewichtszustand entstehen. Die Fortsetzung der Dauerbeanspruchung verhindert die Heilung, aber durch die regenerativen Vorgänge und infolge der Schonung wegen auftretender Schmerzen wird ein „Restbruch" oft lange hinausgeschoben oder gänzlich verhindert. Schließlich kann sich der Zustand auch durch Bildung von Pseudarthrosen, durch völlige Umknorpelung von Stückbrüchen der Gelenke, durch Bindegewebsnarben mit Einschlüssen nekrotischer und degenerierter Gewebe stabilisieren. Die Gruppe all dieser Veränderungen ist mit dem Namen „Überlastungsschäden" gut charakterisiert. Die langwierigen oder dauernden Zusammenhangstrennungen in Knochen, Knorpeln, Sehnen, Bändern können als „*Erschöpfungsbrüche*" bezeichnet werden, wenn man sie von jenen Erscheinungen unterscheiden will, für welche die Technik den Namen „Dauerbruch" = „Ermüdungsbruch" beansprucht hat.

Die Anfälligkeit des wachsenden und des kranken Organismus für Überlastungsschäden ist bekannt. Das Verhältnis wird durch die einfache Formel von Liechti charakterisiert:

$$a = p/r$$

d. h. die Anfälligkeit ist proportional der Beanspruchung und umgekehrt proportional der Widerstandskraft der Gewebe. Man braucht dieser einfachen, aufschlußreichen Formel nichts beizufügen als den Wunsch, daß bei allen Betrachtungen sowohl Zähler und Nenner des Bruches beachtet werden.

Beispiel: Die Belastung einer Hausfrau, die einige Schwangerschaften durchgemacht, Kinder gepflegt, am Herd gestanden, den Haushalt geführt hat, ist wohl geringer, als die eines Schwerarbeiters etwa im Bergwerk. In einer Serie von Bildern konnte ich aber zeigen, wie sich die Entkalkung des Fußskeletts nach Bimalleolärfraktur regelrecht mit fortschreitender Heilung zurückbildete, um nach drei Monaten unter Einfluß einer eingetretenen Schwangerschaft plötzlich viel ausgeprägter als je zu werden. Die Herabsetzung der Festigkeit des Fußes unter Einfluß dieses örtlichen Kalkschwundes prädisponiert zum Überlastungsschaden der Gravida um so mehr, als mit der Schwäche eine Gewichtszunahme verbunden ist.

Was die Wirbelsäule (WS) betrifft, so finden wir kaum einen über vierzig Jahre alten Menschen, der nicht Merkmale von Überlastungsschäden aufwiese. Der Begutachter, der nach Monaten oder Jahren Unfallfolgen von vorbestehenden und unfallfremden krankhaften Zuständen abgrenzen soll, wäre ein Sonntagskind, wenn er je gute Röntgenbilder der gesamten Wirbelsäule aus den ersten Tagen nach dem Unfall als Grundlage erhielte. Er könnte alsdann nicht nur die rein örtlichen Verhältnisse beurteilen, wie etwa die Bildung eines Gibbus der Brust-WS und die Ausgleichserscheinungen an den Disken der Nachbarschaft. Er wüßte auch Bescheid über den Zustand der Hals- und Lenden-WS zur Zeit des Unfalles. Er bekäme ein dokumentiertes Urteil darüber, ob und welche Veränderungen an diesen Lieblingssitzen der Osteochondrose zur Zeit des Unfalles bestanden haben. Er könnte nachweisen, ob und wie sie sich z. B. durch kompensatorische Hyperlordose und ihre Folgen verändert haben. In Streitfällen ist die Beantwortung solcher Fragen so teuer und dazu unsicher, daß die Kosten für einwandfreie, frühzeitige und vom Hals bis zum Kreuzbein reichende, besonders seitliche Röntgenaufnahmen bei Wirbelbrüchen keine Verschwendung bedeuten.

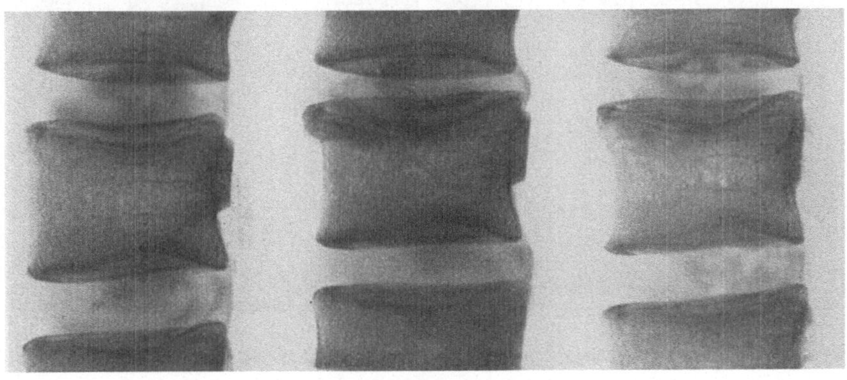

Abb. 1. Versuch mit Schraubstock
a ohne Druck, b unter Druck bis zum erkennbaren Bruch,
c unmittelbar nach Nachlassen des Druckes.

KOCHER hielt Wirbelbrüche für selten. Die Paraplegie wurde mehr oder weniger als Regel betrachtet. Die Röntgenstrahlen haben uns die Häufigkeit und die meist gute Prognose gezeigt.

Ein Versuch, über den ich zunächst berichte, beweist, daß wir im Röntgenverfahren keineswegs alle Wirbelbrüche feststellen können.

Wir spannten einen Komplex von drei Wirbelkörpern und zwei Disken (Abb. 1a) in einen Schraubstock, preßten sie in der Achse, bis Zeichen eines Zusammenbruchs eintraten. Abb. 1b wurde aufgenommen, während das Präparat unter Druck stand. Es zeigt deutlich die Fraktur. Erst jetzt wurde der Druck aufgehoben, das Präparat herausgenommen und wieder geröntgt. Abb. 1c läßt den Bruch nicht einmal im Präparat mehr erkennen. Noch viel weniger wäre er im Organismus eines Verunfallten feststellbar. Die Untersuchung des Präparates zeigte nicht nur den Bruch im Wirbelkörper, sondern auch einen großen Riß im Diskus (Abb. 2).

Prof. Th. Wyss und seine Mitarbeiter hatten die Güte, viele unserer Präparate in der Eidg. Materialprüfungsanstalt (E.M.P.A.) in Zürich mit den heutigen Versuchs- und Meßmethoden zu untersuchen. Ähnliche Präparate wurden schrittweise zunehmend belastet. Bei jeder Entlastung ging die Verkürzung infolge der Elastizität der Gewebe zurück, aber nur teilweise. Jede größere Belastung bewirkte nicht nur stärkere Kompression, sondern auch unvollständigere Rückbildung. Bei 600 kg traten deutliche Fetttropfen aus; es wurden Bruchmerkmale an einem

Wirbelkörper sichtbar, der Widerstand des Präparates brach zusammen. Die Röntgenuntersuchung ließ im Seitenbild meist keine Bruchzeichen erkennen. Wir schnitten in Versuch II nun den einen Diskus mit scharfem Schnitt durch die Grundplatte des Wirbelkörpers weg. Augenblicklich klaffte der Bruch in diesem etwas auf und im Röntgenbild wurde er sichtbar. Die Sprengwirkung des Nucleus pulposus wurde schon oft beschrieben. Diesmal trat vielmehr eine Gürtelwirkung des Faserringes in Erscheinung. Ihr entspricht naturgemäß eine Tendenz des Wirbelbruches, den Faserring zu sprengen. Die im Versuch entstandenen Zerstörungen waren denen von Abb. 2 ähnlich. Bemerkenswert ist noch, daß diese Präparate, deren Form noch so wenig definitiv gelitten hat, nachher der schwersten Deformation nur mehr sehr geringen Widerstand entgegensetzten, wenn einmal ihre Festigkeitsgrenze überschritten war. Darüber und über weitere Dinge berichten wir zusammen mit Wyss später. Leider können die anläßlich des Vortrags gezeigten Bilddokumente nur zum Teil hier wiedergegeben werden.

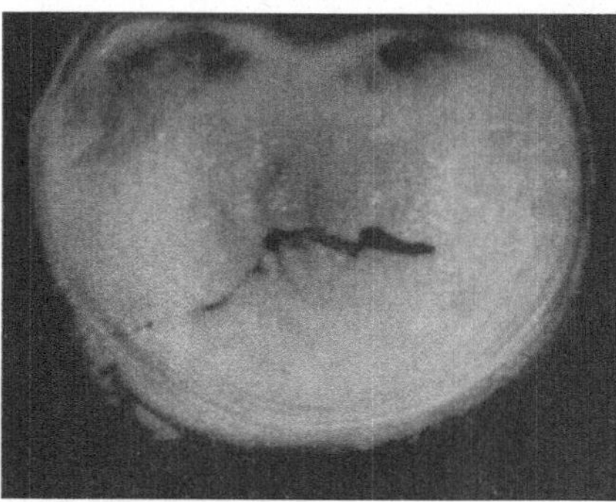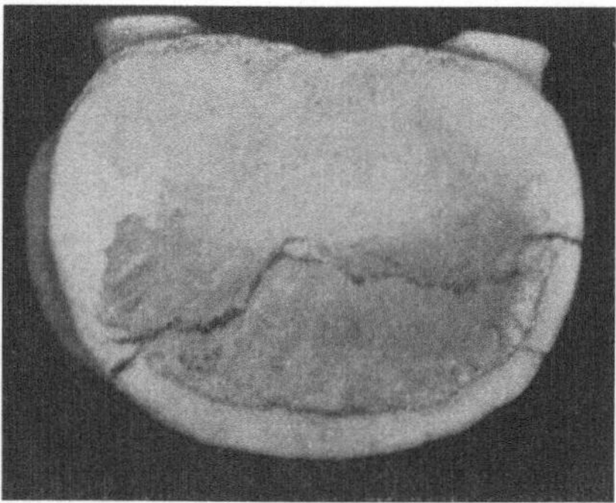

Abb. 2. Anatomische Befunde zu Bild 1. l. Riß im Diskus, r. Bruch im Wirbelkörper.

Diese Ergebnisse müssen mit den „Anrissen" und mit dem „Dauerbruch" der Technik einerseits und mit den biologischen Reaktionen des lebenden Gewebes in Beziehung gesetzt werden. Dann geben sie uns eine Vorstellung von der Bedeutung jener stets wiederholten Gewalteinwirkungen zwischen den Größen $P \infty$ und P o der Wöhlerkurven, die wirksam sind, die aber nicht zum Gewaltbruch führen, seien sie nun „Traumen im Rahmen des Betriebsüblichen" oder Unfälle im Sinne von Gesetz und Rechtsprechung.

In der Diskussion ist die Bedeutung bestimmter Dauerbeanspruchungen, so etwa des Motorradfahrens für Schäden an der Wirbelsäule, angezweifelt worden. Das würde heißen, daß in der Wöhlerkurve (darüber siehe Brandenberger) alle Stöße unter $M\infty$ liegen, d. h. wirkungslos wären. Nach den Ergebnissen der Materialprüfung mit den heutigen Mitteln ist das unwahrscheinlich. $P x$ kann erfahrungsgemäß recht tief liegen; bei genügend langer Dauerbeanspruchung tritt dennoch ein Schaden auf. Auch die in dieser Arbeit beschriebenen Versuche machen solche Schäden mindestens wahrscheinlich.

Es wird auch gelegentlich der Ausdruck „Degeneration der Gewebe" als ungenügend definiert und als anfechtbar bezeichnet. Diese Frage geht den Pathologen an, der ihn meines Wissens häufig gebraucht. Wie sich der Überlastungsschaden äußert, kann auch ohne Verwendung dieses Begriffes beschrieben werden: Zusammenhangstrennungen, Blutungen, Nekrosen, Gefäßneubildungen, Regenerate, Brüche in Regeneration, Infiltrate, Granulationsgewebe. Meist besteht der Endausgang in einem Ersatz spezifischen Gewebes (Muskel, Sehne, elastische Fasern, Knorpel) durch minderwertiges Ersatz- und Narbengewebe.

Unter den Überlastungsschäden ist der *Diskusprolaps* oft die Katastrophe in einem Drama, das sich in langer Frist entwickelt hat. Ich beschränke mich auf wenige Bemerkungen.

In einem Versuch haben wir in den Faserring eines Diskus paramedian eine etwa 1 mm² messende Öffnung ausgeschnitten und das Präparat belastet. Schon bei einer Belastung des Präparates mit 170 kg begann aus der Öffnung nekrotisches und degeneriertes Gewebe auszutreten. Langsam im Verlauf von etwa 10 Minuten trat bei konstant gehaltener Belastung ein viele Zentimeter langer Wurm solchen Gewebes aus. Man wird kaum annehmen dürfen, daß ein solches Gebilde durch irgendwelche Maßnahmen den Weg in die Heimat zurückfindet und dann erst noch dort bleibt. MALMROS in Arhus hat mir kürzlich erzählt, daß er schon vor 1942 ähnliche Versuche gemacht hat und daß degeneriertes Diskusgewebe durch allerdings median gelegene Fenster in mehreren Disken schon auf Druck von kaum 20 kg ausgetreten sei. Sein Bericht über die ersten 100 Prolapsoperationen aus den Jahren 1935 bis 1942 enthält so gute Bilder, daß man sie als Ergänzungen der klassischen Zeichnungen LUSCHKAS betrachten kann.

Fragt man, welche raumbeengenden Vorgänge außer dem Bandscheibenprolaps und den Tumoren durch Druck auf die Wurzeln zu schmerzhaften Prozessen führen können, so stellt man fest, daß heute das Ligamentum flavum von der Mehrzahl der Autoren von Schuld freigesprochen wird. Prof. B. WALTHARD vom Pathologischen Institut in Bern, hatte die besondere Freundlichkeit, von unseren Präparaten eine große Anzahl von Schnitten herzustellen und zu beurteilen. Unsere Ergebnisse lassen sich wie folgt zusammenfassen:

In Abbildungen von SPALTEHOLZ, an deren Naturtreue kein Zweifel bestehen kann, erscheint als engste Stelle des Wirbelkanals der Halbkreis des Wirbelbogens. Das gelbe Band scheint zurückzutreten; der Kanal scheint sich in seinem Bereich auszuweiten. Diese Ausweitung nach hinten genau in der Medianlinie wird stets gefunden. Allein die seitlichen Partien wölben sich oft erheblich gegen Wirbelkanal und Zwischenwirbelloch vor. Regelmäßig beruht diese Verwölbung des Lig. flavum weniger auf Verdickung des Bandes als auf Volumzunahme des darunterliegenden Wirbelgelenkes. Dieses ist dann arthronotisch verändert. Es weist hochgradige reaktive Wucherung der Spongiosa mit teilweiser Osteoporose neben Sklerose auf. Neugebildeter Knochen umfaßt oft von der Umgebung des medialen Gelenkendes aus schnabelförmig das Gelenk. Das Bild entspricht der Schnabelbildung an spondylotisch veränderten Wirbelkörpern und den Randwülsten der großen Gelenke. Hauptursache der Raumbeengung ist also das arthronotisch veränderte Wirbelgelenk, welches die Fläche des Bandes buckelartig gegen Wirbelkanal und Foramen intervertebrale vorwölbt. Im gelben Band selbst kommt es lediglich oder zur Hauptsache nur im Bereich des kranken Gelenkes zum Verlust der elastischen Fasern, zu Nekrosen, zu Verdickung und zu Gefäßreichtum (Abb. 3).

Es ist nun an eine weitere Raumbeengung zu denken. Wo der Diskus mituntersucht wurde, fanden sich darin ausgedehnte zentrale Nekrosen, intermediär schleimige Entartung des Nucleus mit riesigen Knorpelzellen. Peripher erschienen die Knorpelzellen gut erhalten, aber zusammengepreßt. Das Bild des Faserringes, der sich zwischen den Wirbelkörpern wulstig vorwölbt, wird als „Protrusio" des Diskus beschrieben.

Am Röntgenbild des Lebenden ist sie oft durch den Rahmen, den die spondylotischen Zacken und Spangen bilden, erkennbar. An den Präparaten ist sie an paramedianen Sagitalschnitten oft sehr deutlich (Abb. 4). An der Halswirbelsäule sind dem Processus uncinatus an der entsprechenden Stelle häufig Osteophyten aufgelagert. Sie bilden dort die bekannteste Ursache des Drucks auf die Wurzel. Die Protrusio, gelegentlich auch ihre Umrahmung durch Osteophyten, spielt auch an der Lendenwirbelsäule als raumbeengender Prozeß eine Rolle.

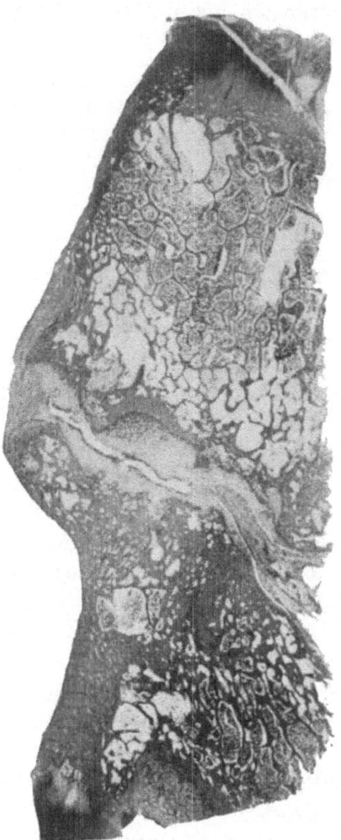

Abb. 3. Das arthronotisch veränderte Zwischenwirbelgelenk wölbt das lig. flavum gegen Wirbelkanal und Zwischenwirbelloch vor (vgl. Text). Horizontalschnitt zwischen L 4 und L 5.

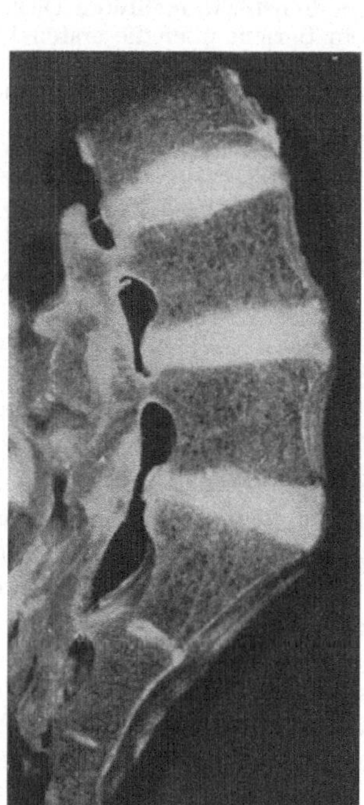

Abb. 4. Die Protrusion des Diskus ohne Perforation des Faserringes und ohne Prolaps von Diskusgewebe verengert ebenfalls das Foramen intervertebrale. Paramedianschnitt durch Lendenwirbelsäule.

Ernst hat dies an ausgezeichneten Aufnahmen nach Kovacs für den Diskus L 5/S 1 gezeigt. Wir bedienen uns dieser wertvollen Technik mit ähnlichem Gewinn. Aus den beschriebenen Verhältnissen ergeben sich einige Schlußfolgerungen.

Die chirurgische Entfernung ausgetretener, nekrotischer, brüchiger und zerfetzter Diskusmassen ist oft unbedingt indiziert. Dagegen muß das bloße Anschneiden oder die Verletzung einer Protrusion unerfreuliche Folgen haben. Der Faserring ist zwar bei der Protrusio nicht eröffnet, aber oft von der Degeneration mitergriffen; er ist dünn, gedehnt. Seine

Laesion muß zum richtigen Prolaps führen; ich erinnere an unsern Belastungsversuch. Es ist wiederholt gesagt worden, daß schon eine unsorgfältige Lumbalpunktion oder die Punktion des Diskus zum Zwecke von Kontrastfüllungen einen Defekt im Faserring erzeugen und dem Prolaps den Weg öffnen kann. Es gibt auch eine Zwischenstufe zwischen Protrusion und Prolaps; dann nämlich, wenn eine umschriebene Stelle des Faserrings sehr dünn geworden, ausgestülpt und mit Diskustrümmern angefüllt ist. So muß man das Bild im Werke von R. WATSON-JONES deuten. Ob es sich um eine diffuse oder um eine mehr umschriebene Protrusion handelt, die REISCHAUER mit einer „Beule im Pneumatik eines Autoreifens" verglichen hat, in beiden Fällen wird man den ganzen Inhalt des Faserringes exkochleieren, damit nicht der zurückgelassene Teil erst nachträglich prolabiert und die Wurzel komprimiert. Vorsicht ist am Platze. ED. C. HOLSCHER berichtet über 5 Fälle von Verletzungen der A. iliaca communis, die dabei vorgekommen sind. Einmal entstand ein großes Aneurysma.

Betrachten wir die Protusion des Diskus und die Vorwölbung des Lig. flavum durch das arthronotisch veränderte Wirbelgelenk zusammen, so sehen wir, daß sie einander im Bereich des Foramen intervertebrale gegenüberliegen. Die Abbildungen TÖNDURY zeigen die anatomische Grundlage dieser Nachbarschaft besonders gut. Beide krankhaften Erscheinungen sind Folgen der gleichen Ursache und kommen daher gemeinsam vor. Verschiedene Umstände, so die Gefäßneubildungen und der klinische Verlauf weisen darauf hin, daß die durch beide Prozesse zugleich verursachte Raumbeengung durch entzündliche Schübe vermehrt werden kann. Es kommt dann zur vorübergehenden Kompression der Wurzeln mit Neigung zu Rückfällen. Die Zurückhaltung mit operativen Eingriffen bei frischen Fällen von Ischias und Rückenschmerzen, bis sich eine richtige konservative Therapie als machtlos erweist, wie dies etwa von KRAYENBÜHL empfohlen wird, ist daher geboten. Die monoradiculäre, qualvolle, therapieresistente Ischias indiziert den operativen Eingriff, da sie auf Prolaps hinweist,

Im Zusammenhang mit den genannten degenerativen Veränderungen von Disken und Wirbelgelenken sei mit einem Wort der *Spondylarthritis ankylopoetica Bechterew* gedacht. Die hohe Blutsenkung weist auf eine entzündliche Komponente hin. WETTSTEIN und RIOTTON am Institut RUTISHAUSER (Genf) haben an schönen Präparaten den Nachweis geleistet, daß bei diesem Leiden die Verknöcherung von den Gelenkkapseln der kleinen Wirbelgelenke und vom Annulus fibrosus, also der Kapsel der „Halbgelenke" LUSCHKAS ausgeht. Entgegen früheren Ansichten bleiben das vordere und das hintere Längsband und das gelbe Band frei. Wurzelkompressionen gehören nicht zum Bild dieses Leidens, das ja sonst schon düster genug ist (LANGE).

Es sei schließlich das *Problem der Spondylolisthesis* berührt. Dieses Leiden ist oft durch anatomische Eigentümlichkeiten vorbereitet. Kongentiale Spaltbildungen in der „Interartikularportion" des Wirbelbogens, zwischen Processus articularis superior und Processus transversus einerseits und dem Processus articularis inferior und dem Processus spinosus andererseits, sind nachgewiesen. Das Abgleiten der gesamten oberen Wirbelsäule auf der Gleitfläche eines degenerierten Diskus ist dadurch erleichtert. Der Anker, den der untere Gelenkfortsatz bildet, bleibt an

Ort und Stelle; die kongenitale Spalte in seiner Verbindung mit dem Wirbelkörper aber wird mehr und mehr gedehnt, die Verankerung wird illusorisch. Es kann nicht zweifelhaft sein, daß unter gleichen Umständen an dieser selben Stelle auch Erschöpfungsbrüche eintreten, wodurch der in seinem ganzen Geschehen sehr komplexe Überlastungsschaden sich weiterentwickeln kann. Wichtigste Voraussetzung ist die Degeneration des Diskus. Auch eine unfallmäßige Entstehung der Spalte in der Interartikularportion ist nicht ausgeschlossen (vgl. WATSON-JONES). Wenn, wie in einem unserer Begutachtungsfälle, auch gleichzeitig noch ein geheilter Bruch eines Wirbelkörpers vorliegt, so kann der Einfluß eines Unfalles auf Entstehung und Weiterentwicklung einer Spondylolisthesis nicht ausgeschlossen werden. Freilich können solche Gewaltbrüche der Interartikularportion auch glatt heilen, wie dies ROCHE ausführlich beschrieben hat.

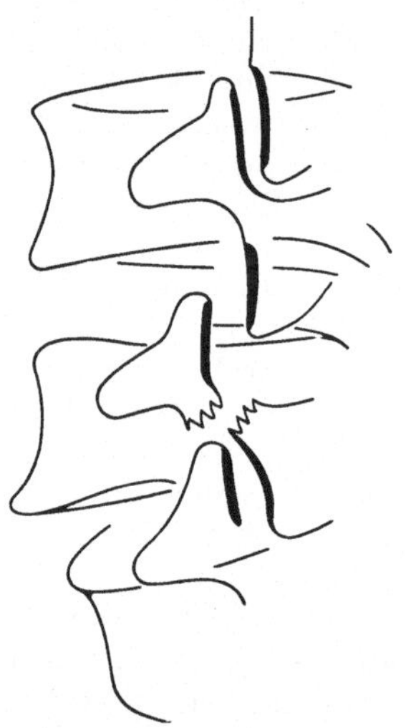

Abb. 5. Skizze des Symptoms des „geköpften Hundchens" bei Spondylolisthesis (Schrägaufnahme).

Eine Spondylolisthesis kann ohne Defekt im Wirbelbogen infolge Hinübergleitens des untern Gelenkfortsatzes von L 4 über den obern von L 5 entstehen. IAN MACNAB hat vor kurzem über 22 solche Fälle berichtet. Kompressionen von Wurzeln, ja der ganzen Cauda equina kommen vor. JUNGHANNS hat schon 1930 nachgewiesen, daß Bogenwurzel und unterer Gelenkfortsatz in diesen Fällen fast einen Winkel von 180 Grad statt eines solchen von wenig über 90 Grad bilden*. Er nannte die Erscheinung „Pseudospondylolisthesis", doch macht eigentlich auch dieses Wirbelgleiten einen sehr echten Eindruck.

Es sei hier daran erinnert, wie stark bei einfacher Diskusdegeneration das Foramen intervertebrale durch das gewöhnliche Rückgleiten eines obern Wirbels über den untern, also entgegengesetzt wie bei der Spondylolisthesis, verengert werden kann.

Die Spaltbildung bei Spondylolisthesis ist im Seitenbild meist gut sichtbar. Sehr pittoresk drücken sich in bezug auf die Schrägaufnahme die Franzosen aus. Es entsteht das Bild des kleinen geköpften Hundes, das „Symptom du petit chien décapité" (Abb. 5). Wenn das Bild einer Spondylolisthesis gar zu schön ist, wie im Falle von Abb. 6, muß man die Glocke des Argwohns läuten. Es hat sich in diesem Falle um eine klinisch und histologisch sichere Wirbelbogen-Tbc. mit Wirbelgleiten gehandelt. Was zuerst da war, ist schwer zu sagen. Einen ähnlichen Fall fand ich in der Literatur nicht. Er wäre noch komplexer, wenn der Patient einen ernstlichen Unfall erlitten hätte, was nicht zutrifft.

Betrachtet man gesamthaft das überaus häufige Zusammentreffen von Überlastungsschäden und Unfallfolgen, so kann festgestellt werden, daß

---

* Die Ursache der Streckung dieses Winkels ist unabgeklärt (Kongenital? Erworben durch Überlastung?).

die Forderung des Gesetzes nach Abgrenzung von Krankheit und Unfallfolgen für die ärztliche Forschung außerordentlich anregend gewesen ist.
Die Interferenz von Krankheit und Unfallfolgen, obwohl altbekannt,
stellt im Einzelfall und grundsätzlich täglich neue Fragen.

LIECHTI zieht aus eingehender Besprechung der „gar nicht so seltenen" Spondylolisthesis den Schluß: „Jedoch wird die Spondylolisthesis durch ein Trauma nur
verschlimmert. Diese Verschlimmerung der Beschwerden von 20 bis 40% — aller-
höchstens 60% — soll nach 4 bis 12 bis 24 Monaten abgeklungen sein. Bei versiche-
rungstechnischer Anerkennung als Arbeitsschaden müßten andere Ansätze zugunsten
des Versicherten eingesetzt werden."

LOB, dessen Ausführungen nicht so kurz zusammengefaßt werden können, äußert
sich ausführlich über den Einfluß von Wirbelbrüchen auf die Spondylosis deformans.
Er hebt die grundsätzlichen Unterschiede in den Renteneinschätzungen in Bochum
und in Wien hervor. Solche Gegenüberstellungen sind für die Entwicklung einigermaßen gültiger, allgemeiner Richtlinien wertvoll.

Die vorherrschende Ansicht über die Bedeutung von Rückenschmerzen und
Ischias nach Unfall hat in kurzen Fristen sehr stark gewechselt. Was den Diskusprolaps anbetrifft, so haben sich nach mündlicher Mitteilung von Prof. ZOLLINGER
in der Schweiz allgemein gültige Richtlinien für seine Beurteilung als Unfallfolge
noch nicht entwickelt. Die Würdigung der individuellen Verhältnisse, besonders
auch des Charakters des Traumas, sind alleinige Grundlagen zur Beurteilung im
Rahmen der Wahrscheinlichkeit. Allfällige Operationsbefunde haben Bedeutung.
Die pathologisch-anatomische Untersuchung des entfernten Diskusgewebes hat sich
für die Abklärung des Einzelfalles nicht als aufschlußreich erwiesen, was übrigens
sehr begreiflich ist.

An neuen Beispielen konnte ich die Unmöglichkeit zeigen, gewisse
Folgen von Traumen, die Unfälle im Sinne des Gesetzes sein können, von

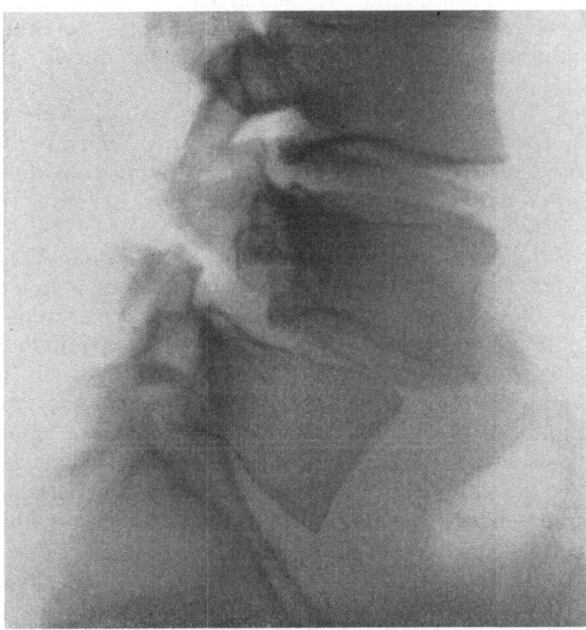

Abb. 6. Die ungewöhnlich breite Lücke in der Interartikularportion
ist in diesem Fall von Spondylolisthesis durch Tuberkulose verursacht.

solchen, die im Rahmen des Betriebsüblichen liegen, sicher abzugrenzen. Die unmittelbaren Folgen manchen „Unfalles" sind innert langer Frist durch Überlastungsschäden vorbereitet, ein geringfügiger „Unfall" hat daher einen unverhältnismäßig schwerwiegenden „Restbruch" zur Folge. Man kann sich andererseits einen Schwerarbeiter, der 30 Jahre lang in einem versicherten Betrieb viele Traumen unter und über der Grenze des „Betriebsüblichen" erlitten hat, vorstellen. Diese zahlreichen Traumen haben kaum Anlaß zur Meldung, zu größeren Heilverfahren oder gar zu Begutachtungen gegeben. Über ihre Folgen hat er und haben vielleicht auch wir zur Zeit noch kein genügend begründetes Urteil. Schließlich verunfallt er schwer. Wollte man etwa auf Grund von Art. 91 des Schweiz. Gesetzes die Rente wegen eines Überlastungsschadens, wegen nachweisbarer degenerativer Erscheinungen, also wegen eines vorbestandenen pathologischen Zustandes, kürzen, was durchaus gesetzmäßig wäre, so erschiene das unbillig. Auf dieses Argument wurde mir entgegengehalten, daß die Frage bei einem Arbeiter, der erst gestern in einen versicherten Betrieb eingetreten ist und der heute einen Unfall erleidet, etwas anders liegt. Ferner ist zu bedenken, daß außerberufliche Unfälle in der Schweiz zwar innert zeitlicher Grenzen versichert sind, nicht aber solche aus übermäßigen Risiken, wie besonders aus Motorradfahren. Der Motorradfahrer setzt sich, oft auch Weib und Kind, zudem in hohem Maße Überlastungsschäden aus. Ihre Abgrenzung gegen wirkliche Berufskrankheiten und ihre Übernahme durch die Allgemeinheit ist problematisch.

Die Invaliditätsquoten sind, wie schon Lob ausgeführt hat, von seelischen Einstellungen des Versicherten abhängig. Amerika hat sein ganzes Telephonwesen eine Zeitlang im Kriege durch „teilinvalide" Diabetiker besorgen lassen. Sie leisteten dabei vollwertige Arbeit. Die Schweizerische Unfallversicherungsanstalt (Suva) besitzt den gesetzlichen Rahmen, um Harten vermeiden zu konnen. Mit andern bin ich mit den hier vorgetragenen Argumenten dafür eingetreten, daß dies bei Überlastungsschäden nach dem heutigen Stand der Erkenntnis geschieht. Einer angemessenen Evolution steht nichts im Wege. Da ich nicht im Dienste der Suva stehe, darf ich einmal die bezüglichen Verdienste von Herrn Oberarzt Prof. Zollinger für gute Lösungen in ein wohlverdientes, helles Licht setzen. Ausgerechnet der stellvertretende Oberarzt, Prof. Lang, hat unlängst von einem Leiden, das jahrzehntelang als Krankheitsfolge galt, von der Lunatummalacie, bewiesen, daß es rein traumatischen Ursprungs sein kann. Herr Baader hat ganz kürzlich die Bedeutung von Schäden an den Sehnenscheiden, Menisken und Zwischenwirbelscheiben infolge Überlastung besprochen. Er hat mitgeteilt, daß sie seit 27. April 1950 in der Ostzone als Berufskrankheiten melde- und entschädigungspflichtig sind und daß eine ähnliche Vorschrift auch für Westdeutschland vorbereitet sei. Mit diesem Schnitt durch den gordischen Knoten werden aber sicher neue Fragen in den Vordergrund treten, wie solche der psychologischen Auswirkung, der Invaliditätsschätzung, der Beschäftigung Bedrohter, der Bewertung berufsfremder und rein krankhafter Schäden, sowie der Prophylaxe. Wir wissen, wie *der Richter* beständig auf bestimmte Kenntnisse von Fachleuten verschiedener Gebiete angewiesen ist. Die Erforschung von Schäden infolge von Dauerbeanspruchung in und außer Beruf ist Sache des Arztes. Wir müssen aber auch uns selbst darüber klar sein, wie unentwirrbar oft die Interferenz von Schäden durch Dauerbeanspruchung und solcher durch momentane Gewalteinwirkung ist, und wir müssen dies insbesondere auch dem *Gesetzgeber* überzeugend darstellen können.

Diesen Zielen soll auch dieser Beitrag dienen.

Literatur.

BAADER, E. W.: Neue Med. Welt *1950*. — BAUMANN, E.: Helv. Chir. Acta *1950*. — BAUMANN, E.: Z. U. B. *1946/4*. — BRANDENBERGER, E.: Z. U. B. *1947/1*. — ERNST: 14. Jahrestagung d. Deutschen Ges. f. Unfallheilkunde usw. *1950* s. S. 165. — HOLSCHER, EDWARD C.: J. Bone Surg. (Am.) 30-A. (1948). — JUNGHANNS, H.: Arch. Orthop. u. Unfallchir. 29, 118 (1930). — KOCH, WILH.: Med. Klin. *1950* Nr. 41 — KOVACS, AKOS: Rad. Clin. *1950*, 8. — KRAYENBÜHL, H.: Schweiz. med. Wschr. *1950*. — LANG, FRITZ: Z. U. B. *1946*. — LANG, FRITZ: Z. U. B. *1944/1*. — LANGE, MAX: Die Wirbelgelenke. Die röntgenologische Darstellbarkeit ihrer krankhaften Veränderungen und ihre Beziehungen zu den verschiedenen Erkrankungen der Wirbelsäule. Enke Stuttgart 1934. — LEXER, KULIJA u. TÜRK: Untersuchungen über Knochenarterien. Berlin 1904, A. Hirschwald. — LIECHTI, A.: Die Röntgendiagnostik der Wirbelsäule und ihre Grundlagen, II. Auflage. Springer-Verlag, Wien 1948. — LOB, A.: Die Wirbelsäulenverletzungen und ihre Ausheilung. Experimentelle, pathologisch-anatomische und röntgenologisch-klinische Untersuchungen Georg Thieme, Leipzig. — LUSCHKA, HUBERT: Die Halbgelenke des menschlichen Körpers. Monographie mit 6 Kupfertafeln. Georg Reimer, Berlin 1858. — MACNAB, IAN: J. Bone surg. (Am.) *32 B* (1950). — MALMROS, RICHARD: Den lumbale Discusprolaps og ligmentære Rodkompression. En Undersogelse af Aetiologie, Klinik og Behandling paa Grundlag af 115 Tilfælde. Verlag Einar Munksgaard, København 1942. — VON MEYENBURG, H.: Rad. clin. *1946/4*. — ROCHE, MAURICE B.: J. Bone Surg. (Am.) *1950* April. — RUTISHAUSER, E., MAJNO, G.: Bul. Schw. Akad. Med. Wiss. *6*. — SCHINZ, H. R.: Z. U. B. *1947/1*. — TÖNDURY, GIAN, Zürich: Angewandte topographische Anatomie. Zürich 1949. — WATSON, JONES R.: Fractures and joint injuries. Verlag E. und S. Livinstone Ltd. Edinburgh. — WETTSTEIN, P., u. RIOTTON, G.: Rad. Clin. *1950*.

H. KUHLENDAHL, Düsseldorf: **Anatomische und klinische Untersuchungen über die sog. Bandscheibendegeneration als Beitrag zur Begutachtungsfrage.** (Mit 2 Abb.)

Eine Bemerkung muß ich meinen Ausführungen vorausschicken: Die Auseinandersetzung geht sicher nicht darum, ob anerkennungsfreudig für einen Unfallzusammenhang oder nicht, sondern ausschließlich um die wissenschaftlichen Grundlagen der Probleme, also Fragen der Anatomie und Pathophysiologie der Wirbelbandscheiben. Wir anerkennen sicherlich den Unfallzusammenhang nicht für mehr Fälle von Bandscheibenprolaps (Bdsch. Prol.) als Herr Prof. REISCHAUER — vielleicht aber für andere.

Das Gegensätzliche verschiedener Auffassungen wird sogleich daraus deutlich, wenn ich darauf hinweise, daß Herr REISCHAUER ausdrücklich stets von der „Krankheit" Bandscheibendegeneration (Bdsch.-Degeneration) gesprochen hat — ohne freilich mit einem Wort darauf einzugehen, warum „Degeneration" so selbstverständlich gleich „Krankheit" gelten soll! Dies ist aber bereits ein entscheidend wichtiger Punkt.

— Auch in den Gutachten zur Unfallzusammenhangsfrage liest man so oft von der „gesunden" Bdsch., die der degenerativ „kranken" Bdsch. gegenübergestellt wird. Wir haben uns deshalb die Frage vorgelegt: Was ist eine „gesunde" Bdsch., wie sieht sie aus, und vor allem welches sind die Grenzen zum „Pathologischen"? Man kann die Frage vielleicht besser umgekehrt stellen: Was ist diese sog. Bdsch.-Degeneration? Dies ist zunächst einmal ein rein pathologisch-anatomischer und kein klinischer Begriff! Es ergeben sich sofort die weiteren Fragen: 1. In welchem Umfange und mit welcher Häufigkeit sind solche Veränderungen vorhanden bzw. vorauszusetzen? und 2. Welches sind die *klinischen* Beziehungen zu ihnen?

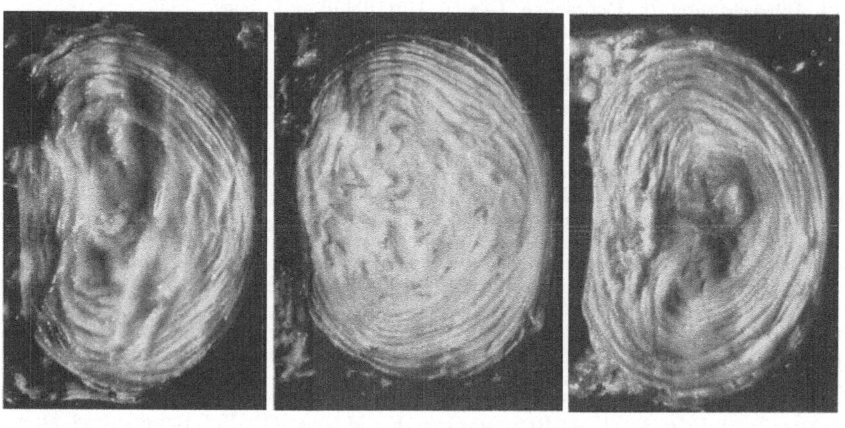

a   b   c
Abb. 1. a S.-Nr. 854/50, 27 J.   . Angeb. Herzf. Herzvers., BdSch. IV. b S.-Nr. 802/50, 27 J. Bronchiektase, Pneumektomie, BdSch. IV. c S.-Nr. 865/50, 71 J. ♀. Tractektomie. Pneumonie, BdSch. III.

Wer sich anatomisch sowohl wie klinisch eingehender mit der Wirbelsäule, wie besonders mit ihrem funktionell wesentlicheren Teil, der Bdsch., beschäftigt hat, der weiß, wie sehr Schmorl recht hatte, als er sagte, daß die Bandscheiben „außerordentlich labile und verletzliche Gebilde sind". Nun, „Verletzung" ist gewiß hier nicht etwa als Unfallverletzung zu verstehen. Andererseits: wie wenig hat sich im klinischen Denken bisher diese fundamentale Erkenntnis durchgesetzt!

Kehren wir zu der Frage nach der „gesunden" Bdsch. zurück! Ich frage Sie: welche von diesen Bdsch. (Abb. 1) sollen wir als „gesund" oder welche etwa als degenerativ bzw. „pathologisch" verändert bezeichnen? Es handelt sich um Bdsch. verschiedener Individuen verschiedenen Alters, die zu Lebzeiten keinerlei Erscheinungen oder Beschwerden seitens der WS oder des Rückens oder gar Ischias hatten. „Gesund" — wenn man so will — sind sie alle drei, und doch bieten alle drei bei näherer Betrachtung ein recht unterschiedliches Aussehen, und ich könnte Ihnen die Stigmata der sog. Degeneration mindestens an den 2 rechten Exemplaren im einzelnen aufweisen. Es ist keine neue Erkenntnis, daß diese strukturellen und geweblichen Veränderungen der

Bdsch., die als sog. „Degeneration" bezeichnet werden, schon im 3. Lebensjahr einsetzen, ja sogar schon im 2. Jahrzehnt und früher durchaus nachweisbar sind. Dies ist ohne weiteres daraus erklärbar, daß dem Bdsch.-Gewebe bekanntlich die regeneratorische Fähigkeit mangelt, während diese Organe gleichzeitig — wenigstens im Lendenabschnitt — einer besonders hohen Beanspruchung unterliegen.

In Zusammenarbeit mit dem Patholog. Institut der Med. Akademie Düsseldorf (Dir.: Prof. Dr. MEESSEN) haben RICHTER und ich eine große Zahl von Lendenwirbelsäulen der verschiedenen Lebensalter untersucht. Das Ergebnis ist für uns sehr eindeutig: wir können die Bezeichnung „gesunde Bdsch." überhaupt nicht absolut definieren und können innerhalb der breiten Variation dieser Veränderungen höchstens grob willkürlich „Pathologisches" vom „Normalen" trennen, letzteres schon gar nicht ohne Berücksichtigung der Alterbeziehungen. Die „gesunde" Bdsch. gibt es in anatomischer Beziehung nicht. Aber ebenso wie „gesund" und „krank" als klinische Begriffe gar nicht in die pathologische Anatomie gehören, kann umgekehrt der Begriff der Degeneration nicht ohne weiteres in klinische Zusammenhänge und Probleme übernommen werden! Die Bezeichnung „Bdsch.-Degeneration" wird im Zusammenhang mit klinischen und damit auch mit gutachterlichen Fragestellungen deshalb in Zukunft besser vermieden werden.

Aber wir wissen nicht einmal, ob oder wo wir *pathologisch-anatomisch* von „pathologischen" Veränderungen sprechen sollen. Die jugendliche Bdsch. ist sukkulent, die des alten Menschen zunehmend mürber und zerschlissen. (Letzteres bezieht sich wohlgemerkt in erster Linie auf die unteren Lendenbandscheiben, die in funktioneller Hinsicht eine besondere Vorrangstellung einnehmen.) Dazwischen finden wir nun — in gewisser Variationsbreite parallel dem Lebenalter fortschreitend — als ein Kontinuum der Entwicklung alle Zwischenformen dieser sog. Degeneration. Diese Dinge haben früher schon PLEIDERER, LINDBLOM und neuerdings u. a. COVENTRY, GHORMLEY und KERNOHAN an Hand systematischer Untersuchungen ausführlich dargestellt.

Die Bezeichnung „gesunde Bdsch." müssen wir daher ebenso im Gutachtensverfahren grundsätzlich ablehnen. Es besteht aber auch prinzipiell kein Anlaß und keine Berechtigung, diese Bdsch.-Veränderungen (sog. Bdsch.-Degeneration) ohne weiteres als *pathologische* Veränderungen aufzufassen, zu definieren und gutachterlich ins Feld zu führen. Bei den strukturellen und geweblichen Veränderungen handelt es sich vielmehr zunächst einmal um den *Regelvorgang des „physiologischen" Alterungsprozesses* des Bdsch.-Gewebes, für den auch pathologisch-anatomisch die Bezeichnung „Degeneration" besser vermieden werden sollte. FRIBERG spricht von der „disintegration" (= Verwitterung, Zermürbung). Auch FRIBERG u. HIRSCH kommen (1949) auf Grund umfangreicher anatomischer Untersuchungen zu dem Ergebnis, „daß diese Veränderungen eher als im Rahmen normaler physiologischer Prozesse liegend angesehen werden müssen, denn als pathologische Degeneration"! Ebenso sprechen COVENTRY, GHORMLEY u. KERNOHAN mit besonderer Betonung aus, daß die Schwierigkeit darin liegt, hier eine Grenze zwischen Pathologischem und Physiologischem zu ziehen. Wir selbst glauben, daß eine solche Grenze etwas durchaus Willkürliches wäre und schlagen deshalb vor, prinzipiell nur von der altersmäßigen Gewebsveränderung zu sprechen. Herr RICHTER wird nachher noch Gelegenheit nehmen, Ihnen unser Beweismaterial zu diesem Punkt zu demonstrieren.

Es kann also nicht etwas, was diesem Organ, der Bdsch., dank seiner *bradytrophen* und *aregenerativen* Gewebseigenschaft a priori innewohnt, d. h. als „physiologisch" angesprochen werden muß, als „*die Ursache*" für einen nur bei einem sehr kleinen Teil der Individuen auftretenden *Krankheitszustand* in Anspruch genommen werden. Damit entfällt aber die zum Schlagwort gewordene Formulierung von der sog. Bdsch.-Degeneration als „vorbestehender Krankheit" und damit entfällt vor allem die Behauptung, daß die sog. Bdsch.-Degeneration die „*Ursache*" des Bdsch.-Prolapses bzw. der Prolapsbildung schlechthin sei!

Sie ist im allgemeinen — nämlich mindestens vom mittleren Lebensalter ab — seine *Voraussetzung*, nicht Ursache. Es kann also keinesfalls genügen, solche vorbestehenden Veränderungen der Bdsch. festzustellen — deren Existenz auch wir nicht leugnen, sondern im Gegenteil hier erneut unter Beweis stellen —, um die Frage eines etwaigen Unfalleinflusses für die Entstehung der klinischen Symptome eines Bdsch.-Prolapses zu erledigen, und es ist unrichtig, sich auf solche vorbestehenden Veränderungen — mag man sie nun mit REISCHAUER als „krankhaft" oder wie wir als Regelvorgang auffassen — stützen zu wollen. Es kommt auch, um dies hier vorwegzunehmen, hinsichtlich der Unfallzusammenhangsfrage nach der diesbezüglichen Rechtsprechung nicht darauf an, ob die klinischen Krankheitserscheinungen des Bdsch.-Prolapses, d. h. vor allem der Wurzelkompression auch ohne das angeschuldigte Ereignis *hätte eintreten können*, sondern ob sie nach menschlichem Ermessen etwa zur gleichen Zeit und mit gleichen Folgen auch ohne Mitwirkung dieses Ereignisses *eingetreten sein würden!* —

Welche Beziehungen bestehen nun aber zwischen dem Bdsch.-„*Prolaps*" und den vorausgehenden Bdsch.-Veränderungen der bisher sog. Bdsch.-Degeneration, bzw. welches ist das ohne Zweifel bestehende Abhängigkeitsverhältnis? Wir betrachten diese Abnutzungsveränderung als *die Ausgangssituation* für daraus sich *unter besonderen Bedingungen* entwickelnde *pathologische*(!) Vorgänge, die zu klinischen *Krankheitserscheinungen* führen können, u. a. für die *mögliche, aber keineswegs schicksalsmäßige* Entstehung eines Bdsch.-Prolapses mit seinen klinischen Folgeerscheinungen. „Die Zermürbung („disintegration") ist der fundamentale Prozeß, der manchmal zu einem Prolaps führen kann, öfter aber nicht" (FRIBERG 1949). Die gewebliche Bdsch.-Veränderung ist ein schicksalsmäßiger Regelvorgang, nicht jedoch die Prolapsentstehung, die durchaus keinen Regelvorgang darstellt! Der Prolaps ist nur *eine* Entwicklungs- und Komplikationsmöglichkeit jener Bdsch.-Veränderung, deren es noch eine ganze Reihe anderer gibt (Spondylosis def. Osteochondrosis, einfache Atrophie usw.). Die Entstehung eines Prolapses setzt bestimmte Bedingungen voraus, die in erster Linie in

Alters- (nicht Alterns-) beziehung, Belastungsverhältnissen und Leistungsbeanspruchung, also vorwiegend *funktionellen Faktoren* zu suchen sind. So ist es eine klare Tatsache, daß überwiegend ein ganz bestimmtes Stadium dieser geweblichen Veränderungen, eine relativ begrenzte Phase in deren Ablauf, die Möglichkeit zur Prolapsbildung birgt, die wir als die „fakultative Prolapsphase" im alternsmäßigen Ablauf der Abnutzungsveränderungen bezeichnen könnten, eine Phase nämlich, in der der Gallertkern noch sukkulent, also nicht „degeneriert" ist. *Je mehr diese Gewebs- und Strukturveränderungen nämlich danach zunehmen und je mehr die eigentliche Degeneration im pathologisch-anatomischen Sinne einsetzt und fortschreitet, desto geringer wird die Möglichkeit einer Prolapsbildung!* Dies spricht aber auch gegen die „Zerlegungstheorie" REISCHAUER's. Das kann man u. a. einleuchtend an der Morbiditätskurve und der Statistik der Altersgliederung der operierten Kranken zeigen (Tabelle).

Tabelle

	Altersaufbau der Bevölkerung (Nrh.-Westf. 1946)	Altersgruppierung der Operierten (400 bestät. Bandsch.-Prol.)
0 — 30 J.	38,7 %	11,5 %
31 — 50 J.	32,6 %	76,5 %
51 — 70 J.	23,6 %	13,0 %
üb. 70 J.	5,1 %	0 %

An Hand einer Reihe von Abbildungen von Flachschnitten von unteren Lendenbandscheiben (die aus Raumersparnisgründen nicht wiedergegeben werden können) wird gezeigt, daß Veränderungen recht grober Art, die als Vorstufe der Prolapsbildung oder auch als „innerer Prolaps" bezeichnet werden könnten, bei Reihenuntersuchungen an Leichenmaterial beliebig oft und serienweise gefunden werden, ohne zugehörige klinische Erscheinungen (vgl. auch die Untersuchungen von LINDBLOM, FRIBERG, VOSSSCHULTE u. a.).

Die Frage: Was macht denn nun den „kranken" Rücken, die Lumbago-Ischialgie und verwandte Krankheitszustände — die wir heute mit vollem Recht als vertebral bedingte Leiden auffassen —, kann wiederum nur mit klinischer Begriffsdialektik beantwortet werden. Zur Klärung der Vorstellungen möchte ich hier die Begriffe der *funktionellen Kompensation und Dekompensation* vorschlagen. „Krank" wird der Rücken (als die maßgebliche funktionelle Einheit) erst, wenn zu diesen anatomischen *Regelveränderungen,* der bisher sog. „Bdsch.-Degeneration" infolge besonderer, d. h. zusätzlicher Faktoren die funktionelle Dekompensation hinzutritt. Die mit zunehmendem Alter fortschreitende *schicksalsmäßige* Abnutzungsveränderung der Bdsch. kann aber bei normaler Leistungsfähigkeit, d. h. ungestörter Funktion dieses Organs hohe Grade erreichen. Diese geweblichen Bdsch.-Veränderungen an sich haben klinisch keine krankhaften Erscheinungen im Gefolge. Alle Menschen höheren Alters weisen derartige, meist hochgradige gewebliche und strukturelle

Veränderungen wenigstens an den unteren Lendenbandscheiben auf. Diese kommen im höheren Alter in einer gewissen allgemeinen Leistungsminderung zum Ausdruck, stellen also einen durch systematisch reduzierte Funktion und verminderte Inanspruchnahme durchaus kompensierten Zustand dar und machen an sich weder Krankheitserscheinungen noch Beschwerden.

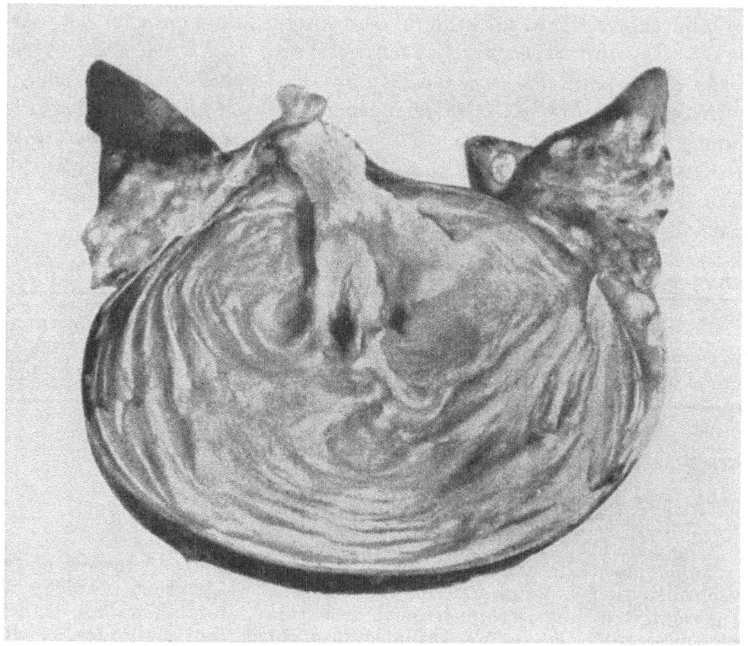

Abb. 2.

Der Träger dieser Bdsch. z. B. (Abb. 2), ein 41 jähriger Mann, hat keineswegs an Rückenbeschwerden oder dgl. gelitten, obwohl die Strukturveränderungen dieser Bdsch. sehr erheblich sind. Er brauchte auch, wenn er weitergelebt hätte, keineswegs jemals daraus Krankheitserscheinungen zu erleiden, obwohl sich ein Prolaps hier geradezu vorzubereiten scheint. Wenn Sie dieses Bild damit vergleichen, dann scheint es, als ob vom einen zum andern kein so sehr großer Schritt wäre. Trotzdem ist *das eine* sehr *häufig, das andere selten* — weil es sich eben beim Prolaps *nicht* um eine schicksalsmäßige, *geradlinige* Fortentwicklung handelt!

Makroskopische Veränderungen ähnlichen Ausmaßes wie in Abb. 2 fanden wir in Zusammenarbeit mit Richter z. B. an 41 von insgesamt 88 Lendenbandscheiben der Lebensalter zwischen 25 bis 60 Jahren, d. h. daß sich bei 47% dieser auslesefreien Serie beträchtliche Veränderungen fanden, die, für sich betrachtet, ohne weiteres als ausreichende Voraussetzung für die Entstehung von Prolapsen angesehen werden könnten. Wenn aber Bdsch.-Prolapse mit klinischen Folgeerscheinungen trotz solcher nahezu regelmäßig und altersmäßig zunehmend gefundener Veränderungen außerordentlich viel seltener auftreten, so müssen dafür logischerweise noch andere Umstände bzw. zusätzliche Faktoren als wesentliche Teilursache vorausgesetzt werden.

Der Prolaps stellt also keinesfalls „*die* schicksalsmäßige Weiterentwicklung der sog. Bdsch.-Degeneration" dar, wie immer wieder behauptet wird. Schon unser

Bildmaterial widerlegt dies überzeugend. Aus der Gewebsveränderung der alternden Bdsch. resultiert auch nicht obligatorisch eine „Prolapsbereitschaft" — sonst dürfte es nur wenige Menschen geben, die etwa im 6. bis 7. Lebensjahrzehnt nicht an Ischias litten! Zwar *kann* aus der (schicksalsmäßig) fortschreitenden Gewebs- und Strukturveränderung auch die dorsale Prolapsbildung entstehen. Genau so gut, d. h. für die weit überwiegende Mehrzahl der Menschen wird — unter normaler Beanspruchung — dieselbe Gewebsveränderung gleichen oder auch stärkeren Ausmaßes jedoch ohne jede funktionelle Dekompensation bzw. Erkrankung im hohen Alter ausklingen. Der Bdsch.-Prolaps mit Nervenwurzelkompression stellt sich also in diesem Rahmen nur als die *eine* Form der anatomisch-funktionellen „Dekompensation" dar, das statisch-dynamische Kreuzschmerzsyndrom (wir nennen es die „lumbo-vertebrale Dekompensation", als rein klinischer Begriff) als *eine andere.* Weder ersterer (der Prolaps) noch letzteres (das Kreuzschmerzsyndrom) stellen *den* schicksalsmäßigen Ablauf schlechthin dar, sondern sie *können,* unter Mitwirkung anderer Faktoren, sich auf dem Boden der sog. Bdsch.-Degeneration entwickeln.

Diese erwähnten Faktoren sind oft oder sogar meistens traumatischer Art — womit selbstverständlich der rein medizinische Traumabegriff ohne Unfallcharakter gemeint ist! Diese Faktoren *können* aber auch gelegentlich, d. h. unter ganz bestimmten Bedingungen, unfallmäßig im Sinne der RVO charakterisiert sein und damit evtl. *als wesentlich mitwirkende Teilursache* unfallrechtlich in Betracht kommen.

II.

Die Entscheidung und damit die Aufgabe des Gutachters liegt demnach *nicht* darin, die vorbestehende Gewebs- und Strukturveränderung, die sog. Bdsch.-Degeneration, nachzuweisen (die an sich also nicht Ursache des Prolapses und auch nicht „vorbestehendes Leiden" ist!), sondern festzustellen, ob die Krankheitserscheinungen, d. h. hier der Prolaps mit seinen Folgeerscheinungen mutmaßlich etwa um die gleiche Zeit oder wenig später und mit gleichen Folgen auch ohne das angeschuldigte Ereignis eingetreten sein würden.

Das „funktionelle Milieu" der Bdsch., wie ich es einmal genannt habe, steht unter einem so komplexen Wechselspiel von verschiedenartigen Beeinflussungen, Kräften und Belastungen, und die einzelne Bdsch. ist für sich nur ein bescheidenes Teilglied einer Funktionsgemeinschaft, so daß durchaus nicht immer äußerlich dramatische Umstände vorliegen müssen, um in ihrer *unmittelbar sichtbaren* Wirkung den Tatbestand des Unfalles im Sinne der RVO zu dokumentieren. Der Nachweis der Kriterien des Unfalles im Sinne der RVO: plötzliches, d. h. unvorhersehbares, nicht betriebsübliches und nicht alltägliches Ereignis mit Gewalteinwirkung von außen, ist selbstverständlich die conditio sine qua non, ist jedoch durchaus nicht auf „dramatische" Situationen zu beschränken. Die gewerbliche Struktur und vor allem die Funktion des betroffenen Körperteils spielen hierbei eine maßgebende Rolle.

Im übrigen ist es nach der Rechtsprechung des früheren RVA nicht Sache des Arztes, zu entscheiden, ob ein Unfall vorliegt (obwohl der ärztliche Gutachter natürlich den objektiven Nachweis des Unfallcharakters des angeschuldigten Ereignisses im Sinne der RVO voraussetzen bzw. fordern muß), sondern Sache des Arztes ist es nur, zu entscheiden, ob das vorliegende Ereignis geeignet war, einen Körperschaden hervorzurufen, der ohne dieses Ereignis nach menschlichem Ermessen nicht etwa um die gleiche Zeit und in etwa gleichem Ausmaß eingetreten sein würde.

Was für Unfalleinwirkungen kommen nun überhaupt für die Bdsch. in Betracht? Es ist nicht nur die grobe traumatische Zerreißung der Bdsch., die für viele offenbar ausschließlich als „Unfallverletzung" der Bdsch. in Frage kommt. Diese grobe Zerreißung ist übrigens — entgegen der Meinung mancher Gutachter — häufig genug, da sie eine Begleiterscheinung sehr vieler, wenn nicht der meisten Wirbelbrüche ist, worauf schon Schmorl hingewiesen hatte. Als isolierte Verletzung ist sie allerdings sehr selten. Wir haben kürzlich einen derartigen Fall beobachtet, wo die örtlich isolierte Verletzung der III. Lendenbandscheibe allerdings mit einem Halswirbelbruch kombiniert war. Über diesen Fall wird Herr Gollasch an anderer Stelle berichten. Warum nun freilich diese *groben* Bdsch.-Zerreißungen niemals mit den klinischen Symptomen des hinteren seitlichen Bdsch.-Prolapses (den wir ja erst an seinen sekundären Folgen, nämlich der Nervenwurzelkompression zu diagnostizieren pflegen) einhergehen, das hat seine guten Gründe. Denn beim Wirbelkörperbruch dringt der Gallertkern der unter der gleichen Gewalt berstenden Bdsch. in die Spongiosa des gebrochenen Wirbelkörpers ein, wie kürzlich Scheidt erneut nachwies. Das Spiel der Kräfte beim Wirbelbruch macht den dorsalen Aufbruch des Faserringes fast unmöglich! — Man darf nicht Bdsch.-Verletzung mit dorsaler Prolapsbildung identifizieren. Man darf aber ebensowenig Prolapsbildung mit Ischias bzw. Wurzelkompressionssyndrom gleichsetzen. Wurzelkompression ist eine *Folge* der Prolapsbildung, die eintreten *kann* — aber nicht muß! Die oft in Gutachten als Beweismittel angeführte Feststellung, daß bei Wirbelbrüchen, die doch ein wirklich schweres Trauma voraussetzen, keine Prolapse (lies Syndrom der Wurzelkompression durch dorsolateralen Prolaps!) beobachtet würden, geht durchaus am Kern der Sache vorbei.

Ist es nicht eine Unlogik, auf der einen Seite vorweg zu behaupten, daß Unfallverletzungen keinen Prolaps machten, andererseits den Prolaps als Kronzeugen einer Bdsch.-Verletzung in dieselbe Rechnung einzusetzen? Grobe Traumen machen grobe Läsionen, auch an der Bdsch. (s. Wirbelbruch). Geringere Traumen, deren Gewalteinwirkung nicht ausreicht, einen Wirbelbruch hervorzurufen, machen geringere und deshalb *in anderer Weise sich manifestierende* Läsionen. Wenn nun die Behauptung sich als falsch erwiesen hat, daß die Bdsch. angeblich gegen Verletzungen widerstandsfähiger sei als sogar der Wirbelkörper, so ist es wohl auch plausibel, daß eine unter nachgewiesenermaßen unfallweisen Umständen etwa entstehende Bdsch.-Läsion keineswegs unter so dramatischen Umständen eintreten muß, wie ein Wirbelbruch. Ob das in Frage kommende Trauma anerkannten Unfallcharakter aufweist, hängt doch wohl von anderen Umständen ab als vom Ausmaß der unmittelbar äußerlich sichtbaren Wirkung.

Es erhebt sich nun die Frage, welches die unmittelbaren Folgen einer etwaigen unfallweisen Schädigung einer Lendenbandscheibe sein müßten. Auch hier werden wir nach dem Ausdruck der akuten *Leistungsstörung* der Bdsch., der *funktionellen Dekompensation* suchen müssen. Diese ist nur aus der genauen Kenntnis der normalen Funktion der Bdsch., auf die hier nicht näher eingegangen werden kann, zu verstehen. Wenn es sich auch um gewaltsame, plötzliche Strukturveränderungen, eine Rißbildung oder gewaltsame Gewebsverschiebung handeln muß, so muß diese selbstverständlich durchaus nicht das Ausmaß der groben Zerreißung (wie etwa beim Wirbelbruch) erreichen, um zu einer Leistungsstörung zu führen. Die adäquate plötzliche Leistungsstörung ist aber das Krankheitsbild der sog. Lumbago. Ist die Frage der Kausalität aber abhängig vom *quantitativen* Ausmaß der resultierenden Funktionsstörung?

Wir müssen zwar notwendig zwischen der groben traumatischen *Zerreißung* einerseits (die klinisch fast stets — wie beim Wirbelbruch — durch anderweitige Folgen der Verletzung *klinisch überdeckt* wird) und der *Rißbildung* an bzw. in der Bdsch. unterscheiden, die ihrerseits klinisch zunächst im Krankheitsbild der sog. Lumbago erkennbar wird und die zunächst nur eine richtunggebende Läsion von weniger dramatischen unmittelbaren Folgen darstellen kann, aus der sich die Prolapsbildung mit Ischialgie erst sekundär entwickelt. Grundsätzlich können jedoch beide traumatisch und unfallbedingt auftreten, wenn auch die letztere in der überwiegenden Mehrzahl der Fälle durch Anlässe *ohne* Unfallcharakter eintritt.

Es kommt also darauf an, ob *trotz* der vorbestehenden Veränderungen an der Bdsch. eine Rißbildung, ein Aufbruch, eine Gewebsverlagerung mit klinisch krankhaften Folgeerscheinungen infolge besonderer *exogener* Umstände provoziert werden können, die *ohne* die Mitwirkung dieser besonderen Umstände nicht (oder vielleicht erst sehr viel später) eingetreten wären. Es kommt dann weiter darauf an, ob diese „besonderen Umstände" ggfs. Unfallcharakter haben. Hier sind nun allerdings die strengsten Maßstäbe anzulegen. „Unfall" ist nie allein der Arbeitsgang oder die Arbeitsleistung an sich. Nur die von außen verursachte *Störung* eines Arbeitsganges oder sonstigen Vorganges *kann* gegebenenfalls *unter eindeutig bestimmbaren Umständen* zum Unfall im Sinne der RVO werden.

In welchem Rahmen *unter gegebenen Umständen* eine Unfalleinwirkung für das Zustandekommen der klinischen Folgeerscheinungen eines Bdsch.-Prolapses Anerkennung finden kann, falls die Kriterien des Unfallmäßigen i. S. der Unfallrechtsprechung eindeutig nachgewiesen wurden, geht aus obigem hervor. Dem Unfall wird fast stets nur die Rolle einer „wesentlich mitwirkenden Teilursache" zuerkannt werden können. Der Nachweis der vorher bestandenen stabilen funktionellen Kompensation bei altersüblicher sog. Bdsch.-Degeneration muß erbracht werden, d. h. vor allem die Anamnese darf keine früheren einschlägigen klinischen Erkrankungen oder Beschwerdekomplexe aufweisen. Die altersgebundene gewebliche Bdsch.-Veränderung, die wir im Zustande der stabilen funktionellen Kompensation nicht als „krankhaft" bzw. pathologischen Prozeß ansehen, kann durch plötzliche Rißbildung oder gewaltsame Gewebsverschiebung in eine akute Läsion verwandelt werden, die im Sinne der *richtunggebenden* Verschlimmerung klinisch die funktionelle Dekompensation, d. h. den Krankheitszustand auslöst: das klinische Lumbago-Syndrom, aus dem die Ischialgie resultieren kann.

Die Ischialgie braucht keineswegs unmittelbar und heftig einzusetzen. Wie die Erfahrung lehrt und wie es auch anatomisch und funktionell durchaus verständlich ist, kann die Lumbago bzw. der Kreuzschmerz als Zeichen der anatomisch-funktionellen Dekompensation sehr wohl zunächst allein Ausdruck der richtunggebenden Verschlimmerung sein, aus der sich weiterhin erst — allerdings in unmittelbarem Übergang — die Prolapsbildung mit Ischialgie entwickeln mag.

Der endgültige Aufbruch des Faserringes einer schicksalmäßig geweblich veränderten Bdsch. mit nachfolgender Prolapsbildung kann die *schicksalsmäßige* Vollendung eines Prozesses sein, deren Eintritt von Zufallsmomenten abhängig sein kann. Dieser selbe Prozeß kann aber auch — *nicht* schicksalsmäßig — unter dem Einfluß besonderer Umstände bzw. zusätzlicher Faktoren im Sinne wesentlich mitwirkender Teilursache erst seine besondere Richtung bekommen. Diese „zusätzlichen Faktoren" können durch Zufallsmomente ebenso wie durch chronische oder wiederholte Überlastung usw. dargestellt werden. Jedenfalls haben sie in den allermeisten Fällen nichts mit Unfällen zu tun, und auch die „besonderen Umstände" treten erfahrungsgemäß meistens *unfallunabhängig* auf. Sie *können* — jedoch in seltenen Fällen und nach eindeutig bestimmbaren Kriterien — auch anerkannten Unfallcharakter haben. Dies festzustellen, ist eine der wesentlichen Aufgaben für die Unfallbehörde, auf deren Erfüllung der ärztliche Gutachter dringen muß. Das Schwergewicht der Fragestellung liegt für den ärztlichen Gutachter nicht in der Feststellung, ob vorbestehende Veränderung oder nicht, sondern in der Analyse aller Umstände und besonders der funktionellen Gegebenheiten. Er hat zu entscheiden, ob die besonderen Umstände des angeschuldigten Ereignisses geeignet waren, aus der gewöhnlich ohne „Krankheitserscheinungen" ablaufenden schicksalsmäßigen Bdsch.-Veränderung einen Körperschaden hervorzurufen, der ohne dieses Ereignis nicht im gleichen Ausmaß und etwa um die gleiche Zeit eingetreten sein würde!

Die funktionelle Belastung der unteren Lendenbandscheiben, die 97% der klinisch wirksamen Prolapsbildung tragen, und die anatomischen Verhältnisse bedingen, daß allerdings für gewöhnlich eine Summierung nicht-unfallweiser Einflüsse den Bdsch.-Aufbruch und die Prolapsbildung mit ihren Folgen einleitet. Daß aber in seltenen Fällen unfallmäßige Ereignisse im Sinne der RVO richtunggebend das Geschehen an der Bdsch. beeinflussen können, steht grundsätzlich außer Zweifel, ohne daß hierfür Gewalteinwirkungen von mindestens demselben Ausmaß, wie sie zur Erzeugung eines Wirbelbruches erforderlich sind, vorausgesetzt werden müßten!

M. D. u. H.! Es war meine Absicht, Sie besonders auf zwei Punkte hinzuweisen: einmal die Feststellung, daß die sog. Bdsch.-Degeneration die wir besser als schicksalsmäßige „Abnutzungsveränderung" des nicht regenerationsfähigen Bdsch.-Gewebes bezeichnen, *nicht Ursache* der Prolapsbildung ist, sondern für die meisten Fälle nur die Voraussetzung oder Ausgangssituation darstellt, aus der sich diese Erkrankung entwickeln *kann*, aber nicht muß; zweitens die Notwendigkeit, für die Frage der unfallweisen Verletzbarkeit der Bdsch. in erster Linie die strukturellen, wie vor allem die funktionellen Gegebenheiten zu berücksichtigen. Zwischen planmäßiger, willkürlich gesteuerter Belastung und plötzlicher, d. h. unvorhergesehener Überlastung muß scharf unterschieden werden.

Stellen wir uns so auf den Boden nachweisbarer Tatbestände und logischer Zusammenhänge, so gerät die gesetzliche Unfallversicherung keineswegs in Gefahr (wie manche zu befürchten scheinen), am berüchtigten Bdsch.-Prolaps bankrott zu gehen, auch wenn heute für eine kleine Zahl von Fällen ein Unfallzusammenhang im Sinne einer wesentlich mitwirkenden Teilursache anerkannt werden muß, — nicht zuletzt deshalb, weil ein Gebilde im Mittelpunkt der Kausalkette steht, das nach allerdings überraschender und heute noch nicht voll zur Geltung gekommener neuerer Erkenntnis und Einsicht in hohem Maße verletzlich und störbar ist. Wie die Erfahrung bereits gelehrt hat und wie zur allgemeinen Beruhigung gesagt werden kann, ist es wirklich nur eine kleine Zahl von solchen Kranken, für die eine unfallweise Entstehung des Nervenwurzelkompressions-Syndroms durch Bdsch.-Prolaps in Frage kommt.

A. Lob, Sanderbusch/Old.: Die Rolle der Bandscheibe in der Mechanik der Wirbelsäulenverletzung. (Mit 1 Abb.)

Den ersten Eindruck, den man bei der Betrachtung einer von Muskeln und Bändern befreiten Wirbelsäule gewinnt, ist der einer funktionellen Segmentierung, nämlich der Unterteilung der Wirbelsäule in feste und plastische Baukörper Die funktionelle Segmentierung erklärt die Funktion der Wirbelsäule als Stützorgan und Schutzorgan. Über diese Dinge ist sehr viel geschrieben worden, und es ist nur notwendig, kurz auf das Wesentliche einzugehen, um die Rolle der Bandscheibe bei der Entstehung von Wirbelsäulenverletzungen richtig würdigen und beurteilen zu können.

Der Bau der Zwischenwirbelbandscheibe wird als bekannt vorausgesetzt. Über ihre Funktion ist zu sagen, daß sie das eigentliche druckaufnehmende und druckverteilende Organ der Wirbelsäule ist. Ohne sie wäre die Funktion der Wirbelsäule beim Menschen und beim Vierfüßler nicht denkbar. Die Bandscheiben sind es, die im wesentlichen auch die Krümmungen der Wirbelsäule aufrechterhalten und das „Insichschwingen" des ganzen Systems gewährleisten. Jeder Druck, der auf die Wirbelsäule einwirkt, wird in charakteristischer Weise von den Bandscheiben aufgenommen. Das Zentrum des Druckausgleiches und der Druckverteilung liegt im Nucleus pulposus.

Bei plan-parallel gestellten Wirbelkörperendflächen wird der aufgenommene Druck vom Gallertkern gleichmäßig auf das schwingende System verteilt und der Faserring in eine an allen Punkten gleich starke Zugspannung versetzt. Bei gegeneinander geneigten Wirbelflächen jedoch spielt sich die Verteilung der von der Bandscheibe aufgenommenen Belastungen durch den Nucleus anders ab. An der Stelle der größten Druckbelastung wird die Zugspannung nur sehr gering sein, weil der praktisch inkompressible Gallertkern seine Druckkraft nur nach der Richtung des weniger starken Druckes auswirken lassen kann. An dieser Stelle wird der Faserring infolgedessen in eine erhöhte Zugspannung geraten (Abb. 1). An der normalen Wirbelsäule wechseln die Orte höheren Drucks gesetzmäßig je nach dem Wirbelsäulenschnitt. An der Halswirbelsäule und an der Lendenwirbelsäule liegen sie im hinteren Teil der Bandscheibe, an der Brustwirbelsäule im vorderen Anteil, entsprechend den normalen Krümmungen der Wirbelsäule.

Durch die Aufteilung der elastischen Bauelemente in 23 Einzelabfederungen wird erreicht, daß die Wirbelsäule bei normaler Belastung und in Ruhe jederzeit ihr statisches und dynamisches Gleichgewicht aufrechterhält. Aber auch jede plötzlich auftretende, das normale Maß überschreitende Druckerhöhung wird durch diese zwischen die statischen Bauelemente eingeschalteten 23 Puffer aufgefangen und unschädlich gemacht. Liecti hat auf das Prinzip der Aufteilung der Gesamtleistung in einzelne Stufen in Natur und Technik hingewiesen.

Aus der normalen Funktion der Bandscheiben ergeben sich die Fragestellungen, die ihre Rolle in der Mechanik der Wirbelsäulenverletzungen aufhellen. Sie lauten: 1. Was geschieht, wenn eine normale, d. h. gesunde Bandscheibe verletzt wird? Dies ist die Grundfrage, von der die anderen Fragen abhängen. 2. Wie verhält sich die normale, d. h. gesunde Bandscheibe, wenn eine Gewalt, die das normale Maß übersteigt, auf sie ein-

wirkt? 3. Verhalten sich die Bandscheiben an den einzelnen Wirbelsäulenabschnitten bei Gewalteinwirkungen verschieden? 4. Welche Rolle
spielen Alter und Krankheiten bei den Verletzungen der Wirbelsäule?

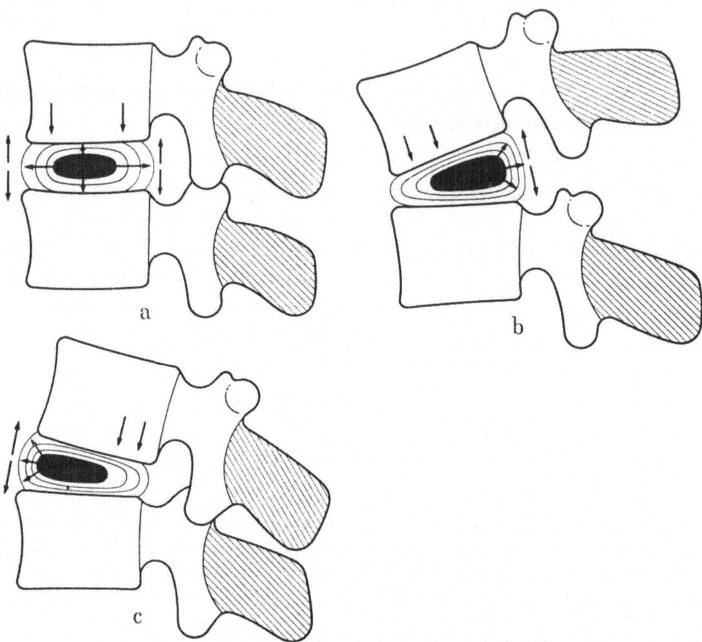

Abb. 1. a Bandscheiben bei plan-parallel gestellten Wirbelkörperflächen. Gleichmäßige Verteilung der aufgenommenen Druckbelastung durch den Gallertkern. Umwandlung der Druckbelastung in eine an allen Punkten gleich starke Zugspannung
des Faserringes. b Bei nach vorne geneigten Wirbelkörperflächen ist die Druckbelastung an der „Schneide" des Bandscheibenkeiles am stärksten. Der Gallertkern
als inkompressibler Puffer setzt die Druckbelastung in eine verstärkte Zugspannung
des hinteren Faserringes um (Typ Brustwirbelsäule). c Bei nach hinten geneigten
Wirbelkörperflächen erhöhte Zugspannung am vorderen Faserring (Typ Hals- und
Lendenwirbelsäule).

Wenn man im Tierversuch unter Leitung des Auges den Faserring einer Bandscheibe schädigt, so quillt sofort unter Druck die gallertige Masse des Nucleus
heraus. Man kann diese Verletzung sozusagen dosiert setzen und dann alle Stadien
je nach Schwere der Verletzung studieren.

Der Tierversuch bietet auch die Möglichkeit, das weitere Schicksal der verletzten
Bandscheibe zu verfolgen. Es zeigt sich dabei, daß in statistischer Regelmäßigkeit
je nach Schwere der Verletzung eine Spondylosis deformans auftritt, die sich in
nichts von der Spondylosis deformans des Menschen unterscheidet. Nur ist sie
genau wie bei der traumatischen Spondylosis deformans des Menschen immer auf
den Sitz der Gewalteinwirkung beschränkt. Voraussetzung der Entstehung einer
Spondylosis deformans ist also die Zusammenhangstrennung des Faserringes und
die dadurch bedingte Verlagerung des Bandscheibengewebes. Ob das Faserring-
gefüge plötzlich durch eine Verletzung oder allmählich durch eine Degeneration
gelockert wird, ist prinzipiell gleich. Immer tritt eine Spondylosis deformans auf.

Versucht man aber beim Tier den normalen Vorgang der Wirbelsäulenverletzun-
gen beim Menschen nachzuahmen, so stößt man auf allergrößte Schwierigkeiten.
Es gelingt z. B. nicht, durch eine stauchende Gewalt den Wirbelkörper oder die
Bandscheibe irgendwie nennenswert zu verletzen, ohne das Rückenmark zu schädigen.

Nur durch Überstreckung der Wirbelsäule kann man ähnliche Verhältnisse wie beim Menschen z. B. an der Halswirbelsäule erzeugen. Dabei stellt sich heraus, daß man eine so starke Gewalteinwirkung anwenden muß, daß auch immer die knöchernen Bauelemente, d. h. die Epiphysenplatten und die Bogenabschnitte mit brechen, ehe es gelingt, Verletzungen des Faserringes zu setzen. Niemals aber sind die Verletzungen der Bandscheibe so schwer, wie man sie unter Sicht des Auges erzeugen kann. Aus diesen Versuchen geht schon eindeutig hervor, daß der Faserring einer normalen Bandscheibe eine enorme Gewalteinwirkung ohne Folgen erträgt.

Die Frage, wie sich die normale menschliche Bandscheibe verhält, wenn eine Gewalt, die das normale Maß übersteigt, auf sie einwirkt, wurde an frisch der Leiche entnommenen Wirbelsäulenstücken geprüft. Dabei ergeben sich folgende Gesetzmäßigkeiten: 1. Die Sprengwirkung des Gallertkernes ist abhängig von der Masse der Bandscheibe und von der Stärke der einwirkenden Gewalt. Ich konnte zeigen, daß im Druckversuch Belastungen bis zu 525 kg von der Bandscheibe aufgenommen werden, ohne daß es zu einem Platzen oder zu einem Reißen der Bandscheibe kommt. Wohl aber kommt es zu einem Stauchungsbruch des Wirbelkörpers. Der Druck wird auf die benachbarten Wirbelkörper fortgepflanzt und führt hier zu typischen Stauchungsbrüchen.

Prüft man im Schlagversuch das Verhalten der Bandscheibe, so zeigt sich, daß an der Lendenwirbelsäule erst bei einer Gewalt von 12 m/kg eine normale Bandscheibe reißt. Das Kennzeichnende dieser Verletzung liegt darin, daß die Bandscheibe sozusagen explodiert, und zwar nach allen Richtungen hin, hauptsächlich aber in den Wirbelkörper hinein. Der Faserring in der Nachbarschaft der Knorpelplatten ist ja nur verhältnismäßig schwach ausgebildet. Die Knorpelplatten sind ebenfalls nicht sehr stabil. Überdies finden sich in ihnen auch noch Stellen verminderter Widerstandsfähigkeit dort, wo sie in der Jugend von Gefäßen durchsetzt wurden. Auch die Wirbelkörpergrund- und Deckplatten sind nicht sehr stark, so daß es erklärlich ist, wenn die Hauptmasse der Bandscheibe in die benachbarten Wirbelkörper selbst vorfällt.

Die ausgedehnten Untersuchungen GÖCKES haben gezeigt, daß die Bandscheiben erwachsener Menschen sich an den einzelnen Wirbelsäulenabschnitten verschieden verhalten. An der oberen Brustwirbelsäule kommt es infolge der verhältnismäßig kleinen Masse der Bandscheibe zu Stauchungsbrüchen, da die aktive Sprengwirkung des Nucleus verhältnismäßig gering ist. Erst am Übergang von der Brustwirbelsäule zur Lendenwirbelsäule beginnt unter der Einwirkung bestimmter Druckhöhen die mechanische Verlagerung von Bandscheibengewebe. Dabei mußten Drucke von 275 bis 350 kg angewandt werden. Immer kam es dabei zu einem Einbruch der knöchernen und knorpeligen Deckplatte mit Vorfall von Bandscheibengewebe in den Wirbelkörper hinein.

Die GÖCKESCHEN Versuche zeigten weiter, daß das Alter und die Beschaffenheit der Bandscheibe eine ausschlaggebende Rolle im Verletzungsmechanismus spielen. Im Kindesalter ist der Wassergehalt der Bandscheibe ein sehr hoher. Infolgedessen ist durch geringe Belastungen eine bleibende Verkürzung zu erzielen. Die kindliche Bandscheibe würde also mehr einem Tonmodell als einem Gummiball entsprechen. Im Erwachsenenalter steht die Bandscheibe auf der Höhe ihrer Elastizität. Diese sinkt, wie bekannt, infolge Wasserverlustes allmählich ab. Die Bandscheibe zeigt demnach einen Wechsel ihres Zustandes, der vom kolloidalen Zustand der Jugend bis zum kristallinischen Zustand des Alters reicht.

Im höheren Alter, wenn infolge starker Degenerationserscheinungen die Bandscheiben an sich schon niedrig und verhältnismäßig trocken geworden sind, kommt es nicht mehr zu einer Verletzung der Bandscheiben. Die Gewalteinwirkung wird jetzt praktisch von Wirbelkörper zu Wirbelkörper fortgepflanzt, so daß ausschließlich Spongiosaverletzungen auftreten. Es wurden dabei Druckbelastungen bis zu 400 kg angewandt. Es ist zu betonen, daß nicht das Alter an sich, sondern der physikalische Zustand der Bandscheiben maßgebend für die Mechanik der Wirbelsäulenverletzungen ist. Selbstverständlich kommen auch in relativ jugendlichem Alter schon verhältnismäßig schwere Degenerationserscheinungen vor, wie umgekehrt im höheren Alter die Bandscheiben noch gut erhalten sein können.

Die Ergebnisse dieser Versuche bestätigen letzten Endes nur die klinischen Erfahrungen.

Wir können eine Anzahl von Typen aufzeichnen, die ganz charakteristisch sind und immer wiederkehren. Es handelt sich an der Halswirbelsäule, die ja der beweglichste Teil der Wirbelsäule überhaupt ist, um Subluxationen und Luxationen, bei denen die Bandscheiben immer mehr oder weniger einreißen, und um Wirbelkörperverletzungen mit Bandscheibenzerreißungen. Es kommt zur Ausbildung einer Spondylosis deformans. An der oberen und mittleren Brustwirbelsäule dagegen sehen wir den klassischen Stauchungsbruch, der in einer keilförmigen Erniedrigung des Wirbelkörpers mit einer Verdichtungszone der Knochenbälkchen einhergeht. Die Bandscheiben bleiben unverletzt.

Auch bei den leichteren Verletzungen der unteren Brustwirbelsäule und der Lendenwirbelsäule kommt es kaum zu einer Schädigung der Bandscheiben, was man daran erkennen kann, daß später keine Spondylosis deformans auftritt, weil Bandscheibengewebe nicht verlagert wurde. Ich habe auch niemals bei dieser Wirbelbruchform einen hinteren Bandscheibenvorfall, der klinische Symptome gemacht hätte, beobachtet. Dies muß ganz besonders betont werden. Die stauchenden und abscherenden Kräfte genügten gerade, einen Abbruch der Randleisten zu erzielen.

Bei schwereren Gewalteinwirkungen, wie sie etwa den Versuchsbedingungen von Göcke und auch meinen eigenen Versuchsbedingungen entsprechen, tritt am Übergang von der Brustwirbelsäule zur Lendenwirbelsäule die Sprengwirkung des Gallertkernes ganz auffällig in Erscheinung. Es kommt immer zu einer Mitverletzung der Wirbelkörper, und zwar werden die Deck- oder Grundplatten durch den Gallertkern gesprengt, und das Bandscheibengewebe fällt in das Innere des Wirbelkörpers vor. Dabei kann der hintere und vordere Faserring erhalten bleiben. Je nach der Stärke und der Richtung der einwirkenden Gewalt (Längsstauchung mit Beugung oder Abscherung) kann es auch zu Verlagerungen von Bandscheibengewebe kommen, wobei aber meistens Bruchstücke der Wirbelkörperkanten in typischer Weise mitverlagert werden. Das Bandscheibengewebe kann auch in den Venensinus der Wirbelkörper hineingepreßt werden.

Schließlich kann durch die Sprengkraft des Nucleus ein Wirbel in zwei große Hälften zerlegt werden, eine Form, die ich als Explosionsverletzung kennzeichnen möchte.

Daß bei diesen Frakturen der Zustand des Wirbelkörpers nicht gleichgültig ist, muß hinzugefügt werden. Es ist klar, daß ein osteoporotischer Wirbel bei relativ normaler Bandscheibe schon durch wenig starke Gewalteinwirkung brechen kann.

Die Frage, ob durch eine entsprechende Gewalteinwirkung eine normale Bandscheibe isoliert verletzt werden kann, muß bejaht werden. Ich selbst habe fünf solcher Fälle in meiner Monographie beschrieben. Es handelt sich bei diesen Fällen um jüngere Menschen, die schwere Traumen erlitten hatten. Während der klinischen und röntgenologischen Beobachtung kam es zur Ausbildung von Randwulstbildungen und Spangen an den Wirbelkörperrändern. In einem Fall entstand eine Randwulstbildung im Rückenmarkskanal. Anzeichen für eine Mitverletzung der Wirbelkörper waren in diesem Fall jedenfalls röntgenologisch nicht nachweisbar. Man kann aber sagen, daß das Ereignis einer isolierten Verletzung einer einigermaßen normalen Bandscheibe sehr selten ist.

Die Frage, wie sich die kranke Bandscheibe verhält, wenn sie von einer Gewalteinwirkung getroffen wird, wurde schon aus den Versuchsergebnissen von GÖCKE zu beantworten versucht. Wenn man sich darüber im klaren ist, daß die Verlagerung von Bandscheibengewebe der eigentlich bestimmende Vorgang für die Entstehung einer Spondylosis deformans ist, so wird man den hinteren Bandscheibenvorfall nicht mehr als ein eigenes Krankheitsbild betrachten können. Die Massenverschiebung von Bandscheibengewebe bei der Spondylosis deformans geht nach allen Richtungen vor sich, und zwar nach vorne und nach der Seite so gut wie nach hinten, als auch in den Wirbelkörper hinein. Wir können sogar annehmen, daß die vorderen und seitlichen Vorfälle häufiger sind als die hinteren, nur bleiben sie eben klinisch im allgemeinen stumm. Die Spondylosis deformans ist der Ausdruck einer allgemeinen Bandscheibenschädigung, und man sollte nicht von der Degeneration als Krankheitsbild sprechen. Man sagt ja auch nicht ein Gelenk sei degeneriert, sondern man bezeichnet am Körpergelenk das Krankheitsbild der Knorpeldegeneration als Arthrosis deformans, denn Degeneration und Randwulstbildung gehören untrennbar zusammen. Die Degeneration ist nur ein Teil des Krankheitsbildes. Wir können auch dasselbe von der Bandscheibe sagen. Degeneration und Bandscheibenverlagerung formen zusammen das Bild der Spondylosis deformans der Wirbelsäule.

Wenn man sich dies vor Augen hält, dann wird man die Entstehung des Bandscheibenvorfalls auf Grund leichter Traumen äußerst skeptisch beurteilen müssen, und auch bei schwereren Unfallereignissen greift, wie wir ja gesehen haben, kaum mehr die Bandscheibe selbst ein, sondern die Stauchung pflanzt sich fast unmittelbar auf die Wirbelkörper fort, um hier ihre schädigende Wirkung zu entfalten. Der größte Teil des Bandscheibengewebes ist ja schon bei der Spondylosis deformans verlagert und kann kaum noch weiter vorgepreßt werden. Davon kann man sich an spondylotischen Wirbelsäulen immer wieder überzeugen.

Im übrigen müssen wir feststellen, daß beim sogenannten hinteren Bandscheibenvorfall sehr häufig das Bild der allgemeinen oder örtlich begrenzten Spondylosis deformans vorliegt. Von 76 röntgenologisch ausgewerteten Fällen hatten in meinem Material 31 eine allgemeine und 27 eine örtlich begrenzte Spondylosis deformans. Auch diese Tatsache spricht dafür, daß der hintere Bandscheibenvorfall nichts anderes ist als ein Sonderfall der Spondylosis deformans, die sich schicksalsmäßig entwickelt und deren vordere und seitliche Vorfälle klinisch nur stumm bleiben.

Literatur: A. Lob: Die Verletzungen der Wirbelsäule und ihre Ausheilung. Georg-Thieme-Verlag Leipzig 1941.

W. Pieper, Bochum: **Wirbelbruch und Scheuermannsche Erkrankung.**

An dem Zustandekommen einer Wirbelschädigung sind einmal die anlage-, krankhaft- oder entwicklungsbedingte Beschaffenheit des Knochen-, Knorpel- und Bandscheibengewebes und zum anderen die Art der äußeren mechanischen Einwirkungen beteiligt. Bei der Beurteilung einer fraglich unfallbedingten Wirbelschädigung wird man sich immer wieder mit diesen beiden Bedingungen auseinanderzusetzen haben, um die wesentliche Ursache erkennen zu können. Bei den mechanischen Einflüssen wird man abzuschätzen haben, ob diese sich in einem physiologischen Ausmaß hielten oder ob eine mechanische Überbeanspruchung oder sogar eine Gewalteinwirkung vorlagen.

Die Bestandteile der Wirbelsäule, die in erster Linie den Belastungsdruck auszuhalten haben, sind der Wirbelkörper und die Bandscheibe. Der Wirbelsäulendruck wird durch das Körpergewicht und die Eigenkräfte der Rumpfmuskulatur hervorgerufen, wie sie beim Aufrichten aus gebückter Stellung und noch mehr beim Anheben einer Last wirksam werden. Bei letzterem Vorgang ziehen die Kraftlinien zur Überwindung der Last über die Arme zum Schultergürtel und übertragen sich von hier über Schlüsselbein, Brustbein und obere Rippen auf die Brustwirbelsäule, wo sie im mittleren Brustwirbelsäulenabschnitt voll wirksam werden. Jeder tiefer liegende Wirbelquerschnitt ist demselben Belastungsdruck ausgesetzt. Nur der Wirbelabschnitt um den 9. Brustwirbel, der bei der Adoleszentenkyphose am häufigsten befallen ist, weist in druckmechanischer Hinsicht noch eine Besonderheit auf. Projektion eines Schemas der menschlichen Wirbelsäule mit ihren Krümmungen in der Medianebene: Die Wirbelsäule gleicht einem gegliederten, gekrümmten, federnden Stab. Eine Senkrechte, die man sich vom Atlas bis zur Steißbeinspitze gezogen denkt, trifft den 6. Halswirbel, den 9. Brustwirbel und die Einknickungsstelle vom 3. Kreuzbeinwirbel. Die Wirbelsäule hebt ihre Last nach dem Prinzip der mehrfach gebogenen Feder mit festgestelltem Hebel auf. Während die Hals- und Brustkrümmung der federnden Aufnahme der Last des Kopfes und der oberen Gliedmaßen dienen, stellt der 9. Brustwirbel den Schwerpunkt des ganzen Stammes mit den oberen Ghedmaßen dar. Man kann sich hier die Last genannten großen Körpergebietes vereint denken.

Wie wirkt sich nun die Vorwärtsbeugung, die häufigste Haltung, die bei Belastung der Wirbelsäule eingenommen wird und die gleichzeitig die Ausweichbewegung bei Gewalteinwirkungen auf die Wirbelsäule darstellt, in druckmechanischer Hinsicht aus? Die Lordose der Halswirbelsäule gleicht sich aus, ebenso die lordotische Krümmung zwischen 9. Brustwirbel und Kreuzbein, während die physiologisch-kyphotische Biegung der Brustwirbelsäule unverändert bleibt. Es ergibt sich also eine gleichmäßige, nach vorn konkave Krümmung der Wirbelsäule vom

1. Brustwirbel zum Kreuzbein. Das bedeutet, daß die ventral gelegenen Hälften des Wirbelquerschnittes vom 9. Brustwirbel an abwärts einem erhöhten Belastungsdruck ausgesetzt sind. Der 9. Brustwirbel bietet aber infolge seines kleineren Querschnittes die ungünstigsten Verhältnisse und wird daher bei einem Mißverhältnis zwischen Belastungsdruck und Belastbarkeit am ehesten mit einer Druckschädigung antworten.

Diese Erklärungen habe ich vorausgeschickt zum Verständnis der Mitwirkung der druckmechanischen Kräfte bei der Entstehung der Adoleszentenkyphose, des zuerst von SCHEUERMANN beschriebenen Krankheitsbildes.

Von den seit Bekanntwerden der juvenilen Dorsalkyphose vertretenen verschiedenen Auffassungen über die pathologisch-anatomischen Vorgänge hat sich die SCHMORLsche Auffassung als am besten wissenschaftlich unterbaut durchgesetzt. Die anlagebedingte Minderwertigkeit der siebförmigen Knorpelabschlußplatte ist nach unserem bisherigen Wissen der Ausgangspunkt für die Entwicklung des Krankheitsbildes. Ist die Schlußplatte den druckmechanischen Beanspruchungen nicht mehr gewachsen kommt es zu Spalten, Einrissen oder richtigen Einbrüchen und durch diese Lücken zum Eindringen von Zwischenwirbelscheibengewebe in die Spongiosa der Wirbelkörper. Der Austritt von Zwischenwirbelscheibengewebe führt zu einer Erniedrigung der Zwischenwirbelscheibe. Der wachsende Knochen erfährt eine Störung des Wachstums an der ventralen Wirbelkörperhälfte, die sich in einer keilförmigen Verformung zu erkennen gibt.

Aus dem Verhältnis, Beschaffenheit der der Stützfunktion dienenden Bestandteile und dem Grad des Belastungsdruckes ergeben sich verschiedene Möglichkeiten einer Wirbelschädigung, die sich in 3 Gruppen einordnen lassen.

Zu der 1. Gruppe gehören die Fälle, bei denen es *ohne Mitwirkung äußerer Ursachen* zu einer Adoleszentenkyphose kommt, bei denen also die physiologischen Beanspruchungen, wie sie sich aus dem Gewicht des Körpers und aus dem muskulär bedingten Belastungsdruck bei Rumpfbewegungen ergeben, genügen, Bandscheibengewebe durch die geschwächte Knorpelplatte zu pressen und damit den Anstoß für die Entwickelung des jugendlichen Rundbuckels zu geben.

In einer 2. Gruppe von Fällen führt aber offenbar erst eine *chronische Überbelastung* des im 2. Wachstumsalter noch nicht tragfähigen Wirbelkörpers zu der Buckelbildung. Jedenfalls weist das gehäufte Vorkommen der Buckelbildung bei Jugendlichen, die körperliche Schwerarbeit zu leisten haben, darauf hin. Im Schrifttum finden sich genügend Angaben über diese Beobachtung.

In einer 3. Gruppe möchte ich die Fälle des 2. Wachstumsalters zusammenfassen, bei denen sich kurz nach einem *eindeutigen Wirbelsäulen-Trauma*, d. h. innerhalb von 2—4 Monaten eine schmerzhafte Buckelbildung im unteren Brustwirbelsäulenabschnitt entwickelt, die vorher nicht bestanden hat, bei denen also nach dem Unfallhergang, klinischen Befund und Verlauf die Annahme eines ursächlichen Zusammenhangs sehr naheliegt. Welche Bedeutung kommt dem Wirbelsäulen-Trauma in diesen Fällen zu? Hat das Trauma den Anstoß für die Entstehung der kyphotischen Krümmung gegeben im Sinne der Auslösung einer Adoleszentenkyphose oder hat eine sich anbahnende Adoleszentenkyphose eine Verschlimmerung erfahren, oder haben vielleicht überhaupt echte Wirbelbruchschädigungen vorgelegen, die zunächst röntenologisch nicht darstellbar waren oder übersehen wurden, oder aber liegt nur ein zufälliges Zusammentreffen eines Wirbelsäulen-Traumas neben dem selbstständigen Krankheitsbild einer Adoleszentenkyphose vor? Das sind die Fragen, zu denen der Gutachter Stellung zu nehmen hat. Häufig stehen zur Beurteilung dieser schwierigen Fragen keine fortlaufenden Rö-Bilder vom Unfalltage an zur Verfügung, sondern sind vielmehr von Rö.-Bildern, die bei Vorhandensein der Buckelbildung angefertigt wurden, Rückschlüsse zu ziehen.

Wir hatten in den letzten Monaten zu 3 Fällen uns gutachtlich zu äußern, bei denen wir auf Grund von Veränderungen, die teils denen einer Adoleszentenkyphose und denen einer Wirbelbruchschädigung entsprachen, zu einer Anerkennung des Unfallzusammenhangs mit einem eindeutigen Trauma der Wirbelsäule kamen.

Fall 1: Ein 14jähriger Dachdeckerlehrling stürzt aus 10 Meter Höhe ab und schlägt auf hartem Boden auf. Verletzungszeichen bestanden an der linken Hand, linkem Fuß und über der Lendenwirbelsäule. Klinisch keine Buckelbildung. Röntgenologisch: keilförmige Verschmälerung des 9. Brustwirbels. Diese Feststellung wurde durch eine Verwechslung der Röntgenbilder leider erst später aufgedeckt, so daß die Behandlung unter der Annahme erfolgte, daß eine Körperprellung, besonders der Wirbelsäule, vorlag. Behandlung: 3 Wochen stationär, 5 Wochen ambulant, dann Wiederaufnahme der Arbeit. Im Verlaufe der nächsten 6 Wochen tritt eine schmerzhafte Buckelbildung auf. Der 1. Gutachter, gleichzeitig der erstbehandelnde Arzt, führt diese Buckelbildung auf eine nicht erkannte Bruchschädigung des 9. Brustwirbels zurück. Der 2. Gutachter hält das Krankheitsbild für eine unfallunabhängige Adoleszentenkyphose. Projektion eines Rö.-Bilddiapositivs $1\frac{1}{2}$ Jahr nach dem Unfall. Die verschlissene Beschaffenheit der vorderen, oberen und unteren Wirbelkörperkanten des 8. und 9. Brustwirbels ähneln sehr dem Bild, wie wir es von der Adoleszentenkyphose her kennen, auch die unregelmäßige Begrenzung der Deckplatten des 9. Brustwirbels. Die gleichmäßige Keilform, die vom hinteren Drittel bis nach vorne zu verläuft, spricht dagegen wieder mehr für eine Bruchschädigung. Auch die gleichzeitige Verbreiterung des Brustwirbelkörpers ist im Sinne einer überstandenen Bruchschädigung zu werten, ebenso die scharfe Abknickung, die man bei einer Adoleszentenkyphose, bei der eine allmählich abnehmende Keilform der benachbarten Wirbelkörper eher zu einer Rundung führt, seltener sieht.

Fall 2: Ein 15jähriger Junge stürzt mit einem Baugerüst aus 12 Meter Höhe ab. Zeichen einer Gewalteinwirkung an der Außenseite des linken Kniegelenkes, Beugeseite des rechten Oberschenkels, heftiger Druckschmerz über dem mittleren Brustwirbelsäulenabschnitt. Röntgenbild ohne krankhaften Befund. Diagnose: Wirbelsäulenprellung. Behandlung 6 Wochen stationär, Wiederaufnahme der Arbeit nach 10wöchiger Krankfeierzeit, wenige Tage später wieder Arbeitsunterbrechung wegen Rückenschmerzen und Neigung zur Buckelbildung. Der 1. Gutachter hält das Krankheitsbild für eine Scheuermannsche Erkrankung, die durch das Unfallereignis verschlimmert sein könnte. Der 2. Gutachter hält das Krankheitsbild für eine unfallunabhängige Adoleszentenkyphose. Röntgenbilddiapositiv: Die unregelmäßige Begrenzung und teilweise Eindellung der Deckplatte des 10. bis 12. Brustwirbels und allmähliche Keilform sprechen wieder für Veränderungen einer Adoleszentenkyphose. Die gleichmäßig zulaufende Keilform des 12. Brustwirbels dagegen, die schon von der Hinterkante aus beginnt, spricht mehr für eine überstandene Bruchschädigung. Beurteilung: Adoleszentenkyphose und Stauchungsbruch des 12. Brustwirbels. Unfallzusammenhang ja im Sinne der Verschlimmerung eines bestehenden Leidens.

Fall 3: Ein 19jähriger stürzt aus 10 Meter Höhe beim Fichtenzapfenpflücken ab. Diagnose: Bruch des 9. und 10. Brustwirbels. Behandlung: Gipsmieder für 14 Monate! Der 1. Gutachter nimmt eine Bruchschädigung an. Der 2. Gutachter kommt zu dem Urteil einer unfallunabhängigen Adoleszentenkyphose. Ein 3. Gutachter, ein namhafter Kenner der Wirbelsäulen-Pathologie, kann eine überstandene Bruchschädigung nicht ausschließen. Projektion eines Röntgenbilddiapositivs: Deutliche keilförmige Verformung des 9. Brustwirbels und geringe des 10. Brustwirbels. Verschmälerung der Zwischenwirbelspalte, unregelmäßige Begrenzung der Deckplatten sind die Kennzeichen für die Adoleszentenkyphose. Die Zeichen für die Bruchschädigung sind an den reaktiven Knochenzacken an den vorderen Oberkanten des 9. und 10. Brustwirbels zu erkennen, die auf den früheren Aufnahmen nicht zu sehen waren. Beurteilung: Adoleszentenkyphose mit fraglicher Bruchschädigung des 9. und 10. Brustwirbels.

Diese Fälle lehren uns, wie schwierig es ist, allein nach Röntgenbildern die Unterscheidung zwischen einer Adoleszentenkyphose und Bruchschädigung im selben Wirbelsäulenabschnitt zu treffen, und daß traumatische Wirbelschädigungen im 2. Wachstumsalter vielleicht gleichzeitig zu Veränderungen führen, die zum Teil denen einer Adoleszentenkyphose und denen einer echten Wirbelbruchschädigung entsprechen. Die grundsätzliche Ablehnung eines Zusammenhangs zwischen einer Adoleszentenkyphose und einem kurz zuvor erlittenen eindeutigen Wirbelsäulen-Trauma berücksichtigt nicht die Mitwirkung der druckmechanischen Überbeanspruchung der Wirbelkörper, die bei ihrer Erheblichkeit, wenn nicht im Sinne der Auslösung dieser Krankheit, doch sicherlich im Sinne einer wesentlichen Verschlimmerung des Krankheitsbildes zu bewerten ist. Jedenfalls stellt der klinische Verlauf, der dadurch gekennzeichnet ist, daß sich nach einem heftigen eindeutigen Wirbelsäulen-Trauma eine zunächst nicht bestandene Buckelbildung in einer kurzen Zeitdauer unter gleichzeitigen Schmerzen entwickelt, einen wichtigen Hinweis für die ursächliche Mitwirkung des Traumas dar, auch wenn sich röntgenologisch später Veränderungen darstellen, wie wir sie bei der sonst unfallunabhängigen Adoleszentenkyphose zu sehen gewohnt sind.

W. Beck, Bochum: Ergebnisse vergleichender Röntgenuntersuchungen der Halswirbelsäulen von Preßluftarbeitern und Nicht-Preßluftarbeitern.

Zwei Gründe waren es, die uns veranlaßten, die Halswirbelsäulen von Menschen, die mit Preßluftarbeiten beschäftigt waren, und solchen ohne Preßluftarbeit vergleichend zu untersuchen, nämlich: 1. Bisher sind Untersuchungen über die Häufigkeit der mechanischen und altersbedingten Abnutzungsschädigung der Halswirbelsäule nirgendwo veröffentlicht worden. Schmorl und Junghanns, die eingehende Untersuchungen der Brust- und Lendenwirbelsäule hinsichtlich der Spondylosis deformans durchgeführt haben, erwähnen nur, daß sie nicht genügend auf derartige Veränderungen an der Halswirbelsäule geachtet haben. Schinz-Baensch-Friedl sagen hinsichtlich der Spondylosis deformans der Wirbelsäule: Nach dem 50. Lebensjahr erkranken vor allem Lendenwirbelsäule und Halswirbelsäule, vorher ist die Krankheit auf die kyphotische Brustwirbelsäule beschränkt. Erst Reischauer hat anläßlich seiner Untersuchungen über den Bandscheibenvorfall darüber berichtet. 2. Durch die Erweiterung des Gesetzes über die Berufskrankheiten in der Fassung der 4. Verordnung werden nicht nur Knochen- und Gelenkschäden durch das Arbeiten mit Preßluftwerkzeugen bejaht, sondern auch solche Schäden an Muskeln, Sehnen, Bändern und an Nerven angenommen. Man kann nun der Meinung sein, daß die Preßluftschädigung, die sich vorwiegend unter den Zeichen der Arthrosis deformans darbietet, nicht unbedingt allein eine mechanische Schädigung darstellt, sondern weitgehend konstitutionell bedingt ist, wie dies BÜRKLE DE LA CAMP ausdrücklich betont hat, nämlich, daß nach seinen Erfahrungen „in der körperlichen Veranlagung die ausschlaggebende Rolle hinsichtlich der Bereitschaft zur Berufskrankheit Nr. 16" zu erblicken ist.

Wir haben laufend eine große Zahl von Bergleuten zu untersuchen und zu begutachten, die sich wegen Erkrankungen durch Arbeiten mit Preßluftwerkzeugen um eine Entschädigung bewerben und die auch immer wieder Klagen vorbringen, die einmal als Nervenbeschwerden und zum anderen als Schmerzen im Nacken angegeben werden. Wir haben daher, um Klarheit zu schaffen, bei 500 Bergleuten die Halswirbelsäulen geröntgt und mituntersucht. Dies erschien um so berechtigter, als zu bedenken ist, daß der gesamte Schultergürtel als Träger des Armes an der Wirbelsäule, insbesondere an der unteren Halswirbelsäule, aufgehängt ist. Damit könnten sich Erschütterungen, hervorgerufen durch die Arbeit mit Preßluftwerkzeugen, d. h. ein mechanischer Vorgang, über den Schultergürtel zur Halswirbelsäule hin fortpflanzen und diese schädigen. Weiter ist zu bedenken, daß der Abnutzungsschaden sich an der Wirbelsäule weniger als eine Arthrosis deformans der kleinen Wirbelgelenke darstellt, als vielmehr in Form der Spondylosis deformans, die sich vor allem am Wirbelkörper vorne zeigt. Die kleinen Wirbelgelenke erkranken vorwiegend durch Entzündung.

Unsere Untersuchungen hatten also zweierlei zu ergründen: a) Kommt es durch das Arbeiten mit Preßluftwerkzeugen zu stärkeren Schädigungen an der Halswirbelsäule? b) Sind die Abnutzungsschäden an der Halswirbelsäule von Preßluftarbeitern häufiger oder hochgradiger als bei anderen Menschen?

Um die letzte Frage beantworten zu können, haben wir weitere 500 Halswirbelsäulen von Menschen untersucht, die sicher nicht mit Preßluftwerkzeugen gearbeitet haben, und zwar von 316 Schwerarbeitern (Schmiede, Maurer, Hüttenarbeiter, Koksofenarbeiter, Bauern usw.), von 92 Geistesarbeitern (Ärzte, Juristen, Kaufleute, Beamte usw.) und von 92 Frauen.

Eine kurze Schilderung des Aufbaues der Halswirbelsäule sei vorausgeschickt.

Wir haben an der Halswirbelsäule zusätzlich als kleine seitliche Gelenke die sogenannten Zwischenwirbelkörpergelenke (LUSCHKA). Vom 2. Halswirbel ab finden wir zwischen je 2 Wirbelkörpern den Discus intervertebralis, die Zwischenbandscheibe, sie besteht aus drei Teilen: 1. aus zwei an den Endflächen der Wirbelkörper aufliegenden Knorpellagen 2. aus äußeren ringförmigen Schichten von Faserknorpel und Bindegewebe, dem Annulus fibrosus, und 3. aus einem inneren weichen Kern, dem Nucleus pulposus, der aus Faserknorpel und gewucherten

Resten der Chorda dorsalis besteht; er liegt im hinteren Drittel der Bandscheibe, an der Halswirbelsäule im vorderen. Alle Teile gehen ohne scharfe Trennung ineinander über. Vom 25. Lebensjahr ab fehlen nach SCHMORL Blutgefäße, wahrscheinlich auch Lymphgefäße in der Bandscheibe.

Von den Bandverbindungen, die die einzelnen Wirbelkörper miteinander verbinden, sind die für unsere Betrachtungen wichtigsten: 1. Das Ligamentum longitudinale communis ventrale — das vordere Längsband. Es verbindet mit seinen tiefen Fasern je zwei Wirbelkörper, indem es sich vorn mit den Wirbelkörpern fest verbindet und locker über die Bandscheibe hinwegzieht. Dabei hat das vordere Längsband gewissermaßen Periostaufgaben mitzuübernehmen. 2. Das Ligamentum longitudinale communis dorsale — das hintere Längsband. Dieses ist im Halsteil gleichmäßig breit und ist mit dem Wirbelkörperrand und der Zwischenwirbelscheibe innig verbunden. Es läßt gegenüber der Mitte der Wirbelkörper ansehnliche, mit Venengeflechten ausgefüllte Hohlräume frei.

Die obere Wirbelkörperbegrenzung ist zunächst durch eine kreisförmige Knorpelleiste gegeben, in die zahlreiche Knochenkerne eingelagert sind. Die Verknöcherung der Randleiste ist nach SCHMORL-JUNGHANNS im allgemeinen mit dem 12. Lebensjahr abgeschlossen und vom 14. oder 15. Lebensjahr ab beginnt die knöcherne Verbindung der Randleiste mit den Wirbelkörpern.

Nach den Untersuchungen von BAKKE liegt die größte Biegsamkeit der Wirbelsäule im Sinne der Streckung, Beugung und Seitwärtsneigung zwischen 5. und 6. Halswirbelkörper und zwischen dem 4. und 5. Lendenwirbelkörper bzw. zwischen dem 5. Lendenwirbel und 1. Kreuzbeinwirbel. Die Drehbewegungen sind an der Halswirbelsäule am größten. Außerdem können sich die Hals- und Lendenwirbelkörper gegeneinander nach vor-, rück- und seitwärts bis zu 3 mm verschieben. Die Wirbelbewegungen geschehen in den Bandscheiben, die im Hals- und Lendenanteil unter stärkstem Quellungsdruck stehen, während die kleinen Gelenke der Halswirbelsäule nur die Steuerung der Bewegungen durchzuführen haben.

Alles in allem ergibt sich schon hieraus, daß die Bandscheibe im Bereich der Halswirbelsäule erheblicher Beanspruchung unterworfen ist.

Die unter der Bezeichnung Arthrosis deformans bekannte Krankheit der Gelenke soll nach den zahlreichen Untersuchungen verschiedener Ursache sein. Sie verläuft chronisch und tritt vorwiegend bei älteren Menschen auf. POMMER verlegt den Sitz der Krankheit in den Gelenkknorpel, ROKITANSKY u. a. in den epiphysären und subchondralen Knochen. AXHAUSEN schließlich nimmt sowohl Nekrosen des Gelenkknorpels als auch des epiphysären Knochens an.

Vermutlich liegen zahlreiche Überbrückungen der so unterschiedlichen Anschauungen vor. Sicher ist, daß die Krankheitsveranlagung vererbt wird, daß sie bei Störungen im Zusammenspiel der inneren Drüsen (Klimax) als primäres Leiden auftritt und daß die Krankheit auch infolge vorausgegangener Schädigung eines Gelenkes durch Verletzung, Entzündung, Gefäß- oder Allgemeinerkrankung und bei fehlerhafter Belastung als sekundäre Arthrosis deformans entstehen kann.

An der Wirbelsäule treten die Abnutzungsschäden meist nicht an den kleinen Gelenken, sondern an den Wirbelkörpern auf als Spondylosis deformans. Die sekundäre Form der Spondylosis deformans erkennen wir daran, daß sie auf zwei benachbarte Wirbel beschränkt bleibt, nach Wirbelbruch, Wirbelverrenkung, nach Spondylitis usw. oder daran, daß sie auf der Seite auftritt, die am stärksten belastet ist (bei der Kyphose vorn, bei der Skoliose an der inneren Krümmung).

Neben dieser sekundären Form der Spondylosis deformans finden wir an der Wirbelsäule die primäre Spondylosis deformans. Untersuchungen

über die Häufigkeit und hinsichtlich der Ursache ihres Auftretens sind
verschiedentlich durchgeführt worden.

Junghanns hat für die Erkrankung der Brust- und Lendenwirbelsäule eine
altersmäßige Zunahme der Spondylosis deformans nachgewiesen und glaubt,
daß körperliche Arbeit eine Rolle spiele, zumal er nachweisen konnte, daß bei
Männern häufiger Abnutzungsschäden an den Bandscheiben gefunden werden als
bei Frauen.
Gantenberg hat bei seinen Untersuchungen festgestellt, daß die Spondylosis
deformans eine ausgesprochene Abnutzungserscheinung ist, und daß besonders
häufig und stark die Bergleute davon betroffen werden, weil sie einen besonders
schweren Beruf ausüben.

Hierzu ist zunächst kritisch zu sagen: Die von Gantenberg untersuchten Bergleute waren vorwiegend Invaliden, d. h. ältere und aus
anderen Gründen schon mehr verbrauchte Menschen. Weiter sind seine
Vergleichsuntersuchungen gering und vor allem gehören die Menschen
zu verschiedenen Lebensaltern an. Er vergleicht z. B. 116 Bergleute mit
114 Frauen, davon waren 18 Bergleute unter 40 Jahren, von den Frauen
hingegen 74. Er irrt also, wenn er schreibt, es sei auffallend, wie wenig
normale Wirbelsäulen bei Bergleuten und wie viele bei Frauen gefunden
werden. Seine Untersuchungen und Vergleiche erstrecken sich nur auf
die Lendenwirbelsäule.

Natürlich dürfen die sich nach Entzündung einstellenden Veränderungen an den Wirbelkörpern und an den Längsbändern nicht als primäre
Spondylosis deformans aufgefaßt werden. Solche Entzündungen im Bereich der Längsbänder, besonders häufig am hinteren Längsband, können
zur Verknöcherung dieser Bänder führen. Es finden sich dann aber an der
äußeren Begrenzung der Wirbelkörper Unregelmäßigkeiten, Osteo-
sklerose, Verschmälerung der Zwischenwirbelräume usw.

Im Gegensatz dazu finden wir die Bandverknöcherungen als Abnutzungsschaden
vorwiegend am vorderen Längsband. Schmorl konnte zeigen, daß durch über-
mäßiges Strecken und Dehnen dieses Bandes allmählich Verkalkungen in diesem
hervorgerufen werden können. Voraussetzung dazu soll aber sein, daß auch die
Zwischenwirbelscheibe einen entsprechenden Abnutzungsschaden aufweist und daß
daraus ein Anreiz zur Knochenbildung in der Kambiumschicht im Periost einsetzt.
Das vordere Längsband erfüllt ja durch seine enge Verflechtung mit der Wirbel-
körpervorderseite Periostaufgaben.
Die Spondylosis deformans entsteht nach den eingehenden Untersuchungen von
Schmorl und Junghanns folgendermaßen: Im 3. und 4. Lebensjahrzehnt setzt
eine Änderung des Wassergehaltes der Zwischenwirbelscheibe ein mit zahlreichen,
unter dem Sammelnamen „Degeneration" zusammengefaßten Veränderungen im
Zwischenwirbelscheibengewebe (Farbänderungen des Gallertkernes, Verbildungen,
Auffaserungen bis zur fast vollkommenen Auflösung). Sie haben stets mindestens
einen Elastizitätsverlust der Zwischenwirbelscheibe, häufig auch eine Verminderung
ihrer Höhe zur Folge. Interessant ist nun, daß mit der Abnahme der Zwischen-
wirbelscheibenhöhe meist auch eine Sklerose der angrenzenden Wirbelkörperteile
verbunden ist. Sie entsteht dann, wenn ungewöhnliche Bewegungen zwischen den
Wirbelkörpern möglich sind, wodurch die angrenzenden Wirbelkörperflächen auf-
einanderreiben. Dies ist neben der unteren Lendenwirbelsäule besonders häufig an
der Halswirbelsäule der Fall. Es können dann die Zwischenwirbelräume völlig
durch spongiösen Knochen ausgefüllt werden, nachdem die Wirbelscheiben ver-
kalkt und verknöchert sind, so daß es zur Blockbildung kommt. Dies ist besonders
häufig bei entzündlichen Veränderungen an der Zwischenwirbelscheibe der Fall,
gleichgültig, ob die Entzündung zuerst an der Wirbelscheibe oder zuerst am Wirbel-

körper begonnen hat. Eine derartige Blockbildung an der Halswirbelsäule ohne vorhergehende entzündliche Erkrankung, wurde bisher nicht beobachtet.

Der Vollständigkeit halber sei erwähnt, daß an der Halswirbelsäule auch angeborene Blockbildungen vorkommen als sogenanntes KLIPPEL-FEILsches Syndrom. Sie sind dann mehrwirbelig und mit anderen Wirbelmißbildungen vergesellschaftet, (Synostose der Bogen, Halbwirbel, Längsspaltung des Körpers usw.).

Der Bandscheibendegeneration vorausgehend fand ÜBERMUTH schon im 3. Lebensjahrzehnt fast regelmäßig Abnutzungserscheinungen an der Knorpelplatte zwischen Bandscheibengewebe und Wirbelkörperoberfläche. ASSMANN teilt mit, daß die Spondylosis deformans als ausgesprochene Abnutzungserscheinung schon vom 30. bis 40. Lebensjahr ab zu finden ist.

Die Veränderungen an der Zwischenwirbelscheibe sind sicher wesentlich am Geschehen beteiligt, aber nicht die Ursache allein, denn bei hochgradiger Spondylosis deformans findet sich entweder nicht oder nur mittelgradig-degeneriertes Bandscheibengewebe mit keiner oder nur geringer Abnahme der Zwischenwirbelraumhöhe, während umgekehrt hochgradige Bandscheibenabnutzungsschäden sogar ohne wesentliche Spondylosis deformans ablaufen können. Das hat seinen Grund in folgender von SCHMORL festgestellten Tatsache:

Für die Entwicklung der Spondylosis deformans sind nicht die im Bereich des Gallertkernes und der angrenzenden, locker gefügten Abschnitte des Lamellenringes auftretenden degenerativen Veränderungen verantwortlich, sondern die Ursache der Randwulstbildung liegt in einer Schädigung der auf der Randleiste befestigten Abschnitte des Lamellenringes. Kommt es hier zu Zerreißungen und Abtrennungen von der Randleiste, wohl meist infolge starker funktioneller Beanspruchung, so wird bei jeder Bewegung der gelockerte Teil des Faserringes über den Wirbelkörperrand vorgepreßt und führt so vorne zu starken Zerrungen am vorderen Längsband, das dem Wirbelkörper eng anliegt. Hierdurch kommt es dann zu den bekannten Randwulstbildungen am Wirbelkörper, die nicht an der oberen und unteren Begrenzung des Wirbelkörpers liegen, sondern genau dort, wo das Längsband am Wirbelkörper ansetzt, d. h. oben unterhalb und unten oberhalb der knöchernen Randleiste. Weist aber der Gallertkern keinen genügenden Elastizitätsdruck mehr auf, weil er weitgehend oder gar völlig degeneriert ist, dann hören auch die Vorpressungen des elastischen Faserringes und damit die Zerrungen am vorderen Längsband auf, so daß Randwulstbildungen ausbleiben.

Weil das hintere Längsband sich nur mit einigen wenigen Fasern am Wirbelkörper befestigt, finden wir die Spondylosis deformans hinten am Wirbelkörper so selten. Die bei der Spondylosis deformans entstehenden Randwülste lassen sich mit Exostosen vergleichen, die die gelockerte Bandscheibe wie Klammern umfassen, indem von den benachbarten Wirbelkörpern aus die Randwülste bis zur Vereinigung einander entgegenwachsen. Im Anschluß an diese knöcherne Vereinigung können dann die kleinen Wirbelgelenke ebenfalls verknöchern.

Die Häufigkeit der Spondylosis deformans geben SCHMORL-JUNGHANNS für die Brust und Lendenwirbelsäule folgendermaßen an:

Tabelle 1

Alter	Männer %	Frauen %
0—19	0	1,1
20—29	10,7	12,5
30—39	36,3	31,8
40—49	77,8	61,3
50—59	93,2	83,9
60—69	95,2	91,6
70—79	97,3	95,2
80—89	98,4	94,1
90—99	100	90,5

Es muß zu dieser Tabelle gesagt werden, daß diese Zahlen nicht durch Röntgenaufnahmen, sondern durch Betasten und Besehen der herausgenommenen Wirbelsäulen gewonnen wurden. Sie sind darum immer größer als die durch Röntgenaufnahmen gewonnenen Zahlen.

Gantenberg gibt folgende Zahlen für die Lendenwirbelsäule an:

Tabelle 2

Frauen........	18,4%	bei 114 (74 unter 40 Jahren)	Untersuchten
Bergleute	69,8%	„ 116 (18 „ 40 „)	„
Fabrikarbeiter .	43 %	„ 100	„
Handwerker ...	29,4%	51	„
Landwirte	54,8%	31	„
Sonstige	23,4%	„ 56	„

Zu diesen Ergebnissen Gantenbergs wurde oben schon gesagt, daß seine Vergleichszahlen zu klein und hinsichtlich des Alters der Untersuchten zu verschieden zusammengesetzt sind.

Die Ergebnisse unserer Untersuchungen waren folgende:

1. von 500 Preßluftarbeitern zwischen 35 und 75 Jahren wiesen 230 (46%) Zeichen einer Spondylosis deformans an der Halswirbelsäule auf, während 270 (54%) keine Veränderungen zeigten.
2. Von 500 Nicht-Preßluftarbeitern (Schwerarbeiter, Geistesarbeiter und Frauen) fanden wir bei 200 (40%) die Spondylosis deformans, während 300 (60%) frei waren.

Einzelheiten über die alters- und gradmäßige Verteilung der Veränderungen, sowie auch über die Zusammensetzung der Altersgruppen lassen sich aus Tabelle 3 entnehmen.

Die Altersgruppe 35 bis 44 Jahre, d. h. unsere jüngste untersuchte Gruppe, ist bei den Nicht-Preßluftarbeitern erheblich bevorzugt gegenüber der 2. Altersgruppe zwischen 45 und 54 Jahren. Hierdurch mag sich die geringfügige Verschiebung in der Zahl der erkrankten Preßluftarbeiter zu der der Nicht-Preßluftarbeiter ergeben.

Vergleichen wir die Verteilung der Veränderungen in gering-, mittel- und hochgradige bei den Preßluftarbeitern und bei den Nicht-Preßluftarbeitern mit der Gesamtzahl der Erkrankungen, so ergeben sich weitgehende Übereinstimmungen.

Es fanden sich Veränderungen:	gering-	mittel-	hochgradig
Preßluftarbeitern	78,7%	17%	4,3%
bei Nicht-Preßluftarbeitern	80%	13,5%	6,5%

bezogen auf die Zahl der Erkrankungen überhaupt.

Tabelle 3. *Röntgenaufnahmen von Halswirbelsäulen.*

A. Preßluftarbeiter.

Gesamtzahl: 500.

Keine Veränderungen: 270 (54%)				mit Veränderungen: 230 (46%)											
				geringgradige Veränderungen: 181 (78,7%)				mittelgradige Veränderungen: 39 (17%)				hochgradige Veränderungen: 10 (4,3%)			
Altersgruppen				Altersgruppen				Altersgruppen				Altersgruppen			
35—44	45—54	55—65	über 65	35—44	45—54	55—65	über 65	35—44	45—54	55—65	über 65	35—44	45—54	55—65	über 65
70	164	34	2	22	101	54	4	2	21	14	2	0	4	4	2
(25,8%)	(60,8%)	(12,6%)	(0,8%)	(12,2%)	(56,1%)	(29,5%)	(2,2%)	(5%)	(54%)	(36%)	(5%)	(—)	(40%)	(40%)	(20%)

B. Nicht-Preßluftarbeiter.

Gesamtzahl: 500

Keine Veränderungen: 300 (60%)				mit Veränderungen: 200 (40%)											
				geringgradige Veränderungen: 161 (80%)				mittelgradige Veränderungen: 27 (13,5%)				hochgradige Veränderungen: 12 (6,5%)			
Altersgruppen				Altersgruppen				Altersgruppen				Altersgruppen			
35—44	45—54.	55—65	über 65	35—44	45—54	55—65	über 65	35—44	45—54	55—65	über 65	35—44	45—54	55—65	über 65
138	118	40	4	26	75	48	12	2	8	14	3	0	4	4	4
(46%)	(39,5%)	(13%)	(1,5%)	(16,1%)	(46,5%)	(29,9%)	(7,5%)	(7,5%)	(30%)	(51,5%)	(11%)	(—)	(33,3%)	(33,3%)	(33,3%)

Auch die Unterteilung in die einzelnen Altersklassen weist eine weitgehende Übereinstimmung auf (siehe Tabelle 3).

Schon aus dieser Gegenüberstellung ergibt sich, daß praktisch verwertbare Unterschiede hinsichtlich einer durch besondere Arbeit hervorgerufenen Spondylosis deformans nicht vorhanden sind. Diese Tatsache wird deutlicher, wenn man eine Unterteilung der Nicht-Preßluftarbeiter in die drei Gruppen:

Schwerarbeiter, Geistesarbeiter und Frauen

vornimmt.

Tabelle 4. *Gegenüberstellung der untersuchten und an Spondylosis deformans erkrankten Nicht-Preßluftarbeiter*

Alter	Beruf	Zahl der Untersuchten				Gesamt
		ohne …	mit Veränderungen			
			gering-	mittel-	hoch-gradig	
35—44	Schwerarbeiter	76	17	1	—	94
	Geistesarbeiter	35	5	1	—	41
	Frauen	28	4	—	—	32
45—54	Schwerarbeiter	73	53	3	2	131
	Geistesarbeiter	22	13	2	1	38
	Frauen	22	9	3	1	35
55—65	Schwerarbeiter	30	32	12	2	76
	Geistesarbeiter	3	3	1	1	8
	Frauen	7	13	1	1	22
über 65	Schwerarbeiter	3	9	1	2	15
	Geistesarbeiter	—	1	2	2	5
	Frauen	1	2	—	—	3

Von 316 Schwerarbeitern waren 134 (42,5%) an einer Spondylosis der Halswirbelsäule erkrankt, während 182 (57,5%) ohne Krankheitszeichen waren.

Von 92 Geistesarbeitern waren 32 (34,7%) erkrankt und 60 (65,3%) ohne Veränderungen.

Bei den Frauen lauten die Zahlen: Von 92 untersuchten Frauen waren 34 (37%) erkrankt und 58 (63%) ohne Veränderungen an der Halswirbelsäule (Tab. 4).

Eine Gegenüberstellung dieser Ergebnisse mit den bei den Preßluftarbeitern gewonnenen Zahlen veranschaulicht Tabelle 5.

Wir können daher schon jetzt sagen: Eine besondere Bevorzugung einzelner Berufsgruppen hinsichtlich der Häufigkeit der Spondylosis deformans der Halswirbelsäule findet sich praktisch nicht; vor allem ist kein Anhalt dafür zu gewinnen, daß besondere Arbeiten ihnen eigene Schäden an der Halswirbelsäule hervorrufen können.

Tabelle 5. *Preßluftarbeiter mit Veränderungen an HWS*

Alter	Erwerbsverminderung:																		Zahl der Untersuchten
	0% Veränderungen			10% Veränderungen			20% Veränderungen			30% Veränderungen			40% Veränderungen			50% Veränderungen			
	gering.	mittel-	hochgr.	gering.	mittel-	hochgr.	gering.	mittel-	hochgr.	gering.	mittel-	hochgr.	gering.	mittel-	hochgr.	gering.	mittel-	hochgr.	
35—44	8	—	—	3	—	—	10	2	—	1	—	—	—	—	—	—	—	—	24
45—54	23	3	1	19	5	1	42	9	2	14	3	—	3	—	—	—	1	—	126
55—65	5	1	1	5	2	—	22	4	2	21	6	—	1	1	1	—	—	—	72
üb. 65	—	1	—	1	—	—	2	1	1	1	—	1	—	—	—	—	—	—	8

Wir haben in einer weiteren Tabelle (5) die Veränderungen an der
Halswirbelsäule der Preßluftarbeiter einmal altersmäßig und zum anderen nach den Prozentzahlen der Erwerbsminderung durch das Arbeiten
mit Preßluftwerkzeugen und weiter hinsichtlich der Stärke der Veränderungen unterteilt. Dabei ergibt sich praktisch gleichmäßige Verteilung auf die einzelnen Grade der Erwerbsverminderung und verschieden starke Ausbreitung der Veränderungen an der Halswirbelsäule.

Die beigegebenen Röntgenbilder der beiden Untersuchtengruppen
mögen zeigen, daß hier keine Unterschiede vorhanden sind. Die Röntgenbilder sind jeweils zusammengefaßt:

Preßluftarbeiter — Schwerarbeiter — Geistesarbeiter — Frauen unter
gleichzeitiger Aufteilung nach gering-, mittel- und hochgradigen Veränderungen.

Die Preßluftarbeiter, die keine Veränderungen an der Halswirbelsäule
aufwiesen, wurden von uns auch nach Alter und Erwerbsverminderung
aufgegliedert, dabei ergibt sich das Bild der Tabelle 6. Auch hier wiederum
eine überraschende Übereinstimmung mit der Aufteilung in Tabelle 5.

Tabelle 6. *Preßluftarbeiter ohne Veränderung an HWS*

Alter	Erwerbsverminderung:					Gesamtzahl der Untersuchten
	0%	10%	20%	30%	40%	
35—44	27	14	22	6	1	70
45—54	47	20	64	31	2	164
55—65	7	5	15	6	1	34
über 65	1	—	—	1	—	2

Unter den 500 untersuchten Preßluftarbeitern waren 5, bei denen auch
eine Ulnarisschädigung festgestellt wurde. Diese fünf Preßluftarbeiter
erhalten eine Entschädigung wegen ihres Ulnarisschadens, wobei bei
einem von ihnen keine Veränderungen an den Gelenken vorhanden sind,
bei einem anderen bestand eine Spondylosis deformans mittleren Grades
an der Halswirbelsäule. Einzelheiten mag die Tabelle 7 erläutern.

Tabelle 7. *Anerkannte Ulnarisschädigungen.*

Alter	chir. EV	int. EV	Ges. EV	Veränderungen an HWS ohne	mit (Grad)
49	25%	30%	50%	—	mittelgradig
59	20%	30%	40%	ohne	—
46	10%	15—20%	20%	ohne	—
52	0%	20%	20%	ohne	—
47	10%	15%	20%	ohne	—

Es war nun noch interessant, einmal zu untersuchen, an welchen
Stellen der Halswirbelsäule die Veränderungen hauptsächlich gefunden
werden. Wir haben sowohl für die Preßluftarbeiter als auch für die
anderen drei Gruppen eine entsprechende Aufgliederung vorgenommen.
Aus Tabelle 8 und 9 ergibt sich, daß der Schwerpunkt der Veränderungen
zwischen 5. und 7. Halswirbel liegt, wobei 5. und 6. Halswirbel bzw.
5. bis 7. Halswirbel am häufigsten erkranken. Auf Verschmälerung der
Zwischenwirbelräume und Blockbildung wurde von uns ebenfalls besonders geachtet. Die Ergebnisse sind in die beiden Tabellen eingetragen.
Man erkennt eine mit zunehmendem Alter fortschreitende Verschmälerung der Zwischenwirbelräume entsprechend der Abnutzung der Bandscheiben mit Rückgang des Elastizitätsdruckes.

Tabelle 8. *Sitz der Veränderung an der HWS von Preßluftarbeitern.*

Alter	EV. %	V	VI	VII	III-V	IV-V	IV-VI	V-VI	VI-VII	V-VII	III-VII	ZWR verschmälert	²/₃	⁵/₆	⁶/₇	⁵/₆, ⁶/₇	⁶/₇, ⁷/₁ BW
35 bis 44	0	—	3	—	—	—	—	4	—	1	—	1	—	—	—	—	—
	10	—	—	—	—	1	—	2	—	—	—	1	—	—	—	—	—
	20	—	2	—	—	1	—	3	4	—	2	2	—	—	—	—	—
	30	—	—	—	—	—	—	1	—	—	—	1	—	1	—	—	—
45 bis 54	0	—	2	3	—	—	1	6	6	6	4	6	—	—	—	—	—
	10	1	2	1	—	—	—	8	6	5	1	7	—	1	—	1	—
	20	6	2	3	—	3	1	17	6	13	4	12	—	1	—	1	—
	30	—	1	—	—	—	—	7	4	2	1	5	—	1	—	—	—
	40	—	2	—	—	—	—	—	1	—	—	—	—	—	—	—	—
	50	—	—	—	—	—	—	—	—	1	—	1	—	1	—	—	—
55 bis 65	0	—	1	—	1	1	—	1	—	2	2	1	—	—	—	—	—
	10	—	1	—	—	—	—	1	1	1	3	2	—	—	—	—	—
	20	—	—	1	—	—	—	8	3	7	7	10	—	1	1	—	1
	30	2	—	—	—	—	—	9	3	10	4	8	—	—	1	—	—
	40	—	—	—	—	—	—	1	—	2	—	3	—	—	—	—	—
über 65	0	—	—	—	—	—	—	—	—	—	1	1	—	—	—	—	—
	10	—	—	—	—	—	—	—	1	—	—	—	—	—	—	—	—
	20	—	—	1	—	—	—	1	—	1	2	4	1	—	—	—	—
	30	—	—	—	—	—	—	—	—	—	2	1	—	—	—	—	—

Tabelle 9. *Sitz der Veränderungen.*

Alter	bei Schwerarbeitern										bei Geistesarbeitern								bei Frauen								ZWR verschmälert	Block-bildung
	IV	V	VI	VII	III-V	IV-VI	V-VI	VI-VII	V-VII	III-VII	V	VI	VII	IV-VI	V-VI	VI-VII	V-VII	III-VII	IV	V	VI	VII	V-VI	VI-VII	V-VII	III-VII		
35 bis 44	1	2	1	2	2	—	4	6	1	1	—	—	1	1	2	2	—	—	1	—	—	—	1	—	2	—	1	5/6 S 6/7 S 6/7 F 6/7 S 6/7 S
45 bis 54	—	2	4	2	—	3	9	19	13	5	1	1	1	—	6	—	3	4	—	3	2	—	3	1	3	1	5	
55 bis 65	—	2	4	—	—	2	7	9	17	8	—	1	—	—	—	—	2	2	—	1	1	4	2	3	3	1	4	
über 65	—	2	—	—	—	—	1	1	2	2	—	—	—	—	1	—	1	3	—	—	—	—	1	—	1	—	2	

Wir können auf Grund unserer Untersuchung somit feststellen:

1. Durch das Arbeiten mit Preßluftwerkzeugen wird keine stärkere Schädigung an der Halswirbelsäule hervorgerufen. 2. Die Abnutzungsschäden an der Halswirbelsäule sind bei Preßluftarbeitern nicht häufiger und auch nicht hochgradiger als bei anderen Menschen. 3. Durch Verschmälerung der Zwischenwirbelräume an der Halswirbelsäule infolge Bandscheibendegeneration kann es auch ohne vorausgegangene Entzündung zur Überbrückung der Zwischenwirbelräume und damit zur Blockbildung kommen dadurch, daß Kalkeinlagerungen in das zugrunde gehende Bandscheibengewebe erfolgen unter anschließender Umwandlung in spongiösen Knochen. 4. Die Spondylosis deformans der Halswirbelsäule ist als primäres Leiden lediglich der Ausdruck eines Aufbrauches des Bandscheibengewebes mit dadurch hervorgerufenen Knochenneubildungen am Halswirbelkörper an den Ansatzstellen der Längsbänder.

Die von SCHMORL getroffene Feststellung, daß Randleisten- und Bandscheibenschädigungen die Ursache der Spondylosis deformans sind, muß auch für die Halswirbelsäule gelten. An den am stärksten beanspruchten Wirbelkörpern, am 5 bis 7. Halswirbel, findet sich die Spondylosis deformans besonders häufig. Daß die Abnutzung schon früh einsetzen kann, spricht einerseits für die innere Bereitschaft und andererseits dafür, daß Störungen im Zusammenspiel des vegetativen Nervensystems und der inneren Drüsen als auslösende Ursache

angesprochen werden müssen. Die daneben vorkommenden sekundären
Spondylosis-deformans-Formen, ausgelöst durch Wirbelverletzungen,
Wirbelverrenkungen oder durch Entzündungen und Fehlbelastungen
der Halswirbelsäule infolge Verkrümmung derselben, wurden bei unserer
Betrachtung bewußt ausgeschlossen.

Verkalkung eines Nucleus pulposus im Bereich der Halswirbelsäule
allein konnten wir nicht feststellen, dagegen sahen wir bei hochgradiger
Spondylosis deformans, wie sich die am stärksten betroffenen Wirbel
unter zunehmender Verschmälerung der Zwischenwirbelräume einander
nähern und schließlich eine vollkommene Blockbildung unter Überbrückung des Zwischenwirbelspaltes in ganzer Ausdehnung eintritt.

Literatur.

Arndt: Rö.Prax. *1930*, 1080. — Assmann: Fschr. Röntgenstr. *33*, 139. —
Axhausen: Chir. Kongreß 1923. — Bakke: Fschr. Röntgenstr. *53*, 411 (1936). —
Böhmig: Münch. med. Wschr. *1929*, 1318. — Böhmig u. Prévot: Fschr. Rönt-
genstr. *43*, 541 (1931). — Bürkle de la Camp: XIII. Tagg. Ges. f. Unfallheilk.,
Arch. orthop. u. Unfallchir. *40* (1940). — Braus: Pflügers Arch. *205*. — Canigiani:
Fschr. Röntgenstr. *54* 296 (1936.) — Freund: Arch. klin. Chir. *159*, 434 (1930). —
Gantenberg: Fschr. Röntgenstr. *39*, 650, u. *42*, 470. — Haselhorst: Ref. Zbl.
Chir. *1927*, 2931. — Hueck: Münch. med. Wschr. *1924*, 1224. — Lob: Die Wirbel-
säulenverletzungen und ihre Ausheilung. Verlag Thieme, Leipzig. — Luschka:
Die Halbgelenke des menschl. Körpers. Berlin 1858. — Lyon: Fschr. Röntgenstr. *40*,
635 (1929). — Niedner: Fschr. Röntgenstr. *47* (1933). — Pommer: Arch. orthop.
u. Unfallchir. *17*. — Puhl: Dtsch. Z. Chir. *228*, 172. — Puschel: Beitr. pathol-
Anat. *84*, 123 (1930). — Rathke: Fschr. Röntgenstr. *46* (1932). — Rauber.
Kopsch: Lehrb. u. Atlas d. Anatomie d. Menschen. — Reischauer: Unters. ü. d.
lumb. u. cervikalen Bandscheibenvorfall. Verlag Thieme, Stuttgart 1949. —
Roger: Ref. Zbl. Chir. *1927*, 887. — Schanz: Münch. med. Wschr. *1930*, 94. —
Schinz-Baensch-Friedl: Lehrb. d. Rö-Diagnostik. 4. Aufl., Verlag Thieme,
Leipzig 1939. — Schmorl-Junghanns: Die gesunde und kranke Wirbelsäule.
Verlag Thieme, Leipzig. — Schmorl: Fschr. Röntgenstr. *40*, 18 (1929). — Über-
muth: Arch. klin. Chir. *156*, 567 (1929).

H. Bourmer, Sanderbusch/Oldbg.: **Zur Frage der Halsmarkschädigung
bei Hyperextensionsverletzungen der Wirbelsäule.**

Die Halswirbelsäule bietet auf Grund ihrer außergewöhnlichen Beweglichkeit auch die beste Möglichkeit zur Entstehung aller bekannten
Wirbelbruchformen. Die unangenehmsten Komplikationen sind dabei
die partiellen oder tatalen Lähmungen, deren Entstehung bei den meisten
Bruchformen ohne besondere Schwierigkeiten zu erklären ist. Wir
kennen aber andererseits auch Fälle, in denen nach einem Trauma der
Halswirbelsäule, ohne daß man im Röntgenbild eine Beeinträchtigung
des Verlaufes des Rückenmarkskanals sieht, Lähmungen beobachtet
werden. Böhler glaubt, daß bei solchen Fällen eine Luxation vorgelegen
habe, die sich selbsttätig wieder eingerichtet hat. Barnes u. a. lehnen
diese Erklärung ab und meinen, daß in solchen Fällen ein anderer Verletzungsmechanismus wirksam sein müsse. — Erfahrungsgemäß handelt
es sich bei derartigen Verletzungen meist um die Folge einer maximalen

Hyperextension. BARNES, der zunächst glaubte, daß bei einer Hyperextension eine Dehnung des Rückenmarks stattfände, konnte seine Ansicht durch Versuche nicht beweisen.

Um dieser Frage nachzugehen, haben wir Versuche durchgeführt, wobei wir uns von dem Gedanken leiten ließen, den Hyperextensionsvorgang nachzuahmen und dabei das Verhalten der Wirbelbögen zum Rückenmark zu beobachten. Wir nahmen an, daß bei einer reinen Hyperextension nach Riß des vorderen Längsbandes und Einriß der Zwischenwirbelscheibe die beiden nach oben und unten angrenzenden Wirbelkörper auseinanderweichen, die dazugehörigen Wirbelbögen jedoch gegeneinander gepreßt würden. Das Hypomochlion bei einer reinen Hyperextension ist ja zumeist im Bereich der hinteren Randleisten der beteiligten Wirbelkörper zu suchen. Durch das Gegeneinanderpressen der Wirbelbögen muß es aber zwangsläufig zu einer Verengung des Rückenmarkskanals kommen.

Nachdem dieser Gedankengang theoretisch klar schien, stellten wir Versuche an. Bei mehreren Halswirbelsäulen präparierten wir das Rückenmark unter Belassung der Dura heraus. An Stelle des entfernten Rückenmarks brachten wir eine röntgenographisch darstellbare plastische Modellmasse. Nun führten wir unter Röntgenkontrolle, sowie nach Durchtrennung des vorderen Längsbandes und der entsprechenden Zwischenwirbelscheibe eine kräftige Hyperextension aus, jedoch nur bis an die Grenze, deren Überschreitung Gelenkfortsatz- oder Bogenbrüche hervorgerufen haben würde. — Dabei sahen wir eindeutig, daß die den auseinanderweichenden Wirbelkörpern zugehörigen Bögen gegeneinander gepreßt wurden. Diese Bewegung führte dazu, daß die beiden Wirbelbögen in Richtung Rückenmarkskanal gedrückt wurden und dort das Mark komprimierten. Dieser Vorgang ließ sich bei allen Versuchen in gleicher Form nachahmen.

Anschließend führten wir die Laminektomie durch. Nach Freilegung der Modellmasse sah man eindeutig die Druckstellen der Wirbelbögen.

Es kann nach diesen Versuchsergebnissen keinem Zweifel unterliegen, daß bei Hyperextensionsverletzungen der Halswirbelsäule der beobachtete Vorgang als eine der Möglichkeiten einer etwa vorliegenden Markschädigung angesehen werden muß. Der Liquor stellt bei dieser Verletzungsform keinen ausreichenden Schutz dar, da er als nicht komprimabele Flüssigkeit der Gewalteinwirkung ausweicht.

Nach Beendigung der äußeren Gewalteinwirkung sorgen die Eigenform der Halswirbelsäule, sowie die Hals- und Nackenmuskulatur für die Wiederherstellung nahezu normaler Verhältnisse. Wenigstens hat dies nach den Röntgenbildern zumeist den Anschein. Lediglich die Verringerung des Zwischenwirbelraumes und der meist zu beobachtende Abriß einer der vorderen Randleisten lassen den mittelbaren Schluß auf das Vorliegen einer Hyperextensionsverletzung zu.

KATZ, Karlsruhe: Im Zusammenhang mit den Überlastungsschäden und Unfallfolgen im Bereich der Lendenwirbelsäule möchte ich ganz kurz auf *Spätfolgen* aufmerksam machen, die *durch eine chron. Ischias* verursacht werden können.

Eine junge Krankenschwester erkrankte 1915 im Kriege an einer linksseitigen
Ischias. Es entwickelte sich daraus ein über viele Jahre sich hinziehendes chronisches
Ischiasleiden, das als Kriegsdienstbeschädigung anerkannt wird. Heute, nach
35 Jahren, bietet die Lendenwirbelsäule folgendes Bild (Projektion). Sie sehen die
skoliotische Verbiegung, die aus der ursprünglichen Zwangshaltung entstanden ist.
Diese Verbiegung hat sich infolge des chronischen Verlaufs des Ischiasleidens
fixiert. Ich will dabei gar nicht auf die Frage eingehen, ob ursprünglich ein Bandscheibenvorfall bestanden hat oder nicht. Es ist aber nötig, die Aufmerksamkeit
auf die Möglichkeit einer derartigen Entstehungsweise einer Wirbelsäulenverbiegung
zu richten, da in einem Gutachten ein ursächlicher Zusammenhang zwischen Skoliose
und Ischiasleiden rundweg abgelehnt worden ist. Auch auf die sekundären spondylotischen Veränderungen brauche ich in diesem Zusammenhang nicht einzugehen.
Heute ist die Ischias übrigens abgeklungen. Aber etwas Weiteres hat sich noch
ergeben, was zur Gesamtheit der Ischiasfolgen in diesem Fall gehört (Projektion).
Sie sehen hier eine Beckenübersichtsaufnahme von derselben Patientin. Ich bitte
Sie, auf die Hüftgelenkspfannen zu achten. Die linke ist ganz normal. Die rechte
zeigt aber einen Knochenanbau am oberen Pfannenrand (Projektion). Dies ist das
Gelenk, das durch die veränderte Körperhaltung mit Beckenschiefstand durch viele
Jahre hindurch eine stärkere Belastung erfahren hat als das andere. Wir sind
gewohnt, als Folge derartiger Überlastungen eine Arthrosis deformans zu sehen.
Ich glaube, daß in diesem Fall die Reaktion des Knochens eine andere war. Es hat
sich ein Vorbau am oberen Pfannenrand herausgebildet, der mit einem Aufbrauch-
vorgang nichts zu tun hat. Hier hat der Knochen auf die Mehrbelastung mit einer
Hypertrophie geantwortet, wie wir es auch sonst aus der allgemeinen Pathologie
kennen. Diese kleine Demonstration sollte zeigen, daß ein Ischiasleiden nicht auf
den Nerven und die Wirbelsäule beschränkt zu bleiben braucht, sondern daß auch in
besonders gelagerten Fällen *Spätfolgen am Hüftgelenk* auftreten können. Ich bin
überzeugt, daß noch weitere derartige Befunde zusammengetragen werden könnten.
wenn darauf geachtet wird.

KRÖKER, Essen (mit 2 Abb.): Zur Feststellung von Bandscheibenschäden wird
die Röntgenuntersuchung in großem Ausmaße mit herangezogen. Trotzdem ist
die Einschätzung des Wertes der Röntgenuntersuchung sehr unterschiedlich. Die
in der Literatur angeführten Zahlen, in welchem Prozentsatz verwertbare Veränderungen auf dem Röntgenbild gefunden werden, differieren erheblich. (SCHELLER
10%, BROCHER 40%, eigene Untersuchungen ebenfalls mindestens 40%.)
Es ist daher wichtig, weitere Symptome aufzufinden, die einen Bandscheibenschaden erkennen lassen. Besonders bedeutungsvoll ist dieses auch für die Begutachtung, die entscheiden soll, ob auf einen Unfall zurückgeführte Beschwerden
traumatischer Natur sein können, welche nach dem klinischen Befund aber einen
Bandscheibenschaden vermuten lassen. Gelingt es in diesen Fällen, röntgenologisch
einwandfreie Symptome aufzufinden, die einen schon bestehenden degenerativen
Bandscheibenprozeß beweisen, so wird eine Begutachtung wesentlich erleichtert.
Zwei Röntgensymptome sollen in folgendem hervorgehoben werden: 1. Auf dem
Röntgenbild sichtbare Rißbildungen in degenerativ veränderten Bandscheiben.
Und zwar gelingt die Darstellung der Risse in Form von spaltförmigen Aufhellungen
im Zwischenwirbelraum, die den Deckplatten parallel verlaufen. Dazu bedarf es
während der Aufnahme einer starken Lordosierung der Lendenwirbelsäule bei
genau seitlicher Lagerung. Auf diese Spaltaufhellungen haben früher schon
MARDERSTEIG, später KNUTSSON und KRÖKER hingewiesen. Es werden einige
solcher Spaltbildungen demonstriert (Abb. 1). Diese Spaltaufhellungen in der
Bandscheibe sind nicht nur in stark verschmälerten Bandscheiben zu finden, sondern
auch an solchen, die nur geringfügige Verschmälerungen aufweisen und bei denen
die in der Nachbarschaft befindlichen Deckplatten noch keine Veränderungen
zeigen. Man findet solche Spaltaufhellungen sogar bei Jugendlichen; bei ihnen
besonders im Bereiche der vorderen Annuli fibrosi (vorwiegend im Zusammenhang
mit einer SCHEUERMANNSchen Erkrankung). Es gelingt auch mehrfache Vakuum-
spalte innerhalb einer Bandscheibe festzustellen.
Mit der röntgenologischen Darstellung eines Bandscheibenrisses ist eindeutig der
Nachweis erbracht, daß sich degenerative Vorgänge in der Bandscheibe abspielen.

Daher müssen für die angeschuldigten Beschwerden gegebenenfalls diese Degenerationsveränderungen verantwortlich gemacht werden.

2. Eine weitere wichtige Veränderung, die einen älteren Bandscheiben*vorfall* mit Sicherheit erkennen läßt, ist die dorsale Randzacke. Wir kennen diese schon lange; aber es gelingt nur in einem kleinen Prozentsatz, sie auf den rein seitlichen Aufnahmen bei Kranken mit Bandscheibenvorfällen nachzuweisen. SOLOMON gibt als Häufigkeit 2% an. Wir haben bei ausgesuchten Fällen von reinen Ischias- und Lumbagokranken in 9% dorsale Randzacken finden können.

KOVÁCS hat in den Acta Radiologica und in der schweizerischen Zeitschrift Radiologia Clinica eine Methode der Untersuchung angegeben, durch die es möglich gemacht wird, gerade im Bereiche der Lendenbandscheiben 4 und 5 an den angrenzenden Deckplatten diese postero-lateral gelegenen Randzacken, die einen Vorfall als Ursache haben, nachzuweisen. Durch diese Einstellung wird das Foramen intervertebrale 4 und 5 weitgehend frei projiziert. Man sieht in einer großen Anzahl der Fälle bei Ischiaskranken bzw. bei Kranken mit Lumbagobeschwerden oder unbestimmten Kreuzschmerzen diese Ischiassporne, wie KOVÁCS sie nennt.

In einer größeren Untersuchungsreihe innerhalb eines halben Jahres konnten wir bei 70—75% aller Kranken, die Ischias- oder Lumbagobeschwerden aufwiesen, dorsale Randzacken entweder in der Einzahl oder in der Mehrzahl feststellen. In einer Reihe von Fällen sind 2 übereinanderliegende Deckplatten, in manchen Fällen auch Deckplatten auf beiden Seiten mit solchen Randzacken versehen nachzuweisen (Abb. 2; Tab. 1). So ermöglicht uns diese lumboinguinale Einstellung, wie sie von KOVÁCS genannt wird, die Röntgendiagnose des Bandscheibenvorfalles.

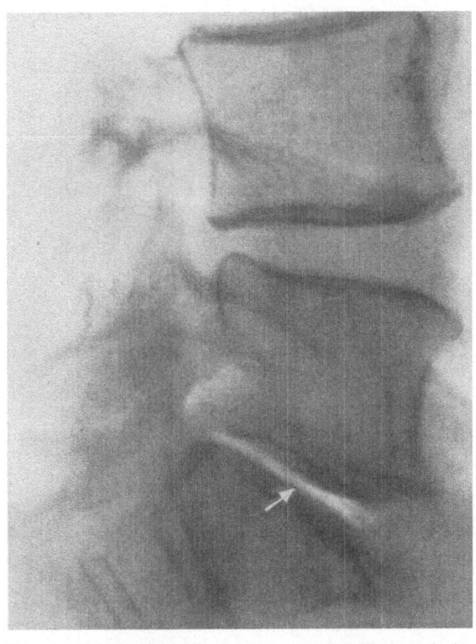

Abb. 1. Spaltaufhellung in der verschmälerten 5. L. Bdscheibe, ventral sich verdoppelnd. Aufnahme in starker Lordose.

Tabelle.

Anzahl der untersuchten Kranken ..	100	
Röntgenologisch positiv	77	
a) Sporne	67	
b) sichtbares Bandscheibengewebe .	10	
		a b
1. einseitige Befunde	46	(38 + 8)
2. doppelseitige Befunde	21	(20 + 1)
3. mehrere Bandscheiben befallen	10	(9 + 1)
Röntgenologisch ohne Befund	23	

Ähnlich wie in vereinzelten Fällen das vorgefallene Bandscheibengewebe auf rein seitlichen Aufnahmen sichtbar wird (Kröker), so wird durch diese Aufnahmetechnik neben den sekundären Spornbildungen in einer beträchtlichen Anzahl von Fällen das eigentliche vorgefallene Bandscheibengewebe erkennbar (Kovács).

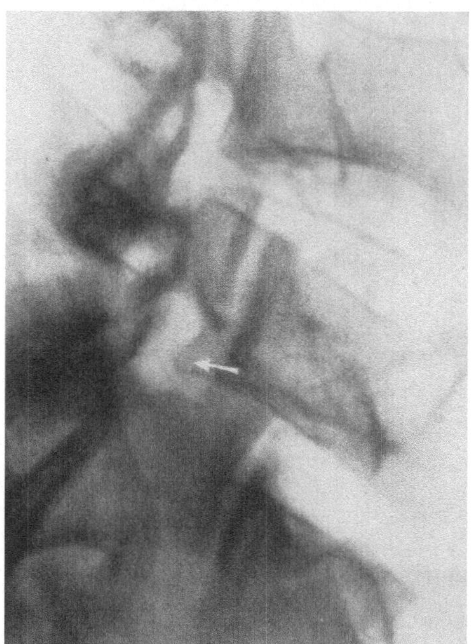

Abb. 2. Ischiasschmerzen re. Lasègue re. pos. Rö. (K.): Kleine posterolaterale Randzacke re. an der unteren Deckplatte des 5. L.W.K. Leichte Verschmälerung der 5. L. Bdsch.

Die Ergebnisse der chirurgischen Eingriffe haben, wie Kovács ausführt, die mit dieser Methode gestellten Diagnosen in weitgehendem Ausmaße bestätigt (von 40 Fällen 36).

Durch diesen Nachweis wird von vornherein eine größere Sicherheit in der Diagnose gegeben. Finden wir mehrere dorsale Randzacken, so ist dies ein Hinweis, daß nicht nur eine, sondern mehrere Bandscheiben befallen sein können, bzw. daß nicht nur einseitig, sondern beiderseitig solche Vorfälle stattgefunden haben. Dieses erscheint besonders wertvoll, da die neurologisch-klinische Untersuchung bei mehreren Vorfällen übereinander eine sichere Segmentdiagnose nicht immer zuläßt (Kroll und Reiss, Bradford und Spurling). Andererseits wissen wir, daß die Angaben über die Häufigkeit multipler Prolapse bei den verschiedenen Autoren schwanken (Krayenbühl 15 %, Kroll und Reiss 40%). Schließlich wissen wir, daß die Vorfälle beiderseitig sein können, aber auch Seitenwechsel derselben vorkommen. Die Einstelltechnik ist einfach. Der Pat. wird genau seitlich gelagert. Es werden grundsätzlich beide Seiten untersucht. Bei der seitlichen Lagerung wird nur das Becken leicht tischwärts geneigt, so daß ein Winkel von 60° entsteht. Der Zielstrahl kommt cranio-caudal in einem Winkel von 20 bis 30° und zielt hinter der Spina iliaca posterior auf den 5. Intervertebralraum. Wenn die Einstellung genau erfolgt, genügt für jede Seite ein Format von 13/18 cm. Dadurch ist diese Untersuchung auch nicht sehr kostspielig.

Das Ergebnis unserer Untersuchungen, das aus der Tabelle zu ersehen ist, deckt sich weitgehend mit den Untersuchungsergebnissen von Kovács.

Literatur: Kovács, A.: Acta radiol. *XXXII*, 287. — Kovács, A.: Rad. clin. *XIX*, 6 (1950). — Kröker, P.: Fschr. Röntgenstr. *72*, 1. — Mardersteig, Kl.: Fschr. Röntgenstr. *52*, 278.

Richter, Düsseldorf: Bericht über makroskopische und mikroskopische Befunde an Bandscheiben der Lendenwirbelsäule von Leichen im Alter zwischen 11 und 84 Jahren. Demonstration der Lebenskurve der Lendenwirbelbandscheibe an Horizontalschnitten. Schon im 3. Lebensjahrzehnt sind regelmäßig Flüssigkeitsverluste des Nucleus pulposus und Faserverwerfungen festzustellen. Im 4. Lebensjahrzehnt finden sich Aufbrüche des Faserringes gegen die Foramina intervertebralia und gegen das Lig. long. post.; es kommt zu Verlagerungen von Nucleus pulposus-Material und zu Höhlenbildungen. Mikroskopisch finden sich an den bradytrophen Geweben der Bandscheibe schon im 2. Lebensjahrzehnt Verfettungen der Zellen und der Faserstrukturen. Von etwa dem 35. Lebensjahre ab sind Änderungen der Durchsaftung des Gewebes, grobe Verquellungen, Nekrosen mit oder ohne Verfettung oder Verkalkung regelmäßige Befunde. Vaskularisation der Bänder und auch Gefäßsprossungen in die Bandscheibe werden beobachtet. Die Befunde an dem Kontrollmaterial von Sektionen in Fällen ohne besondere klinische Erscheinungen müssen für die Beurteilung von Bandscheibenveränderungen, die mit klinischen Erscheinungen einhergehen, mitberücksichtigt werden. Beim Vergleich der Befunde des Kontrollmaterials mit den mikroskopisch untersuchten 80 Bandscheiben, die bei Operationen von KUHLENDAHL gewonnen wurden, ergaben sich grundsätzlich gleichartige Veränderungen; Unterschiede lagen höchstens im Quantitativen.

HÄBLER, Hannover weist darauf hin, daß die Durchgangsärzte bei Hexenschuß und sogenannten Muskelzerrungen besonders sorgfältig die Anamnese prüfen und mit der Anerkennung als Unfallfolge bei Bandscheibenvorfall oder Verdacht auf solchen zurückhaltend sein müssen, da u. U. das durchgangsärztliche Urteil bei Berufungsverfahren zur Grundlage für die Anerkennung eines Bandscheibenvorfalls gemacht werden kann.

REIMERS, Wuppertal-Elberfeld: Herr REISCHAUER legt dem Bandscheibenleiden genetisch im wesentlichen eine Degeneration zugrunde. Gegen diese Auffassung möchte ich sowohl begrifflich als auch hinsichtlich der unfallrechtlichen Konsequenzen meine größten Bedenken zum Ausdruck bringen. Wir können an der Diskussion der Fachpathologen um den Degenerationsbegriff nicht vorbeigehen. Ich darf insbesondere auf die Arbeiten SIEGMUNDS und seiner Schule, LETTERERS u. a. hinweisen. Wenn der Ausdruck Degeneration gebraucht wird, so müssen wir wissen, in welchem Sinne er gemeint ist. Handelt es sich um eine Nekrobiose, um eine Metamorphose oder welche Vorstellungen sind damit verbunden? Sieht man darin einen reversiblen Vorgang oder nicht? SCHMORL und seine Schule verwenden den Begriff Degeneration weitgehend im Sinne von Alterung. Zwischen Alterung und Häufigkeit des Bandscheibenvorfalles lassen sich aber keine bestimmten Beziehungen aufstellen. Ich selbst kann mit dem Begriff Degeneration nichts anfangen. Wir tun gut, ihn, entsprechend dem Vorschlag führender Pathologen, insbesondere aus der Diskussion um den Bandscheibenprolaps zu streichen.

Aber auch für die unfallrechtliche Beurteilung ist der Degenerationsbegriff bedenklich. Sehen wir eine solche Genese als gegeben an, so müssen wir uns klar sein, daß ein Unfallereignis auf eine kranke Wirbelsäule anders zu werten und trotzdem entschädigungspflichtig ist. Wir können uns in der Beweisführung nicht darauf berufen, daß das angeschuldigte Unfallereignis nicht das betriebsübliche Maß überschritten habe und deshalb als Unfall im Sinne des Gesetzes nicht anzusehen sei. Für eine kranke (degenerative) Wirbelsäule kann z. B. das Tragen einer Stahlflasche schon ein Unfallereignis im Sinne des Gesetzes bedeuten. Wir müssen dann vielmehr den Nachweis führen, daß das Austreten des Prolapses als Endergebnis eines degenerativen Prozesses bei jeder anderen Gelegenheit mit der gleichen Wahrscheinlichkeit sich ereignen konnte, was praktisch für viele Fälle höchst problematisch wird.

Ferner liegt mir ein Gutachten vor, wo der Kollege von dem Tenor der zunehmenden Zermürbung und Degeneration der Bandscheibe dahingehend Gebrauch macht, daß eine an sich entschädigungspflichtige Unterschenkelamputation durch die ständige Fehlbelastung zum Bandscheibenprolaps geführt habe. Die Bandscheibenischias sei deshalb als Folge der vor mehr als einem Jahrzehnt erfolgten Unterschenkelamputation anzusehen.

Gar nicht einverstanden bin ich mit der Auffassung Herrn REISCHAUERS, daß Spondylosis deformans und andere Krankheitsbilder der Zwischenwirbelscheibe ohne weiteres mit dem, was wir als Bandscheibenhernie operieren, identisch sei. Eine eingehende Beweisführung ist hier im Rahmen einer Diskussionsbemerkung natürlich nicht möglich. Die Differenzierung der verschiedenen Krankheitsbilder überschreitet wahrscheinlich die Grenzen der pathologisch-anatomischen Methodik. Eine weitgehende Analyse dürfen wir von kolloid-chemischen Untersuchungen erwarten.

SCHAEFER, Bremen: Es scheint mir dankenswert, darauf hingewiesen zu haben, daß man bei der Begutachtung, ob Unfallfolge vorliegt, nicht von der „kranken" Zwischenbandscheibe ausgehen darf. Denn, wann ist sie krank? Wenn sie beim Heben gewöhnlicher Lasten zerreißt? Oder ist sie nicht „krank", solange dieses Ereignis nicht eintritt? Krankheit ist kein naturwissenschaftlicher Begriff. Gesundheit schließt Krankheit und Krankheit Gesundheit aus. Krankheit ist also ein korrelativer Begriff und kein naturwissenschaftlicher. Ein naturwissenschaftlicher Begriff ist aber das Ereignis. Es besteht bei der Begutachtung also die Gefahr, daß man unlogisch wird, wenn man einen naturphilosophischen Begriff (Krankheit) und einen naturwissenschaftlichen Begriff (Ereignis) ineinander wirken läßt. Man darf nicht von der „Krankheit" ausgehen, sondern muß zuerst das Ereignis ins Auge fassen, von dem ermittelt werden muß, ob es einen Unfallcharakter hatte. Dieses Ereignis wirkt auf die Vorgänge, die sich im „kranken" Gewebe abspielen, entweder fördernd („krankmachend") oder es hat eine direkte mechanische Wirkung, die als accidente die Katastrophe (Prolaps) herbeiführen kann, somit kein Unfall im Sinne des Gesetzes ist. Beurteilt man so, dann kommt es nicht zu der irrigen, aber oft anzutreffenden Auffassung, nach der die Ursache groß gewesen sein muß, wenn die Folgen groß waren.

QUENSEL, Schkeuditz: Bei den überaus häufigen Fällen von Ischias und Lumbago ergibt auch uns die klinisch-neurologische Untersuchung oft genug das klassische Bild eines Bandscheibenprolapses, wenn auch der Röntgenbefund häufig einen solchen nicht eindeutig erkennen läßt. Leider besteht bei uns die größte Schwierigkeit, die Zustimmung der Kranken zu einem operativen Eingriff zu erlangen. Da man zuerst ja immer konservativ behandelt, und wir mit lokalen Injektionen zumal in der auch von STENDER empfohlenen Pendelschen Methode Besserung erzielten, erklären die Leute sich, sobald man ihnen Operation vorschlägt, für zufrieden und wieder arbeitsfähig. Es ist uns bisher nicht gelungen, die offenbar anderweitig bestehende operative Atmosphäre zu schaffen, obwohl wir uns immer wieder in diesem Sinne bemüht haben.

BAADER, Hamm: Erlauben Sie mir, vom Standpunkt des Internisten und Gewerbemediziners, einige Worte zum Bandscheibenproblem.

Es scheint mir wichtig, noch einmal zusammenfassend hervorzuheben, daß alle heute gehörten Referenten einen Unfall als Ursache des Bandscheibenschadens ablehnen, wobei man wohl für besonders brutales Unfallgeschehen in freilich sehr seltenen Fällen eine Ausnahme wird gelten lassen müssen. Ebenso aber besteht auch Einigkeit über die Auffassung, daß der Bandscheibenschaden zu den Aufbrauchs- und Abnutzungskrankheiten des Skelettsystems gehört. Wir verdanken dem Unfallchirurgen BAETZNER, der wohl als erster die Gleichsinnigkeit der Sport- und Arbeitsschäden in seiner Pathologie der Funktion herausstellte, die Erkenntnis, daß auch die Bandscheibendegeneration zu den Arbeitsschäden der Schwerarbeiter gehört, und er hat die von REISCHAUER als Folgezustand des Bandscheibenschadens bezeichnete Spondylosis schon vor Jahren als typischen Berufsschaden der Bergleute in seiner bekannten Monografie abgebildet. Der Pathologe SIEGMUND hat auf dem 8. Internationalen Kongreß für Unfallheilkunde 1938 in Frankfurt in seinem großangelegten Referat über Anlage und Abnutzung die Bandscheibenschäden gleichfalls als Berufsschäden angeführt, für die Besonderheiten der Berufsarbeit in bestimmten Schwerarbeiterberufen im Sinne eines erhöhten Verbrauchs und vermehrter Abnutzung verantwortlich zu machen sind. Diese Erkenntnis hat auch unser Schweizer Gast BAUMANN soeben durch schöne Beispiele in seinem Referat vertreten. Dabei ist es interessant, daß gerade viele Vertreter der Schweizer Unfallheilkunde, wie der bekannte Oberstdivisionär BIRCHER, der Unfallchirurg WERTHMANN u. a., seit Jahren eine Erweiterung der von der Schweizer Unfallversicherungsanstalt (= SUVA) gewährten Entschädigung für Berufskrankheiten und Arbeitsschäden auch für die Bandscheibenschäden fordern. Wir dürfen hier eine Parallele ziehen zum Meniskusschaden. Auch dieser wurde erst als Unfall angesehen, bis es dank der Forschung unserer besten Unfallmediziner, wie MAGNUS, BÜRKLE DE LA CAMP, ANDREESEN, gelang, den Meniskusschaden als typischen Arbeitsschaden und damit als Berufskrankheit der Schwerarbeiter und Sportler aufzudecken. Gerade die Unfallmediziner des Industriegebiets haben in ihren Publikationen wiederholt gefordert, den Meniskusschaden unter die Berufskrankheiten einzureihen, und es wird sie daher mit Genugtuung erfüllen müssen, daß die 6. Berufskrankheitenverordnung der Ostzone seit dem 1. April d. J. ihrer alten Forderung entsprochen hat und die Meniskusschäden zu meldepflichtigen Berufskrankheiten erklärte. Ebenso ist dies auch bei den Bandscheibenschäden erfolgt. Die Bandscheibenschäden sind nach meiner Beurteilung — und ich sehe als Leiter des Knappschaftskrankenhauses Hamm mit seiner in Westdeutschland wohl einmaligen großen Rheumaabteilung eine sehr große Zahl von rheumatischen Erkrankungen der Bergleute — ein Berufsschaden der Bergleute, der nicht seltener als Staublunge und Preßluftschaden zu sein scheint. Unter den in 3 Jahren eingewiesenen rund 4000 rheumatischen Bergmannserkrankungen waren 2480 Lumbago- und Ischiaskranke, bei denen in über 11% ein Bandscheibenschaden als Ursache ihrer Beschwerden festzustellen war. Ich habe bei 100 eindeutigen Bandscheibenvorfällen 95mal Arbeit im Gedinge als Hauer unter Tage, also schwerste Akkordarbeit, bei den Befallenen als Beruf festgestellt, und nur 5 Patienten waren Übertagearbeiter, unter ihnen 1 Schmied, 2 Schlosser. An der Tatsache, daß gerade der Schwerstarbeiter und insonderheit der Bergmann unter Tage von dem Bandscheibenschaden als einem häufigen Berufsschaden bedroht ist, scheint mir kein Zweifel berechtigt. KOELSCH, der Altmeister der deutschen Gewerbemedizin, nennt zudem die Spondylosis deformans — welche Herr REISCHAUER als das steinerne Denkmal des noch dynamisch unruhigen Bandscheibenvorfalls bezeichnet — die „typische Berufskrankheit" der Bergleute. Wenn Herr REISCHAUER darauf hinweist, daß er auch bei zahlreichen Hausfrauen Zwischenwirbelscheibenschäden sah, so möchte ich darin keinen Widerspruch sehen. Es ist zu bedenken, daß das weibliche Skelettsystem wesentlich feiner gebaut ist als das des Mannes und daß die Hausfrau bei der Hausarbeit (Schleppen schwerer Einkaufstaschen, Tragen von Eimern sowie zahlreiche Handverrichtungen des Hausfrauenlebens) auch einem täglichen Aufbrauch ausgesetzt ist, so daß ich nicht anstehe, den Hausfrauenberuf als eine Art „weiblicher Schwerarbeit" zu werten. Gewiß wird es im Einzelfall oft recht schwierig sein, die Bedeutung des beruflichen Faktors bei der Bewertung einer Aufbrauchserkrankung wie der Meniskus- und der Bandscheibenschäden richtig abzuschätzen, da diese Erkrankungen auch bei nichtkörperlicher schwerer Arbeit vorkommen können. Ich möchte hierzu auf ein Analogon in der Berufskrankheitengesetzgebung hinweisen: Die entschädigungspflichtige Tuberkulose des Haus- und Pflegepersonals. Auch die Tuberkulose ist in der Bevölkerung stark verbreitet und befällt Männer, Frauen und Kinder mit und ohne Beruf. Auch die überdurchschnittliche berufliche Gefährdung des Pflegepersonals (Ärzte, Schwestern, Stationsmädchen), welche in jedem Einzelfall genau geprüft werden muß, berechtigt dennoch, die Tuberkulose dieser Berufsgruppe als Berufskrankheit anzuerkennen. Genau so wird es bei den Bandscheibenschäden sein, wo nur die überdurchschnittliche Inanspruchnahme des Skeletts des Schwerarbeiters die Annahme einer Berufskrankheit wird rechtfertigen können. Die deutschen Unfallmediziner haben hier also ein Problem vor sich, dem sie sich nicht mehr entziehen können, und es scheint mir notwendig, eine recht umfangreiche Nachprüfung der verschiedenen Gruppen von Schwerarbeitern hinsichtlich ihrer Aufbrauchskrankheiten durchzuführen, da ohne eine solche eine Ablehnung des Zwischenwirbelscheibenschadens als Berufskrankheit mir nicht verantwortbar dünkt.

REISCHAUER, Essen: *Schlußwort.* Zu der Frage der Bandscheibenschäden als entschädigungspflichtiger Berufskrankheit geben die Ausführungen des Herrn BAADER keinen Anlaß, meinen Worten etwas hinzuzufügen. Zu der Bemerkung von Herrn HÄBLER über die Bedeutung der ersten Zusammenhangsbeurteilung durch den Durchgangsarzt beim Verheben usw., empfehle ich die Formularfrage „Bedenken gegen den Unfallzusammenhang" so zu beantworten, wie ich es seit 20 Jahren getan habe: Bedenken ja, wenn nicht in 3 Wochen geheilt und wenn später Rückfälle. Jede Zerrung ist bis dahin repariert, alles andere ist Krankheit. Die Ausführungen der Herren KUHLENDAHL und REIMERS sind mir offengestanden unverständlich. Man kann nicht den Ermüdungsschaden der Wirbelscheibe wegen der Häufigkeit anatomischer Schäden an scheinbar Gesunden als normalen Alterungsvorgang ohne Krankheitsbedeutung bezeichnen, der das Aufkommen von Symptomen nicht ohne traumatischen (richtiger wohl mechanischen) Zusatzfaktor motiviere. Wie es bei der Arteriosklerose symptomlose, nur anatomisch faßbare Alterungsvorgänge, aber auch schwer pathologische Grade gibt (Gangraen, Apoplexie, Coronarinfakt), gibt es die größten graduellen Unterschiede aus der Krankheit selbst auch bei den Aufbrauchsschäden der Wirbelscheibe. Man kann nicht von Degeneration als gegebener Größe sprechen, vom steiferen Rücken der Alten (Alterungsvorgang) bis zur Frühdegeneration mit schweren klinischen Symptomen gibt es alle Übergänge. Bei dem erwähnten Unfall am Zyklon bekam der Jüngere aus einer plötzlichen Muskelaktion einen Prolaps, der Ältere trotz Sturz aus 10 m Höhe mit mehreren Frakturen und Serienfraktur der Lendenquerfortsätze kein Bandscheibensymptom. Dort, wo der traumatische Zusatzfaktor grob vorlag, kein Prolaps, wohl aber Prolaps bei dem Jüngeren ohne äußeres Trauma. Die somit wirklichkeitsfremde These Kuhlendahls stützt sich auf anatomische Leichenbefunde, der Tote ist aber stumm bezüglich der Vorgeschichte und stumm bezüglich der folgenden Abläufe, wenn er nicht gestorben wäre. Es sollte zu denken geben, daß auch die gründlichsten Leichenuntersuchungen eines Schmorl die eigentliche Bedeutung der Wirbelscheibe für die Klinik übersehen haben. Die Klinik und das Leben zeigen das Gegenteil von den Schlüssen Ks. Wir sollten die große Forschungsaufgabe, die unbegreiflichen individuellen Unterschiede im Ausmaß der Bandscheibenschäden, insbesondere die Frühdegenerationen, zu klären, nicht durch billige täglich zu widerlegende Scheinerklärungen, wie den Rheumatismus gestern und das Trauma heute, ihres Antriebs berauben. Das Gros der klinischen Symptome ist durch die in der Bandscheibe selbst liegenden Ursachen allein erklärt und tritt ohne traumatischen Zusatzfaktor auf.

Bürkle de la Camp, Bochum: Ich danke den Vortragenden und Ausspracherednern, vor allem aber Herrn Reischauer, für seine ausgezeichnete und kritische Übersicht. Das Thema der Unfallbegutachtung der Bandscheibenschäden habe ich als wichtigstes auf die Tagesordnung gestellt, da gerade auf diesem Gebiete in der Begutachtung die merkwürdigsten Ansichten zutage treten. Bei der diesjährigen Tagung der Deutschen Gesellschaft für Chirurgie habe ich versucht, Leitsätze für die Begutachtung und Klärung der Zusammenhangsfrage von Unfall- und Bandscheibenschaden aufzustellen, die sich mit den von Herrn Reischauer vorgetragenen Ansichten decken. Ich glaube, daß die Ausführungen des Herrn Reischauer so überzeugend waren, daß die meisten Anwesenden sie als richtig erkennen.

Die von Herrn Kröker beschriebene Darstellung des Bandscheibenschadens im Röntgenbild ist sehr einleuchtend und nachahmenswert.

Herrn Baaders Ansicht, daß die Bandscheibenschäden zu den entschädigungspflichtigen Berufskrankheiten gehören sollten, kann ich mich nicht anschließen.

M. Hochrein, Ludwigshafen/Rh.: **Zur Begutachtung der traumatischen Coronarinsuffizienz.** (Mit 4 Abb.).

Bei der Beurteilung der Unfallfolgen hat sich die Innere Medizin überaus häufig mit Herzbeschwerden zu befassen. Die Kranken berichten, daß nach irgendeinem Trauma Herzbeschwerden aufgetreten sind, die zu einer mehr oder minder starken Einschränkung der Arbeitsfähigkeit geführt haben. Die ärztliche Begutachtung steht dabei vor folgenden Fragen:

1. Klärung der Art der Herzbeschwerden,
2. Nachweis des Zusammenhanges mit dem angegebenen Trauma,
3. Feststellung des Grades der dadurch bedingten Erwerbsminderung,
4. Prognose der Unfallerkrankung.

Beim Auftreten von Herzbeschwerden wird man in erster Linie an eine Coronarinsuffizienz denken, da sich auf diesem Boden die meisten subjektiven Empfindungen von seiten des Herzens entwickeln.

Um die Probleme, die die Unfallmedizin in bezug auf das Coronarsystem zu lösen hat, leichter verständlich zu machen, empfiehlt es sich, einen kurzen Blick auf die Physiologie des Coronarsystems zu werfen.

Bekanntlich war man früher der Auffassung, daß das Herz abhängig von der Höhe des Aortendruckes vollkommen druckpassiv durchblutet wird, wobei der Blutstrom im Coronarsystem durch die Systole des Herzens eine Hemmung erfahren soll, die um so größer sei, je stärker die Herzkontraktion erfolge. Unter biologischen Bedingungen konnten wir am schlafenden Versuchstier erstmalig nachweisen, daß die Herzdurchblutung abhängig ist von der Herzleistung (HOCHREIN und KELLER). Mechanische, nervöse und humorale Faktoren sind an dieser Regulation beteiligt. Die Coronardurchblutung wird durch die Systole nicht gehemmt, sondern gefördert. In Bestätigung dieser Beobachtungen gelang es REIN nachzuweisen, daß die Durchblutungsverhältnisse des Herzens bei gleicher Herzleistung günstiger liegen, wenn das Herz im Schongang läuft, d. h. wenn bei einem bestimmten Minutenvolumen die Größe des Schlagvolumens überwiegt. MEIER-GOLLWITZER und KROETZ konnten diese Beobachtungen durch genaue Stoffwechseluntersuchungen des Myokards ergänzen.

Bisher wurde die Vorstellung vertreten, daß im Interesse der Kontinuität des Kreislaufes die Leistung des linken und rechten Herzens gleich sein müsse. Wir konnten auf Grund tierexperimenteller Studien nachweisen, daß diese Hypothese, die bisher vielfach als Grundlage für die Beurteilung der Herzarbeit diente, nicht zu Recht besteht. Rechtes und linkes Herz können unter physiologischen und pathologischen Verhältnissen verschieden große Arbeit leisten (HOCHREIN und MATTHES), wobei der Lungenkreislauf imstande ist, den haemodynamischen Ausgleich zu schaffen. Das von uns erkannte Grundprinzip der Abhängigkeit der Herzdurchblutung von der Herzleistung bleibt auch für die einzelnen Herzhälften bestehen. Wenn das rechte Herz eine größere Arbeit leistet als das linke, wird es auch besser durchblutet und umgekehrt.

Fragt man sich nun nach Vorgängen, die plötzlich die Gesetzmäßigkeiten, die zwischen Herzleistung und Herzdurchblutung bestehen, unterbrechen, so wird man in der Unfallmedizin, abgesehen von einigen groben mechanischen Veränderungen, besonders an humorale und vasomotorische Störungen denken müssen.

Im Tierversuch läßt sich zeigen, daß im Coronarsystem der Vagus konstriktorisch, der Sympathicus dilatatorisch wirkt. Diese am isolierten Organ festgestellte Gesetzmäßigkeit bedarf einer Korrektur, wenn wir die Untersuchungsergebnisse am Ganztier betrachten. Wenn nämlich der Vagus mit verschiedenen Stromstärken und -arten gereizt wird, kann sowohl eine Coronarkonstriktion als auch eine -dilatation beobachtet werden (HOCHREIN und GROS), ein Befund, der durch die Untersuchungen von KATZ und JOCHIM, DALE und LOEWI weitgehend bestätigt werden konnte.

Maßgeblich für den Erfolg nervöser Impulse am Coronarsystem ist aber nicht nur die Art des Reizes, sondern auch die Ausgangslage des nervösen Coronartonus.

Mit der Sprache der Klinik zeigen diese Tierversuche, daß ein bestimmter Reiz, der das Coronarsystem trifft, je nach der Disposition, in der sich dieses Organ befindet, eine ganz verschiedene Reaktion zur Folge haben kann.

Es ist nun sehr interessant, daß nicht nur durch eine direkte Nervenreizung, sondern auch auf dem Wege über verschiedene Reflexe, die vom unteren Oesophagusabschnitt, Magen, Darm, Gallenblase, Hiatushernie, Duodenaldivertikel usw. ihren Ausgang nehmen, die Coronardurchblutung beeinflußt werden kann.

Die Disposition zu einer überschießenden oder paradoxen Reflexerregbarkeit des Coronarsystems wird gefunden bei Kranken mit fokalen Infekten, latenten Infektionen und chronischen Intoxikationen wie Kohlenoxyd, Blei, Bariumchlorid usw. Auch ein Mißbrauch von Nikotin,

Kaffee, Tee, Pervitin usw. vermag die nervöse Erregbarkeit des Coronarsystems zu steigern. Durch die Untersuchungen von Werley wissen wir
außerdem, daß sich auch die Allergie in gleichem Sinne auszuwirken
vermag. Wir bezeichnen diese Bereitschaft zu „überschießenden" oder
„paradoxen" Reflexen des Gefäßsystems als Neurozirkulatorische
Dystonie (NZD).

Die Bedeutung hormonaler Störungen für das Vasomotorensystem des Kreis-
laufes ist noch recht unklar, da gleichzeitig eine Beeinflussung des vegetativen
Nervensystems und des Myokardstoffwechsels möglich ist. Klinische Beobachtungen
weisen darauf hin, daß coronare Durchblutungsstörungen bei Hyperthyreose,
Hyperinsulinismus, Tetanie, beginnender Gravidität, Keimdrüseninsuffizienz und
Hypophysenstörung nicht selten sind (Essen, Laubenthal, Schwenke u. a.).

Haemodynamische Störungen, die eine Coronarinsuffizienz verursachen, treffen
wir nicht nur bei einem verminderten Blutangebot infolge einer Coronarostium-
stenose, sondern auch bei den für die Unfallmedizin wichtigen Fällen von Arrhythmien, Tachykardien usw.

Nimmt man als Ursache einer Coronarinsuffizienz ein Mißverhältnis zwischen
Sauerstoffbedarf und -angebot des Herzens an, dann wird man in diesen Kreis
noch zahlreiche haematogene Faktoren einbeziehen müssen, die pathogenetisch
nicht spezifisch für das Coronarsystem sind. Hierher gehören Zusammensetzung
und Beschaffenheit des Blutes, erhöhter Sauerstoffbedarf des Herzens bei Hypertrophie, Thyreotoxikose usw.

Die nebenstehende Abb. 1 gibt einen Überblick über die häufigsten Ursachen der Coronarinsuffizienz.

Fragen wir uns nunmehr nach der Entstehung der Herzschmerzen, so
wissen wir zwar, daß sie bei einer Coronarinsuffizienz auftreten können, der
feinere Mechanismus ihres Zustandekommens ist aber noch nicht geklärt.

Schon allein die Schmerzempfindlichkeit des Myokards hat Veranlassung zu
vielerlei Diskussionen gegeben. Von Chirurgen, die eine größere Zahl von Herz-
operationen durchführen konnten, wird angenommen, daß der Herzmuskel als
solcher weitgehend schmerzunempfindlich ist, daß aber sowohl Coronargefäße als
auch Perikard von einem feinsten Nervengeflecht versorgt und mit hoher Sensibili-
tät ausgestattet sind (Lobačev u. a.). Aber auch der schmerzauslösende Vorgang
hat bisher keine eindeutige Klärung erfahren. Man hat daran gedacht, daß eine
Ansammlung von Stoffwechselschlacken, besonders von Milchsäure und eines
bisher noch unbekannten Stoffes (P-Substance von Lewis), im Myokard den Reiz
für die Herzempfindungen darstellt. Heute wird vielfach die Auffassung vertreten,
daß die durch die Coronarinsuffizienz bedingte Sauerstoffverarmung, die Anoxaemie
des Myokards, die Herzschmerzen auslöst. Eigene klinische und experimentelle
Untersuchungen zeigen, daß bei Anaemie verschiedenster Genese, selbst wenn sie
so schwer ist, daß Herzmuskelentartungen auftreten, stenokardische Beschwerden
fehlen können. Smith nimmt daher an, daß für die Entstehung der Herzschmerzen
der Glykogenstoffwechsel wichtiger ist, als eine ausreichende Sauerstoffversorgung
des Herzmuskels. Noch komplizierter werden die Verhältnisse, wenn der Herzschmerz
nicht im Herzen selbst, sondern in der Peripherie, und zwar in den Headschen
Zonen gesucht wird. Roberts konnte in eingehenden tierexperimentellen Studien
zeigen, daß coronare Durchblutungsstörungen sich am peripheren Nervensystem
in dem Sinne auswirken, daß die Vasa vasorum der sensiblen Nerven der Headschen
Zonen des Herzens sich kontrahieren und durch ungenügende Ernährung der
sensiblen Nerven Reizzustände auslösen.

Es ergeben sich nun folgende Fragen:

1. Treten bei jeder Coronarinsuffizienz Herzschmerzen auf und

2. gibt es Herzschmerzen ohne Coronarinsuffizienz und wie sind diese
   zu erkennen?

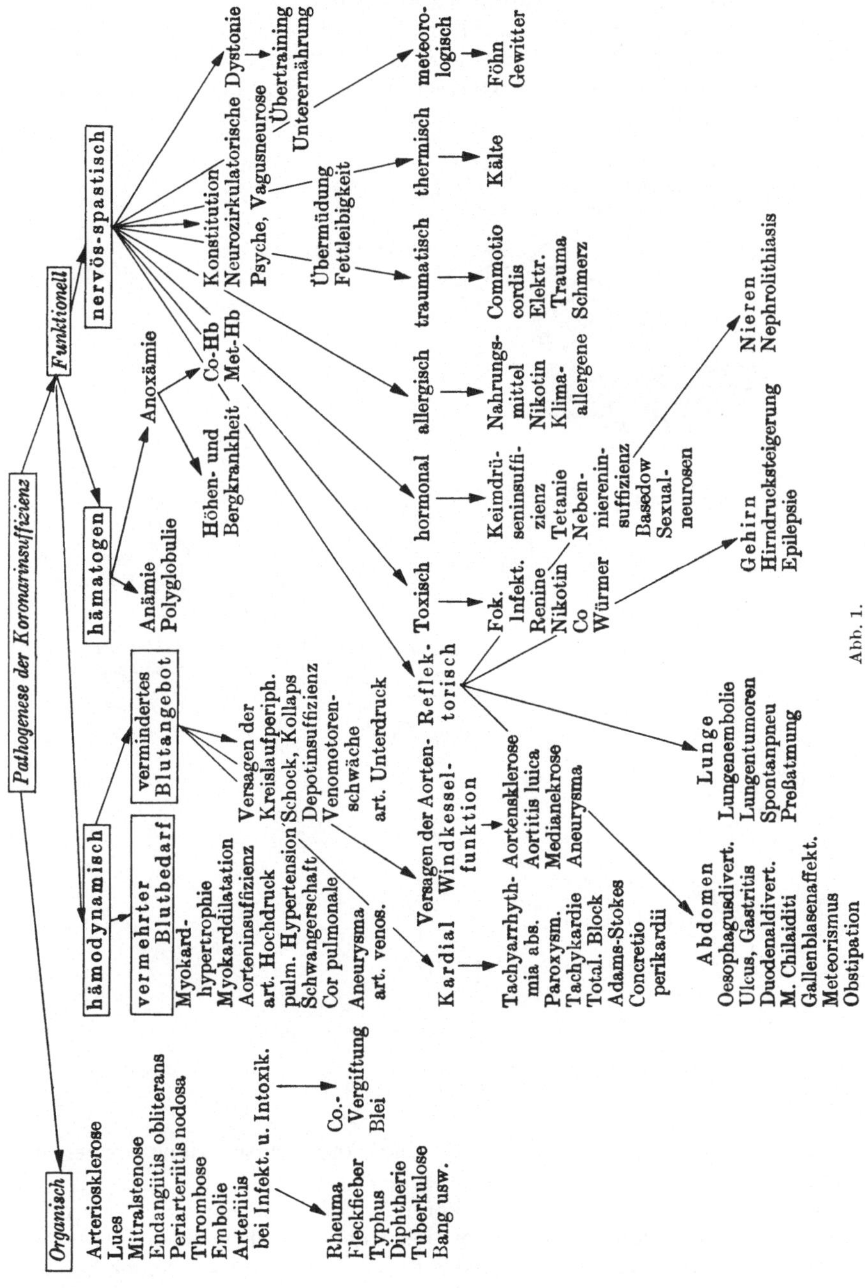

Pathogenese der Koronarinsuffizienz
Organisch
Funktionell
hämodynamisch
hämatogen
nervös-spastisch
vermehrter Blutbedarf
vermindertes Blutangebot
Arteriosklerose
Lues
Mitralstenose
Endangiitis obliterans
Periarteriitis nodosa
Thrombose
Embolie
Arteriitis
bei Infekt. u. Intoxik.
Rheuma
Fleckfieber
Typhus
Diphtherie
Tuberkulose
Bang usw.
Co.-Vergiftung
Blei
Anämie
Polyglobulie
Anoxämie
Höhen- und Bergkrankheit
Co-Hb
Met-Hb
Konstitution
Neurozirkulatorische Dystonie
Psyche, Vagusneurose
Übertraining
Unterernährung
Übermüdung
Fettleibigkeit
meteoro-logisch
Föhn
Gewitter
thermisch
Kälte
traumatisch
Commotio cordis
Elektr. Trauma
Schmerz
allergisch
Nahrungs-mittel
Nikotin
Klima-allergene
hormonal
Keimdrü-seninsuffi-zienz
Tetanie
Nebennieren-suffizienz
Basedow
Sexual-neurosen
Toxisch
Fok. Infekt.
Renine
Nikotin
Co
Würmer
Reflek-torisch
Nieren
Nephrolithiasis
Gehirn
Hirndrucksteigerung
Epilepsie
Lunge
Lungenembolie
Lungentumoren
Spontanpneu
Preßatmung
Abdomen
Oesophagusdivert.
Ulcus, Gastritis
Duodenaldivert.
M. Chilaiditi
Gallenblasenaffekt.
Meteorismus
Obstipation
Myokard-hypertrophie
Myokarddilatation
Aorteninsuffizienz
art. Hochdruck
pulm. Hypertension
Schwangerschaft
Cor pulmonale
Aneurysma art. venos.
Versagen der Kreislaufperiph.
Schock, Kollaps
Depotinsuffizienz
Venomotoren-schwäche
art. Unterdruck
Versagen der Aorten-Windkessel-funktion
Kardial
Tachyarrhyth-mia abs.
Paroxysm. Tachykardie
Total. Block
Adams-Stokes
Concretio perikardii
Aortensklerose
Aortitis luica
Medianekrose
Aneurysma
Abb. 1.

An einem großen Krankenmaterial konnten wir zeigen, daß selbst bei
einer organischen Coronarinsuffizienz das Auftreten von Herzschmerzen
nicht die Regel ist. Beim Myokardinfarkt wird nur in 60% der Fälle ein
Herzschmerz beobachtet (Hochrein und Seggel), während bei 65%
der Fälle von Coronarsklerose Herzschmerzen völlig fehlen (Morawitz
und Hochrein).

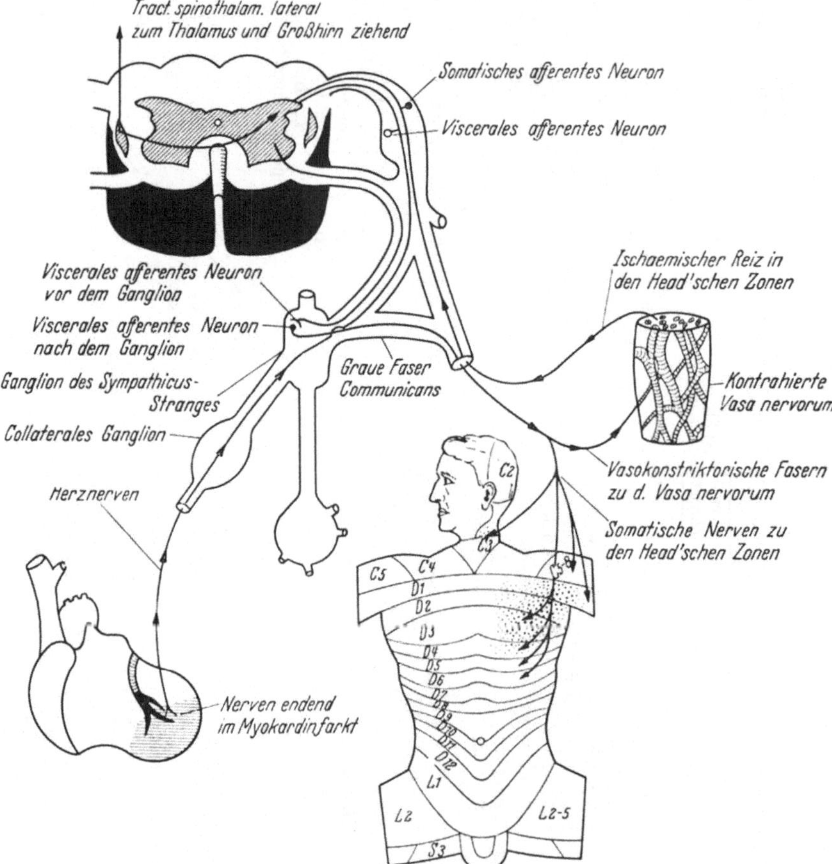

Abb. 2. Entstehung der Herzschmerzen durch Spasmen der Vasa nervorum in den Headschen Zonen
(modifiziert nach Roberts).

Diese Beobachtungen zeigen, daß eine Coronarinsuffizienz vorliegen
kann, ohne Herzschmerzen zu verursachen.

Schmerzen in der Herzgegend können jedoch entstehen, wenn der
Reflexbogen, der vom Herzen über das Rückenmark nach den Headschen Zonen auf der linken Brustseite verläuft, an irgendeiner Stelle
extrakardial getroffen wird. Fehldiagnosen sind in dieser Hinsicht besonders bei Traumen, die den Thorax getroffen haben, ziemlich häufig.

Praktische Bedeutung besitzen in der Unfallmed˙zin extrakardiale Stenokardien, die durch Rückenmarksprozesse wie Blutungen, Tumoren usw., Erkrankungen der Wirbelsäule traumatischer, entzündlicher oder degenerativer Art, sowie Neuralgien in den entsprechenden Segmenten ausgelöst werden. Es ist ziemlich wenig bekannt, daß auch beim hochsitzenden Ulcus pepticum der sensible Reflexbogen übersprungen werden kann, so daß Schmerzen nicht im Epigastrium, sondern in der linken Brustseite auftreten.

Bei einem ausgesuchten Krankengut, das mit der Diagnose: Angina pectoris eingewiesen wurde, stellten wir fest, daß die Schmerzen in der Herzgegend in 70% der Fälle kardial, in 30% der Fälle extrakardial bedingt waren. Letztere wurden zu 70% durch Wirbelsäulenveränderungen einschl. Nucleus-pulposus-Hernie, zu 25% durch Neuralgien einschl. Rippenfrakturen und Herpes zoster, zu 4% durch Ulcus pepticum und zu 1% durch Rückenmarkserkrankungen hervorgerufen.

Die Ursachen kardialer Stenokardien lassen sich aus folgender Tabelle ersehen, die zeigt, daß das Coronarsystem häufig der Resonanzboden ist für Störungen, die sich an anderen, oft weit entfernt liegenden Organen abspielen.

Tabelle 1. *1100 ambulante Kranke mit Herzbeschwerden (Unruhe, Klopfen, Schmerzen, Jagen, Beklemmung, Stolpern usw.). Behandlungsprinzip in Richtung*

Alter	*Herzinsuff.*	*Infektionskrankheiten* Sepsis	*Intoxikat.* Nikotin, Coffein, Blei usw.	*Hormon. Insuff.* Klimakt. Basedow Akromegalie Gravidität usw.	*Gastritis* Cholangitis Hiatushernie Opstipation	*Adipositas*	*Fokale Infektion* Tonsillit. Paradentose Pyelitis usw.	*Anaemie*	*Vagusneurose* Übertraining	Ge-samt
— 20	—	6	—	—	2	—	18	2	2	
— 30	2	4	6	12	11	4	18	4	4	
— 40	4	8	12	26	64	6	25	16	8	
— 50	20	4	12	34	96	38	22	2	4	
— 60	60	4	4	78	131	58	10	6	—	
— 70	54	—	2	12	75	58	2	8	—	
darüber	10	—	—	2	18	12	—	—	—	
Gesamt	150	26	36	164	397	176	95	38	18	1100
a) Organ. Herzfehler Hypertension	150	8	2	10	52	4	15	1	—	242
b) Herz normal	—	18	34	154	345	172	80	37	18	858

Die Erkennung des extrakardialen Praecordialschmerzes kann, wenn überhaupt an diese Möglichkeit gedacht wird, durch eine gründliche klinische Untersuchung meist leicht erfolgen. Häufig ergibt bereits die Art der Beschwerden einen gewissen Hinweis für die Ursache des Leidens.

Tabelle 2. *Nachweis der Coronarinsuffizienz.*

Subjektiv:	Objektiv:		Differential-diagnose:
Eigen-anamnese:	Nachweis funktioneller Störungen:	Nachweis organischer Veränderungen:	kardial:
Schmerzen in der Herzgegend (anfallsweise, ziehend, stechend usw. mit Angstgefühl und Beklemmung)	Auftreten „coronarer" Deformationen im Ekg bei: Belastung Anoxämie Preßdruck seelischer Erregung Kältetest Steh-Ekg künstl. Zwerchfellhochstand	Deutliche, nicht beeinflußbare oder sich verschlechternde coronare Deformationen im Ruhe-Ekg	Myokarditis, Perikarditis (dumpfer, dunkler Dauerschmerz)
Provozierbar durch: Kälte, Aufregung, Anstrengung	Nachweis der Neigung zu Verkrampfungen und überschießenden Reaktionen Auswirkung des Carotissinusreflexes Belastung mit: Adrenalin Ergotamin Pitressin	Aneurysma, verkalkte Gefäße oder Narbenbezirke im Röntgenbild	**extrakardial:** Erkrankungen von Magen, Galle, Pankreas (ca. 40%)
Koupierbar durch: Nitrite		Stumme Zonen im Kymogramm	Erkrankungen im Thoraxraum: Aortitis, Aortenaneurysma, Spontanpneumothorax, Mediastinitis, Verwachsungen, Zwerchfellhernie
Fehlen in: 40% aller Myokardinfarkte 85% aller Coronarsklerosen		Luische Aorteninsuffizienz mit Coronarostiumstenose	
Frühzeitig auftretende Empfindlichkeit gegenüber Nicotin und Coffein	Prüfung der Reizschwelle des sensiblen Nervensystems Laplacesche Probe Libman-Test		Erkrankungen der Wirbelsäule und des Brustkorbes: Spondylosis, Wirbel- oder Rippenfraktur, Nucleuspulposus-Hernie, Haematomyelie, Interkostalneuralgie, Myalgie, Herpes zoster, Periarthritis humeroscapularis usw.
Familien-anamnese: Erbliche Neigung zu Durchblutungsstörungen	Schmerzempfindlichkeit der Headschen Zonen über dem Herzen		
	Nachweis gesteigerter vegetativer Ansprechbarkeit Vagotonie, Sympathikotonie Dermographismus Lokale Schweißneigung gesteigerte, segmentale Piloerektion Linksseitige Mydriasis		

Eine Stenokardie, die sich als Dauerschmerz äußert, nur im Liegen oder Stehen auftritt, durch bestimmte Körperbewegungen verstärkt wird oder kurz nach den Mahlzeiten in Erscheinung tritt, ist sehr verdächtig auf eine extrakardiale Genese.

Wird als Ursache von Herzschmerzen eine Coronarinsuffizienz vermutet, dann ist es empfehlenswert, die in Tabelle 2 gemachten Hinweise zu beobachten.

Konnte eine Coronarinsuffizienz mit Sicherheit nachgewiesen werden, dann ergeben sich für die Unfallmedizin folgende Fragen:

1. Wie entsteht die traumatische Coronarinsuffizienz?
2. Welches sind die Folgen einer Coronarinsuffizienz?
3. Welche Gesichtspunkte sind bei der Begutachtung einer traumatischen Coronarinsuffizienz von Bedeutung?

Um Richtlinien aufzuzeigen, wollen wir uns auf die Besprechung mechanischer und seelischer Traumen beschränken.

Von den mechanischen Traumen liegen die Verhältnisse am einfachsten bei Schuß- und Stichverletzungen.

Wenn ein Herzschuß nicht sofort den tödlichen Ausgang herbeiführt, dann kann er das unterschiedlichste Schicksal erfahren. Werden größere Coronaräste verschont und ein kleiner, schräger Wundkanal geschaffen, dann kann eine Kugel ohne ernstere Folgerscheinungen den Herzmuskel passieren. Wird ein größeres Coronargefäß zerrissen, dann entwickelt sich ein Haemoperikard, das durch Herztamponade den Tod herbeiführt. Durch Frühdiagnose und rechtzeitige Unterbindung der betroffenen Coronargefäße konnten vereinzelte Fälle gerettet werden (NEFF, BENNETT u. a.). Die Prognose von Schußverletzungen, die eine chirurgische Behandlung notwendig machen, scheint nach LOBAČEV jedoch ungünstiger zu sein, als die von Stichverletzungen. In einem Fall von OHNESORGE kam es im Gefolge eines Herzschusses zu dem Bilde eines schweren Myokardinfarktes. Auch MÜLLER sah ein ähnliches Verhalten bei einem 13jährigen Jungen, bei dem das Geschoß in der Hinterwand des linken Ventrikels steckenblieb und nach anfänglich schweren Symptomen eine erstaunliche Heilungstendenz zeigte. In anderen Fällen (STEFFENS, SIEDECK, REHN u. a.) verursachen derartige Herzsteckschüsse vielfach Reizleitungsstörungen oder, da sie Veranlassung zu sekundärer Reizbildung geben, Arrhythmien, alternierende Rhythmen usw. Landet ein Geschoß in der freien Herzhöhle, dann kann es, wie in der Beobachtung von KNÖTTER, zur Organisation eines Kugelthrombus im Herzen führen. Die Prognose der Herzsteckschüsse ist vielfach erstaunlich gut und im allgemeinen wird man kaum eine Minderung der Erwerbsfähigkeit über 20—40% zu veranschlagen haben (BUNSE, STEFFENS).

Wie kritisch eine Begutachtung in derartigen Fällen vorgenommen werden muß, mag folgende Beobachtung unserer Klinik verdeutlichen:

G. S. 68 J. Vor 30 Jahren Schußverletzung des Brustkorbes, die komplikationslos ausheilte. Keinerlei Brückensymptome, keinerlei Herzbeschwerden, vollkommen uneingeschränkte körperliche Leistungsfähigkeit. Erst 10 Jahre später, also mit 48 Jahren, traten die ersten Herzbeschwerden auf, die immer stärkere Ausmaße annahmen und gelegentlich einer späteren Begutachtung auf einen röntgenologisch festgestellten Splitter im Herzen bezogen wurden. Wir konnten nachweisen, daß auf Grund der Lage des kleinen Herzsplitters, die sich bei jahrelanger Kontrolle in keiner Weise geändert hatte, ein Zusammenhang zwischen dem Geschoß und der aus dem Brustwand-EKG ersichtlichen schweren diffusen Schädigung des linken Herzens gar nicht bestehen kann, sondern daß es sich um die schicksalsmäßige Entwicklung eines Coronarleidens handelt. Diese Annahme gründet sich um so mehr auf eine an Sicherheit grenzende Wahrscheinlichkeit, als Brückensymptome, die das Begutachtungsleiden mit dem Unfall verbinden, fehlten und die ersten Beschwerden zu einem Zeitpunkt einsetzten, der als Praedilektion für die Erstmanifestation coronarer Beschwerden gilt.

Zuweilen werden am Herzen auch indirekte Geschoßverletzungen beobachtet, die gutachtlich ohne Sektionsbefund meist nicht gedeutet werden können.

Bromeis berichtete über einen Fall, bei dem ein Geschoßsplitter die Leber durchdrang und so im Perikard steckenblieb, daß der Herzmuskel bei seinen Bewegungen langsam durchgerieben wurde, so daß es schließlich zur Kammerperforation, Herzbeuteltamponade und letalem Ausgang kam. Gutachtlich war besonders interessant, daß dieser langwierige Prozeß ohne die geringsten Sensationen von seiten des Herzens und ohne Frequenzänderungen des Pulses vor sich ging.

Ganz ähnlich liegen die Verhältnisse bei Stichverletzungen, über die von Neff, Schneider, Linner, Vâlyi, Kupas und Stonkus, Mussgnug Einzelbeobachtungen mitgeteilt worden sind. Kommt es zu einer Herzperforation oder Eröffnung eines Kranzgefäßes, dann treten massive Blutungen auf, die den Exitus durch Herztamponade herbeiführen.

Nach Lobačev u. a. treten die ersten Tamponadesymptome bei ungefähr 200 ccm Blut im Herzbeutel auf, und mehr als 500 ccm Blut sind mit dem Leben nicht mehr vereinbar. Die wichtigsten Symptome sind der rasche Abfall des systolischen Blutdruckes, das Schwinden der Herztöne und Änderungen der Pulsfrequenz. Das sogenannte Mühlengeräusch, daß durch gleichzeitige Anwesenheit von Blut und Luft im Perikardbeutel zustande kommt, ist exquisit selten. Das EKG kann vollkommen normal bleiben.

Handelt es sich um kleinere Verletzungen und kommt die Blutung rasch zum Stehen, dann werden diese Perikardblutungen teilweise resorbiert, in anderen Fällen kann sich ohne auffallende Brückensymptome allmählich eine schwielige Perikarditis oder gar ein Panzerherz ausbilden.

Gutachtlich größere Schwierigkeiten bereitet das Bild der Commotio oder Contusio cordis über das von Schlomka, Külbs, Hadorn, Rossier, Saracoglu, Nordmann, Moro u. v. a. berichtet worden ist. Es gibt kaum einen Kranken, der wegen Herzbeschwerden zur Begutachtung kommt, der nicht auch gleichzeitig über einen Stoß oder Schlag auf die Herzgegend zu berichten weiß.

Tierexperimentelle Studien und klinische Beobachtungen haben gezeigt, daß nach Einwirkung stumpfer Gewalt auf herznahe Brustwandabschnitte nicht selten Störungen in der Herzgegend auftreten, die nicht immer akut einzusetzen brauchen, sondern auch chronischer Art sein können. Es ist dabei nicht notwendig, daß an der Brustwand wesentliche materielle Schäden durch das Trauma hervorgerufen werden. Für die gutachtliche Beurteilung verlangt Schlomka, daß die Herzgegend vom Trauma betroffen wird, während Nordmann betont, daß auch bei breit am Thorax ansetzenden Gewalten derartige Störungen zu beobachten sind. Ferner wird darauf hingewiesen, daß auch durch Contrecoup-Wirkung nicht kardial gezielter Traumen schwere Herzstörungen entstehen können. Über die Auswirkungen derartiger Traumen am Herzen bestehen noch sehr unterschiedliche Auffassungen. Schlomka glaubt, daß es sich primär um Störungen rein funktioneller Art handelt, wobei es zu Coronargefäßspasmen nach Art des traumatischen, segmentären Gefäßkrampfes (Kohn) kommen soll. Hadorn ist demgegenüber der Auffassung, daß bei der Entstehung der Commotio cordis sowohl traumatisch erzeugte Coronarspasmen als auch direkte mechanische Einwirkungen auf den Herzmuskel und reflektorische Vaguserregungen im Sinne eines Schocks zusammentreffen. Gewöhnlich klingen die akuten Erscheinungen relativ rasch ab. Nicht selten kommt es jedoch infolge eines irreversiblen Versagens des Herzens durch traumatisches Kammerflimmern zum letalen Ausgang oder aber zu einem post kommotionellen Dauerschaden, der ganz wie bei anderen auf coronaren Durchblutungsstörungen beruhenden Herznarben zu den verschiedensten Folgeerscheinungen führen kann.

Zur Klärung des pathologisch-anatomischen Bildes bei der Commotio cordis sind zahlreiche Beiträge geliefert worden (VEIT, HEDINGER, BAYER, MÜLLER, BÖHMIG, VELTEN und FISCHER u. a.).

Der klinische Ausdruck der commotionellen Herzirritation ist nach SCHLOMKA, HADORN und TILMANN, ELTZEN u. a. eine akute Herzschwäche bzw. eine kardiovasculäre Insuffizienz, die durch die sogenannte „Schwächedilatation" des Herzens bedingt ist und die, bei gut gefülltem Venensystem, an einem Kleiner- und Unregelmäßigwerden des Pulses und raschem Blutdruckabfall erkannt werden kann. Dieses Symptom kann jedoch flüchtig oder sehr gering ausgebildet sein, u. U. überhaupt fehlen. Es gibt stumpfe Brustwandtraumen, bei denen Symptome von seiten des Herzens zunächst überhaupt nicht angegeben werden (Commotio cordis mit freiem Intervall) oder so wenig eindrucksvoll verlaufen, daß die Schwere der Schädigung anfänglich übersehen wird (SMITH und McKEOWN, ALBERTINI).

Für die Beurteilung derartiger Zustände erscheint es wesentlich, darauf hinzuweisen, daß die Erfahrungen, die auf Grund tierexperimenteller Untersuchungen gewonnen werden konnten, wohl nicht ohne weiteres für die Unfallbegutachtung herangezogen werden dürfen.

Abhängig von der mehr oder weniger ausgeprägten Versagensbereitschaft des Herzens zur Zeit des Unfallereignisses, vermag ein Trauma gleicher Stärke in einem Fall einen akuten Herztod, in einem anderen dagegen lediglich ein flüchtiges Unbehagen auszulösen. Schwerste Thoraxquetschungen können ein gesundes Herz u. U. unbeteiligt lassen (s. u.), und Traumen, die weder durch deutliche Haematome noch röntgenologisch nachweisbare Rippenfrakturen als schwer gekennzeichnet werden können, vermögen einen postcommotionellen Dauerschaden herbeizuführen. Dieser kann, ganz wie bei anderen, auf coronaren Durchblutungsstörungen beruhenden Myokardschädigungen, verlaufen als: Myokarditis disseminata traumatica, traumatisches Herzwandaneurysma, Perikarditis traumatica, Arrhythmia absoluta, Angina pectoris traumatica usw. Das EKG kann dabei die vielfältigsten Bilder zeigen, die meist coronaren Durchblutungsstörungen oder Infarkten gleichen, aber auch in Form der verschiedensten Reizbildungs- und Überleitungsstörungen auftreten, schließlich aber auch vollkommen vermißt werden können. (Lit. s. LEPESCHKIN.) Vielfach lassen erst wiederholte Aufnahmen die Schwere des langsam progredienten Schadens erkennen. U. U. bleiben die Extremitätenableitungen relativ unverändert, und dann können erst Brustwandableitungen die Schwere und den Umfang der Schädigung objektivieren (ROSSIER). Auch das Röntgenbild ist vielfach unergiebig (LACHMANN). Nur wenn durch Sehnenfädenzerreißung, Klappenruptur usw. ein traumatisches Vitium entsteht, wird sich dies durch eine rasch zur Ausbildung kommende Fehlerform des Herzens verraten (ALBERTINI, LUCKE u. a.).

Wir hatten Gelegenheit, folgenden Fall zu beobachten:

B. A., 19 J., Kutscher. Früher niemals ernstlich krank gewesen, körperlich überaus leistungsfähig, früher niemals Beschwerden von seiten des Herzens gehabt. Fiel vor 4 Monaten vom Pferde und erhielt Huftritte gegen Kopf und Brust. Nach dem Sturz retrograde Amnesie, sehr viel Kopfschmerzen, Stiche und dumpfes Wundgefühl in der Herzgegend, häufiges Herzklopfen. Bei der Untersuchung fand sich die Herzfigur vergrößert, und neben einem paukenden 1. Ton über der Spitze und einem deutlich akzentuierten P_2 war ein mittellautes systolisches Crescendogeräusch vor allem über der Herzspitze hörbar. Bei der Röntgenuntersuchung fand sich das Herz allseitig stärker gerundet und gering vergrößert, für ein Vitium jedoch nicht typisch konfiguriert. Im EKG lassen der für das Alter von 19 Jahren auffallende Linkstyp und die verbreiterten, gespaltenen P-Zacken darauf schließen, daß das

Herz Einflüssen ausgesetzt war, die sowohl seine Haemodynamik als auch den Erregungsablauf in den Vorhöfen modifiziert haben dürften. Die herabgesetzte Vitalkapazität von 2,2 l (der Normalwert hätte in diesem Fall 3,8 l betragen) und die beginnende Hilusverdichtung lassen im Verein mit dem akzentuierten P_2

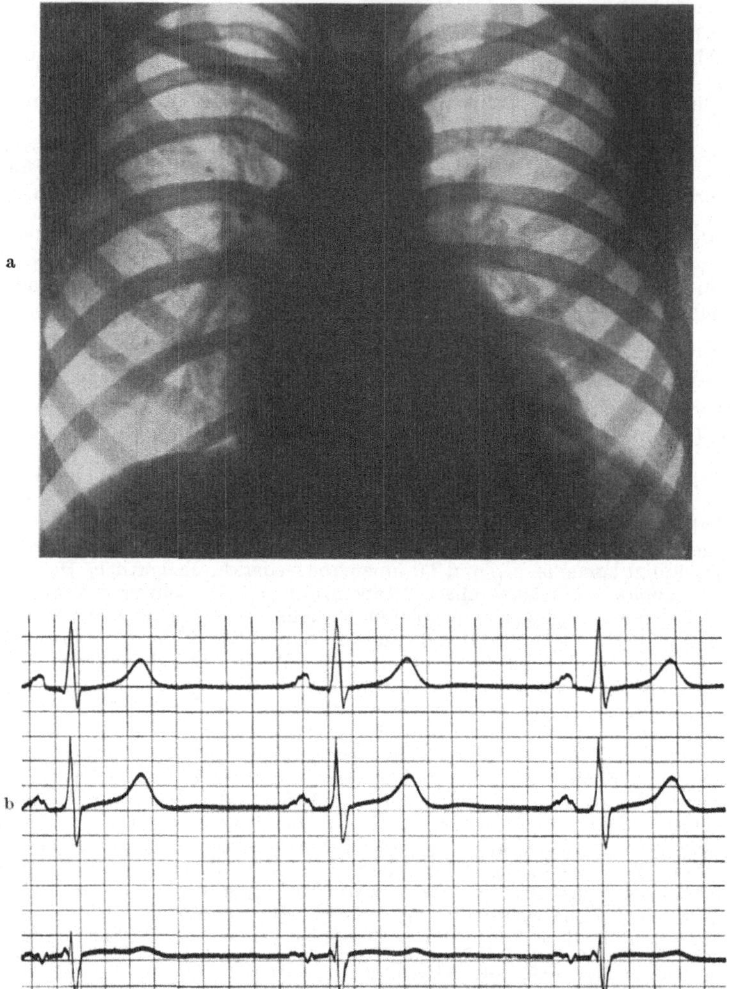

Abb 3. B. A., 19 Jahre, Kutscher. Traumatisches mitralvitium nach Hufschlag vor die Brust.

a) Thorax-Röntgen.

b) Ruhe-Elektrokardiogramm.

darauf schließen, daß die Leistungsfähigkeit des Herzens eingeschränkt und die Linksinsuffizienz in Anbahnung begriffen ist. Es handelt sich also in diesem Fall um ein Vitium cordis, für dessen Genese jeglicher Anhaltspunkt fehlt und das daher mit großer Wahrscheinlichkeit auf einen, durch den Hufschlag bedingten Abriß eines Mitralsegels bezogen werden kann.

Die Frage, wann der postcommotionelle Herzschaden manifest werden muß, ist schwer zu beurteilen und kann nicht verallgemeinernd beantwortet werden.

WITH fordert, daß die Symptome bald nachher, zum mindesten innerhalb eines Monats aufgetreten sein müssen. Dieser Zeitpunkt erscheint doch wesentlich zu früh, wenn ALBERTINI über einen autoptisch kontrollierten Fall berichtet, bei dem erst 118 Tage nach dem Unfall, d. h. zu dem Zeitpunkt, als er sich nach völliger Beschwerdefreiheit in Ruhe größere Arbeitsleistungen zumutete, eine schwere traumatische Mitralinsuffizienz manifest wurde. Auch LACHMANN lehnt die Forderung, daß zwischen Trauma und der späteren Herzinsuffizienz Brückensymptome vorhanden sein müssen, wenn das Leiden als Unfallsfolge anerkannt werden soll, als mit unseren heutigen Kentnissen nicht mehr vereinbar, ab. In den meisten Fällen wird sich ein solcher Zusammenhang jedoch leicht erkennen lassen und in Übereinstimmung mit den Feststellungen von BECK und BRIGHT, MORITZ und ATKINS, STERN, ARENBERG u. a. muß, wenn ein Verunfallter die ersten 9 Stunden übersteht, vor allem die 2. Woche nach dem Unfall als kritische Gefahrenzone für die Manifestation eines Herzschadens angesehen werden. Treten Beschwerden erst später auf, dann sollte man doch nach Brückensymptomen fahnden, die, wie in dem kürzlich beschriebenen Fall von KULKA in leichten, linksseitig empfundenen Schmerzen, subfebrilen Temperaturen, angedeuteter Senkungsbeschleunigung, Pulslabilität usw. bestehen können. Bei tödlichem Ausgang sollte stets die Klärung durch eine Sektion angestrebt werden. So kann z. B. ein apoplektischer Insult, der gar keinen Zusammenhang mit einem vielleicht Jahre zurückliegenden, in der Folgezeit anscheinend symptomlos ausgeheilten Brustwandtrauma aufweist, wie in dem Fall von PARSONS-SMITH und WILLIAMS, als Hirnembolie bei postcommotioneller Herzwandthrombose aufgeklärt werden.

Von gutachtlich ebenfalls größtem Interesse können folgende Beobachtungen sein:

Es ist eine bekannte Tatsache, daß die meisten Patienten mit Coronarinsuffizienz Sensationen im Bereich der Headschen Zonen des Herzens empfinden; außerdem geläufig, daß es z. B. durch ein kaltes Bad des linken Armes zuweilen gelingt, einen Angina pectoris-Anfall auszulösen (Kältetest), es ist aber noch wenig darauf hingewiesen worden, daß durch eine Verletzung im Bereich der Headschen Zonen des Herzens ein Myokardinfarkt zustande kommen kann.

Folgende zwei Beobachtungen mögen dies verdeutlichen:

Ein 43jähriger Patient, der vorher nie über Herzbeschwerden geklagt hatte, schlug sich mit aller Gewalt mit einem Hammer auf Mittel- und Ringfinger der linken Hand. Er empfand einen überaus heftigen Schmerz, der krampfartig die ganze Brustseite erfaßte und starb wenige Stunden später an einem Myokardinfarkt.

Ein 60jähriger Patient, der zwei Jahre vorher bereits einen Myokardinfarkt durchgemacht hatte, sich aber weitgehend wohl und beschwerdefrei fühlte, klemmte sich die Fingerspitzen der linken Hand in einer Türe. Am gleichen Tage wurde er tot in einem Zug aufgefunden, er war einem 2. Infarkt erlegen.

Ein anderes, schwieriges Problem, das gutachtliche Bedeutung gewinnen kann, stellt die Frage der Herzschädigung durch eine akute körperliche Überanstrengung dar. KREHL hat die Auffassung vertreten, daß eine Schädigung von Herz und Kreislauf beim Gesunden wegen zahlreicher Sicherheitsventile nicht möglich sei. Trotzdem ist uns das dilatierte, schlecht tonisierte „Überanstrengungsherz" bekannt, das nach schweren körperlichen Überlastungen nicht selten zur Beobachtung kommt. Für diese Fälle konnte SCHLEICHER nachweisen, daß es meist nicht kardiale Ursachen, sondern fokale Infektionen, hormonale Störungen, latente Infektionen usw. sind, die ein an sich gesundes Herz zum Versagen bringen können.

Schierbeck sah in zwei Fällen nach dem Tragen schwerer Bürden das Auftreten eines Schenkelblocks, den er auf eine traumatische Blutung im Leitungssystem bezieht, und Spota berichtet über den als Berufsunfall anerkannten Tod eines Hafenarbeiters, der nach 11stündiger ununterbrochener Arbeit beim Heben einer 60 kg schweren Last tot zusammenbrach und bei dem das Vorliegen eines Herzinfarktes durch die Sektion bestätigt werden konnte. In diesem Fall wurde eine schwere Atheromatose des Kreislaufsystems aufgedeckt und nachgewiesen, daß die Überanstrengung zwar nicht absolut zu groß, relativ aber bei diesem Kreislaufzustand verhängnisvoll gewesen sei. Da der Arbeiter bis zum Zeitpunkt seines Todes jedoch anscheinend gesund war und der Unfall erst nach 11stündiger Tätigkeit auftrat, wurde der letale Ausgang voll als „Berufsunfall" anerkannt.

In Fällen, in denen das mechanische Moment körperlicher Überlastung klar zutage tritt, wird die gutachtliche Beantwortung kaum auf Schwierigkeiten stoßen. Anders liegen die Verhältnisse, wenn ein deutliches Mißverhältnis zwischen der traumatischen Einwirkung und der Schwere des Herzschadens vorliegt. Hier ist zu berücksichtigen, daß körperliche Arbeiten, die unter einer gesteigerten seelischen Spannung, in Aufregung, Angst, Sorge usw. durchgeführt werden, leicht zu einer Coronarinsuffizienz führen können.

Folgende Beobachtung mag diese Zusammenhänge verdeutlichen:

R. T., 38 J., Sekretär, früher stets gesund. Seit 5 Jahren Nichtraucher, da das Rauchen Herzdruck verursacht hat. Bei Vorbereitung auf das Obersekretärexamen viel gearbeitet und dadurch nervös und abgespannt. Fuhr in starker Erregung zum Examen. Infolge Zugverspätung Dauerlauf vom Bahnhof zur Prüfungsstätte. Etwa 1 Stunde nach Beginn der Prüfung krampfende und stechende Schmerzen in der Herzgegend, starker Schweißausbruch, Zittern und Benommenheit. Krankenhausaufnahme wegen Myokardinfarkt.

Während es bei mechanischen Traumen, bis zu einem gewissen Grade von Wahrscheinlichkeit, möglich ist, den Anteil eines Unfalles bei der Entstehung einer Coronarinsuffizienz zu beurteilen, stehen wir vor sehr großen Schwierigkeiten, wenn ein seelisches Trauma für die Entstehung von Herzbeschwerden geltend gemacht wird. Durch die Untersuchungen von Reindell, Kleinsorge und Klumbies, Berg, Delius und Schilge u. a. kennen wir den Einfluß, den affektive Erlebnisse auf die Funktion des Herzens und besonders auch des Coronarsystems auszuüben vermögen. Wenn auch die psychische Veranlagung, d. h. Temperament und seelische Konstitution Faktoren sind, die nur schwer in eine objektive Unfallbegutachtung eingebaut werden können, so wird man sich der Verpflichtung jedoch nicht entziehen dürfen, bei der Rekonstruktion der Gesamtsituation zum Zeitpunkt des Unfalles auch das seelische Moment mit zu berücksichtigen. Man kann ganz allgemein sagen, daß ein „herzloser" Mensch sehr selten an einem coronaren Herztod stirbt. Wir machten folgende Beobachtung:

Eine 54jährige Patientin besuchte in den letzten Jahren wegen zahlreicher neurasthenischer Beschwerden fortlaufend die verschiedensten Sanatorien. Sie sah in der Pflege ihres nervösen Leidens einen gewissen Lebensinhalt, da ihre Ehe kinderlos war und der vielbeschäftigte Ehemann ihr wenig Zeit widmen konnte. Der sich vollkommen wohl und leistungsfähig fühlende Ehemann, der als erfolgreicher Geschäftsmann überarbeitet, leicht erregbar und abgehetzt war, wurde, als er seine Frau im Sanatorium besuchte, auf deren Wunsch ärztlich untersucht. Es wurde dabei ein Blutdruck von 250 mmHg festgestellt. Der untersuchende Arzt teilte seiner Patientin mit, daß bei einem derartigen Befund jederzeit ein Schlaganfall auftreten könne. Seit dieser Zeit war das eigene Leiden der Frau geschwunden. Der Ehemann wurde von ihr nunmehr sorgfältigst betreut und beobachtet. 6 Monate später trat der prophezeite Schlaganfall ein. Bei der Trauerfeier wurde das Lieblingslied des Mannes gespielt, die Pat. brach dabei mit heftigstem Schmerz in der Herzgegend zusammen. Diagnose: Myokardinfarkt.

Noch charakteristischer ist eine Beobachtung von JAFFÉ und BROS, die bei einer jungen Frau, die infolge eines psychischen Schocks verstorben war, eine Herzruptur im linken Ventrikel bei normalem Coronarsystem nachweisen konnten. Hierher gehören auch die Fälle von FUJINAMI und DIETRICH, bei denen eine Herzruptur nach Schußverletzung, die nicht das Herz selbst getroffen hatte, gefunden wurde.

Die Zusammenhänge zwischen einem Trauma und einer Coronarinsuffizienz sind naheliegend, wenn sofort oder wenige Stunden nach einem Trauma klinische Erscheinungen, die in das klassische Bild der Coronarinsuffizienz gehören, wie Stenokardie, Herzunregelmäßigkeiten, Kollaps usw. auftreten. In der Mehrzahl der Fälle werden diese Beschwerden aber vermißt. Das ist nicht überraschend, wenn wir bedenken, daß ein großer Prozentsatz aller Fälle von Coronarinsuffizienz subjektiv beschwerdefrei verläuft. Eine eingehende Kreislaufuntersuchung und in Zweifelsfällen auch die Anwendung besonderer Funktionsprüfungen sind möglichst rasch nach einem Unfall, der den Thorax betrifft, zu veranlassen.

Es muß aber auch daran gedacht werden, daß ein Trauma nicht nur ausgedehnte Coronarspasmen, sondern auch leichtere Regulationsstörungen des Coronarsystems verursachen kann, die sich erst nach Wochen oder Monaten klinisch äußern können. Eine leichte chronische Coronarinsuffizienz verläuft meist ohne nennenswerte subjektive Beschwerden, bis eine verminderte körperliche Leistungsfähigkeit, Herzklopfen, Herzstolpern, leichte Kurzatmigkeit usw. auf das Vorliegen eines Herzschadens aufmerksam machen.

In der Praxis liegen die Verhältnisse meist so, daß sich die Kranken, erst wenn Anfälle von Angina pectoris, Asthma kardiale, paroxysmaler Tachykardie oder eine Herzinsuffizienz auftreten, daran erinnern, daß sie zu irgendeiner Zeit einen Unfall durchgemacht haben. Nicht selten leitet erst die Befragung des Arztes den Kranken darauf hin, sich eines Traumas, das die Herzgegend betroffen hat, zu entsinnen. Es ist dann meist nicht leicht, die Zusammenhänge zwischen einem bestehenden Herzleiden und einem durchgemachten Trauma zu klären und die Wahrscheinlichkeit einer schicksalsmäßigen coronaren Genese von der Möglichkeit einer traumatischen Schädigung abzugrenzen, da fast alle klinischen Erscheinungen traumatischen Herzversagens auch durch ein primäres Mißverhältnis der coronaren Durchblutung bedingt sein können.

Da die Mehrzahl aller Fälle von traumatischen Herzschäden sich auf dem Wege über eine vasomotorische Coronarinsuffizienz entwickeln, ergeben sich für den Gutachter eine Unzahl von Schwierigkeiten, die häufig zu Meinungsverschiedenheiten in der ärztlichen und juristischen Beurteilung führen können.

Wir haben mit Absicht die mechanisch und psychisch bedingte Coronarinsuffizienz einander gegenübergestellt, um zu zeigen, daß die Begutachtung sich mit einem Milieu zu befassen hat, das an der Grenze zwischen Gesundheit und Krankheit steht, bzw. in dem sich durch irgendein Trauma der Übergang von der Funktionsstörung zur organischen Krankheit vollzieht. Die Bedeutung des Milieus, d. h. der Versagensbereitschaft, der Ausgangslage des vegetativen Systems, des Vorhandenseins eines Locus minoris resistentiae usw. geht daraus hervor, daß kein Trauma, auch nicht die schwerste mechanische Brustkorbquetschung imstande ist, eine Coronarinsuffizienz auszulösen, wenn nicht eine zum mindesten latente Bereitschaft für ein Coronarversagen vorliegt. Wir erinnern hier nur an den Herzhaken beim Boxen, der meist keinen Dauerschaden hinterläßt.

Zu dieser Feststellung noch eine Beobachtung:

Ein 45jähriger Kaufmann erlitt auf einem Motorrad einen Zusammenstoß, bei dem mit großer Gewalt das gesamte Brustbein eingedrückt wurde. Die Rippenansätze auf der linken Seite waren sämtlich abgerissen und starke Hautblutungen auf der linken Brustseite aufgetreten. Nach 5 Tagen exitus durch traumatisches Lungenoedem. Die klinische Untersuchung und auch die Autopsie ergaben nicht den geringsten Anhalt für das Vorliegen einer traumatischen Coronarinsuffizienz bzw. die Symptome einer Commotio cordis.

Die große Bedeutung der Disposition für die Entstehung einer Coronarinsuffizienz geht weiterhin daraus hervor, daß das geringste alltägliche Ereignis, ja selbst schon klimatische Einflüsse ein Coronarversagen verursachen können. Auf diese Weise sind die zahlreichen Fälle von Myokardinfarkt zu erklären, die nachts während des Schlafes, besonders bei Föhneinwirkung auftreten.

Da ein beliebiges Ereignis der Tropfen sein kann, der ein gefülltes Maß zum Überlaufen bringen kann, konzentriert sich das Interesse des Gutachters, wenn die coronare Genese des Herzleidens erwiesen ist, auf folgende Fragen:

1. Lag vor dem Unfall bereits eine Disposition zur Coronarinsuffizienz vor?

2. Wie hoch ist der Anteil des Traumas bei der Entstehung der Coronarinsuffizienz zu werten?

Da die Coronarinsuffizienz meist auf dem Boden einer Neurozirkulatorischen Dystonie entsteht, wird man nicht nur in der Eigen-, sondern auch in der Familienanamnese des Verunfallten nach Angaben über Zirkulationsstörungen zu forschen haben. So vermögen beim Kranken Aussagen über Kopfschmerzen, Schwindel, kalte Extremitäten, Herzdruck, Angina pectoris, das Auftreten von Magengeschwüren usw. wichtige Hinweise zu geben. Wertvoll sind weiterhin Angaben über Nikotinbzw. Coffeinabusus, das Vorliegen eines arteriellen Hochdrucks, einer Arteriosklerose, Endangiitis obliterans, einer Aortitis luica usw. Der Tod der Eltern durch Apoplexie oder Herzschlag vermag ebenfalls für die Beurteilung des Milieus Bedeutung zu gewinnen.

Ein 60jähriger Arbeiter steht hinten auf einem in Fahrt begriffenen, mit Steinen beladenen Feldbahnwagen. Als der Wagen plötzlich entgleist, schlägt er mit dem Brustkorb auf der hinteren Wagenwand auf. 4 Minuten lang heftiges Beklemmungsgefühl. Vom behandelnden Arzt wird Brustkorbquetschung mit Bluterguß festgestellt. 5 Tage später plötzlich Schmerzen in der Herzgegend, die sich seither öfters wiederholen. Bei der uns vorgelegten Fragestellung, ob bei der jetzt vorliegenden Angina pectoris eine Commotio cordis ursächlich beteiligt war, mußten wir davon ausgehen, daß, wie in früheren Befunden objektiv festgelegt war, der Kreislaufzustand des Verletzten zur Zeit des Unfalls durch allgemeine Gefäßsklerose,

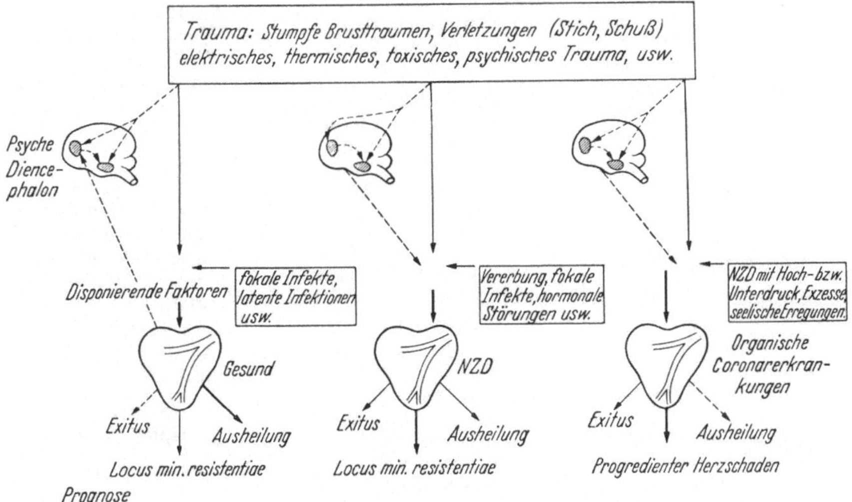

Abb. 4. Klinik der traumatischen Coronarinsuffizienz.

labilen, arteriellen Hochdruck und subjektive Empfindungen, wie Herzdruck, Beklemmungsgefühl usw., bereits eine so ausgesprochene Versagensbereitschaft zeigte, daß jedes Ereignis des täglichen Lebens zu einer akuten Durchblutungsinsuffizienz Veranlassung geben konnte und somit dem Unfall nur die Rolle einer unwesentlichen, d. h. unter 20% liegenden Teilursache zukommt.

Die Wirkung eines Traumas auf das Coronarsystem wird um so schwerer sein, je größer die Versagensbereitschaft vor dem Trauma gewesen ist. In der folgenden Abb. 4 wurde versucht, die wichtigsten Faktoren, die für die Entstehung einer traumatischen Coronarinsuffizienz von Bedeutung sind, schematisch darzustellen und die Auswirkung im Sinne einer guten bzw. schlechten Prognose klarzulegen.

Diese rein ärztlichen Erfahrungen verlangen nunmehr eine juristische Beleuchtung, um ausfindig zu machen, ob die Stützen, auf denen sich das Gebäude unserer Beurteilung aufbaut, auf Fundamenten der Sicherheit, der Wahrscheinlichkeit oder nur der Möglichkeit beruhen. In Tabelle 3 sind die Richtlinien, die eine derartige Beurteilung erleichtern können, schematisch aufgezeichnet.

Tabelle 3. *Beurteilung der traumatisch bedingten Coronarinsuffizienz.*

1. *Trauma als Ursache:*	2. *Trauma als wesentliche oder unwesentliche Teilursache:*	3. *Trauma als wesentliche oder unwesentliche Ursache einer Verschlimmerung:*
Alter meist unter 30 Jahren Anamnese: negativ Nachweis einer frischen Herzschädigung (Rö., Ekg usw.) die a) entweder rasch ausheilt oder b) durch mehr oder weniger deutliche Brückensymptome mit dem Trauma verbunden bleibt Fehlen von begünstigenden Faktoren: Fokalinfektion Nicotinabusus Übertraining usw. Fehldiagnosen: Hiatushernie Nucleus-pulposus-Hernie Spontanpneumothorax Wirbel- bzw. Rippenfraktur Aortenruptur Haematomyelie usw.	Alter meist über 30 Jahre Anamnese: Herzsensationen Nachweis einer Versagensbereitschaft: 1. Neurozirkulatorische Dystonie mit a) Hypertonie oder hypertoner Regulationsstörung b) Durchblutungsstörungen in anderen Gefäßprovinzen Gastritis, Ulcus pepticum, Migräne, pulmonale Dystonie usw. 2. Nachweis eines latenten Herzschadens im Ekg: a) funktionell: Auftreten „coronarer" Deformationen bei: Belastung Sauerstoffmangel Erregung Preßdruck Steh-Ekg Kältetest usw. b) organisch: Zunahme von im Ruhe-Ekg bereits angedeuteten Deformationen nach: Belastung, Sauerstoffmangel usw. 3. Festlegung der Reizschwelle des sensiblen Nervensystems: Laplacesche Probe Libman-Test	Alter meist über 55 Jahre Anamnese: Stenokardie Nachweis von Veränderungen, deren Unfallbedingtheit möglich, aber nicht wahrscheinlich ist: a) funktionell: Herzhypertrophie (links: hebender Spitzenstoß, rechts: Pulsation im Epigastrium) Dilatation Rasche Dekompensation (Leberstauung bzw. Stauungscirrhose, Beinödeme, Venendrucksteigerung) b) organisch: Aorten- oder Cerebralsklerose Ekg: Nachweis multipler Schwielen Sektionsbefund: Lues Arteriitis usw.

Literatur.

Albertini, A. v.: Schweiz. Med. Wschr. *1938*, 861. — Arenberg, H.: Ann. Int. Med. *19*, 326 (1943). — Bayer, O.: Z. Kreislforsch. *1943*, 12. — Beck, C. S.: J. Amer. Med. Ass. *104*, 109 (1935). — Beck, C. S., and J. P. Atkins: Arch. Path. *25*, 445 (1938). — Benett, B.: Amer. Heart. J. *21*, 375 (1941). — Berg, W., L. Delius u. E. Schildge: Z. Kreislforsch. *37*, 691 (1948). — Böhmig, R.: Z. Kreislforsch. *33*, 3 (1941). — Bromeis: Zbl. Chir. *1941*, 491. — Büchner, F.: Die Coronarinsuffizienz. Kreislaufbücherei 3. Dresden und Leipzig 1939. — Bunse, W.: Med. Klin. *1949*,

825. — Dale u. Loewi: zit. n. Stübinger u. Busse. — Dietrich: zit. n. Külbs. —
Essen, W.: Med. Klin. *43*, 317 (1948). — Fujinami: Virchows Arch. ·159 (1900). —
Hadorn, W.: Schweiz. Med. Jahrb. *1941.* — Hadorn, W., u. A. Tillmann:
Z. Kreislforsch. *28*, 185 (1936). — Hallermann, W.: Der plötzliche Tod bei Kranz-
gefäßerkrankungen. Stuttgart 1939. — Hedinger, Ch.: Cardiologia *8*, 1 (1944);
Cardiologia *12*, 46 (1947). — Hochrein, M.: Der Myokardinfarkt. 3. Aufl. Stein-
kopff, Dresden und Leipzig 1945; Herzkrankheiten. Bd. I, 2. Aufl. Dresden und
Leipzig 1942; Herzkrankheiten. Bd. II, Klinik der Koronarerkrankungen. Dresden
und Leipzig 1943; Jahrb. ärztl. Fortbild. I, 1949; Dtsch. Med. Wschr. *75*, 490 (1950);
Dtsch. Med. Rundschau *3*, 38/39 (1949). — Hochrein, M., u. Ch. J. Keller:
Arch. exper. Path. u. Pharmakol. *159*, 300 (1931). — Hochrein, M., u. K. Matthes:
Arzt und Sport *1935*, Nr. 19, 20, 91. — Hochrein, M., u. K.-A. Seggel: Z. Klin.
Med. *125*, 161 (1933). — Hochrein, M., u. I. Schleicher: Regensb. Jahrb. f.
ärztl. Fortbild. I (1949). — Jaffé u. Bros: Z. klin. Med. *123* (1933). — Katz u.
Jochim: zit. n. Stübinger u. Busse. — Kleinsorge, H., u. G. Klumbies: Dtsch.
Med. Wschr. *1949*, 4, 37. — Klumbies, G.: Dtsch. Med. wiss. Ges. Inn. Med.,
Jena, Sitz. 11. 2. 50. — Knötter: Z. Veterkde. *55*, 174 (1943). — Kohn, H.:
Der Koronarverschluß. Nauheimer ärztl. Fortbild.Kurse 8. Dresden und Leipzig
1931. — Krehl, L.: Patholog. Physiologie. 2. Aufl. Leipzig 1898, S. 39. — Külbs, F.:
Med. Klin. *1938*, 1381. — Kulka, W.: Amer. Heart J. *38*, 438 (1949). — Kupas, J.,
u. S. Stonkus: Klin. Wschr. *1940*, 743. — Lachmann, H.: Dtsch. Ges. Wes. *4*,
246 (1949). — Laubenthal, H.: Dtsch. Med. Wschr. *73*, 187 (1948). — Lepesch-
kin, E.: Das Elektrokardiogramm. Dresden und Leipzig 1947. — Lewis, Th.:
Heart *15*, 305 (1931). — Linner: Zbl. Chir. *1941*, 208. — Lobačev, S. L.: Chirur-
gijy *4*, 12 (1949) (russ.). — Lucke, H.: Med. Welt *1938*, 1456. — Meessen, H.:
Frankf. Z. Path. *54*, 307 (1940). — Meier-Gollwitzer, Kl., u. Chr. Kroetz:
Klin. Wschr. *1940*, 580 u. 616. — Meier-Gollwitzer, Kl., u. E. Krüger: Pflüg.
Arch. *240*, 263 (1938). — Morawitz, P., u. M. Hochrein: Münch. Med. Wschr.
1928, 17. — Moritz, A. R.: Pathology of Trauma. Philadelphia 1942. Lea &
Febiger. pp. 143. — Moritz, A. R., u. J. P. Atkins: Arch. Path. *25*, 445 (1938). —
Moro, M.: Fol. Med. *27*, 132 (1941). — Müller, A.: Beitr. path. Anat. *107*, 300
(1942). — Müller, A. H.: Zbl. Inn. Med. *62*, 361 (1941). — Mussgnug, H.:
Chirurg *19*, 78 (1948). — Neff, G.: Zbl. Chir. *28*, 1160 (1942). — Nordmann, M.:
Z. Kreislforsch. *11*, 361 (1942). — Ohnesorge, G.: Dtsch. Mil.Arzt *1943*, 272. —
Parsons-Smith, G., u. D. Williams: Brit. med. J. *4591*, 10—12 (1949). — Rein, H.:
Verhandl. Dtsch. Ges. Inn. Med. 1931, 241; Nachr. Biol. *3*, 209 (1939). — Rein-
dell, H.: Verhandl. Dtsch. Ges. Inn. Med. Wiesbaden 1949. — Rehn, E.: Z.
Kreislforsch. *34*, 18 (1942). — Roberts, J. Th.: Amer. heart J. *35*, 369 (1948). —
Rossier, P. H.: Schweiz. Z. Unfallmed. u. Berufskrkh. I/II (1941). — Sara-
coglu, K.: Z. Kreislforsch. *1942*, 802. — Schierbeck, K.: Nordisk. Med. *16*, 3527
(1942). — Schleicher, I.: Z. Kreislforsch. *1939*, 105. — Schlomka, G.: Med.
Mschr. *1940*, 239. — Schneider, E.: Zbl. Chir. *67*, 1781. — Schwenke, A.: Dtsch.
Mil.Arzt *1944*, 165. — Siedeck, H.: Z. Kreislforsch. *36* (1944). — Smith, F. M.:
Arch. int. Med. *40*, 281 (1927). — Smith, L. B., u. H. H. McKeown: Amer. Heart
J. *17*, 561 (1939). — Spota, B.: Prensa méd. argent. *27*, 102 (1940). — Steffens:
Herzsteckschüsse. Leipzig 1936. — Stern, R. A.: Trauma in internal Diseases.
New York 1945. Grune & Stratton Inc. pp. 47. — Stübinger, H.-G., u. W. Busse:
Dtsch. Med. Wschr. *1949*, 546. — Vályi, S.: Orv. Hetil. ung. *1938*, 735. — Veit, G.:
Beitr. Path. Anat. *108*, 315 (1943). — Velten, C. H., u. W. Fischer: Z. Kreisl-
forsch. *35*, 1 (1943). — Werley: J. Allergy *65* (1933). — With, T. K.: Ugeskrift
or laeger *105*, 1439 (1942).

O. Zorn, Bochum: **Druckmessungen im kleinen Kreislauf bei Lungenerkrankungen.** (Mit 2 Abb.)

Es kann keinem Zweifel unterliegen, daß durch die Anwendung des
Herzkatheterismus die Erforschung des hämodynamischen Kreislauf-
geschehens am Menschen beträchtlich gefördert worden ist. Die Technik

wurde erstmals im Jahre 1929 von Forssmann entwickelt, und Cournand gebührt das Verdienst, physiologische Probleme des kleinen Kreis-
laufs am Menschen mit dieser Methodik eingehend geprüft und erörtert zu
haben. Es sind in letzter Zeit viele Stimmen für und gegen den Herzkatheterismus laut geworden, und es ist durchaus verständlich, daß derjenige, der sich mit der Materie nicht eingehend beschäftigt hat, vor
allem nicht über die technischen Erfahrungen verfügt, die Methodik für
heroisch hält und geneigt ist, sie als klinische Untersuchungsmethode
abzulehnen. Auch wir haben anfänglich Bedenken gehabt, sie im klinischen Betrieb zu verwenden. Erst nach ausgedehnten Eigenversuchen
haben wir uns von der Ungefährlichkeit der Methodik überzeugt, vor
allem, wenn diese bei richtiger Technik und unter Röntgenkontrolle
vorsichtig durchgeführt wird. Trotzdem möchten wir auch heute noch —
nachdem über 250 Katheteruntersuchungen von uns durchgeführt
wurden — betonen, daß diese Methode nicht in die Routinepraxis gehört
und nur zur Lösung besonderer Fragestellungen angewandt werden sollte.

Die Kürze der Zeit erlaubt es nicht, auf die Technik im einzelnen einzugehen. Damit Sie sich aber ein Bild von der gesamten Apparatur
machen können, haben wir diese in der Inneren Abteilung des Krankenhauses Bergmannsheil aufgebaut. Sie kann heute zwischen 18 und 19 Uhr
besichtigt werden.

Die aufsehenerregenden Erfolge, die in den letzten Jahren durch die
chirurgische Behandlung angeborener Herzvitien erzielt worden sind,
haben bekanntlich das Interesse für diese Mißbildungen fast in der ganzen
Welt geweckt, und man kann heute ohne weiteres erklären, daß die
operative Behandlung der kongenitalen Vitien zu den größten Errungen-
schaften der heutigen Chirurgie gehört. Jeder von Ihnen aber weiß, daß
die diagnostische Abklärung solcher kongenitaler Fälle zu den schwierigsten ärztlichen Aufgaben gehört, und daß es unter Zuhilfenahme des
Herzkatheters möglich ist, dem Chirurgen klare und einwandfreie Angaben über die Form der vorliegenden Anomalie zu machen.

Wenn auch wir uns mit dem Problem des Herzkatheters beschäftigt
haben, so lagen unsere Gründe nicht so sehr auf dem Gebiete der Diagnose der angeborenen Herzvitien. Wir wollten uns vielmehr einen objektiven Einblick verschaffen in die Druckverhältnisse und den Druck-
ablauf im Cor pulmonale chronicum, und wir wollten die Grundlagen
der Entstehung des Cor pulmonale chronicum kennenlernen. Die eingehende Beschäftigung mit den durch die Silikose verursachten Herz-
kreislaufveränderungen und die Diskrepanz zwischen dem morpho-
logisch-röntgenologischen Herzbild und seiner richtigen funktionellen
Auswertung machten grundlegende Untersuchungsverfahren notwendig,
um endlich einmal zu objektiven Beurteilungsmaßstäben zu kommen.

Die Komplikationen, die wir bei unseren Untersuchungen gesehen
haben, sind leichtere Thrombophlebitiden der Vena cubitalis, und zwar
in einer Ausdehnung von etwa 5—6 cm. Diese lassen sich aber bei entsprechender Technik und bei Benutzung einer besonderen Nadel vermeiden. Es ist ferner darauf zu achten, daß die Oberfläche der Katheter
vollkommen glatt ist und daß aufgerauhte und leicht eingeknickte

Katheter nicht mehr verwendet werden. Bei Beachtung dieser Maßnahmen wurden wesentliche Venenentzündungen nicht mehr beobachtet. Bei unseren Katheteruntersuchungen haben wir nur in 4 Fällen das Auftreten von Extrasystolen nach Berühren der Herzinnenwand festgestellt. Diese verschwanden aber sofort nach Zurücknahme des Katheters. Bei einem anderen Patienten setzte bei Berühren der Kammerwand in der oberen Ausflußbahn eine nur kurze Zeit dauernde Kammertachykardie ein, die ohne medikamentöse Beeinflussung nach Zurücknahme des Katheters über eine Extrasystolie in eine normale Herzschlagfolge überging. Es ist uns gelungen, diese Veränderungen systematisch elektrokardiographisch und druckmeßtechnisch aufzunehmen.

Wir konnten weiterhin feststellen, daß es bei völliger Beherrschung der Technik möglich ist, in mindestens 60—80% der Fälle den Truncus pulmonalis zu erreichen und durch entsprechende Veränderung des Katheters und Anwendung besonderer Hilfsmittel ist es sogar häufig möglich, gezielt bestimmte Pulmonalisäste aufzusuchen.

Die Untersuchungen wurden in der Medizinischen Klinik des Krankenhauses „Bergmannsheil" und an der Medizinischen Universitäts-Klinik Köln von Herrn Dozent Dr. BOLT und mir gemacht. In letzter Zeit wurden auch Untersuchungen an Lungenkranken vor und nach Operation an der Chirurgischen Universitäts-Klinik, München, in Zusammenarbeit mit Herrn Dr. STANISCHEFF durchgeführt.

Unsere Ergebnisse bei den verschiedenen Lungenerkrankungen waren nun folgende:

Bei der *Silikose und Siliko-Tuberkulose* fanden wir in den meisten Fällen, selbst in schweren Stadien, fast normale oder nur geringgradig erhöhte Druckwerte, die jedoch 30 mm Hg im rechten Ventrikel oder in der Arteria pulmonalis nicht überschritten. Nur wenn ein schweres substantielles Lungenemphysem mitbestand oder eine schwere chronische und über längere Zeit sich hinziehende Bronchitis nachzuweisen war, wurden Druckwerte über 30 mm Hg festgestellt, und zwar gleichgültig, ob das substantielle Emphysem oder die chronische Bronchitis ursächlich mit der Silikose in Zusammenhang standen oder eine primäre Erkrankung darstellten und die silikotischen Erscheinungen nur gering waren.

Durch diese Feststellung ist die ursächliche Klärung der Hypertrophie des rechten Herzens bei der Silikose sehr erschwert. Die Veränderung der terminalen Strombahn reicht nach tierexperimentellen Untersuchungen im allgemeinen nicht aus. Auch das Emphysem gibt nur eine Teilerklärung. BERBLINGER glaubt die bei der Tuberkulose manchmal festzustellende Hypertrophie des rechten Herzens ursächlich aus einer funktionellen Engerstellung der terminalen Strombahn ableiten zu können. COURNAND und seine Arbeitsgruppe haben in erster Linie die Anoxie dafür verantwortlich gemacht. Auf Grund unserer Untersuchungen dürfte jedoch neben der Anoxie noch die Hypercapnie eine wesentliche Teilursache für die Entstehung der Hypertrophie des rechten Herzens darstellen. Auf Einzelheiten kann jedoch in diesem Vortrag nicht eingegangen werden.

Interessant waren die Ergebnisse der Druckmessungen bei Lungentuberkulösen, Bronchiektatikern und bei Lungencarcinomen vor und nach Operationen, vor allem nach Plastiken, Lobektomien und Pneumektomien.

Bei den *Tuberkulösen* waren wesentliche Veränderungen der Druckverhältnisse im kleinen Kreislauf nicht vorhanden, wenn ein substantielles Emphysem fehlte. Man wird demnach den bei der Tuberkulose zu beobachtenden Kurzschlußzuständen bezüglich der Druckverhältnisse eine so wesentliche Bedeutung wie bisher nicht mehr beimessen können.

Bei den Trägern von *Bronchiektasien*, die von uns untersucht wurden, waren die Druckwerte im kleinen Kreislauf im wesentlichen normal. Nur in einem Fall, bei dem der Krankheitsprozeß beide Unterfelder und das rechte Mittelfeld betraf, haben wir eine Druckerhöhung feststellen können.

Die *Lungencarcinome* zeigten, wenn sie bereits einige Zeit, d. h. mindestens 3—4 Monate bestanden hatten, leichte Erhöhungen der Druckwerte im kleinen Kreislauf. Nur in den Frühfällen von Carcinomen waren die Druckwerte im wesentlichen normal.

Nach *Anlegen eines Pneumothorax* konnte festgestellt werden, daß z. B. bei Eingabe von 500 ccm Luft in den Pleuraraum die Druckwerte in der Art. pulm. auf der Pneumothoraxseite etwas abfielen.

Die Druckwerte sind zweifellos auch noch von der In- und Exspiration abhängig. Es zeigte sich, daß in der Inspiration die Druckwerte meist etwas abfallen, während sie in der Exspiration leicht ansteigen.

Nach *Lobektomien* waren nur geringgradige Druckerhöhungen festzustellen. Am deutlichsten waren diese kurz nach der Operation, am geringsten jedoch je weiter die Operation zurücklag.

Pneumektomien zeigten dagegen erhebliche Druckerhöhungen, die teilweise zwischen 50—70 mm Hg lagen. Vor allem in den ersten 3—4 Wochen nach der Operation waren die Druckwerte stark erhöht. 6—9 Monate nach der Operation waren sie jedoch wieder deutlich gefallen, und es wurde gar nicht selten beobachtet, daß etwa 1 Jahr nach der Operation eine vollständige Kompensation eingetreten war und die Druckwerte im kleinen Kreislauf sich in normalen Grenzen befanden.

Die Feststellung, daß in Carcinom-Frühfällen die Druckwerte sich innerhalb der Norm befanden, ist deshalb wichtig, weil durch die plötzlich einsetzende Operation erhebliche Druckverschiebungen im kleinen Kreislauf stattfinden, die sogar lebensbedrohend sein können. Es resultiert hieraus die merkwürdige Tatsache, daß bei vorgeschrittenen Carcinomen die Pneumektomie meist besser überstanden wird als in Frühfällen.

Die Kenntnis der erheblichen Druckerhöhung nach der Operation ist deshalb wichtig, weil Bluttransfusionen, die 2—3 Tage nach der Operation gemacht werden, in vielen Fällen derart erhebliche Korrelationsstörungen zwischen beiden Herzteilen hervorrufen, daß im Anschluß an die Transfusion der Exitus erfolgt. Wir konnten die Ursache des Todes experimentell durch die außerordentlich starke Druckerhöhung nach Transfusionen druckmeßtechnisch nachweisen.

Die Messungen selbst wurden mit dem Hansen'schen Kondensator-Manometer und mit dem Statham-Element durchgeführt. Kontrolluntersuchungen mit beiden Untersuchungsverfahren gleichzeitig zeigten eine genaue Übereinstimmung der gefundenen Druckkurven. Die Null-Beziehung ist bei beiden Apparaturen durch besondere Einrichtung so einwandfrei gehalten, daß Fehlerquellen kaum auftreten. Die gefundenen Kurven sind dabei leicht auswertbar und geben einen guten Einblick in die mechanischen Vorgänge des rechten Herzens.

Durch einen Vergleich der zeitlichen Beziehungen zwischen den elektrischen und mechanischen Vorgängen des menschlichen Herzens bei simultaner EKG- und Druck-Schreibung können weiterhin Korrelationsstörungen zwischen dem rechten und linken Herzen aufgedeckt werden, was bisher unmöglich war. Es sei heute nur so viel angedeutet, daß zwischen dem Beginn von P im EKG und dem Beginn der Systole des Vorhofes sowie dem Beginn von QRS und der Systole des Ventrikels

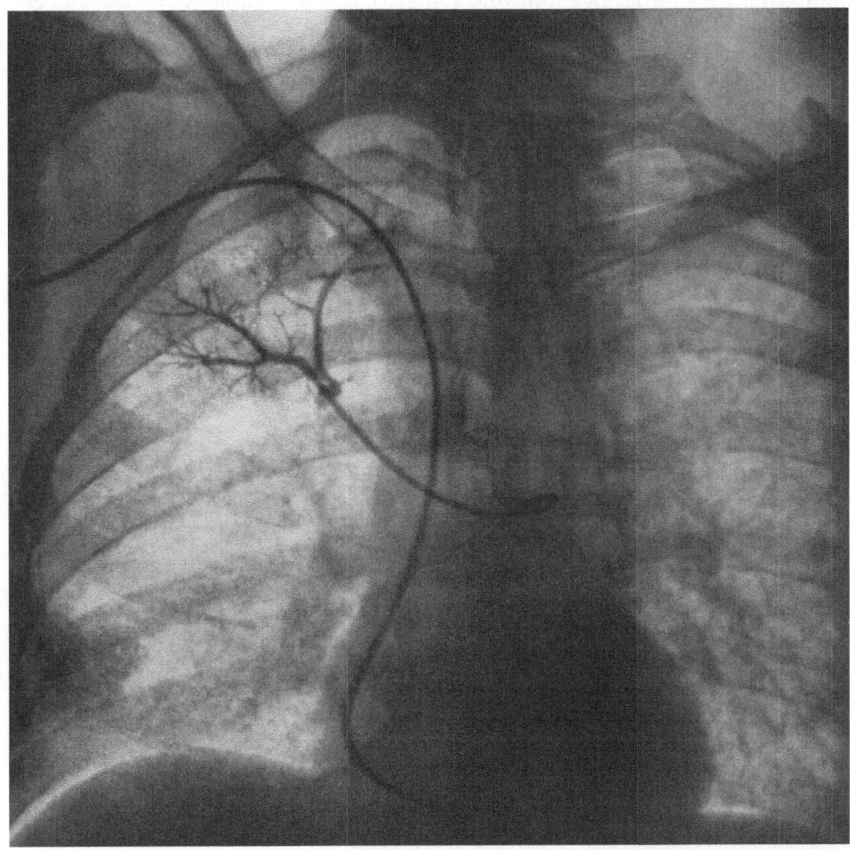

Fall C

Abb. 1a. Füllung des dorsalen Astes der rechten Arteria pulmonalis mit Per Abrodil 80%ig (8 ccm)
mit angedeutetem venösen Rückfluß. Im unteren Teil des Bildes erkennt man die Abl. 2 des aufgenommenen EKGs mit simultan geschriebener Druckkurve im rechten Ventrikel.

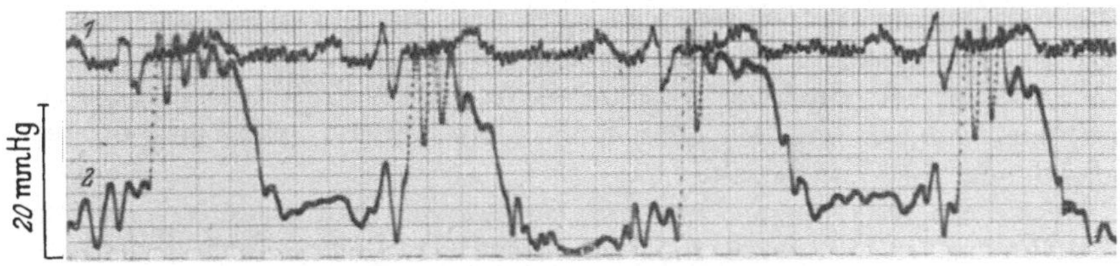

1. Art. pulm.-Drucke systol. 26 mm Hg.
diastol. 10 mm Hg.

2. Re.-Kammer-Drucke 26 mm Hg.
Re.-Vorhof-Drucke 8 mm Hg.

Abb. 1b. 1. EKg. - 2. Abl. 2. Re.-Kammer-Druck-Kurve.

meßbare, aber aus der gewöhnlichen EKG-Diagnostik nicht zu erwartende und z. Z. noch unbekannte zeitliche Differenzen bestehen. Es läßt sich ferner durch eine technisch einwandfreie Druckkurve die isometrische Kontraktionsphase der Muskulatur des rechten Herzens

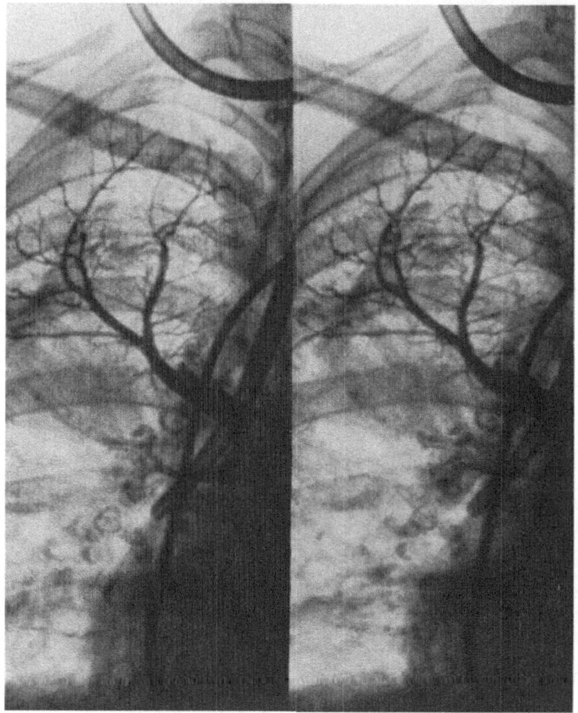

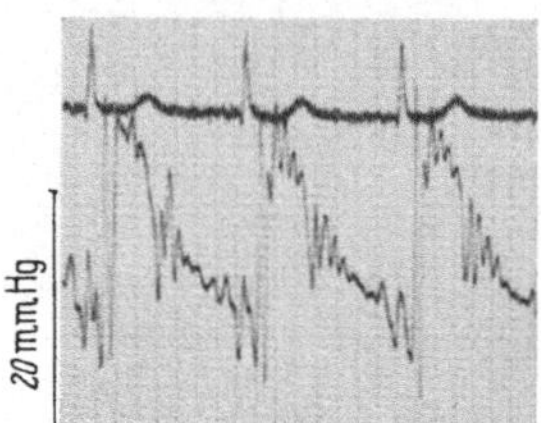

Art. pulm. dext.

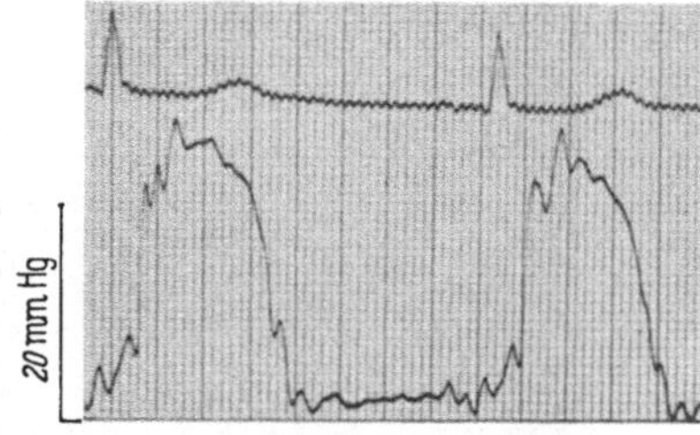

Re.-Kammer-Druck-Kurve

Art. pulm. Drucke dext.
    systol.   25 mm Hg.
    diastol. 6—8 mm Hg.
Re.-Kammer-Drucke 25 mm Hg.

Fall B

Abb. 2. Schwere Siliko-Tuberkulose. Füllung des oberen hinteren Astes der Arteria pulmonalis. Verschluß eines Gefäßes kurz oberhalb vom Hilus. Verziehung des größeren Gefäßastes nach lateral oben. Kleinere Gefäßverschlüsse in der Umgebung der siliko-tuberkulösen Schwielenbildung im rechten Oberfeld. Auf der rechten Seite Druckkurve der Arteria pulmonalis mit deutlich sichtbarem Klappenschluß; darunter Druckkurve des rechten Ventrikels. Die oberhalb der Druckkurven sichtbare Kurve stellt die 2. Ableitung des EKGs dar.

genau messen, und es kann schon heute mitgeteilt werden, daß bei Drucksteigerung im rechten Ventrikel sich die isometrische Kontraktionsphase verlängert. Die Auswertung dieser Tatsache dürfte auch für die Deutung verschiedener Abschnitte des Extremitäten-Elektrokardiogramms, insbesondere des QRS-Komplexes und der QR-Zeit von entscheidender Bedeutung sein.

Durch die in neuerer Zeit von Cournand konstruierten Doppelkatheter ist es weiterhin möglich, die Pulswellengeschwindigkeit im kleinen Kreislauf zu messen und die Anspannungs- und Austreibungszeit des rechten Herzens technisch exakt zu bestimmen.

Die Katheteruntersuchungen können weiterhin noch für eine von uns entwickelte sogenannte selektive Gefäßfüllung verwandt werden. Es

handelt sich dabei um eine segmentale Füllung bestimmter Lungen-
abschnitte, die für die Differentialdiagnose und für die patho-physio-
logischen Veränderungen im Funktionszustand der Lungen von außer-
ordentlicher Bedeutung sind. (Bolt-Zorn, Beitr. Sil. Forsch. im Druck.)

Ich möchte Ihnen zum Schluß einige Kurven und Bilder demonstrieren, die Ihnen mehr als viele Worte einen Teil der gefundenen Ergebnisse zeigen (siehe Abbildungen).

Literatur.

Forssmann: Dtsch. Med. Wschr. *1929*. — Cournand, A., R. L. Riley, A. Him-
melstein u. R. Austrian: J. thoracic Surg. *19*, 80 (1950). — Die übrige Lit.-
Übersicht siehe: Bolt-Zorn: Beitr. zur Klin. der Tbc., im Druck, und Bolt,
Stanischeff, Zorn: Beitr. zur Klin. der Tbc.; Arch. klin. Chir., z. Z. im Druck. —
Berblinger: Formen und Ursachen der Rechtshypertrophie des Herzens bei
Lungentuberkulose. Bern 1947.

F. J. Misgeld, Berlin-Schöneberg: **Poliomyelitis und Trauma.**

Das Referat stützt sich auf eine Zusammenstellung von rd. 3000
Krankheitsfällen — so groß war die Zahl in der Berliner Epidemie des
Jahres 1947 und der etwas leichter verlaufenen von 1948 —, 1100 von
diesen Erkrankten sind entweder auf der Spezialabteilung meiner Klinik
am Barbarossaplatz bzw. in der Infektionsabteilung des damals noch
unter meiner Leitung stehenden St.-Marien-Krankenhauses behandelt
worden, dazu kommen etwa 300 Fälle, die ich als Konsiliarius in verschiedenen Krankenanstalten gesehen habe.

Es ist notwendig, der eigentlichen Besprechung des Themas einige kurze Bemerkungen über den derzeitigen Stand der theoretischen Polio-Forschung voraus-
zuschicken und zunächst als gesichertes Erfahrungsergebnis zu betonen, daß es
zweifellos mehrere Formen des Virus gibt, die einen Unterschied in der Virulenz
aufweisen. Wir wissen ferner, daß an einer Epidemie mehrere Stämme beteiligt
sind bzw. sein können, deren krankheitserzeugende Wirkung eine sehr unterschiedliche ist, und es ist eine feststehende Erfahrungstatsache, daß die Virus-
stämme zum mindesten in Epidemiezeiten sehr verbreitet sind. Im übrigen muß
immer wieder darauf hingewiesen werden, daß die Virulenz für den Affen nicht
allein über die Krankheitsform beim Menschen entscheidet und daß man aus der
klinischen Manifestation nur in sehr beschränktem Umfang ätiologische und epide-
miologische Schlüsse ziehen kann. Für die Virusausbreitung sind zweifellos die
Befunde in Abwässern von Bedeutung. Es sind an verschiedenen Stellen der Welt
qualitative und quantitative Untersuchungen der verschiedenen Abwässer vorgenommen worden und aus einem Vergleich der durch Titration täglich aus-
geschiedenen Mengen im Stuhl mit dem Virusgehalt in den Abwässern die sogenannten Virusträger- bzw. Ausscheiderquote errechnet worden. Bei diesen
zahlreichen Untersuchungen in verschiedenen Ländern konnte festgestellt werden,
daß die Zahl der Virusträger 1000- bis 10000mal größer ist als die Zahl der gemel-
deten Kranken. Kritische Überprüfungen der verschiedensten prophylaktischen
Maßnahmen haben uns die Berechtigung von Bekämpfungsmaßnahmen der
Typhus- und Paratyphusgruppe gezeigt und darüber hinaus eindeutig erwiesen,
daß die Fliegenbekämpfung als ergebnislos angesehen werden muß. Als Virus-
reservoir muß für das klassische Poliovirus nach wie vor nur der Mensch angesehen
werden.

Bei der Erörterung der Frage des Übertragungsmodus ist auf Grund der experimentellen Untersuchungen die Tröpfcheninfektion als eine Möglichkeit des Über-

tragungsmodus anzusehen, daß aber, nach der Eintrittspforte zu schließen, entweder nur die direkte Übertragung von Mensch zu Mensch oder durch die mit dem Menschen in Berührung gekommenen Nahrungsmittel in Frage kommt. Studien über die Verteilung des Virus im Organismus haben zu der Feststellung geführt, daß das Virus im wesentlichen in 2 Systemen gefunden wird: 1. in gewissen Teilen des ZNS, 2. im Intestinaltrakt und zwar in der Schleimhaut des Kehlkopfes, des Ileums und im Darminhalt des Colon descendens. Auf Grund der Befunde amerikanischer Pathologen müssen wir als Dogma die Tatsache anerkennen, daß es keine Poliomyelitis gibt ohne eine Polioencephalitis, ob die letztere in Erscheinung tritt oder nicht, spielt dabei keine Rolle.

Auf Grund der sehr geistvollen Untersuchungen von Faber und Dong über die Eintrittsstellen des Virus wissen wir heute, daß die Schleimhaut der Mundhöhle und der Speiseröhre weit mehr als Eintrittsstellen des Virus in Frage kommen, als die Darmschleimhaut. Systematische Untersuchungen zeigten den bereits aufgeführten Autoren eine verschieden starke Beteiligung in den verschiedenen Ganglien des sympathischen Nervensystems, eine Ausbreitung der präganglionären Faser nach dem Rückenmark zu konnte niemals festgestellt werden. Faber und Dong konnten die dominierende Stellung des Trigeminussystems nachweisen, während das Olfactoriumsystem beim Menschen entgegen unseren bisherigen Auffassungen als Eintrittsstelle ausscheidet. Es zeigte sich weiter, daß besonders die verschiedene Lage der Synapsen insofern pathogenetisch von Bedeutung ist, weil hier jeweils ein Stop in der Weiterwanderung des Virus eintreten kann, evtl. sogar durch örtliche Einwirkung von Antikörpern. Der Invasionsprozeß des Virus verläuft schrittweise und dementsprechend muß auch die Entwicklung der klinischen Erscheinungen schrittweise vor sich gehen. Für unser Thema ist die genaue Bezeichnung und Abgrenzung der verschiedenen Phasen von entscheidender Bedeutung:

Erste Phase: Invasion in die peripheren Nerven bis zum regionalen Ganglion. „Einbruch" in die verschiedenen Zentren des ZNS ist das Charakteristikum der zweiten Phase, der sich als dritte die Ausbreitung in die angrenzenden Zentren auf dem Wege kurzer Verbindungsneuronen anschließt. Der vierte Abschnitt ist charakterisiert durch den Übertritt in die sogenannten Leitungsbahnen zu entfernten Teilen des ZNS.

Eine Reihe von Pathologen und Neuropathologen in verschiedenen Erdteilen haben unabhängig voneinander beim Menschen und Tier in Ganglien und Nerven nachweisen können, die die verschiedenen klinischen Krankheitssymptome völlig erklären. Diese mehr allgemeinen Befunde erfuhren eine Bestätigung durch spezielle und sehr exakte cytopathologische Studien durch die verschiedenartige Veränderung der Viruskonzentration verschiedenartige mikroskopische Veränderungen an verschiedenen Zellteilen, die in der gegenseitigen Abhängigkeit gezeigt werden konnten. Die cytoplasmatische Chromatolyse als eine Phase der Ganglionzellveränderung hat uns wesentliche Erkenntnisse sowohl bezüglich der Rückbildungsfähigkeit als auch der Entstehung und des Ablaufes der Lähmungen gebracht. Alle diese Beobachtungen haben eine Kette von Beweisen gebracht für die These, daß es nicht notwendig ist, für die Erkrankung beim Menschen die Verbreitung auf dem Blutwege anzunehmen, und daß man den Begriff der Neurotropie besser ersetzen soll durch die Bezeichnung „neurotrope Zustandsform".

Während die bisher geschilderten Ergebnisse der theoretischen Polioforschung für unser Thema von der größten Bedeutung sind, kann ich die Ergebnisse der epidemiologischen Forschung etwas kürzer schildern:

Wir wissen, daß die Schwere der Epidemie in den verschiedenen Erdteilen schwankt und daß das Gesicht der Epidemie wechselt, wobei eine hochentwickelte Hygiene mit schwerster Krankheitsform einhergeht. Wichtiger als Unterschied haben sich mehr unbekannte konstitutionelle und kollektive Faktoren, wie die Lebensweise und der Lebensstandard, als bedeutungsvoll erwiesen, und ein unbekannter amerikanischer Autor hat den Satz geprägt: „Die Polio ist der Preis, den wir für die Entwicklung unserer hohen Hygiene zahlen."

Bezüglich der Theorie des klinischen Ablaufes der Erkrankung gehen wir von der Tatsache aus, daß es ätiologisch und klinisch gesehen zwei Arten von Vorkrankheiten gibt: eine spezifisch-poliomyelitisch-bedingte und eine von der Polio ätiologisch verschiedene.

Die spezifisch-poliomyelitisch-bedingte ist durch charakteristische Symptome ausgezeichnet, bei deren Erörterung betont werden muß, daß katarrhalische Erscheinungen nicht dazu gehören, ihr Vorhandensein ist kritisch für die Grippe. Die Herausstellung dieses Faktums ist das Ergebnis des New-Yorker Polio Kongresses 1949. Dort wurde erstmalig über die sogenannte Vorkrankheit diskutiert, deren Begriff vorher in Amerika wenig bekannt war; das Thema wurde aber aktuell bei der Erörterung der abortiven Polio; aus dem Hin und Her der temperamentvollen Auseinandersetzung ergab sich als umstrittene Feststellung, daß es mit Sicherheit ein poliomyelitisches Initialstadium gebe, dessen Benennung mit dem Ausdruck „Vorkrankheit" unangebracht ist.

Bei der Erörterung der traumatischen Entstehung müssen sofort zwei Gruppen voneinander getrennt werden unter der grundsätzlichen Herausstellung folgender Kriterien:

1. Die Entstehung in unmittelbarer Folge des Unfallereignisses, wobei sowohl ein unmittelbarer zeitlicher Zusammenhang gegeben ist und evtl. sogar Beziehungen zwischen der Lokalisation des Traumas und der Manifestationen der Krankheitserscheinungen gegeben sind. 2. Neben dem oben besprochenen Trauma „im engeren Zusammenhang" ist von einem solchen „im weiteren Sinne" die Rede, wenn es sich nicht um ein lokales Unfallereignis, sondern mehr um eine allgemeine Schädigung handelt; infolgedessen sind auch die Voraussetzungen über den evtl. zeitlichen Zusammenhang nicht so lückenlos wie bei der ersten Gruppe.

Bei der Polio gehört zur ersten Gruppe eine lokale Verletzung erheblicher Art, an die sich in unmittelbarem zeitlichen Zusammenhang Polio-Symptome bemerkbar machen. Als zweite Gruppe ist das Auftreten der Polio nach allgemeinen Schädigungen zu erörtern, es handelt sich dabei besonders um das a) Vorkommen der Polio nach Impfungen und b) Auftreten von Polio-Symptomen nach Operationen, unter denen besonders Tonsillektomien und Zahnextraktionen aufgeführt werden.

Während die Gruppe 1 für die Träger der Unfallversicherung von Bedeutung ist, können bei der zweiten Gruppe sich evtl. Folgen bezüglich der Haftpflicht des Arztes ergeben.

Unter den von mir beobachteten etwa 1100 Polio-Erkrankungen sind in 3 Fällen engste Beziehungen zwischen einem Unfall und einem kurz vorhergegangenen Trauma gegeben.

Im Fall 1 handelt es sich um einen 59 Jahre alten Mann, der bei einer familiären Auseinandersetzung von seiner Ehefrau einen heftigen Faustschlag in das Gesicht erhielt. Als er etwa 22 Stunden nach diesem Schlag, dessen Intensität durch den inzwischen eingetretenen Bluterguß und die entsprechenden Veränderungen der Haut sichtbar war, wegen Bewußtseinsstörungen zur Aufnahme kam, bot das Krankheitsbild einwandfreie Symptome der bulbären Form der Polio. Der Pat. ist einige Tage später an zunehmenden cerebralen Komplikationen ad exitum gekommen, und die Sektion hat die Aufnahmediagnose bestätigt.

Der 2. Fall betraf einen Arbeiter in den 30er Jahren, der auf den Steinfußboden eines Maschinensaales fiel und nicht unbedeutende Gesichtsverletzungen davontrug. Am Abend des gleichen Tages wurde er unter Verdachtsdiagnose einer Gehirnerschütterung eingeliefert. Die bei der Aufnahmeuntersuchung feststellbaren Symptome führten zur Verdachtsdiagnose einer beginnenden bulbären Polioerkrankung, die nach dem Ausfall der sofort eingeleiteten Ergänzungsuntersuchungen den Verdacht erhärteten. Der Pat. hat die dabei in relativ milder Form auftretenden Symptome der zentralen Atemstörung überstanden, die gleichzeitig sich entwickelnden spinalen Lähmungen gingen bis auf eine Parese des rechten Armes prompt zurück, so daß er am 86. Tag der stationären Behandlung entlassen werden konnte.

Der 3. Fall betrifft einen Schüler, der bei einem Sportspiel auf dem Schulhof von einem Mitschüler mit dem Knie in den Rücken gestoßen wurde; der Stoß war so heftig, daß der Schüler umfiel, allerdings mit eigener Kraft sich wieder erheben konnte. Nach drei Tagen traten spinale Lähmungserscheinungen auf, die durch einen relativ milden Verlauf sich auszeichneten und nach 9 Wochen komplikationslos ausheilten.

Alle drei Fälle dieser Gruppe zeigen folgendes Charakteristikum: a) ein Trauma erheblicher Schwere, b) Auftreten von Krankheitssymptomen in unmittelbarem zeitlichen Anschluß, c) Beziehungen zwischen dem vom Unfall betroffenen Körperteil und einer entsprechenden Verlaufsform der Krankheit.

Ich habe bereits bei der Abgrenzung der beiden Gruppen darauf hingewiesen, daß beim Trauma im weiteren Sinne vorwiegend Schäden allgemeiner Art in Frage kommen, als besonders aktuell haben sich dabei die im Anschluß an Impfungen aufgetretenen Polio-Erkrankungen, sowie die Erkrankungen, die unmittelbar nach einer — besonders im Bereich des Kopfes vorgenommenen — Operation aufgetreten sind.

Was die nach Impfungen auftretenden Polio-Erkrankungen betrifft, so sind erstmalig nach $1^1/_2$ Jahren in der ausländischen Fachpresse Berichte erschienen, die auf Beobachtungen in Australien hinwiesen, bei denen im Anschluß an Injektionen von Antigenen Polio-Erkrankungen aufgetreten seien. Während ein Teil der Autoren die Injektion mehrerer Antigene als Ursache annahm, war ein anderer Teil der Auffassung, daß auch einzelne, zum Zwecke der Immunisierung durchgeführte antigene Injektion in Frage käme. Bei den sogenannten „Mehrfach-Antigenen" wurde besonders der Impfstoff gegen Keuchhusten für das der Polioentwicklung förderliche Agens angesehen, es wurde gleichzeitig darauf hingewiesen, daß eine große Zahl dieser Impffälle mit Lähmungstypen erkrankte, die in erster Linie der örtlichen Impfstelle entsprechen. Während man in Amerika diese alarmierenden Mitteilungen sehr reserviert aufnahm, wurden besonders in England sehr intensive Nachprüfungen vorgenommen, als Ergebnis wurde dabei zwar nicht ein so weitgehender Zusammenhang Polio und Impfung festgestellt wie in Australien, aber immerhin die gerade in Einführung begriffene Keuchhustenimpfung abgestoppt. Wir haben in Berlin soweit wie möglich auch Nachprüfungen unter unserem Material vorgenommen, wobei sich bisher kein Anhalt für irgendeinen Zusammenhang ergab. Die Möglichkeit ist immerhin gegeben, inwieweit geographische Besonderheiten oder der Nachweis besonderer Virusformen dabei eine Rolle spielen, bedarf der Aufmerksamkeit und der experimentellen Nachprüfung, die zweifellos eine Klärung ermöglichen wird. Es muß aber bei der Diskussion dieser Frage dem Zeitpunkt des Auftretens besondere Beachtung geschenkt werden, insofern als man die Manifestation der Krankheitserscheinungen im Laufe der Inkubationszeit — d. h. also in den ersten 14 Tagen nach der Impfung — von größeren Zeitabständen abtrennen muß. Wir lesen in den ausländischen Statistiken von Zeitabständen bis zu 4 Wochen und darüber. Aus einer größeren statistischen Zusammenstellung in Australien geht hervor, daß bei einer Gruppe von Polioerkrankungen in 61% Krankheitserscheinungen innerhalb der ersten Woche nach der Impfung aufgetreten sind. Diese Beobachtung ist bedeutungsvoll und könnte bei der Anerkennung des Zusammenhanges an eine Aktivierung des im Körper vorhandenen latenten Virus denken lassen. Es ist nicht unwichtig, dabei zu erwähnen, daß bei dem größten Teil der erkrankten Kinder die Ausscheidung des Virus im Stuhl festgestellt werden konnte.

Bei der Erörterung des Zusammenhanges zwischen dem Auftreten der Polio nach Operationen — besonders im Gebiete des Kopfes — wurde vor allem vor der Ausführung von Tonsillektomien und Zahnextraktionen gewarnt. Nachdem wir heute durch die vorliegenden kritischen Auswertungen der verschiedenen Epidemien in Europa und in anderen Erdteilen in der Lage sind, genau zahlenmäßige Unterlagen zu erheben, muß zum mindesten für europäische Verhältnisse darauf hingewiesen werden, daß die Warnungen vor Tonsillektomien unberechtigt sind und einer exakten Grundlage entbehren. Bezüglich operativer Eingriffe am Zahnsystem liegt noch kein abgeschlossenes Zahlenmaterial vor.

W. Stotz, Gießen: Lungenatelektasen als Unfallfolgen. (Mit 4 Abb.)

Da der posttraumatische Lungenkollaps bisher in der Literatur nur relativ selten erörtert wurde, erlaube ich mir gerade in diesem Kreise auf das Krankheitsbild und seine Bedeutung für den Unfallarzt hinzuweisen. Klinisch und röntgenologisch liegen die gleichen Erscheinungen vor wie bei dem postoperativen Lungenkollaps, der schon ausführlicher beschrieben wurde. Die beim postoperativen Lungenkollaps gesammelten Erfahrungen sind deswegen auch für die posttraumatische Atelektase von Bedeutung. Bezüglich der Häufigkeit der Erkrankung hat Pasteur, der erstmalig das postoperative Krankheitsbild umfassend beschrieb (1913/14), angegeben, daß in 8% aller Lungenkomplikationen nach Laparatomien Atelektasen vorliegen. Nach Henschen ist das Verhältnis der postoperativen Atelektase bei Männern zu den bei Frauen wie 5:1, nach Zuckschwerdt wie 8:6, die Kollapsanfälligkeit ist bei Jugendlichen wesentlich geringer als beim Erwachsenen. Am häufigsten wurde der rechte Unterlappen befallen in einem Verhältnis von 5:1 zum linken Unterlappen nach Henschen.

Mit solchen exakten Zahlen kann man bei der posttraumatischen Lungenatelektase noch nicht aufwarten, da nur wenige Mitteilungen hierüber vorliegen. Zwar hat Bradford bereits im ersten Weltkrieg den massiven Lungenkollaps auf der kontralateralen Seite nach stumpfen Brusttraumen beobachtet. Später wurde aber die posttraumatische

Atelektase in der Literatur nur wenig berücksichtigt. Ich möchte mich
der Ansicht von Willbold und Knoll anschließen, die in letzter Zeit
über je eine Beobachtung berichtet haben, daß es wertvoll ist, sein Augenmerk auf diese Komplikationen zu richten. Wahrscheinlich kommen sie häufiger vor als man früher annahm, genau so wie es vor der genaueren Kenntnis der postoperativen Atelektase war. Sie werden sicher oft verkannt und sind so unserer Beobachtung und richtigen Beurteilung auch in unfalltechnischer Hinsicht entgangen.

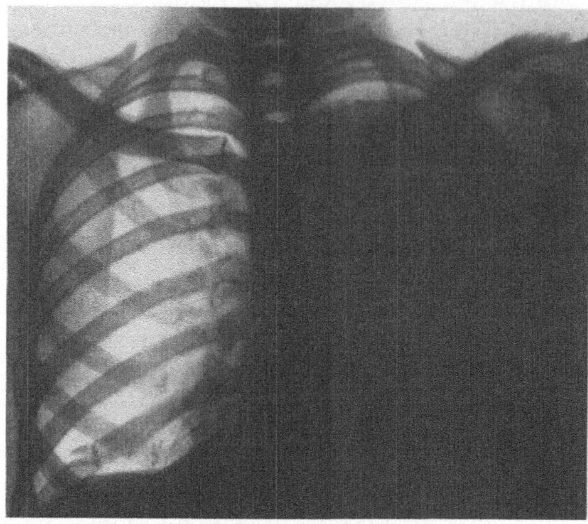

Abb. 1. Totale Atelektase der ganzen linken Lunge, 2 Tage nach
Fraktur der re. 7.—10. Rippe. (25. 4. 50.)

Die Krankheitssymptome prägen sich am besten ein, wenn man Gelegenheit hat, diese posttraumatischen Lungenkomplikationen einmal selbst zu beobachten. Ich erlaube mir daher, Ihnen kurz über zwei Kranke zu berichten, die im letzten Jahr in der Chirurgischen Klinik in *Gießen* behandelt wurden:

Beim ersten handelt es sich um einen 51jährigen Bahnarbeiter (J.-Nr. 3261 49/50), der zu uns kam, nachdem er vor 7 Tagen sich mit der rechten hinteren Brustkorbseite beim Aufrichten

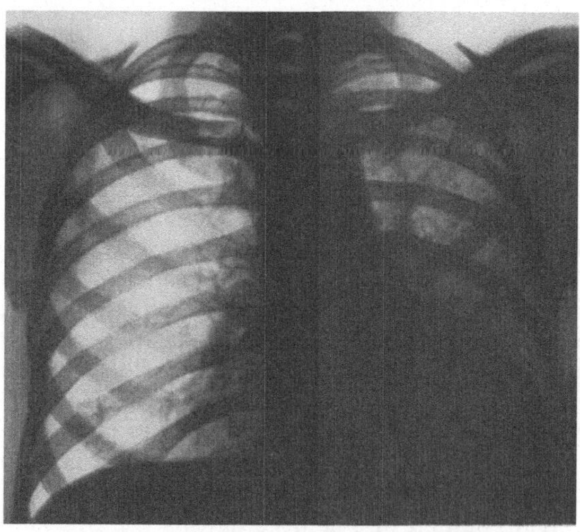

Abb. 2. Auf SEE-Gabe hat sich die Atelektase teilweise gelöst.
Das li. Oberfeld hat sich aufgehellt. (26. 4. 50.)

gegen einen T-Träger eines Waggonbodens gestoßen hatte. Sofort heftige Schmerzen in der rechten Seite, die langsam aufhörten, so daß er 20 Minuten später weiterarbeiten konnte. 3 Tage danach traten zu Hause, als er sich gerade umlegte, plötzlich erneut heftige Schmerzen an der gleichen Stelle im Rücken auf, die in den rechten Arm ausstrahlten. Dabei wurde blutiger Auswurf beobachtet. Danach bettlägerig. Bei der Einlieferung in unsere Klinik wurde vom Durchgangsarzt Druckschmerz in der rechten hinteren Brustkorbseite, Schallverkürzung und leises Atemgeräusch über dem rechten Oberlappen festgestellt. Puls 100, Temperatur 39,7, Blutsenkung 93/122, Leukocyten 5400. Unsere Anfangsdiagnose Pneumonie, die den Durchgangsarzt auch veranlaßte, den ursächlichen Zusammenhang zwischen der stumpfen Brustkorbtrauma und der Lungenerkrankung als unwahrscheinlich zu bezeichnen, mußte fallen gelassen werden, nachdem mit genauerer Untersuchung eine Atelektase des rechten Oberlappens festgestellt wurde. Die Verschattung im rechten Oberfeld war insbesondere bei der Durchleuchtung sicher als Atelektase zu deuten, dafür sprach auch das klinische Bild mit Zurückbleiben der rechten Thoraxhälfte bei der Atmung. Über den Lungen nur vereinzelte bronchitische Geräusche bei dem anfänglich erhobenen Befund.

Auf Eubasin fiel die Temperatur zur Norm, Blutsenkung ging auf 51/82 zurück. Der Zustand veränderte sich sonst 4 Tage lang aber nicht. Erst auf Pantocaininstillationen löste sich die Atelektase rasch, so daß nur noch geringe Restschatten im Röntgenbild erkennbar waren. Die am 5. Tage vorgenommene Bronchographie ergab einen normal weiten Oberlappenbronchus ohne besondere Veränderungen an den übrigen Bronchien. 14 Tage danach war röntgenologisch kein krankhafter Befund mehr zu erheben. Die Senkungsbeschleunigung ging etwas später auch zurück.

Beim zweiten Patienten handelt es sich um einen 32jährigen Brenner, der beim Fußballspiel am 23. 4. 1950 einen Tritt in die rechte Seite bekam. Zwei Stunden später stellten wir einen Bruch der 7.—10. Rippe rechts hinten fest bei gutem

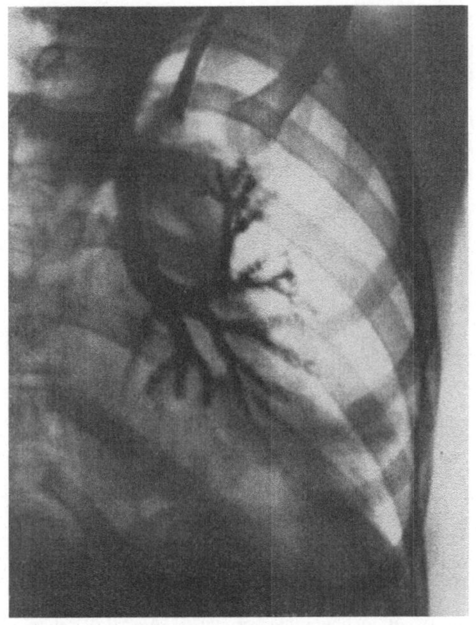

Abb. 3. Bronchographie am 3.5.50: 8 Tage nach Auftreten der Atelektase ungenügende Füllung der U.L.-Bronchien.

Allgemeinzustand und Kreislauf. Atmung schmerzhaft behindert mit deutlichem Zurückbleiben der rechten Thoraxseite. Über den Lungen nur wenig bronchitische Geräusche. Tags darauf etwas schleimig sanguinolenter Auswurf, sonst unveränderter Zustand (Abb. 1—4).

Zwei Tage nach dem Trauma plötzliche Verschlechterung mit Cyanose, hochgradiger Atemnot, Dämpfung über der linken Lunge, Herzspitzenstoß nach links verlagert. Temperaturanstieg auf 38,8, Puls 108, Leukocyten 9800, Blutsenkung 55/101. Bei der Röntgenuntersuchung fand sich eine starke Verlagerung des Herzens und Mediastinums nach links und Totalverschattung links. Auf SEE-Gabe Aufhellung des Spitzenfeldes und Rückgang der Mediastinalverdrängung und Atemnot. Auf Behandlung mit Ephetonin, Atropin und Pantocaininstillationen ging die Atelektase langsam zurück, so daß 7 Tage nach Auftreten der Atelektase die linke Lunge wieder fast völlig aufgehellt war bis auf Restatelektase in den medio-basalen Segmenten. Es bestand aber noch eine leichte Verziehung des Herzens nach links mit Hochstand und paradoxer Atembewegung des linken Zwerchfelles. Broncho-

graphie am 8. Tage ergab eine deutliche Ventilationsstörung im Unterlappen, in
dem sich erst nach Hustenstoß die Bronchien füllen bei leichten bronchialen Er-
weiterungen und verengtem Bronchialwinkel.

Die paradoxen Atembewegungen und Mediastinalverziehung waren am 10. Tage
nicht mehr vorhanden. Die gehemmte Zwerchfellbeweglichkeit links aber noch
nach 17 Tagen deutlich nachweisbar. 3½ Wochen nach Beginn der ernsten Lungen-
komplikation konnte im Bronchogramm immer noch eine schlechte Ausdehnung des
Unterlappens mit Engstellung der Bronchien nachgewiesen werden. Die seit der
Verletzung vorhandene und danach verstärkte Bronchitis mit zeitweilig reichlichem
Auswurf besserte sich langsam auch völlig. Bis zur Wiederaufnahme der Arbeit
vergingen aber doch 72 Tage ab Unfalltag bei Klinikaufenthalt von 58 Tagen.

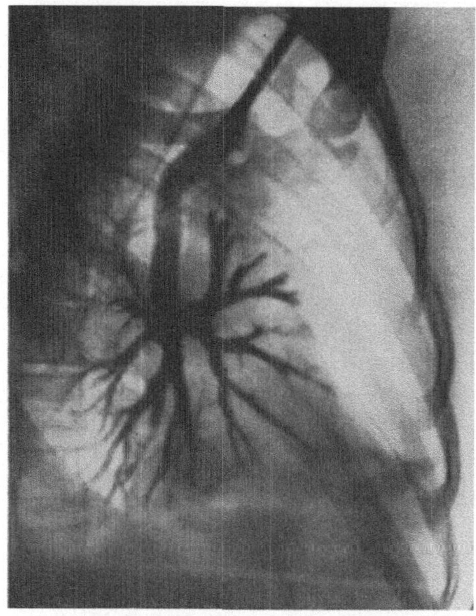

Abb. 4. Bronchographie am 20. 5. 50: 3½ Wochen
nach Auftreten der Atelektase Engstellung der vielleicht etwas weiten U.L.-Bronchien durch schlechte
Entfaltung des U.L.

Es handelt sich also bei der posttraumatischen Atelektase meist um ein plötzlich auftretendes Krankheitsbild, das um so akutere Erscheinungen machen wird,
je mehr Lungenlappen dem Kollaps verfallen sind. Der
alarmierende Beginn mit hochgradiger Atemnot und
Cyanose, kleinem, oft jagendem Puls erinnert vielleicht
an das Bild eines Spontanpneumothorax oder schweren
asthmatischen Anfalles, Abflachung und Zurückbleiben
der befallenen Thoraxseite mit Verlagerung des Herz-
spitzenstoßes nach der kranken Seite (Pasteur'sches Zeichen) perkutorisch und auskultatorisch in ausgeprägten Fällen eine „tote Lunge" (Henschen) mit massiver
Dämpfung und fehlenden Atemgeräuschen weisen auf
die richtige Diagnose hin, die sich mit eingehender Röntgenuntersuchung
leicht erhärten läßt. Man findet eine homogene Verschattung entsprechend
dem oder den retrahierten Lungenlappen, Verlagerung der Mediastinal-
organe nach der kranken Seite, Hochstand mit paradoxer Atembewegung
des Zwerchfelles unter der Atelektase.

Sieht man einen solchen Patienten erst nach den ersten Krankheitserscheinungen, so werden Fehldiagnosen, wie Pneumonie, Pleuritis,
Coronarverschluß und Lungeninfarkt, verständlich, zumal da anfangs
meist die Temperatur und Senkung stark erhöht und oft auch sanguinolenter Auswurf vorhanden sind. Vielleicht weist aber dann eine niedrige
Leukocytenzahl mit genauer Beachtung der bereits erörterten Symptome
auf den richtigen Weg.

Das wichtigste zur Sicherstellung der Diagnose und zur Orientierung über den Krankheitsablauf bleibt eine sorgfältige Röntgenuntersuchung. Keineswegs genügt eine gewöhnliche Lungenübersichtsaufnahme, die natürlich bei keiner mit Komplikationen verlaufenden Brustkorbkontusion unterlassen werden sollte, sondern es ist eine Durchleuchtung evtl. mit seitlicher Aufnahme oder Aufnahme im optimalen Durchmesser nötig.

Besonderen Wert hat zudem noch die Bronchographie, die uns insbesondere auch eindeutig zeigen kann, welche Restzustände nach diesen posttraumatischen Lungenkomplikationen zurückbleiben. Ob und wie oft es nach solchen Atelektasen auch zur Ausbildung von Bronchiektasen in den befallenen Lungen kommt, die dann natürlich als Uhfallfolge anzusehen wären, bleibt noch an Hand exakter bronchographischer Nachuntersuchungen zu klären.

Auf die Frage der Ätiologie möchte ich nicht näher eingehen. Während früher die mechanische Erklärung durch Schleimpfropfverlegung (MIDDELDORPF) eines Hauptbronchus fast allgemein anerkannt wurde, hat nach den Untersuchungen von SUNDER-PLASSMANN und A. STURM die Annahme, daß es sich um einen auf dem Wege über das vegetative Nervensystem (sympathische Reize) reflektorisch ausgelösten, aktiv konstriktorischen Lungenkrampf handelt, in letzter Zeit immer mehr Anhänger gefunden. Sicher ist die Hypoventilation der Lunge infolge schmerzbehinderter Atemtätigkeit bei stumpfen Brusttraumen mit und ohne Rippenfrakturen und der dadurch bedingte mangelhafte Gasaustausch dafür verantwortlich, daß in der Lunge sowohl chemische wie physikalische Schlacken zurückbleiben können, die sich schädlich auswirken. Unsere Beobachtung, daß sich das Krankheitsbild unter Umständen rasch mit spasmolytischen Mitteln allein, wie SEE, Atropin, Pantocaininstillationen, beheben läßt, spricht dafür, daß ein aktiver Lungenkrampf vorliegt. Damit soll keineswegs gegen die vorgeschlagene Schleimabsaugung Stellung genommen werden, die sicher beim Vorhandensein großer und zäher Schleimmengen angebracht ist, besonders wenn der Patient selbst schlecht abhustet.

Zum Schluß gestatten Sie mir noch eine kurze Stellungnahme zur Duldungspflicht der Bronchographie beim Unfallverletzten. Die große Bedeutung dieser Untersuchungsmethode für die Feststellung von Folgen einer Lungenerkrankung war aus meinen Ausführungen wohl ersichtlich. Sicher ist diese Untersuchung nicht gerade angenehm, aber doch im allgemeinen keineswegs mit besonderen Schmerzen oder sonstigen Beschwerden verbunden. Wir können auch nicht sagen, daß sie unter Berücksichtigung der üblichen Vorsichtsmaßnahmen (vorherige Jodüberempfindlichkeitsprobe) öfter mit Komplikationen vergesellschaftet ist, die für den Patienten eine Gefahr bedeutet. Haben wir doch an unserer Klinik bei 400 Bronchographien nie eine wesentliche Komplikation oder gar Todesfall erlebt. Nur zweimal wurde eine Überempfindlichkeitsreaktion gegen Pantocain beobachtet, die sich rasch beheben ließ. Solche Zwischenfälle können praktisch auch bei jeder Lokalanästhesie gelegentlich einmal vorkommen. Man kann daher sicher ohne ernstliche Bedenken die Duldungspflicht für die Bronchographie anerkennen.

MISGELD, Berlin: Nicht nur für die Genese der gelegentlich postoperativ auftretenden Atelektasen bei Jugendlichen wird die sogenannte Schleimpfropftheorie abgelehnt und dem Vorkommen eines reflektorisch bedingten sogenannten Lungenkrampfes eine große Bedeutung zuerkannt. Bei der Erörterung der verschiedenen Ursachen sind meiner Auffassung nach 2 Faktoren für die Erklärung besonders der postoperativ auftretenden Atelektasen zu wenig berücksichtigt worden, nämlich:

1. die Bedeutung der sogenannten Noxine, des herabgesetzten Gasaustausches und der wechselnden Reaktionslage des Organs und bestimmter Dispositionen, z. B. der vegetativen Labilität,

2. der Zustand, in dem sich die Bronchialschleimhaut jeweils befindet. Wenn auf den Thorax ein Trauma einwirkt, so kann eine mehr oder weniger ausgedehnte Lungenatelektase entstehen, für deren Auslösung ein neuromuskulärer Reflex der Lungen wichtig ist.

Es muß bei dem hier zur Behandlung stehenden Thema auf eine Form der Atelektasen verwiesen werden, die bei den Ärzten weniger bekannt, aber deshalb von großer Bedeutung ist, weil diese kongestive Atelektase bei folgenden pathogenetischen Faktoren auftreten kann:

nach einem vorausgegangenen Schockzustand,

nach schnellen intravenösen Infusionen größerer Flüssigkeitsmengen, sei es sowohl Blut als auch Plasma, ferner Traubenzucker- bzw. Salzlösungen.

Die kongestive Atelektase zeigt makroskopisch das Bild einer großen Blutung; mikroskopisch findet man eine maximale Erweiterung der Lungenkapillaren bei komplettem Luftabschluß von den Alveolen. In dem mehr bekannten Begriff des sogenannten „massiven Lungenkollapses" ist zweifellos ein Teil der Symptome der kongestiven Atelektase enthalten; auf die wichtigsten pathogenetischen Faktoren habe ich bereits verwiesen, ihre Bedeutung beim Entstehen des Krankheitsbildes ist erst im Laufe des letzten Jahres allmählich bekannt geworden, früher nahm man eine schnell entstehende Ausgleichsstörung ursächlich an, heute wissen wir, daß diese Ausgleichsstörung ursächlich mitbeteiligt ist, aber zweifellos nicht die einzigste Ursache darstellt. Die differentialdiagnostische Abgrenzung der Symptome und Krankheitszeichen ist bei der kongestiven Atelektase wichtig, besonders zur Abgrenzung der bei der mechanischen Atelektase auftretenden Erscheinungen. Während bei der mechanischen Atelektase mediastinale Komplikationen vorkommen, fehlen sie bei der kongestiven Atelektase; es kann allerdings die mechanische Atelektase sich der kongestiven Atelektase anschließen; eine diagnostische Klärung ermöglichen: 1. die Röntgenuntersuchung und 2. die Ergebnisse der trachealen Absaugung, die man bronchoskopisch von der bronchialen gut unterscheiden kann. Die Ergebnisse der Absaugung zeigen den wirkungsvollen Effekt beim mechanischen Verschluß, während die kongestive Atelektase durch die Prozeduren unbeeinflußt bleibt.

Die Sterblichkeitsziffer ist sehr groß. Für die Praxis und besonders die Unfallmedizin ist die Auslösung der kongestiven Atelektase durch schnell vorgenommene Injektionen großer Flüssigkeitsmengen wichtig, es kommt unmittelbar im Anschluß an diese Infusionen zu einer plötzlich auftretenden Atemnot mit beschleunigter, unregelmäßiger und oberflächlicher Atmung bei gleichzeitiger Beschleunigung der Herzaktion, Kollapsneigung und nach einigen Stunden Fieber. Der Symptomenkomplex verschlimmert sich unmittelbar im Anschluß an eine evtl. aus therapeutischen Gründen vorgenommene intravenöse Injektion bzw. an eine Blut- oder Plasmatransfusion. Bei allen Behandlungsverfahren, auch bei den wirkungsvollen, zeigt sich die Cyanose als resistent, sie ist auch das wichtigste Frühsymptom. Therapeutisch hat sich eine Luftzufuhr unter Druck bewährt. Eine gewisse Ähnlichkeit der kongestiven Atelektase zeigt das klinische Bild einer beim Herzversagen auftretenden Lungenstauung, von ihr ermöglicht das völlige Versagen der Digitalis- bzw. Strophanthinbehandlung eine differentialdiagnostische Abgrenzung.

Die histologische Untersuchung der Lungen zeigt als wichtige makroskopische Kennzeichen: Blutüberfüllung der Kapillaren, kleinste Blutungen in die Alveolen herein, wodurch eine ausgedehnte, aber unvollständige Erweiterung derselben auftritt, durch die dadurch entstehende Kompression kommt es zum Verschluß der Bronchiolen.

Wild, Düsseldorf: Es wird an Hand von zwei einschlägigen Fällen auf die Bedeutung der Lungenkontusion und Kontusionspneumonie hingewiesen. Möglicherweise sind derartige traumatisch bedingte Lungenaffektionen infolge der dabei auftretenden intrapulmonalen Blutung die Ursache posttraumatischer Lungenatelektasen. Die Röntgenbilder der Lunge mit einer apfelgroßen traumatischen Kontusionshöhle im linken Unterfeld bei einem jungen Boxer veranschaulichen das Ausmaß der Lungenkontusionsfolgen. Ursächlich ist die durch den eng lokalisierten Stoß der einwirkenden Gewalt erzeugte Druckwelle für die Entstehung derartiger Lungenschäden verantwortlich zu machen. Es kommt rein mechanisch zur Zerreißung von Lungengewebe, wodurch sich auf Grund der physikalischen Verhältnisse innerhalb der Lunge stets ein Hohlraum von Kugelform entwickeln muß.

Bürkle de la Camp, Bochum: Herrn hochrein danke ich sehr für seinen zusammenfassenden Hauptvortrag, der doch wesentlich zu der Klärung dieser äußerst schwierigen Frage beiträgt. Auch den anderen Vortragenden unseren Dank.

H. Lauterbach, Bonn: Die Mitwirkung des Arztes in der praktischen Arbeit der Berufsgenossenschaft.

Seit dem Inkrafttreten des Ersten deutschen Unfallversicherungsgesetzes von 1884 haben sich in immer fortschreitender Entwicklung *zwei* Aufgabengebiete in den Vordergrund der Arbeit der Berufsgenossenschaften geschoben, die ursprünglich nur am Rande behandelt wurden, nämlich das *Heilverfahren* und die *Unfallverhütung.* Liegt der Unfallverhütung der Gedanke zu Grunde, die Zahl der Unfälle einzuschränken und sie, soweit das in menschlicher Macht steht, zu verhüten, so ist es *Zielsetzung des Heilverfahrens*, die *Folgen* eines eingetretenen Unfalles möglichst weitgehend zu beseitigen. Im Laufe der Jahrzehnte hat sich der in seinen Anfängen schon in den neunziger Jahren des abgelaufenen Jahrhunderts ausgesprochene Gedanke durchgesetzt, daß für das Heilverfahren keinerlei Aufwendungen zu scheuen seien und daß das beste Heilverfahren sowohl nach der menschlichen und sozialen Seite wie auch unter wirtschaftlichen Gesichtspunkten das vorteilhafteste ist.

Auf die Entwicklung und die Besonderheiten des *berufsgenossenschaftlichen Unfallheilverfahrens* einzugehen, ist im Hinblick auf das von mir zu behandelnde Thema kein Raum. Es liegt aber auf der Hand, daß in allererster Linie im *Heilverfahren* neben der verwaltungsmäßigen Arbeit der Berufsgenossenschaften *der Mitwirkung des Arztes* die entscheidende Rolle zukommt. Er ist Mitträger der wesentlichen und bedeutsamsten Teile des Heilverfahrens. *Er* behandelt den Verletzten. Von *seiner* Entscheidung, *seiner* Geschicklichkeit, *seinen* Kenntnissen, kurz seinen gesamten fachlichen und menschlichen Eigenschaften hängt der Erfolg des Heilverfahrens entscheidend ab. Es bedarf selbstverständlich in weitem Umfange der Mitwirkung des *Verwaltungsmannes* auch im Heilverfahren. Aber diese Mitwirkung kann hier bei den Erörterungen, die im Rahmen meiner Ausführungen anzustellen sind, zurücktreten.

Auf der anderen Seite wäre es falsch, *die Mitwirkung des Arztes* in der praktischen Arbeit der Berufsgenossenschaften *allein im Heilverfahren* zu suchen. Sowohl in der eigentlichen *Verwaltungsarbeit* der Berufsgenossenschaft, soweit sie die *Bearbeitung der Unfallanzeigen* bis zum Erlaß des Bescheides betrifft, als auch in der *Berufsfürsorge* und als *Gutachter* im Verfahren ist der Mitwirkung des Arztes an der berufsgenossenschaftlichen Arbeit weitester Spielraum gegeben. Es ist nicht möglich, im Rahmen der zur Verfügung stehenden Zeit alle die Fragen und Probleme eingehend zu behandeln, die sich aus der notwendigen Zusammenarbeit von Arzt und Verwaltungsmann in der berufsgenossenschaftlichen Tagesarbeit ergeben. Es kann nur versucht werden, in großen Zügen die wesentlichsten Gesichtspunkte hervorzuheben, die für diese praktische Zusammenarbeit in Betracht kommen.

Hierbei darf ich eines vorweg bemerken.

Ich halte es für grundsätzlich falsch, darüber zu streiten, ob das *Primat* im unfallversicherungsrechtlichen Heilverfahren dem *Verwaltungsmann* oder dem *Arzt* gebührt. Daß die Berufsgenossenschaft Träger des Heilverfahrens ist, steht nach den gesetzlichen Vorschriften außer Frage. Der Verwaltungsmann wird aber bei aller Anerkennung der Tatsache, daß er durch jahrelange Beschäftigung mit medizinischen Dingen gewisse medizinische Kenntnisse erwirbt, niemals dem Arzt in medizinischer Hinsicht Anordnungen geben können, weil allein der Arzt auf Grund seiner Ausbildung und seiner Erfahrungen in der Lage ist, medizinische Entscheidungen zu treffen.

Auf der anderen Seite muß der Arzt Verständnis dafür haben, daß er bei seiner ärztlichen Tätigkeit gewisse rechtliche und verwaltungsmäßige Gesichtspunkte und Forderungen beachten muß, die nun wiederum der *Verwaltungsmann* besser zu beurteilen vermag. Die letzte Entscheidung in allen Fragen des Heilverfahrens liegt bei der Berufsgenossenschaft, wobei diese selbstverständlich die im Verfahren eingeholte ärztliche Meinung gebührend berücksichtigen, wenn auch nicht ohne weiteres kritiklos übernehmen muß. Eine verständige und ersprießliche *Zusammenarbeit* zwischen der Verwaltung und dem Arzt ist im Interesse des Unfallverletzten oder der Versicherten unerläßlich. Allein das *Ziel*, nämlich die Gewährung der denkbar besten Hilfe für Verletzte, darf die Arbeit *aller* Beteiligten beherrschen. Wird die Zusammenarbeit unter diesen Gesichtspunkten betrachtet, so wird es keine Auseinandersetzungen darüber geben können, wie die Kompetenzen abzugrenzen sind.

Und *ein Weiteres* darf gesagt werden, was eigentlich selbstverständlich ist, aber doch, wie die Erfahrung zeigt, manchmal nicht die genügende Beachtung findet: Arzt und Verwaltungsmann müssen sich in jeder Phase ihrer gemeinsamen Arbeit darüber klar sein, daß sie nicht einen „*Fall*" zu behandeln haben, an dem sie wissenschaftliche oder akademische Probleme lösen sollen, sondern daß es um das *Schicksal* eines Menschen geht, der einen Anspruch darauf hat, *gut, zweckmäßig* und *vor allem auch schnell* die erforderliche Hilfe zu erhalten. Ich darf in diesem Zusammenhang das Wort „*schnell*" ganz besonders betonen. Ich kenne die Belastung vieler gerade unserer besten Unfallärzte. Ich verstehe es vollkommen, wenn sie ihren Beruf in der *Behandlung des Menschen* und nicht in der Erstellung von irgendwelchen Aufzeichnungen, Gutachten usw. sehen. Aber auf der anderen Seite ist diese Arbeit nun einmal notwendig, sollen die Berufsgenossenschaften ihre Aufgaben erfüllen. Es ist deshalb unerträglich und im Interesse des Verletzten nicht zu vertreten, wenn wir erleben müssen, daß die Erstattung von Gutachten, die Übersendung angeforderter Auskünfte, die Mitteilung von Krankheitsgeschichten usw. erst nach mehrmaliger Erinnerung und *nach Ablauf von Monaten* erfolgen. Abgesehen davon, daß eine solche Verzögerung u. U. die Feststellung des Unfallbestandes mit allen seinen Folgen ungeheuer *erschwert*, ist es eine nicht zu verantwortende Beeinträchtigung der menschlichen und rechtlichen Ansprüche des Verletzten, wenn ihm aus einem solchen Verzögerungsgrund die ihm zustehenden Leistungen erst mit erheblicher Verspätung gewährt werden können.

Wenn ich daher als *einen* der Grundsätze für die praktische Zusammenarbeit von Arzt und berufsgenossenschaftlichen Verwaltungen neben meine Bemerkungen über die notwendige kollegiale Zusammenarbeit das Erfordernis stelle, daß sich diese Zusammenarbeit *schnell* vollzieht, daß keiner der Beteiligten Verzögerungen eintreten läßt, so bitte ich, davon auszugehen, daß ich hiermit nicht Vorwürfe oder ungerechtfertigte Wünsche erheben will, sondern daß mich hierbei die *Sorge um den Verletzten* bewegt. Die *Klagen* über die lange Dauer des Feststellungsverfahrens, die nicht verstummen wollen, finden in den meisten Fällen ihre Klärung darin, daß es an dieser *schnellen und verständnisvollen Zusammenarbeit* fehlt. Sie muß unter allen Umständen gesichert werden.

Wie ich oben bereits kurz angedeutet habe, vollzieht sich die *Mitwirkung* des Arztes in der praktischen Arbeit bei der Berufsgenossenschaft im wesentlichen in folgenden Aufgabengebieten: 1. Mitwirkung im Heilverfahren, 2. als Gutachter, 3. als beratender Arzt im Verfahren, 4. als Berater in Berufsfürsorgefragen und ähnlichen Dingen.

Es liegt in der Natur der Sache, daß bei der Behandlung des mir gestellten Themas die *Mitwirkung des Arztes im Heilverfahren* in den Vordergrund der Erörterungen zu stellen ist. Es kann nicht Sinn meiner Ausführungen sein, Ihnen einen Überblick über die Einzelheiten des berufsgenossenschaftlichen Heilverfahrens oder über die Aufgaben des Arztes in diesem Heilverfahren zu geben. Das scheint mir auch in Ihrem Kreise, meine Damen und Herren, die Sie über eine weitgehende Sachkunde auf diesem Gebiete verfügen, nicht notwendig zu sein. Ich darf mich daher beschränken auf die Gesichtspunkte, die nach meiner Auffassung für die praktische Zusammenarbeit zwischen Arzt und Verwaltung der Berufsgenossenschaft im Heilverfahren von besonderem Gewicht sind.

Wir müssen bei der Behandlung dieses Teilproblems unterscheiden zwischen dem *behandelnden Allgemeinarzt* und dem im berufsgenossenschaftlichen *Heilverfahren tätig werdenden Facharzt*, der als Durchgangsarzt oder als Arzt in einem im Verletzungsartenverfahren zugelassenen Krankenhaus wirkt.

Der behandelnde Allgemeinarzt ist durch die Bestimmungen des Ärzteabkommens vom 15. Juni 1929 in der Fassung vom 13. Dezember 1932 in das berufsgenossenschaftliche Heilverfahren insofern eingeschaltet, als er bestimmte Aufgaben und Pflichten hat, die alle den Sinn haben, der Berufsgenossenschaft die ihr gesetzlich obliegende Verpflichtung zu ermöglichen, für eine denkbar gute, schnelle und erschöpfende Heilung des Verletzten zu sorgen. Auf diese Verpflichtung im einzelnen einzugehen, ist weder Zeit noch Raum. Aber auf einen oft beobachteten *Mißstand* möchte ich hinweisen:

Der behandelnde Arzt ist in aller Regel derjenige, zu dem der Verletzte *alsbald nach dem Unfall kommt.* Er wird ihm unter dem frischen Eindruck des Geschehens den *Hergang* des Unfalls *wahrheitsgemäß* schildern. Späterhin, wenn die Unfalluntersuchung nach Wochen oder Monaten stattfindet, pflegt der Hergang des Unfalls bereits wesentlich anders dargestellt zu werden. Diese Abweichung beruht einmal auf dem vielfach inzwischen geschwundenen Erinnerungsvermögen, dann aber auch sehr häufig auf dem Wunsch, den Unfall unter allen Umständen als Arbeitsunfall bewertet zu wissen.

Der behandelnde Arzt sollte deshalb den ihm geschilderten *Hergang des Unfalls* in Stichworten *so genau als möglich* aufzeichnen und sollte vor allen Dingen *Abweichungen* von der ersten Darstellung des Patienten, die dieser ihm später gibt, mit größter Vorsicht behandeln.

Mir ist in den letzten Tagen ein Fall bekannt geworden, in dem der Verletzte, dem Arzt gegenüber den Hergang eines erlittenen Unfalls dahin geschildert hat, daß er auf dem Heimwege von einem Schützenfest gestürzt und sich dabei verletzt habe. Vier Wochen später, als die Berufsgenossenschaft bei dem behandelnden Arzt anfragte und dieser von sich aus noch einmal mit dem Verletzten sprach, erklärte dieser, der Unfall sei auf seinem Hof beim Verlassen der Scheune geschehen. Der Arzt hat diese Darstellung übernommen und der Berufsgenossenschaft mitgeteilt. Erst viel später ist der tatsächliche Hergang aufgeklärt worden.

Bei allem Verständnis für das Bestreben des Arztes, *sich seinen Patientenkreis zu erhalten,* muß doch erwartet werden, daß in jedem Falle bei Widersprüchen zwischen den Darstellungen des Verletzten auf diesen Widerspruch hingewiesen und beide Darstellungen dem Versicherungsträger zur Kenntnis gebracht werden.

Es liegt mir selbstverständlich völlig fern, den eben erwähnten Fall zu verallgemeinern. Ich weiß, daß die überwiegende Mehrzahl der Ärzte mit großer Gewissenhaftigkeit sich ihrer Pflichten gegenüber dem Versicherungsträger und der durch ihn vertretenen Allgemeinheit bewußt ist. Aber es scheint mir doch nicht ohne Wert zu sein, die *besondere Wichtigkeit der ärztlichen Mitarbeit* auf diesem Gebiete zu betonen. Vielfach bildet die dem Arzt gegebene Schilderung des Verletzten und die Wiedergabe dieser Schilderung durch den Arzt die wesentliche Grundlage für die Beurteilung der rechtlichen und tatsächlichen Verhältnisse. Der Bedeutung seiner Mitteilungen sollte sich daher der erstbehandelnde Arzt besonders bewußt sein.

Im Zusammenhang damit sei auf die Notwendigkeit hingewiesen, alle objektiv feststellbaren Verletzungsfolgen möglichst genau zu verzeichnen. Je sorgfältiger der erstbehandelnde Arzt hierbei vorgeht, um so sicherer wird eine gerechte Beurteilung des Falles und der Ansprüche des Verletzten möglich sein.

Von *besonderer Bedeutung* ist die Mitarbeit des Arztes in dem eigentlichen *berufsgenossenschaftlichen Heilverfahren.*

Der *Inhalt* des Heilverfahrens ist Ihnen, meine Damen und Herren, in großen Zügen bekannt.

Der Sinn des im wesentlichen von unserem verdienstvollen verstorbenen Kollegen LOHMAR entwickelten besonderen berufsgenossenschaftlichen Heilverfahrens liegt darin, den Verletzten mit *tunlichster Beschleunigung* einem auf dem Gebiete der Unfallchirurgie besonders erfahrenen *Facharzt* zuzuführen, um diesen darüber entscheiden zu lassen, ob der Verletzte nach Art seiner Verletzung in der Behandlung des Kassenarztes, also des Allgemeinarztes, bleiben kann oder ob die Verletzung *besondere fachärztliche ambulante* oder *stationäre* Behandlung erforderlich macht.

Die Gesichtspunkte der *Rechtzeitigkeit* in der Einleitung fachärztlicher Behandlung und *der Auswahl* der für diese besondere fachärztliche Behandlung in Betracht kommenden Verletzungsfälle beherrschen das berufsgenossenschaftliche Heilverfahren als Leitgedanken.

Diese Gedanken haben dazu geführt, zunächst das *Durchgangsarztverfahren* zu entwickeln. In diesem Verfahren sind von den Berufsgenossenschaften ausgewählte Unfallfachärzte als Durchgangsärzte bestellt. Zu ihnen muß der Verletzte durch den Betrieb oder durch die Krankenkasse, die hierzu durch die Bestimmungen des Reichsversicherungsamts vom 19. 6. 1936 verpflichtet ist, alsbald nach dem Unfall verwiesen werden. Die praktischen Ärzte sind durch das Ärzteabkommen gehalten, ebenfalls die Bestimmungen des D-Arztverfahrens zu beachten. Der Durchgangsarzt entscheidet an Stelle der Berufsgenossenschaft und mit Wirkung gegen sie, welche *Heilmaßnahmen* im Einzelfalle durchzuführen sind, ob insbesondere der Verletzte in stationäre oder ambulante fachärztliche Behandlung kommen soll.

Es ist selbstverständlich nicht der Sinn des Durchgangsarztverfahrens, dem zum Durchgangsarzt bestellten Facharzt nunmehr durch die Bestellung eine besondere *Einkommensquelle* dadurch zu verschaffen, daß er möglichst viele der ihm vorgestellten Verletzten in eigene Behandlung nimmt. Die ärztlichen Berufsvertretungen achten mit besonderer Aufmerksamkeit darauf, daß die Durchgangsärzte *nicht mehr als höchstens 25 bis 30%* der ihnen zugeführten Fälle in eigene Behandlung nehmen. Wir sind als Berufsgenossenschaften verpflichtet, diese Grenzen ebenfalls zu beachten. Ich darf daher auch heute die Bitte vortragen, daß Sie, meine Herren, die Sie als Durchgangsärzte bestellt sind, sich ebenfalls an diese vereinbarten Höchstsätze halten.

Die *Angriffe,* die gegen das Durchgangsarztverfahren auch heute noch erhoben werden, sind so oft widerlegt worden, daß ich es mir ersparen kann, im einzelnen auf sie einzugehen. Weder denken die Berufsgenossenschaften daran, das Unfallheilverfahren, wie es gelegentlich im Schrifttum gesagt worden ist, zu „*monopolisieren*", noch ist es ihre Absicht, die *praktischen Ärzte* aus der Unfallbehandlung *auszuschließen*. Aber es ist doch natürlich, daß der fachlich besonders ausgebildete und erfahrene *Unfallchirurg* auf dem Gebiete des Unfallheilverfahrens über weitergehende Kenntnisse und eingehendere Erfahrungen verfügt, als der praktische Arzt, und es ist ebenso natürlich und auch gesetzlich geboten, daß der Verletzte diejenige Behandlung erhält, die die *größte Gewähr* für eine vollständige und schnelle Heilung bietet. Wenn wir feststellen, daß eine solche Gewähr in allererster Linie und zum Teil ausschließlich *beim Facharzt* gegeben ist, so wird damit in gar keiner Weise der Stand der Allgemeinärzte in Mißkredit gezogen oder ihre überaus wertvolle Arbeit in der Volksgesundheit abgewertet. Aber genau so, wie ein Rechtsuchender, der auf dem Gebiete des Kartellrechts einen Prozeß zu führen hat, sich zu einem Rechtsanwalt begeben wird, der auf dem schwierigen Gebiete des Kartellwesens besondere Erfahrungen und Kenntnisse hat, so wird auch derjenige, der eine Verletzung erlitten hat, zu demjenigen Arzt gehen, der auf chirurgischem Gebiete besondere Kenntnisse, Erfahrungen und Erfolge zu verzeichnen hat.

Von einer *Monopolisierung* der Behandlung von Unfallfolgen bei den Unfallchirurgen oder von einer *Ausschaltung* der praktischen Ärzte aus dem gesamten Unfallheilverfahren durch das Durchgangsarztverfahren kann schon um dessentwillen keine Rede sein, weil einmal alle *Nichtarbeitsunfälle* durch das Verfahren überhaupt nicht erfaßt sind und weil darüber hinaus von dem Durchgangsarzt nach den Statistiken, die die Landesverbände der Berufsgenossenschaften führen, etwa 75 bis 80% der Fälle wieder an den Allgemeinarzt zurückverwiesen werden.

Es ist weiter gegen das Durchgangsarztverfahren eingewendet worden, daß die von den Berufsgenossenschaften erhobene Forderung der *unfallmedizinischen Eignung* der zur berufsgenossenschaftlichen Krankenbehandlung zuzulassenden Ärzte unberechtigt sei. Unter *unfallmedizinischer Eignung* verstehen wir die besondere Fähigkeit und das Vorliegen besonderer Erfahrungen in der Behandlung von Unfallverletzungen. Daß diese Voraussetzungen bei einem großen Teil der Allgemeinärzte und auch bei einer Reihe von Fachärzten *nicht* vorliegen, bedarf keiner Ausführungen, gereicht diesen auch in keiner Weise zum Vorwurf, muß aber von den Berufsgenossenschaften bei der Gestaltung des Unfallheilverfahrens in Betracht gezogen werden, denn sie tragen die Verantwortung hierfür.

Wenn weiter ausgeführt wird, daß durch das Durchgangsarztverfahren der Allgemeinarzt in den Augen der Bevölkerung *herabgesetzt würde* und daß *jeder Allgemeinarzt* beurteilen könne, ob klinische Behandlung, ob ambulante oder häusliche Behandlung genüge, ob fachärztliche Behandlung notwendig sei usw., so können wir hierzu nur sagen, daß unsere Erfahrungen in anderer Richtung gehen.

Die *Unfallheilkunde* verdankt ihre Berechtigung als Sonderdisziplin der Heilkunde, der Unfallversicherung, denn erst diese gab den äußeren Anlaß dazu, sich mit der Entstehung und Verschlimmerung von Leiden durch Unfall eingehender zu befassen. *Ziel* der Unfallheilkunde ist nicht allein die rein anatomische Heilung, sondern die *funktionelle Wiederher-*

stellung, d. h. die Wiederherstellung der Gebrauchsfähigkeit des Körpers zur Arbeit.

Zu Durchgangsärzten werden in der Regel nur Fachärzte bestellt, die nicht nur über die persönlichen und beruflichen Voraussetzungen für die Durchführung des Heilverfahrens, sondern auch über die notwendigen *technischen Einrichtungen* verfügen, die für die Beurteilung von Unfallverletzungen und ihre Behandlung unerläßlich sind. In letzter Zeit ist wiederholt von Ärzten, die zwar Qualifikation zum Facharzt für Chirurgie besitzen, aber infolge der widrigen Zeitumstände als praktische Ärzte arbeiten, das Verlangen gestellt worden, zum Durchgangsarzt bestellt zu werden. Obwohl grundsätzlich zum Durchgangsarzt nur Fachärzte bestellt werden sollen, sind in diesen Fällen Ausnahmen gemacht worden. Voraussetzung ist aber auch hier, daß der betreffende Arzt über die notwendigen technischen Einrichtungen verfügt, die er im Durchgangsarztverfahren für die Beurteilung des Verletzten nötig hat.

Es ist nicht möglich, die gesamte Problematik, die sich aus dem Durchgangsarztverfahren ergibt, im Rahmen meiner kurzen Ausführungen aufzurollen. Es darf aber *eines* festgestellt werden: Das zunächst von der Allgemeinärzteschaft mit großer Energie bekämpfte besondere Unfallheilverfahren und insbesondere auch das Durchgangsarztverfahren haben sich nicht nur durchgesetzt, sondern haben sich unzweifelhaft bestens bewährt.

Mit großer Befriedigung haben wir bei den neuen Verhandlungen über Änderungen des Ärzteabkommens, die mit der *Arbeitsgemeinschaft der Kassenärztlichen Vereinigungen* geführt werden, festgestellt, daß die Arbeitsgemeinschaft der *Beibehaltung des berufsgenossenschaftlichen Heilverfahrens nicht nur nicht widerspricht, sondern im Gegenteil sogar bereit ist, das Ihre zu tun,* um mit den Berufsgenossenschaften dieses *Heilverfahren durchzuführen und auszugestalten.*

Ich brauche nicht zu betonen, daß wir von den Berufsgenossenschaften den denkbar größten Wert auf ein möglichst gutes, enges und verständnisvolles Zusammenarbeiten mit den Ärzten legen. Allein diese enge Zusammenarbeit gewährleistet das Erreichen unserer gemeinsamen Ziele.

Es ist angeregt worden, im Durchgangsarztverfahren ständig einen *Neurologen* zuzuziehen. Ich verweise hierzu auf die Ausführungen von EBERMAIER in Mschr. Unfallheilk. 1950, S. 89. Wir haben über dieses Problem mit unseren Ärzten beraten und sind in Übereinstimmung mit ihnen zu der Überzeugung gelangt, daß die Zuziehung eines Neurologen in *allen* D-Arztfällen zu weit gehen würde. Selbstverständlich muß ein Neurologe zugezogen werden, sobald irgendwelche Anhaltspunkte dafür vorhanden sind, daß eine solche Zuziehung erforderlich ist. Ich glaube, daß die Herren Durchgangsärzte in solchen Fällen ohne weiteres die Zuziehung veranlassen werden. Ich halte es aber mit unseren ärztlichen Beratern nicht für erforderlich, das Durchgangsarztverfahren dahin zu ergänzen, daß nunmehr in jedem Falle oder in der überwiegenden Zahl von Fällen die Vorstellung des Verletzten bei einem Neurologen vorzusehen ist.

Das gleiche gilt von der Auffassung, die insbesondere von dem Psychiater VON DER BEEK vertreten wird, nach der die Einschaltung eines

Psychiaters in der überwiegenden Zahl von Fällen für notwendig gehalten wird.

Habe ich Ihnen im Vorstehenden in kurzen Zügen die wichtige Mitwirkung des Arztes im *Durchgangsarztverfahren*, das das Rückgrat des berufsgenossenschaftlichen Heilverfahrens bildet, skizzieren dürfen, so bedarf es nun eines kurzen Hinweises auf das *Verletzungsartenverfahren*, das neben dem Durchgangsarztverfahren die wichtigste Rolle im berufsgenossenschaftlichen Heilverfahren spielt.

Es ist Ihnen bekannt, daß das Verletzungsartenverfahren, das ebenfalls in den Bestimmungen des Reichsversicherungsamts vom 19. 6. 1936, sowie in den früheren Krankenkassen-Abkommen und in dem Ärzteabkommen verankert ist, darin besteht, daß für die Behandlung bestimmter schwerer Verletzungsarten von den Berufsgenossenschaften für die Behandlung besonders geeignete Krankenhäuser ausgewählt und zugelassen werden. Daß diese Auswahl und Zulassung nur dann erfolgt, wenn bestimmte *technische* und *einrichtungsmäßige* Voraussetzungen vorhanden sind und wenn darüber hinaus ständig ein Unfallchirurg zur Verfügung steht, ist Ihnen bekannt. Es ist Ihnen auch bekannt, daß die Zulassung eines Krankenhauses zum Verletzungsartenverfahren nur erfolgt, wenn die Gewähr besteht, daß ständig eine gewisse Mindestzahl von Verletzungsfällen in diesem Krankenhaus vorhanden ist. Gerade diese letztere Voraussetzung hat wiederum den Gegenstand von Angriffen gegen das Verletzungsartenverfahren gebildet. Wir müssen aber daran festhalten, wenn wir auch gegenüber der früheren Zeit insofern eine Milderung haben eintreten lassen, als wir uns mit einer wesentlich geringeren Zahl von laufend vorhandenen Fällen begnügen, als sie früher gefordert wurde.

Das Zusammenspiel zwischen Verwaltung und dem Arzt muß, um eine ideale Lösung zu erreichen, im Verletzungsartenverfahren besonders eng sein, denn es handelt sich in diesem Verfahren stets um schwere Verletzungen, bei denen auch die *verwaltungsmäßige* Behandlung des Falles vom Standpunkt der *Berufsfürsorge* und vom Standpunkt der Frage, ob eine Überweisung an eine *Sonderstation* in Betracht kommt, von Bedeutung ist. Der Arzt darf sich im Verletzungsartenverfahren also nicht darauf beschränken, die *klinische* Heilung des Verletzten herbeizuführen, sondern er muß sich gleichzeitig mit der Frage befassen, ob nach Abschluß der klinischen Behandlung die Einweisung des Verletzten zur Durchführung *arbeitstherapeutischer Behandlung* oder einer besonderen *Nachbehandlung* in einer der Sonderstationen der Berufsgenossenschaften zweckmäßig ist. Der Arzt muß sich weiter darüber Gedanken machen, ob er den *Berufsfürsorger der Berufsgenossenschaft*, der sich um den Verletzten schon während seiner Unterbringung im Krankenhaus zu kümmern hat, für die zukünftige berufliche Tätigkeit des Verletzten Hinweise geben kann. Dies gilt ganz besonders dann, wenn eine *Umschulung* des Verletzten im Wege der Berufsfürsorge in Erwägung zu ziehen ist.

Ich kann hier, meine Damen und Herren, alle diese Fragen, die einer eingehenden Würdigung wert wären und bei deren Beantwortung allerlei Gesichtspunkte eine Rolle spielen, nur andeuten. Ich glaube aber, daß gerade nach dieser *menschlichen und fürsorgerischen Seite* der Arzt über seine eigentliche ärztliche Tätigkeit hinaus der Berufsgenossenschaft besonders wertvolle Hinweise geben und ihr ein besonders wertvoller Mitarbeiter sein kann.

Die anderen Fälle, in denen die Mitarbeit des Arztes an der berufsgenossenschaftlichen Arbeit im Heilverfahren eine selbstverständliche Notwendigkeit ist, das *Beratungsfacharztverfahren* und das *Augen- und Ohrenarztverfahren*, näher zu behandeln, reicht die Zeit nicht aus. Es dürfte auch entbehrlich sein, diese Verfahren hier besonders durchzusprechen, weil sie von geringerer praktischer Bedeutung sind.

Ich darf daher auf das zweite große Aufgabengebiet übergehen, in dem die Mitwirkung des Arztes an der praktischen Arbeit der Berufsgenossenschaft von besonderer Bedeutung ist, das der *Begutachtung*. Ich stehe nicht an zu sagen, daß die Mitwirkung des Arztes auf diesem Gebiet in der praktischen Arbeit der Berufsgenossenschaft von größter Bedeutung, aber auch der Anlaß von manchem Kummer ist. Die Begutachtung in Unfallsachen sollte grundsätzlich nur von Ärzten vorgenommen werden, die nicht nur auf dem Gebiete des medizinischen Unfallheilverfahrens bewandert sind, sondern die sich darüber hinaus auch *eingehend* mit der Problematik des *inneren, ursächlichen Zusammenhangs* zwischen einer festgestellten Erkrankung oder Verletzung und dem schädigenden Ereignis beschäftigt haben. Die Gutachten, die über solche Fragen erstattet werden, gehören oft zu den schwierigsten Aufgaben, vor die sich der Unfall-Mediziner gestellt sieht. Er muß, immer ausgehend von seinen medizinischen Kenntnissen, im Einzelfall die Gesichtspunkte rechtlicher und tatsächlicher Art kennen, die für die Beurteilung des ursächlichen Zusammenhangs von Wert sind. Wir sind dankbar dafür, daß ein großer Teil der Herren Ärzte, die als Gutachter auf dem Gebiete der Unfallversicherung tätig sind, durch das Studium der einschlägigen Rechtsprechung und durch persönliche Unterrichtung bei den Versicherungsträgern sich die Grundlagen für eine sichere und zuverlässige Beurteilung auch der *Zusammenhangsfragen* geschaffen haben. Unfallmedizinische Tagungen unserer Landesverbände suchen mit Erfolg dieses Wissen zu vertiefen. Besonders sorgfältige Abwägung aller Gesichtspunkte ist bei diesen Gutachten geboten. So sehr das Schicksal des betroffenen Menschen zu rühren vermag und so sehr das Streben verständlich ist, ihm zu helfen, so muß doch die Gutachtertätigkeit *allein* von dem Gesichtspunkt absoluter Objektivität beherrscht sein. Der gelegentlich in Gutachten zum Ausdruck kommende Gedanke „in dubio pro reo", d. h. im Zweifel zugunsten des Verletzten, gilt in der Unfallversicherung nicht.

Ebensowenig genügt die bloße Möglichkeit des Vorliegens eines ursächlichen Zusammenhanges zu einer Verurteilung der Berufsgenossenschaft zur Leistungsgewährung. Die Wahrscheinlichkeit des Zusammenhanges ist Voraussetzung für die Anerkennung der Entschädigungspflicht.

Bei der *Begutachtung* ergibt sich eine besondere Schwierigkeit dann, wenn die Erwerbsfähigkeit schon vor dem Unfall beeinträchtigt war. Eine solche Beeinträchtigung kann die unfallbedingten Auswirkungen vergrößern oder auch vermindern. Während z. B. der Verlust eines Auges bei einem zweiäugigen und normal sehenden Menschen eine dauernde Erwerbsbeschränkung von etwa einem Viertel zur Folge haben wird, ist der Einäugige, der durch den Unfall das sehende Auge verliert, voll erwerbsunfähig geworden.

Mit Recht weist VOLLMAR in der „Versicherungswissenschaft" 1950 S. 287 darauf hin, daß die Erwerbsbeschränkung, die *vor* einem Unfall besteht, nicht durch rein mathematische Formeln zu errechnen sei. In jedem Einzelfall muß unter Berücksichtigung der individuellen Verhältnisse die Vorbeschränkung ermittelt und es muß geprüft werden, welche Folgerungen sich daraus für die Höhe der im Augenblick des Unfalls bestehenden individuellen Erwerbsfähigkeit ergeben, von der bei der Prüfung der durch den Unfall herbeigeführten Erwerbsbeeinträchtigung auszugehen ist.

Dem Gutachten des medizinischen Sachverständigen kommt in dem Verfahren, wenn auch nicht die allein entscheidende Bedeutung, so doch die Bedeutung der ausschlaggebenden Grundlage für die Entscheidung zu. Selbstverständlich kann der Versicherungsträger von der Auffassung des Gutachters abweichen, wenn wesentliche rechtliche oder sonstige Gründe dies erfordern. Ich halte es für richtig, daß in solchen Fällen diese besonderen Gründe nach Möglichkeit von der Berufsgenossenschaft mit dem *Gutachter erörtert* und ihm zur Kenntnis gebracht werden, damit er in der Lage ist, gegebenenfalls sein Gutachten *zu ergänzen oder zu ändern*. Ich würde in einem solchen Zusammenwirken einen Fortschritt sehen.

Lassen Sie mich in diesem Zusammenhang noch einmal auf die Notwendigkeit hinweisen, durch die Einholung von Gutachten das Verfahren nicht zu verzögern. Eine *schnelle* Begutachtung ist unerläßlich. Im Rahmen eines anderen Vortrages auf der heutigen Nachmittagstagung werden Sie Näheres zur ärztlichen Gutachtertätigkeit hören. Ich darf daher meine Ausführungen zu diesem Punkte abschließen.

Die Mitwirkung des Mediziners als *beratender Arzt* der Berufsgenossenschaften und als *Berater* im Feststellungsverfahren ist in den letzten Monaten wiederholt Gegenstand von Vorträgen gewesen. Ich darf die wesentlichen Gesichtspunkte, die die Bedeutung *dieser* Seite der ärztlichen Tätigleit unterstreichen, als bekannt voraussetzen. Wir haben vom Hauptverband der gewerblichen Berufsgenossenschaften aus mit großem Nachdruck die Forderung vertreten und weitgehend durchgesetzt, daß nicht nur jeder Landesverband der Berufsgenossenschaft, sondern auch jede einzelne Berufsgenossenschaft einen ständigen ärztlichen Berater in ihrer Arbeit zuzieht. Die Tätigkeit des *beratenden Arztes* ist von besonderem Wert, weil er dem Unfallsachbearbeiter schon bei der Durchsicht der Unfallanzeigen und der im Verfahren erstatteten Arztberichte wertvolle Hinweise für das Heilverfahren geben und damit gleichermaßen dem Verletzten wie auch der Berufsgenossenschaft nutzen kann. Nach meiner Auffassung kann heute eine Berufsgenossenschaft *ohne* die Zuziehung eines ärztlichen Beraters praktisch die ihr obliegenden Aufgaben auf dem Gebiete des Heilverfahrens nicht *so* erfüllen, wie sie es zu tun verpflichtet ist. Aus diesem Teil der ärztlichen Tätigkeit ergeben sich die engsten Kontakte zwischen dem Arzt und der Verwaltung. Sie zu vertiefen und zu pflegen, liegt im Interesse aller Beteiligten.

Daß der beratende Arzt der Landesverbände und auch die beratenden Ärzte der Berufsgenossenschaften darüber hinaus bei der *Frage der Bestellung von Durchgangsärzten* oder der Zulassung von *Krankenhäusern zum Verletzungsartenverfahren* und in anderen Fällen der gleichen Sache wertvolle Dienste erweisen kann, bedarf keiner Ausführungen.

Zum Schluß sei noch auf ein weiteres Aufgabengebiet der Berufsgenossenschaften hingewiesen, in dem der Arzt in der praktischen Arbeit der Verwaltung Gelegenheit zu besonders segensreicher Tätigkeit hat, nämlich die *Berufsfürsorge*. Diese ist seit Inkrafttreten des Zweiten Änderungsgesetzes von 1925 Pflichtleistung der Berufsgenossenschaft. Die Bedeutung der Berufsfürsorge und ihren Inhalt darf ich als bekannt voraussetzen. Gerade in der Berufsfürsorgetätigkeit müssen *Verwaltungsmann*, *Arzt* und auch *technischer Aufsichtsbeamter* der Berufsgenossenschaft in enger Weise zusammen arbeiten, um den Wiedereinsatz des Verletzten nach Maßgabe der ihm verbliebenen Erwerbsfähigkeit zu ermöglichen. Es liegt auf der Hand, daß der *Arzt* bei dem Wiedereinsatz eines Verletzten, der durch Verlust von Gliedern eines Teiles seiner körperlichen Funktionen beraubt ist, zuzuziehen ist und daß seinem sachverständigen Urteil besonderer Wert beizumessen ist.

Ich darf wiederholen, was ich Ihnen eingangs sagte: Meine Ausführungen konnten Ihnen nur andeuten, auf welchen Aufgabengebieten das Zusammenwirken zwischen Arzt und berufsgenossenschaftlicher Verwaltung von besonderem Wert ist. Weder konnten meine Ausführungen im Rahmen der zur Verfügung stehenden Zeit erschöpfend sein, noch in die Tiefe gehen. Lassen Sie mich zum Schluß betonen, daß wir als Berufsgenossenschaftler nicht nur selbstverständlich den Wert der Unfallheilkunde und die Bedeutung des Unfallmediziners im Rahmen der gesamten Medizin besonders betont wissen möchten, sondern daß wir auch von uns aus alles tun, um die Zusammenarbeit zwischen Berufsgenossenschaften und Ärzten soweit als irgend möglich zu vertiefen. Das Ziel, das wir zu erreichen wünschen, ist für alle das gleiche: die Sicherung der besten Versorgung der Unfallverletzten!

BÜRKLE DE LA CAMP, Bochum: Herrn LAUTERBACH danke ich sehr herzlich für seinen knapp zusammengefaßten und sachlich inhaltsreichen Vortrag. Ich glaube schon, daß Herr LAUTERBACH mit seinen Klagen über gewisse Mängel in der Mitwirkung des Arztes in der praktischen Arbeit der Berufsgenossenschaften recht hat, und bin ihm besonders dankbar, daß er seine Ermahnungen in so ausgesprochen höflicher, aber doch bestimmter Form aussprach.

F. HESS, Bochum: Die Wandlung des Begriffs „Die Operationsduldungspflicht“.

Bevor wir uns der Frage zuwenden, welchen Wandlungen der Begriff der Operationsduldung unterworfen gewesen ist, müssen wir zunächst diesen Begriff klarstellen. Wir haben es heute hier nur mit der Frage zu tun, ob derjenige, der wegen einer Störung seiner Gesundheit von einem anderen einen Ausgleich seines *wirtschaftlichen Schadens* verlangen kann, verpflichtet ist, sich einer Operation zu unterziehen mit dem Ziel, daß die seinen Anspruch begründenden Folgen seiner Gesundheitsstörung gebessert oder eine Verschlimmerung verhütet und dadurch der zum Schadensersatz Verpflichtete entlastet wird. Eine Operationsduldungspflicht im eigentlichen Sinne, nämlich als *Rechtspflicht*, die *erzwungen* werden soll oder erzwungen werden dürfte, gibt es auf dem hier interessierenden Gebiet jedenfalls nicht. Insoweit ist die Freiheit der Person unverletzlich. Es hat zwar in den modernen Kulturstaaten zu allen Zeiten die Möglichkeit gegeben, Eingriffe gegen den Willen des davon Betroffenen vorzunehmen; man denke an Impfzwang, Zwang zur Blutentnahme, Zwangsheilung Geschlechtskranker, Sterilisierungsgesetz im Dritten Reich. Diese Eingriffe sind regelmäßig durch besondere gesetzliche Bestimmungen, wie dies jetzt in Art. 2 Abs. 2 des Grundgesetzes ausdrücklich festgelegt worden ist, zugelassen worden. Uns interessiert heute nur die Frage, ob ein Verletzter verpflichtet ist, sich zur Besserung und Behebung der Unfallfolgen einer Operation zu unterziehen, wenn er nicht andernfalls *wirtschaftliche Nachteile* in Kauf nehmen will.

Diese bereits so eingeschränkte Frage spielt in *verschiedenen* Bereichen unseres Rechtslebens eine Rolle und sie ist *verschieden* zu beantworten, je nachdem es sich um das Gebiet des Bürgerlichen Rechts mit Ansprüchen aus unerlaubter Handlung, aus Verstößen gegen vertragliche Verpflichtungen und aus privaten Versicherungsverträgen handelt oder um die reichsgesetzliche Sozialversicherung mit Ansprüchen auf Krankenhilfe, auf Unfallentschädigung und aus der Rentenversicherung oder um die Versorgung der früheren Angehörigen der Wehrmacht. Obwohl es naheliegt, daß der Gesetzgeber oder die Rechtsprechung einheitlich dieses Problem gelöst haben, denn es handelt sich ja um das gleiche Rechtsgut, nämlich das Recht am eigenen Körper, das im Mittelpunkt der widerstreitenden Interessen steht, ist das nicht der Fall. Die gesetzliche Regelung weist vielmehr beachtliche Unterschiede auf. Wir wollen uns hier auf die Frage beschränken, ob im Gebiet der reichsgesetzlichen *Sozialversicherung* und dort insbesondere im *Unfallrecht* jemand sich weigern kann, sich einer Operation zu unterziehen, ohne dadurch Nachteile befürchten zu müssen und welchen Wandlungen dieser Begriff der Operationsduldungspflicht unterworfen gewesen ist. Wir können aber die Entwicklung auf den anderen Gebieten nicht ganz außer acht lassen, weil von diesen Rechtsbereichen her mehr oder minder das Sozialversicherungsrecht beeinflußt worden ist.

Wenn wir nach gesetzlichen Bestimmungen suchen, die uns über den Begriff der Operationsduldungspflicht etwas sagen könnten, so finden wir in der ganzen Reichsversicherungsordnung weder den Ausdruck „Operation" noch eine entsprechende Bezeichnung für einen solchen ärztlichen Eingriff genannt. Für die Unfallversicherung gilt nur die Bestimmung des § 606 RVO, daß einem Verletzten, welcher eine *Anordnung*, die die Krankenbehandlung betrifft, ohne gesetzlichen oder sonst triftigen Grund nicht befolgt, wodurch seine Erwerbsfähigkeit ungünstig beeinflußt wird, der *Schadensersatz* auf Zeit, ganz oder teilweise *versagt werden kann*, wenn er auf diese Folge hingewiesen worden ist. In der Krankenversicherung wird aus den Vorschriften der §§ 182 und 184, nach denen die Krankenkasse berechtigt ist, an Stelle der Krankenpflege und des Krankengeldes Pflege in einem Krankenhaus zu gewähren, gefolgert, daß der Versicherte seinen Anspruch auf Krankenhilfe verliert, wenn er der Einweisung in ein Krankenhaus ohne triftigen Grund nicht Folge leistet. Bei der Invalidenversicherung ist es § 313 RVO, der bestimmt, daß die Rente auf Zeit ganz oder teilweise versagt werden kann, wenn sich der Verletzte ohne Grund dem Heilverfahren entzieht und wenn die Invalidität durch das Heilverfahren voraussichtlich verhütet oder beseitigt worden wäre.

Auf dem Gebiet des *bürgerlichen* Rechts wird die Operationsduldungspflicht aus § 254 BGB bejaht. Diese Bestimmung besagt, daß die Verpflichtung zum Ersatz des Schadens davon abhängt, ob bei seiner Entstehung ein Verschulden des Beschädigten mitgewirkt hat, und Abs. 2 dieses Paragraphen bestimmt, daß die Verpflichtung zu entschädigen auch davon abhängig ist, ob der Beschädigte es unterlassen hat, den Schaden abzuwenden oder zu mindern. Danach ist also die Frage im bürgerlichen Recht die, ob die Pflicht zur Schadensminderung auch die weitere einschließt, sich zum Zwecke der Herabsetzung der Schadensfolgen einer Operation zu unterziehen.

Einigermaßen klar ist die Frage der Operationsduldungspflicht nur im *Versorgungsrecht* geregelt. Dieses Gesetz spricht in § 19 ausdrücklich von Operationen. § 19 Abs. 1 sieht die Möglichkeit vor, die Rente zu versagen, wenn der Beschädigte eine die Heilbehandlung betreffende Anordnung ohne gesetzlichen oder sonst triftigen Grund nicht befolgt hat und wenn dadurch seine Erwerbsfähigkeit ungünstig beeinflußt wird. Abs. 2 dieser Bestimmung lautet: „Zur Duldung von *Operationen*, die einen *erheblichen* Eingriff in die körperliche Unversehrtheit bedeuten, kann der Beschädigte nicht *gezwungen* werden.“ Auch das Wehrmachtsfürsorge- und Versorgungsgesetz spricht in § 78 von der Operation. Im Abs. 3 heißt es: „Die Duldung von Operationen, die einen erheblichen Eingriff in die körperliche Unversehrtheit bedeuten, kann nicht *gefordert* werden.“ Dazu sind auch Ausführungsbestimmungen ergangen, die folgendes besagen: „Ob ein operativer Eingriff als so erheblich anzusehen ist, daß seine Duldung nicht gefordert werden kann, ist nach dem jeweiligen Stand der ärztlichen Wissenschaft und der Rechtsprechung zu entscheiden. Voraussetzung für die Zulässigkeit von Operationen ist, daß

   a) der Eingriff genügend ungefährlich ist,
   b) genügend Wahrscheinlichkeit besteht, daß die Operation den Zustand bessert,
   c) die Operation schmerzfrei gestaltet werden kann.

Die Entscheidung darf nur auf Grund eingehender fachärztlicher Untersuchung vom Wehrkreisarzt getroffen werden, der gleichzeitig einen geeigneten Facharzt zur Durchführung einer Operation bestimmt“.

Es taucht hier die Frage auf, warum nicht auf diesen 3 Bereichen unseres Rechtslebens, im bürgerlichen Recht, in der Sozialversicherung und in der Versorgungsgesetzgebung für den gleichen Tatbestand die gleichen Grundsätze zu gelten haben. Dazu ist folgendes zu sagen: Die Begriffe und Denkformen des bürgerlichen Rechts sind in der öffentlichrechtlich ausgestalteten Sozialversicherung auf die Beziehung zwischen Versicherten und Versicherungsträger nicht ohne weiteres anwendbar. Die Beziehungen zwischen Versicherten und Versicherungsträgern sind in der Sozialversicherung keine bürgerlich-rechtlichen. Es sei hier nur auf ein paar grundlegende Unterschiede hingewiesen: Während die Haftpflicht des bürgerlichen Rechts auf dem Grundsatz des Verschuldens basiert, kommt es zur Begründung des Anspruchs auf Versicherungsleistungen der *Sozialversicherung* in keiner Weise auf das Verschulden des Dritten, also des Arbeitgebers oder des Unternehmers, an. Wenn also der Gesetzgeber einem etwaigen Verschulden dessen, der den Unfall herbeigeführt hat, im Sozialversicherungsrecht keinerlei Bedeutung beimißt, so kann er auch dem Verschulden des Versicherten, wenn es bei der Entstehung des Schadens mitgewirkt hat, nicht die Bedeutung beimessen, wie in den verwandten Fällen, in denen nach bürgerlichem Recht die Schadensersatzpflicht von dem Verschulden eines anderen abhängt. Für die Kranken- und Invalidenversicherung kommt noch als besonderer Punkt hinzu, daß der Berechtigte mit eigenen Beitragsleistungen zur Sozialversicherung, gegen die er seine Ansprüche richtet, beigetragen hat.

Als weiterer wichtiger Punkt ist hervorzuheben, daß im *bürgerlichen* Recht die Schadensberechnung genau auf den effektiv entstandenen Schaden abgestellt wird und auch immer abgestellt bleiben wird. Die *Sozialversicherung* berechnet den Schaden nach ganz anderen Gesichtspunkten. Wenn in einer Unfallversicherungssache eine Erwerbsbeschränkung festgestellt wird und der Zustand des Verletzten unverändert bleibt, so bleiben seine Ansprüche dieselben, auch wenn es ihm gelingt, sich wirtschaftlich besserzustellen als er es vor dem Unfall war.

Immerhin hat aber auch auf dem Gebiet der Sozialversicherung die Operationsduldungspflicht ihre gesetzliche Grundlage. Wenn auch der Ausdruck selber im Gesetz nicht fällt, die RVO auch nicht im einzelnen die sachlichen Voraussetzungen für die Operationsduldungspflicht ausdrücklich bezeichnet, so hat sie doch durch die Aufnahme der Generalklausel vom „triftigen Grund" in ihr Rechtssystem einen weiten Rahmen gespannt, innerhalb dessen das pflichtmäßige Ermessen der Verwaltungs- und Spruchstellen frei walten kann. Sie hat damit von vornherein einen Rahmen gespannt, der für Wandlungen, für Einschränkungen und Ausdehnungen dieses Begriffs eine Möglichkeit bietet.

Ich glaube, daß diese Überlegungen notwendig waren, bevor wir uns dem eigentlichen Thema, nämlich der Wandlung des Begriffs der Operationsduldungspflicht auf dem Gebiet der Unfallversicherung, zuwenden können.

Von einer wirklichen Gesetzgebung auf dem Gebiet der Unfallversicherung kann erst nach Erlaß der Kaiserlichen Botschaft vom Nov. 1881, die seinerzeit Bismarck im Reichstag verlas, gesprochen werden. Im Anschluß an diese Botschaft erging das Krankenversicherungsgesetz vom Jahre 1883, das Unfallversicherungsgesetz vom Jahre 1884 und das Gesetz betr. die Invalidität und Altersversorgung im Jahre 1889. Diese Gesetze sind dann übergeleitet worden im Jahre 1911 in die Reichsversicherungsordnung. Irgendwelche textlichen Änderungen, aus denen sich Schlüsse über die Operationsduldungspflicht ziehen lassen könnten, sind in allen diesen gesetzlichen Bestimmungen nicht enthalten. Auch die mehrfachen Änderungen der RVO, insbesondere auch auf dem Gebiet der Unfallversicherung, haben keinerlei Abänderung der uns hier interessierenden Bestimmung des § 606 ergeben, so daß für die ganze Zeit von 1884 bis jetzt, die wir unserer Untersuchung zugrunde legen wollen, von der unverändert gebliebenen gesetzlichen Bestimmung auszugehen ist, daß einem Verletzten, der eine Anordnung, die die Krankenbehandlung betrifft, ohne triftigen Grund nicht befolgt, die Versicherungsleistungen auf Zeit, ganz oder teilweise versagt werden können. Mit anderen Worten: Etwaige Wandlungen des Begriffs der Operationsduldungspflicht sind nicht auf irgendwelche gesetzlichen Bestimmungen, sondern auf die veränderte *Auslegung* eines unverändert bestehenden gesetzlichen Rahmens zurückzuführen.

Ursprünglich wurde die Verpflichtung, eine Operation zu erdulden, *bedingungslos verneint*. Es galt der Grundsatz, daß der einzelne das uneingeschränkte Selbstbestimmungsrecht hat, über sein Leben und seine Gesundheit frei zu verfügen. Man kannte keine soziale Rücksichtnahme auf die Umwelt, und das Verantwortungsbewußtsein zur übrigen Mitwelt wurde außerordentlich gering bewertet. Sicher hat bei der Beurteilung der Frage der Operationsduldungspflicht in dieser Zeit eine erhebliche Rolle der damalige Stand der ärztlichen Wissenschaft oder vielleicht noch mehr die Beurteilung der Operationstechnik im Volk eine Rolle gespielt. Das Reichsversicherungsamt als oberste Spruchbehörde hat 1888 in einer grundlegenden Entscheidung daher den Grundsatz aufgestellt, daß der Verletzte in eine Operation, die in den Bestand und die Unversehrtheit des Körpers eingreift, nicht einzuwilligen braucht. Bei dem dieser Entscheidung zugrunde liegenden Fall hatte der Versicherte durch einen Unfall eine Quetschung des linken Vorderarmes und einen Bruch des linken Unterarmes erlitten. Um die hierdurch verursachte erhebliche Minderung der Erwerbsfähigkeit zu mildern, wurde eine Operation gefordert, bei der ein nochmaliger Bruch des Armes erforderlich gewesen wäre. Das Reichsversicherungsamt hat, wie gesagt, die Weigerung des Verletzten für berechtigt erklärt und dem Versicherungsträger *nicht* gestattet, mit Rücksicht auf diese Weigerung die Rentenleistung zu vermindern. In der Entscheidung ist ausgeführt: „Nur offenkundige ungefährliche Maßnahmen, wie Anlegen der erforderlichen Verbände, Einnahme der verordneten Medizin, angeordnete Massage, dürfen nicht durch Widerspenstigkeit vereitelt werden. Ein Eingriff in den Bestand und die Unversehrtheit des Körpers ist nur mit Einwilligung des Verletzten zulässig. Auch der Arzt würde es ablehnen, einen solchen Eingriff vorzunehmen ohne Einwilligung des Verletzten.“

An dieser Entscheidung hat das Reichsversicherungsamt eine Zeitlang streng festgehalten und immer wieder die Grundsätze dieser Entscheidung betont, z. B. ein Jahr später in einem Fall bei folgendem Sachverhalt die Pflicht des Klägers, eine Operation zu dulden, verneint. Der Versicherte hatte s. Zt. bei einem Unfall am linken Fuß beide Knöchel gebrochen. Bei dem Unfall hatte wahrscheinlich eine weitergehende Zerquetschung des einen Knöchels stattgefunden. Der Fuß war fest und mit guter Beweglichkeit geheilt, war jedoch nach auswärts verschoben, und zur Beseitigung dieser schiefen Stellung sollte zur Erhöhung der Erwerbsfähigkeit des Versicherten die Durchmeißelung eines kleinen Knochens vorgenommen werden. Nach ärztlichem Gutachten war die Operation gefahrlos, hätte aber möglicherweise auf den Hauptknochen des Unterschenkels, das Schienbein, ausgedehnt werden müssen. Ohne auf Einzelheiten einzugehen, hat das Reichsversicherungsamt. erklärt, eine Operation ist ein Eingriff in die Unversehrtheit des Körpers; ohne Einwilligung des Verletzten ist sie nicht zulässig.

Auch das Handbuch der Unfallversicherung wie die maßgebenden Kommentare zur 1911 in Kraft getretenen RVO standen auf diesem, vom Reichsversicherungsamt immer wieder betonten Standpunkt. So heißt es im Handbuch der Unfallversicherung 1909: „Die Verletzten sind während der Dauer des Heilverfahrens

zur Duldung solcher Maßnahmen verpflichtet, die eine ordnungsmäßige Wundbehandlung überhaupt erst ermöglichen. Dagegen sind sie nicht verbunden,
Operationen an sich vornehmen zu lassen, die — mögen sie zum eigentlichen Heilverfahren gehören oder, wie etwa das Wiederbrechen eines schlecht geheilten
Armes oder andere derartige Maßnahmen, zur Erhöhung der Erwerbsfähigkeit zu
dienen bestimmt sein — in den Bestand oder die Unversehrtheit des Körpers eingreifen oder die, wie jede die Chloroformierung erheischende Operation, nicht ohne
Lebensgefahr vorgenommen werden können. Es stehen sich hierbei Dinge gegenüber, die einer Vergleichung miteinander nicht fähig sind: auf der einen Seite das
finanzielle Interesse der Berufsgenossenschaft, auf der anderen die Freiheit, über
Leben und Gesundheit zu verfügen. Eine solche Verfügung wird mit der Einwilligung zu einer Operation stets getroffen, denn es ist für den gewissenhaften Sachverständigen nicht möglich, eine Operation für völlig gefahrlos zu erklären." Das
Handbuch führt als Beispiele für solche nicht zu duldenden Eingriffe an das Aus-
schneiden einer Narbe und das Überpflanzen gesunder Hautstücke von anderen
Körperteilen und das Tätowieren eines Hornhautflecks. In dem ersten, 1912 erschienenen Kommentar zur RVO heißt es: „Eine Operation, die in den Bestand
oder die Unversehrtheit des Körpers eingreift, oder die, wie jede die Chloroformierung erheischende Operation, nicht ohne Lebensgefahr vorgenommen werden kann,
braucht der Versicherte nicht zu dulden. Als Operation sind solche Maßregeln nicht
anzusehen, die, wie z. B. Freilegung der verletzten Stelle, Reinigung der Wunde
und in der Regel auch Einschnitte in Geschwüre, eine ordnungsmäßige Wundbehandlung erst ermöglichen."

Nun hat sich praktisch dieser starre Grundsatz nicht durchführen lassen, und das Reichsversicherungsamt und damit die Rechtsprechung ist etwas von ihm abgeglitten, ohne ihn zunächst allerdings aufzuheben. Sehr bald, nämlich schon im Jahre 1890, machte das Reichsversicherungs-amt den Unterschied, daß, wenn der Verletzte sich freiwillig einer Operation unterzieht, er sich ebenso verhalten müsse wie bei dem an den Unfall unmittelbar anschließenden Heilverfahren. Und so heißt es im Handbuch der Unfallversicherung, daß die Verletzten während der Dauer des Heilverfahrens zur Duldung solcher Maßnahmen verpflichtet sind, die eine ordnungsmäßige Wundbehandlung erst ermöglichen. Die Gerichte stellten es darauf ab, ob ein Heilverfahren abgeschlossen war. War einmal ein Heilverfahren abgeschlossen, so blieb allerdings das Reichsversicherungsamt und damit die Rechtsprechung auf dem Gebiet des Sozialversicherungsrechts noch für Jahre auf dem Standpunkt, daß jede Art von operativen Eingriffen vom Verletzten nicht geduldet zu werden braucht. Unbedingt wurde aber der Standpunkt vertreten, daß jede Form der Narkose der Verletzte niemals gegen seinen Willen zu dulden brauche.

Die ersten Angriffe gegen diese Rechtsprechung des Reichsver-sicherungsamts erfolgten vom Gebiet des bürgerlichen Rechts her. Bis zum Erlaß des Bürgerlichen Gesetzbuchs im Jahre 1900 standen auch die Gerichte in Zivilsachen einmütig auf dem Standpunkt des Reichs-versicherungsamts, nämlich, daß der einzelne das uneingeschränkte Selbstbestimmungsrecht über seinen Körper habe und daß er keinerlei Eingriffe in die Unversehrtheit seines Körpers zu dulden brauche. Das neue seit 1900 geltende bürgerliche Recht brachte in vielen Fällen eine Abkehr von rein liberalen Anschauungen durch die Anerkennung des Grundsatzes von „Treu und Glauben", der ausdrücklich im allgemeinen Teil der Schuldverhältnisse in § 242 ausgesprochen worden ist. Ganz

allmählich hat die Anwendung dieses Grundsatzes eine immer mehr sich
steigernde Bedeutung nicht nur für das bürgerliche Recht, sondern für
das gesamte Rechtswesen seit der Jahrhundertwende bekommen und
hat über den engeren Geltungsbereich der bürgerlich-rechtlichen Vorschriften hinaus das deutsche Rechtsleben in reichem Maße befruchtet.
So wurde eine Bresche in den bis dahin von fremdem Willen unab-
hängigen Rechtsbezirk des einzelnen gelegt und dem Beschädigten nicht
mehr vorbehaltlos das Zugeständnis gemacht, den Schadensersatz-
anspruch in seiner formalen Unbedingtheit und unbekümmert um die
dem anderen obliegenden Lasten nach eigenem Gutdünken geltend
machen zu dürfen. Auch der Verletzte wurde für verpflichtet erachtet,
selbst zur Wiederherstellung seiner Gesundheit nach besten Kräften
beizutragen.

Die ersten maßgebenden Entscheidungen des Reichsgerichts liegen
im Jahre 1905, wo ausgeführt wurde, daß derjenige, der Schadensersatz für einen Unfall zu leisten habe, von dieser Verpflichtung ganz
oder teilweise freikomme, wenn er dartue, daß es ein Mittel gegeben habe,
das nach den Ergebnissen der medizinischen Wissenschaft eine Heilung
oder doch eine wesentliche Besserung des Leidens herbeizuführen geeignet sei, daß dem Verletzten dieses Mittel auch bekannt geworden und
seine Anwendung für ihn möglich gewesen sei. Das Gericht habe zu
prüfen, wie sich ein verständiger Mensch, der auch den Interessen des
Schadensersatzpflichtigen Rechnung trage, verhalten würde. Dabei sei
davon auszugehen, daß ein solcher Mensch das Mittel dann anwenden
würde, wenn es weder eine Steigerung der Gefahr für sein Leben noch
besonders heftige körperliche Schmerzen mit sich bringe.

Im Jahre 1907 hat das Reichsgericht sich ausdrücklich mit einer
Operation befaßt und allgemein erklärt, daß der operative Eingriff dem
Verletzten zugemutet werden könne, wenn er den Erfolg gewährleiste,
soweit eine solche Gewähr nach ärztlicher Anschauung überhaupt bestehen könne und wenn der Verletzte zu der Überzeugung gelangen
müsse, daß ein solcher Eingriff gefahrlos sei. Es käme auf den Einzelfall
an, wobei die Beschaffenheit des Leidens, die Schwere und Gefährlichkeit der Operation, die mehr oder minder sichere Aussicht auf Erfolg eine
Rolle spielen.

Die grundlegende Entscheidung des Reichsgerichts erging dann im
Jahre 1913. Hier hatte der Verletzte sich geweigert, sich den unbrauchbar
gewordenen kleinen Finger der rechten Hand ganz oder zum Teil
operativ entfernen zu lassen, wodurch die Erwerbsunfähigkeit ganz oder
teilweise behoben worden wäre. Das Reichsgericht hat ausgeführt, daß
zwar dem Verletzten das grundsätzlich anzuerkennende Recht zustehe,
frei nach eigenem Ermessen darüber zu verfügen, ob er sich einem Eingriff in die Unversehrtheit seines Körpers, als der sich auch die Operation darstellt, unterwerfen wolle oder nicht. Das Reichsgericht führt
wörtlich folgendes aus: „In der Rechtswissenschaft ist in der Zeit vor
Eintritt der Geltung des BGB hieraus sogar die Meinung abgeleitet,
worden, es könne niemals einem Verletzten zum Verschulden gereichen,
wenn er mit Rücksicht auf sein freies Recht zur Bestimmung über die

Unversehrtheit seines Körpers es ablehne, sich, um den Umfang der Schadensersatzpflicht eines anderen zu mindern, einer Operation zu unterziehen. Daneben hat auch die Rücksicht darauf mitgesprochen, daß selbst bei regelmäßig ungefährlichen Operationen aus irgendeinem unvorhergesehenen Umstand sich die schwersten Nachteile ergeben und sogar der Tod eintreten oder daß der regelmäßig zu erwartende Erfolg dennoch ausbleiben könne, und daß es deshalb ungerechtfertigt sei, dem Verletzten durch Verweigerung des vollen Ersatzes des von ihm erlittenen Schadens zuzumuten, sich aus Rücksicht auf den Schadensersatzpflichtigen einer unter gewöhnlichen Verhältnissen gefahrlosen und sicher wirkenden Operation zu unterwerfen. In neuerer Zeit ist, namentlich unter der Herrschaft des BGB, diese einseitige, lediglich die Rechtslage des Verletzten berücksichtigende Auffassung verlassen worden. Jenes freie Selbstbestimmungsrecht des Verletzten über seinen Körper muß seine Grenzen finden, so sich seine Ausübung lediglich als Eigensinn oder als rücksichtslose, selbstsüchtge Ausnutzung der Haftung des Schadensersatzpflichtigen darstellt. Es darf nicht dazu gebraucht werden, um den Verletzten, dessen Erwerbsfähigkeit durch eine gefahrlose und ohne nennenswerte Schmerzen auszuführende Operation wiederhergestellt sein würde, die Mittel zur Führung eines arbeitslosen Lebens zu sichern. Das gebietet die Rücksicht auf Treu und Glauben."

Das Reichsgericht hat folgende *Leitsätze* herausgestellt:

Zunächst muß die Operation nach dem Gutachten von Sachverständigen gefahrlos sein, und zwar in dem Sinne, wie überhaupt nach dem jeweiligen Stand der ärztlichen Wissenschaft von einer Gefahrlosigkeit gesprochen werden kann, d. h. soweit nicht unvorhergesehene Umstände eine Gefahr bedingen. Dabei hat an dieser Stelle — wir befinden uns im Jahre 1913 — das Reichsgericht ausgesprochen, daß von einer solchen Gefahrlosigkeit nicht bei Operationen gesprochen werden könne, die im Gegensatz zu der bloßen örtlichen Unempfindlichmachung nur in der Chloroformnarkose vorgenommen werden können, weil bei solchen die Möglichkeit eines tödlichen Ausgangs mit *Sicherheit* trotz sorgfältigster vorheriger Untersuchung der Körperbeschaffenheit des Leidenden im voraus *nicht* auszuschließen sei.

Ferner hat das Reichsgericht erklärt, daß die Operation nicht mit nennenswerten *Schmerzen* verknüpft sein dürfe, weil dem Verletzten, der überhaupt nur durch eine von dem Schadensersatzpflichtigen zu vertretende Tatsache in die Lage gebracht worden ist, sich besonderen Maßnahmen zur Wiederherstellung seiner Erwerbsfähigkeit zu unterwerfen, nach Treu und Glauben nicht zugemutet werden könne, zu diesem Behuf auch noch beträchtliche Schmerzen auf sich zu nehmen. Ferner muß die Ausführung der Operation eine *beträchtliche* Besserung der Leistungsfähigkeit des Verletzten nach dem Gutachten von Sachverständigen mit Sicherheit erwarten lassen.

Diese im bürgerlichen Recht herrschende Auffassung hat nun allmählich auch die Auffassung im *Sozialversicherungsrecht* zu dieser Frage berührt. Auch dem schadensersatzpflichtigen *Versicherungsträger* begann man das Recht zuzugestehen mit Berufung auf Treu und Glauben dem Versuch des Beschädigten, sein Selbstbestimmungsrecht zu selbstsüchtigen, von der Rechtsordnung nicht gebilligten Zwecken rücksichtslos zu gebrauchen, entgegenzutreten. Hinzu kam, daß die ärztliche Wissenschaft Fortschritte machte und ganz allgemein eine andere Anschauung über die Gefährlichkeit einer Operation Platz griff. Insbesondere durch den 1. Weltkrieg, der in damals ganz ungewöhnlichem

Maße operative Eingriffe verlangte, hat sich die Anschauung gewandelt, welche chirurgischen Eingriffe als zumutbar angesehen werden können. Zwar wurde auch noch in späteren Entscheidungen häufig der alte Grundsatz, daß die Operation als Eingriff in die körperliche Unversehrtheit nicht geduldet zu werden braucht, aufrechterhalten, aber man sah dann leichtere Eingriffe nicht als Operation im technischen Sinne an. So entschied im Jahre 1916 das Reichsversicherungsamt bei einem Verletzten, daß er sich der Anlegung einer künstlichen Pupille (Iridektomie) unterziehen müsse, da es sich weder um eine gefährliche noch um eine mit starken Schmerzen, noch mit allgemeiner Narkose verbundene Operation handele. Eine solche ärztliche Maßnahme, so sagt das Reichsversicherungsamt, bedeute keinen Eingriff in den Bestand oder die Unversehrtheit des Körpers. Im Jahre 1919 handelte es sich bei einem dem Reichsversicherungsamt vorliegenden Fall um die operative Entfernung einer kleinen stark störenden Narbe an der verletzten Hand. Die operativen Heilmaßnahmen würden die Gebrauchsfähigkeit der verletzten Hand wesentlich heben. Das oberste Sozialversicherungsamt führt folgendes aus:

„Der Verletzte ist nach der bisherigen ständigen Rechtsprechung des Reichsversicherungsamtes nicht verpflichtet, Operationen an sich vornehmen zu lassen, die in den Bestand oder die Unversehrtheit des Körpers eingreifen oder nicht ohne Lebensgefahr vorgenommen werden können. Nicht *alle* chirurgischen Eingriffe gehören aber zu den bezeichneten Operationen. Von einem Eingriff in den Bestand oder die Unversehrtheit des Körpers kann bei dieser Sachlage nicht oder kaum noch gesprochen werden. Eine Gefährdung des Verletzten durch die chirurgische Maßnahme ohne Narkose unter örtlicher, sog. Leitungs-Anästhesie ist praktisch so gut wie ausgeschlossen, ebenso sind die Schmerzen im Verlauf der Nachbehandlung unerheblich. Der Eingriff ist so gering, daß eine Operation, die nach der bisherigen Rechtsprechung der Zustimmung des Verletzten bedarf, in ihm nicht erblickt werden kann."

Dafür, daß das Reichsversicherungsamt, obwohl es grundsätzlich an seiner früheren Auffassung festhält, daß keine Eingriffe in die Unversehrtheit des Körpers stattfinden dürfen, sich von den aus der bürgerlichen Rechtsprechung entwickelten Grundsätzen beeinflussen läßt, ist eine Entscheidung aus dem Jahre 1920 ein gutes Beispiel. Es erklärt, daß kein Eingriff gegen die Unversehrtheit des Körpers stattfinden dürfe, daß jedoch die Entfernung eines auf dem Körper aufsitzenden vorspringenden ungesunden Gewebes kein solcher Eingriff sei. Im Jahre 1932 lag ein Fall zur Entscheidung vor, wo die ärztlichen Sachverständigen übereinstimmend die operative Entfernung des verletzten Fingers als eine Maßnahme bezeichnet hatten, durch die die Erwerbsfähigkeit des Verletzten wesentlich verbessert werden könne, und sie hatten diese Entfernung als gefahrlos erklärt, zumal sie ohne Narkose lediglich unter Anwendung örtlicher Anästhesie vorgenommen werden könne. Auch hier führt das Reichsversicherungsamt ähnlich wie im Jahre 1920 folgendes aus:

„Das Reichsversicherungsamt hat in ständiger Rechtsprechung sich dahin entschieden, daß ein Verletzter nicht genötigt ist, Operationen an sich vornehmen zu lassen, die in den Bestand und die Unversehrtheit seines Körpers eingreifen. Im vorliegenden Falle kann aber nicht davon gesprochen werden, daß der verletzte, in seiner *Funktion* auf das schwerste gestörte Finger noch unversehrt ist. Der Eingriff in den Bestand bedeutet somit nichts anderes als die Entfernung eines überflüssigen und entstellenden Teiles des ganzen, sonst gesunden Gliedes. Da außerdem die Operation und die dazu notwendige örtliche Betäubung als völlig ungefährlich angesehen werden müssen, liegt ein geringfügiger chirurgischer Eingriff vor, der nicht als Operation im eigentlichen Sinne angesehen werden kann."

Der 1926 herausgegebene Amtliche Kommentar zur Reichsversicherungsordnung übernimmt fast ohne Einschränkung die auf dem Gebiet der Operationsduldungspflicht zu jener Zeit vom Reichsgericht entwickelten Grundsätze, nach denen auch das gesamte Rechtsverhältnis zwischen Versicherungsträger und Versicherten von Treu und Glauben beherrscht sein müsse, so daß keiner die Last des anderen vergrößern dürfe. Hierin, so heißt es, finde das freie Selbstbestimmungsrecht des Verletzten über seinen Körper seine Grenzen. Um aber die alte Rechtsprechung des Reichsversicherungsamts nicht völlig aufheben zu müssen, deutet man den Begriff der Operation. Es wird ausgeführt, daß Operationen der Verletzte nicht zu dulden braucht, soweit sie in den Bestand und die Unversehrtheit des Körpers eingreifen oder nicht ohne Lebensgefahr vorgenommen werden können. Es wird aber ausgeführt, daß zu den Operationen *in diesem Sinne* aber nicht alle chirurgischen Eingriffe gerechnet werden können.

Das Reichsgericht war es dann auch wieder, das als erstes Oberstes Gericht mit der Auffassung brach, daß eine Operation in Narkose als zu gefährlich nicht geduldet zu werden brauche. Im Dezember *1932* führte das Reichsgericht in einer grundsätzlichen Entscheidung folgendes aus:

„Das Reichsgericht habe zwar eine Operation in *Chloroform*narkose bisher als gefährlich und deshalb nicht zumutbar bezeichnet. Es habe aber damals nur den Grundsatz aufgestellt, um dem damaligen Stand der Wissenschaft Rechnung zu tragen. Inzwischen habe sich die Gefährlichkeit der Narkose offenbar bedeutend verringert, nachdem jetzt nur noch ein Todesfall auf 3000—4000 Narkosen käme. Ergeben sich aus der körperlichen Beschaffenheit des Verletzten keine besonderen Bedenken, so muß eine Operation in Narkose dem Verletzten jedenfalls dann zugemutet werden, wenn sonst eine gefährliche Verschlimmerung des Leidens sicher zu erwarten ist und die Operation das einzige Mittel bleibt."

Dem Reichsgericht lag bei dieser Entscheidung folgender Sachverhalt zugrunde: Der Verletzte hatte sich durch einen Unfall, den ein anderer zu vertreten hatte, eine Verletzung am Darm zugezogen. Durch eine Operation hätte die Abszeßbildung im Darm beseitigt werden können. Der Verletzte weigerte sich, diese Operation vornehmen zu lassen. Das Reichsgericht erklärte diese Weigerung für unbegründet.

Vielleicht ist es von Interesse zu fragen, warum gerade aus dem bürgerlichen Recht die Impulse kommen, die einer, man kann ruhig sagen, fortschrittlichen Auffassung die Wege bereiteten. Der Grund ist der, daß im Sozialversicherungsrecht der einzelne Fall häufig allgemeinere sozialpolitische Bedeutung hat und es mißlich sein kann, Neuerungen einzuführen, bevor sie völlig Allgemeingut geworden sind.

Bevor nun der weitere vom Reichsgericht unternommene Schritt, auch eine *Chloroform*narkose unter Umständen für zumutbar zu erklären, sich auch auf anderen Rechtsgebieten auswirkte, begann sich unter dem Einfluß des Nationalsozialismus eine völlige Wandlung durchzusetzen in der Beurteilung dessen, was der einzelne mit Rücksicht auf die Gemeinschaft zu erdulden habe. Für den Nationalsozialismus berücksichtigte die bisherige Rechtsentwicklung das Eigeninteresse des Versicherten viel zu stark, und es wurde gerade auch im Schrifttum die Forderung erhoben, dem einzelnen, der nur ein Glied der staatlichen Gemeinschaft sei, mehr als bisher weitgehende Pflichten im Interesse der Gemeinschaft aufzuerlegen.

Wir brauchen nicht zu sehr auf die sich nach 1933 anbahnende Rechtsentwicklung einzugehen, weil diese wohl bekannt ist. Der Kommentar der Reichsgerichtsräte stellt 1938 ganz klar die Interessen der Gemeinschaft vor die des Individuums und führt zur Frage der Operationsduldungspflicht folgendes aus:

„Ihre tiefe Rechtfertigung aber findet die ganze Regelung aus dem Gedanken der Gemeinschaft und der daraus sich ergebenden Pflicht der Rücksicht auf andere, hier den Ersatzpflichtigen. Sie liegt auch im Interesse der Gemeinschaft selbst, für die im Durchschnitt der Schadensfälle auch abgesehen von den Fällen beiderseitigen Verschuldens ein Ausgleich durch Verteilung des Schadens immer wertvoller sein wird. Aus dem höheren Pflichtgedanken, nicht aus der Sorge des einzelnen für sein eigenes Wohlergehen, wird dementsprechend auch die Frage des mitwirkenden Verschuldens zu würdigen sein."

In diesem Zusammenhang ist es aber vielleicht auch ganz reizvoll zu zitieren, wie ein maßgebender Unfallchirurg in einem im Oktober 1935 gehaltenen Vortrag zur Frage der Operationsduldung in der Versicherungsmedizin Stellung genommen hat:

„Die Frage der Operationsduldung zeigt eine Entwicklung, die in hohem Maße den Wandel unserer Lebensauffassung widerspiegelt. In früherer Zeit beherrschte der Grundsatz des Selbstbestimmungsrechts über den eigenen Körper die Rechtsanschauung. Danach wurde die Berechtigung des Verletzten zur Ablehnung einer vorgeschlagenen Operation als unantastbar angesehen. Mit der Entwicklung der medizinischen Wissenschaft hat nun die Rechtsprechung die Operationsfrage an zahlreichen praktischen Fällen zu lösen versucht, mit dem unverkennbaren Bestreben, der ärztlichen Auffassung Rechnung zu tragen. Die einseitige Stellungnahme, die nur die Rechtslage des Versicherten berücksichtigte, wurde allmählich verlassen, und es wird jetzt als feststehend angesehen, daß das freie Selbstbestimmungsrecht seine Grenzen finden muß, wenn eine *ungerechtfertigte Ausnutzung* des Versicherungsschutzes den eigentlichen Beweggrund darstellt. Wir müssen uns gerade nach der jetzigen Weltanschauung davor hüten, Mittel zur Führung eines arbeitslosen Lebens zu gewähren, was ja auf Kosten der Allgemeinheit geschehen würde. Es ist daher nicht zu billigen, daß jemand sich nur aus dem Wunsche, die Rente zu behalten, oder aus Hartnäckigkeit sträubt, eine Operation vornehmen zu lassen, der er sich bei Wegfall dieser Gründe ohne weiteres unterziehen würde.
Es liegt vielmehr im Wesen der Sozialversicherung begründet, daß der Anspruchsberechtigte bei der Herabsetzung der Unfallfolgen verständnisvoll mitwirkt."

Aus dieser Zeitepoche soll nur 1 Entscheidung des Reichsversicherungsamts aus Dezember 1935 erwähnt werden, in der es die Anwendung der *allgemeinen Narkose* als zumutbar feststellt. Unter Übernahme der vom Reichsversicherungsamt entwickelten Grundsätze, so führt es aus, müsse der Verletzte ein gewisses Maß von Schmerzen auf sich nehmen. Das

Reichsversicherungsamt schließt die Entscheidung mit den Ausführungen, die Vorschrift des § 606 RVO sei eine *elastische, auslegungsfähige* Vorschrift, und der Richter müsse sie im Wege der Auslegung, auch wenn sie unter anderen weltanschaulichen Gesichtspunkten eines vergangenen Staatswesens entstanden ist, mit dem Geist der Grundanschauung des heutigen Staates erfüllen.

Erwähnt soll noch werden, daß in einer Entscheidung vom November 1937 das Reichsversicherungsamt ausgesprochen hat, daß ein Versicherter die Vornahme einer *Lumbalpunktion* dulden müsse, auch wenn sie ihm unangenehm und mit Schmerzen verbunden ist. Diese Auffassung ist übrigens im Jahre 1940 in einer grundlegenden Entscheidung des Reichsversicherungsamts nicht aufrechterhalten worden, obwohl in einem Gutachten des Präsidenten des Reichsgesundheitsamts die Zumutbarkeit einer Lumbalpunktion als vertretbar bezeichnet worden war.

Nach 1945 ist wieder eine *grundsätzliche Wandlung* in der Bewertung der Einzelpersönlichkeit eingetreten und damit ist begonnen worden, die Frage, inwieweit der Verletzte einer Operation sich unterziehen muß, wieder anders zu beantworten. Das Pendel schlug wieder nach der anderen Seite aus. Als erste Entscheidung auf diesem Gebiet, die viel diskutiert wurde, erschien im Jahre *1946* ein Urteil des Oberversicherungsamts Freiburg. Eine 51jährige Weberin widersetzte sich der Absetzung des rechten Zeigefingers, der versteift war, und verlangte von der zuständigen Berufsgenossenschaft die Weiterzahlung ihrer Rente. Das Oberversicherungsamt Freiburg hat die Weigerung der Versicherten für begründet erachtet und folgendes ausgeführt:

„Der Unfall hat nur einen versteiften, zur Arbeit unbrauchbar gewordenen Finger zurückgelassen, während die Absetzung des Fingers eine Verstümmelung der Hand zur Folge hätte. Die Hand, zumal die rechte, hat für jeden Menschen, besonders aber für die Frau, außer ihrem praktischen Wert, der in ihren natürlichen Funktionen als Greiforgan liegt, auch noch einen immateriellen Wert, der darauf beruht, daß die Hand schon nach der äußeren Erscheinung des Menschen einen notwendigen Teil des Körpers als eines organischen Ganzen bildet und daß das Gefühl von dieser naturgegebenen Ganzheit das Selbstwertbewußtsein des einzelnen erfüllt und bestimmt."

Das Oberversicherungsamt Freiburg schließt mit der Feststellung, daß es für notwendig erachte, „die Achtung vor dem Eigenwert der Persönlichkeit wieder zur Geltung zu bringen und ihr den gebührenden Schutz angedeihen zu lassen."

Im Jahre *1949* hatte das Oberversicherungsamt Tübingen den Grundsatz aufgestellt, daß bei der Prüfung der Frage, ob einem Verletzten die Duldung einer Operation zugemutet werden kann, davon auszugehen sei, daß das gesamte Rechtsverhältnis zwischen Versicherungsträger und dem Versicherten von Treu und Glauben beherrscht sein müsse. Der Verletzte dürfe die Duldung einer Operation nur ablehnen, wenn diese keine angemessene Aussicht auf wesentliche Besserung der Unfallfolgen biete, nicht mit hoher Wahrscheinlichkeit gefahrlos sei und übermäßige Schmerzen verursache.

Das Oberversicherungsamt Wiesbaden hat *1950* ausgesprochen, daß von einem Unfallverletzten die Duldung einer an sich gefahrlosen Operation gefordert werden kann, wenn bei Nichtvornahme der Operation mit einer allmählichen Verschlimmerung

des Unfalleidens zu rechnen ist. Der Verletzte hatte durch einen Unfall eine
sog. stumpfe Bauchverletzung mit Dünndarmverletzung erlitten, wofür er 20%
Rente bezog. Von dem Verletzten wurde verlangt, sich einer Operation zu unterziehen, durch die der *Bruch an der Bauchnarbe* beseitigt würde. Das Oberversicherungsamt hat diese Operation als gefahrlos angesehen, die eine angemessene Aussicht auf Heilung bietet. Auch das gewisse Maß von Schmerzen, das mit einer
solchen Operation verbunden sei, müsse der Versicherte auf sich nehmen.

Ich habe versucht darzulegen, daß und in welchem Umfang der Begriff
der Operationsduldungspflicht von den jeweils herrschenden Grund-
anschauungen und Zeitströmen beeinflußt worden ist und daß der
Schluß berechtigt ist, daß die Frage der Zumutbarkeit einer Operation
bei Schadensersatzberechtigten wie auf allen Rechtsgebieten auch im
Unfallversicherungsrecht einem ständigen Wandel unterworfen ist. Die
gesetzliche Grundlage des § 606 RVO läßt erfreulicherweise der Auslegung dieses Begriffes jederzeit weiten Spielraum. Mit dem Abschluß der
nationalsozialistischen Herrschaft muß nun dieser Begriff einen neuen
Inhalt bekommen, der den Anschauungen unserer heutigen Staatsform
und vor allem aber der Fortentwicklung der Unfallheilkunde und der
Operationstechnik entspricht. Wenn auch die Auslegung des geltenden
Rechts nach den Grundsätzen der nationalsozialistischen Weltanschauung
selbstverständlich nicht mehr in Betracht kommt, so muß doch ganz
objektiv festgestellt werden, daß die in der Zeit der nationalsozialistischen
Herrschaft entwickelten Gedankengänge über die Abwägung der Interessen des einzelnen gegenüber dem Volksganzen nicht folgenlos vorüber-
gegangen sind, zumal derartige Erwägungen auch andersgearteten Anschauungen durchaus entsprechen. Es wird nicht die Rede davon sein
können, daß die Freiheit des Individuums von jeglicher gesellschaftlichen
Bindung nunmehr zur Richtschnur der Gesetzesauslegung gemacht
werden kann. Denn das würde bedeuten, daß man wieder in längst über-
wundene, rein liberalistische Epochen zurückkehrt. Es wäre also falsch,
einfach die Richtlinien der Rechtsprechung der obersten Gerichte vor
1933 zu übernehmen. Wohl wird man aber an die damals entwickelten
Grundsätze von Treue und Glauben anknüpfen und fordern können, daß
diese Grundsätze auch für die Zukunft die Grundlage für die Beziehungen
zwischen Versicherten und Sozialversicherungsträger bilden müssen.
Hinzukommen muß aber die Berücksichtigung der Tatsache, daß seit
jener Zeit die Unfallheilkunde und die Operationstechnik bedeutsame
Fortschritte gemacht hat — man denke nur an die Operationen mit Hilfe
von Penicillin- und Sulfonamidgaben —, und daß diese Entwicklung die
Entscheidung über die Gefährlichkeit, die Schmerzhaftigkeit und die
Erfolgsaussichten, die Entscheidung über die Zumutbarkeit einer Operation grundlegend beeinflussen müssen.

Mit den drei vorerwähnten Entscheidungen von Oberversicherungs-
ämtern ist der Versuch gemacht worden, den heutigen Anschauungen
Rechnung zu tragen. Ich habe mich einer Kritik im einzelnen enthalten,
möchte aber zum Ausdruck bringen, daß diese sich in den Grundgedanken
keineswegs deckenden Rechtsüberlegungen nicht als eine endgültige und
für die Zukunft maßgebliche Stellungnahme der Spruchinstanzen betrachtet werden können. Es wäre vielmehr erwünscht, daß die in der

Bildung begriffenen obersten Spruchinstanzen, vor allem das künftige
Bundesversicherungsgericht, eine grundsätzliche neue Auslegung des
Begriffs der Operationsduldungspflicht, die es hoffentlich ermöglicht,
nicht nur die ständige Fortentwicklung der medizinischen Wissenschaft
zu berücksichtigen, sondern sich auch weitgehend auf die Meinung und
Beurteilung dieser so wichtigen Frage durch die berufenen Vertreter der
Unfallheilkunde verläßt.

M. E. sollte die Frage der Zumutbarkeit einer Operation heute darauf
abgestellt werden:

Die Gefährlichkeit, die Schmerzhaftigkeit und die Erfolgsaussichten
einer Operation sind so zu bewerten, wie Treue und Glauben es mit Rücksicht auf die Fortentwicklung und den jeweiligen Stand der ärztlichen
Kunst es erfordern.

G. Jungmichel, Göttingen: **Haftpflicht und Arzt.** (Mit 1 Abb.)

Lassen Sie mich beginnen mit Ausführungen eines Rechtsanwaltes, die
ich seinem Schriftsatz in einem Haftpflichtprozeß entnommen habe: „Es
ist selbstverständlich, daß kein Arzt jemals freiwillig und ohne daß der
Nachweis durch andere qualifizierte Ärzte erbracht ist, zugeben wird, daß
er einen Kunstfehler gemacht hat. Deshalb ist es unerläßlich, obgleich
die Klägerin arm und nicht in der Lage ist, die notwendigen Gerichts-
kosten einzuzahlen, ihr die Möglichkeit zu geben, in ihrem Prozeß die
Fahrlässigkeit des Beklagten zu beweisen.

Und da der Beklagte ein namhafter Arzt ist, ist es selbstverständlich
schwer, irgendeinen Wald- und Wiesenarzt zu bewegen, mit seinem
Namen gegen diesen aufzutreten. Es dürfte ja gerichtsbekannt sein, daß
in gar keinem Prozeß die Schwierigkeit der Beweisführung so groß ist als
in denen, wo es um ärztliche Kunstfehler geht, da das Standesbewußtsein
der Ärzte so ausgeprägt ist, daß nur unter Mitwirkung des Gerichtes und
unter Erinnerung an die Eidespflicht Sachverständige zu bewegen sind,
gegen einen Kollegen definitiv auszusagen.

Es ist deshalb unbedingt erforderlich, daß ein namhafter Sachverständiger vom Gericht über diese Frage selbst gehört wird."

In diesem Schriftsatz ist manches Richtige, aber auch manches Falsche
enthalten.

Ganz davon abgesehen, daß ich mich stets gewehrt habe gegen den
Begriff „Wald- und Wiesenarzt" — denn ein guter praktischer Arzt, der
doch mit dieser Bezeichnung gemeint ist, muß heute oft unter erschwerten
Umständen verhältnismäßig viel mehr wissen und leisten als irgendein
Spezialarzt —, lassen die Ausführungen sowohl Geringschätzung als auch
Hochachtung des ärztlichen Berufes erkennen, daß ich sie an den Beginn
meines Vortrages stellen will. Denn auf solche Anschauungen trifft man
als ärztlicher Sachverständiger oft, sei es in einem Streit vor unseren
Zivil- und Strafgerichten, sei es bei den Verhandlungen von Versicherungsgesellschaften mit dem Geschädigten.

Daß die *Haftpflichtansprüche* gegen Ärzte absolut und relativ *zu-
genommen* haben, ist für den Erfahrenen unbestritten. Absolute Zahlen

können naturgemäß aus den verschiedensten Gründen nicht genannt werden, denn weder die Versicherungsgesellschaften noch die Gerichte vermögen alle angängigen Sachen mitzuteilen, ganz zu schweigen von den so grundlegend veränderten geographischen und bevölkerungsmäßigen Umwälzungen im Deutschland der Nachkriegszeit. Gegenüber der Zeit vor dem letzten Krieg dürfte aber die Gesamtzahl derartiger Ansprüche auf mehr als das Zwei- bis Dreifache angestiegen sein.

Berücksichtigt man nun noch die Tatsache, daß in etwa *25—30%* meines Gesamtmaterials — nach PERRET sogar in 33⅓% — die *Ansprüche berechtigt* waren, daß also ein Verstoß des Arztes gegen anerkannte Regeln der ärztlichen Wissenschaft vorlag, so sucht man als Arzt mit Sorge nach den Gründen einer solchen, für unseren Beruf nicht gerade günstigen Situation.

Da dieses Suchen leichter an *praktischen Beispielen* Erfolg verspricht, soll an Hand von selbstbearbeiteten Fällen auf allgemeine und besondere Fehler kurz eingegangen werden, um durch deren Aufzeigen vielleicht einem weiteren Anschwellen derartiger Ansprüche und Prozesse vorzubeugen. Ich vermeide dabei bewußt eine juristische Betrachtung, zumal eine solche gerade in der letzten Zeit des öfteren in fast allen medizinischen Zeitschriften erfolgt ist (B. MUELLER).

Die *Aufklärungspflicht* hat nicht nur für den operativ tätigen, sondern auch für jeden praktischen Arzt schlechthin ihre Bedeutung. Schon der einfachste Eingriff zu diagnostischen Zwecken, etwa eine subkutane oder intravenöse Injektion, kann in dieser Hinsicht Gegenstand rechtlicher Erörterung werden (JUNGMICHEL). Je größer jedoch die Möglichkeiten für die Verletzung der körperlichen Integrität sind, um so mehr ist der Arzt gefährdet.

So schlug ein 39 Jahre alter, seit 1½ Jahren in eigener Praxis tätiger Facharzt für Neurologie seinem etwa 50 Jahre alten Patienten, der ihn wegen einer leichten endogenen Depression konsultiert hatte, einen *Elektroschock* vor. Der Arzt verglich dabei in Gegenwart seiner Helferin die möglichen Folgen dieses Eingriffes mit denen einer Appendektomie. Der Schock wurde nach genauer Exploration sachgemäß vorgenommen (Lagerung, Mundschutz usw.). Danach konnte der Patient nach Hause gehen, klagte aber nach dem zweiten Schock über Beschwerden in der Wirbelsäule. Die von zwei verschiedenen Ärzten vorgenommenen Röntgenuntersuchungen ergaben verschiedene Befunde. Ein besonders erfahrener Röntgenologe erstattete mir folgenden Bericht:

„Die Aufnahmen zeigen eine übereinstimmende Veränderung an der gesamten Wirbelsäule im Sinne einer Spondylarthrose. Fast überall sind leichte Randzacken zu erkennen, außerdem sind die Deckplatten der Wirbelkörper unregelmäßig.
Im Bereich des 1. bis 4. Brustwirbels sind diese Veränderungen stärker, außerdem finden sich hier folgende Deformationen:
Am 1. Brustwirbelbogen ist eine Spaltbildung zu erkennen, der 3. Brustwirbelkörper ist zusammengesintert zu einem Flachwirbel. Die spondylarthrotischen Veränderungen sind besonders in diesem Bereich stärker.
Es kann sich bei den Veränderungen in der oberen Wirbelsäule um Folgen einer angeborenen Wirbelsäulenveränderung handeln, andererseits ist die Möglichkeit nicht ausgeschlossen, daß eine Kompressionsfraktur vorliegt."

Der Arzt wurde auf Schadenersatz wegen „Vernachlässigung seiner Aufklärungspflicht" verklagt und gleichzeitig Klage auf Armenrecht eingereicht. Er hätte seinen Patienten auf die Möglichkeit eines Wirbelbruches aufmerksam machen müssen.

Ich habe mich in einem Gutachten ablehnend geäußert und dabei auf
die vielfachen Erörterungen unseres früheren Reichsgerichts zur Frage
der Aufklärungspflicht (besonders bei Krebs!) hingewiesen. Eine Universitäts-Nervenklinik schloß sich meinem Gutachten vollinhaltlich an,
zumal dieses Risiko eines Wirbelbruches nach Elektroschock nach
EHRHARDT nur etwa 1% ausmache. Der Antrag auf Gewährung des
Armenrechts wurde versagt.

Wenn man aber die nachträglich erschienene Arbeit von KIELHOLZ
berücksichtigt, der nach Elektroschock in nahezu 50% „Luxationen,
Muskelzerrungen, Wirbelfrakturen" beobachtet hat und deshalb den
Eingriff unter Narkose- und Kurareschutz empfiehlt, so könnte doch
u. U. eine Erweiterung der Aufklärungspflicht vor solchem Eingriff erwogen werden. Die etwaige grundsätzliche Forderung: vor jeder Schocktherapie Röntgenaufnahme der gesamten Wirbelsäule, könnte wohl
kaum erfüllt werden, da dadurch eine allzu große finanzielle Belastung
der Patienten oder ihrer Krankenkassen, der Sozialämter usw. entstünde.

Ich komme auf diesen Umstand noch zurück.

Ein älterer Arzt bittet während seines Urlaubs einen jüngeren Kollegen, einen
praktischen Arzt, er möge ihm ein kirschgroßes Atherom über dem linken Auge entfernen, weil es ihn störe. Nach dem Eingriff stellt sich eine Stirnmuskellähmung
mit Tieferstehen der linken Augenbraue ein.

Der ältere Arzt fordert nun wegen „Vernachlässigung der Aufklärungspflicht"
und wegen „Entstellung" Schadenersatz und Schmerzensgeld. Der jüngere Kollege
habe ihn vor der Operation über diese mögliche Folge aufklären müssen; auch habe
er sich bei dem Eingriff insofern fahrlässig und somit schuldhaft verhalten, als die
Geschwulstentfernung durch einen Querschnitt vorgenommen worden sei; es hätte,
um eine Nervenschädigung zu vermeiden, ein Längsschnitt angewandt werden
müssen.

Der Vorwurf der „Vernachlässigung der Aufklärungspflicht" konnte
zurückgewiesen werden. Denn es mußte davon ausgegangen werden, daß
ein älterer praktischer Arzt dank seiner Erfahrung im allgemeinen mehr
weiß als ein jüngerer, s. Z. notapprobierter Kollege. Und wenn auch
möglicherweise ein quer gelegter Schnitt an dieser Stelle trotz etwaiger
kosmetischer Gründe nicht ganz richtig gewesen sein mochte, so konnte
auch bei völlig sachgemäßem Vorgehen u. U. mit einer solchen Schädigung der Rami temporales des n. facialis an dieser Stelle gerechnet werden.
Schließlich hatte der Patient den Vorschlag des jüngeren Kollegen, den
Eingriff in der nahen Universitätsstadt von einem Fachchirurgen vornehmen zu lassen, abgelehnt und darauf bestanden, daß der jüngere Arzt
„dies man machen solle".

Ein sehr erfahrener, in Wissenschaft und Praxis bekannter *Röntgenstrahlentherapeut* wird von einer dermatologischen Klinik gebeten, bei einem 25 Jahre alten
Mann wegen „tiefer Trichophytie" eine Epilierung vorzunehmen.

Es wird mittels einer neuen Technik („fraktionierte Bestrahlung"), die vorher
bei einem anderen Patienten ohne Schaden mit Erfolg angewandt worden war,
bestrahlt. Dabei werden Hautverbrennungen und erhebliche, wohl dauernde
Schädigungen der Speicheldrüsen gesetzt. Allerdings war neben der Bestrahlung
diese Bartflechte noch mit heißen Sublimatumschlägen usw. örtlich behandelt
worden.

Es wurde eine Überempfindlichkeit des Patienten von der Klinik und dem Röntgenologen geltend gemacht.

Offenbar hatte ein aus dem Krankenhaus in Unfrieden geschiedener Assistent den Patienten und seinen Rechtsnwalt beraten; dieser schrieb:

„Der Arzt mußte den Patienten auf diese etwaige Überempfindlichkeit der Haut, eine seit langem allgemeine Erkenntnis, aufmerksam machen, also auch auf etwaige Schäden, welche durch diese neue, nicht genügend erprobte Bestrahlungstechnik gesetzt werden konnten. Er hat somit seine Aufklärungspflicht verletzt und ist haftpflichtig, zumal der Vater meines Mandanten innerhalb kurzer Zeit von einem praktischen Arzt mit einer Salbe ohne jeden Schaden von der gleichen Bartflechte geheilt wurde."

Wenn ich nun einige *operative Fälle* bespreche, so sollen und können diese gleichfalls nur einen Ausschnitt geben. Es ist unmöglich, im Rahmen dieser Ausführungen aus allen vorwiegend operativen Fächern Beispiele anzuführen; nicht etwa, weil es sie nicht gäbe, sondern weil die Zeit hier nicht ausreicht. So kann ich z. B. nicht näher eingehen auf sehr interessante Auseinandersetzungen nach Operationen wegen akuten Glaukoms, nach Behandlung einer Augenverletzung und anschließender sympathischer Ophtalmie, auf Haftpflichtansprüche wegen Perforationen von Trommelfellen, auf angebliches Versehen bei einer modernen Otoskleroseoperation, auf die zahlreichen Ansprüche, die gegen Zahnärzte erhoben worden sind (HALLERMANN).

HÜBNER, DI BIASI und ANDREESEN werden ja morgen zu dem Problem der Tetanusschutzimpfung sprechen, so daß ich dieses ursprünglich auch von mir vorgesehene Thema außer Betracht lassen kann.

Ebenso muß ich es mir versagen, auf vielfach behauptetes ärztliches Verschulden in der Inneren Medizin, Paediatrie, Urologie und Geburtshilfe einzugehen. Ich kann das bzgl. der Geburtshilfe um so eher, als kürzlich NAUJOKS „Über den sogenannten ‚Kunstfehler' in der Geburtshilfe" berichtet hat. Und auch ich möchte hier mit vielen anderen erfahrenen Praktikern und Wissenschaftlern, Ärzten und Juristen empfehlen, das *ominöse Wort* „*Kunstfehler*" ganz aus unserem Sprachschatz zu streichen, besonders dann, wenn die Verwendung dieses Ausdruckes fast reflektorisch mit dem Begriff des „eo ipso Strafbaren" (EBERHARD SCHMIDT) verbunden ist bzw. wird.

Ein verhältnismäßig junger Chefarzt einer chirurgischen Abteilung macht, obgleich zwar links ein *Leistenbruch* vorlag, der rechte Leistenring aber nur „ebenfalls erweitert" war, eine doppelseitige Leistenbruchoperation. Bei der zuletzt vorgenommenen rechtsseitigen Operation läßt die örtliche Betäubung nach, es wird deshalb schneller gearbeitet. 6 Monate nach der Operation ist eine deutliche *Atrophie* des rechten *Hodens* festzustellen. Die eigentliche Ursache für diese Atrophie zu finden, war nicht möglich. Bei dem jungverheirateten Patienten trat aber infolgedessen eine psychische Impotenz ein. Diese konnte auch dadurch behoben werden, daß ihm das Untersuchungsergebnis des frisch gewonnenen Spermas mitgeteilt wurde: sie hatte ergeben: „Das mengenmäßig und seiner Beschaffenheit nach normale Ejakulat ließ 90—95% gut bewegliche und normal gestaltete Spermien erkennen. Auch die unbeweglichen Samenfäden ließen in ihrer Gestalt keine Abweichungen von der Norm erkennen."

Wir wissen ja aus zahlreichen Vaterschaftsprozessen, in denen die als Zahlvater in Anspruch genommenen Männer behauptet hatten, sie seien infolge Verwundung, Verletzung usw. eines Hodens zeugungsunfähig, daß sie durchaus als fertil anzusehen waren.

Bei der Operation eines *Mastdarmcarzinoms* wurden wegen Herz- und Kreislaufschwäche unverzügliche Infusionen und eine Bluttransfusion notwendig. Der diese vornehmende Assistenzarzt wird ausdrücklich vom Chef und Operateur auf Sorgfalt und Schutz des dabei in starker Streckstellung im Schultergelenk belassenen rechten *Armes* aufmerksam gemacht. Beim Erwachen zeigt sich eine teilweise *Lähmung*, welche innerhalb eines halben Jahres völlig zurückging. Der Chefarzt selbst bat um Regelung des Schadens, die dann auch erfolgte.

„Das *Zurückbleiben* von *Instrumenten*, Tupfern oder Abstecktüchern ist ein in der Bauchchirurgie weit verbreiteter Unglücksfall." So beginnt ein weit über die Grenzen Deutschlands bekannter Gynäkologe seine Ausführungen des hier vorzutragenden folgenden Falles:

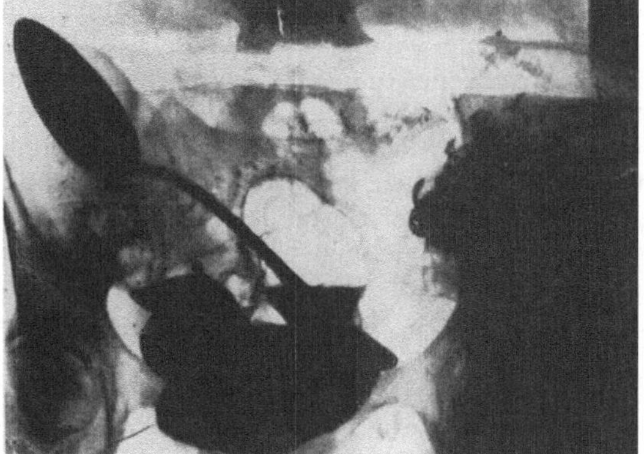

Abb. 1.

Ein Assistenzarzt einer gynäkologischen Abteilung an einem städtischen Krankenhaus war von dem zur Wehrmacht einberufenen Chefarzt als sein Vertreter auch für die Privatpraxis eingesetzt. In dieser Eigenschaft nimmt er unter zweifacher ärztlicher Assistenz und der einer erfahrenen Operationsschwester bei einer 24 Jahre alten, verheirateten Frau im November 1941 wegen Verdachts einer Extrauteringravidität eine Operation vor, bei der sich viel Blut in der Bauchhöhle findet. Bei der Operation tritt ein Narkosezwischenfall auf, der Herzmittel und Sauerstoffatmung notwendig macht. Der Zwischenfall wird behoben, die Operation daraufhin schneller beendet. Nach der Entlassung klagt die Frau über Beschwerden, die von diesem Operateur und anderen Ärzten als „Hysterie" bezeichnet werden. Der Ehemann klagt auf Ehescheidung; die Akten waren bereits beim zuständigen Oberlandesgericht. Fast 2 Jahre später, 1943, erfolgt die erste Röntgenuntersuchung nach der Operation. Abb. 1.

Diese ergibt unter dramatischen Umständen, daß sich ein *Schöpflöffel* aus „Wellner-Silber" im Bauch befindet: 21,2 cm lang, 88 g schwer, wie sich nach der Operation herausstellt. Der Löffel lag in schweren Verwachsungen, der Silberbelag war abgedaut. Auch nach der Operation noch gewisse Beschwerden, jedoch Geburt des ersten Kindes in zweiter Ehe 1946 und des zweiten Kindes 1950.

Der Gutachter fährt fort: „Nach dem Akteninhalt kann dem Operateur keine besondere Fahrlässigkeit und kein Kunstfehler zum Vorwurf gemacht werden. Es handelt sich vielmehr um ein Ereignis, das schließlich ohne Verschulden jedem Operateur einmal unterlaufen kann ... Ich kann deshalb als Gutachter der alten erfahrenen Operationsschwester einen gewissen Vorwurf nicht ersparen. Bei der Nachprüfung ihrer Instrumente nach der Operation hat sie nicht die genügende Sorgfalt walten lassen . . .''

Ich will hier nicht auf die sehr schwierigen versicherungsrechtlichen Fragen bezüglich der besonderen Haftung der einzelnen Beteiligten und ihrer Versicherungsgesellschaften eingehen; die Akte stellt jedoch in dieser Hinsicht ein Eldorado für geschulte Versicherungsbeamte der vier beteiligten Versicherungsgesellschaften dar, die keineswegs mit gleichem Verständnis und psychologischem Einfühlungsvermögen den Fall behandelt haben.

Eine 35 Jahre alte Hausfrau erhält wegen linksseitiger Kniegelenkseiterung *Supronalinjektionen intramuskulär* in das Gesäß zur Unterstützung der übrigen therapeutischen Maßnahmen. Es traten zwar nicht unmittelbar an die dritte Injektion, sondern erst ,,kurze Zeit später'' Schmerzen, die bis in den Unterschenkel ausstrahlen, auf. Aber sowohl der chirurgisch sehr erfahrene Chefarzt als auch der hinzugezogene Neurologe waren der Ansicht, daß das Supronal nicht im äußeren oberen Quadranten, sondern zu weit innen mit zu langer Nadel gespritzt war. Außerdem waren die neuen Vorschriften der Herstellerfirma ,,Bayer'' von der mit der Injektion beauftragten, sonst sehr zuverlässigen, 40 Jahre alten, seit 17 Jahren tätigen Stationsschwester nicht beachtet worden.

Daß die Schwester ,,Erfüllungsgehilfin'' war, ist unbestritten. Allerdings hatte der bis dahin nicht gegen Haftpflicht versicherte, etwa 60 Jahre alte Chirurg die Stationsschwester auch nicht auf die neuen Vorschriften hingewiesen.

Es sei hier nicht erneut der Streit, ob eine geübte Schwester intramuskuläre Injektionen machen darf oder nicht, aufgegriffen. So besteht z. B. an den Hamburger Allgemeinen Krankenhäusern die Vorschrift, daß solche Injektionen nur von approbierten Ärzten vorgenommen werden dürfen.

Mit Recht haben GOLDHAHN und SCHLÄGER in ihrer 1948 erschienenen Schrift ,,Fehler und Gefahren bei Einspritzungen und ihre rechtlichen Folgen'' diese Vorschrift als zu weitgehend abgelehnt. Denn oft kann eine geübte ältere Schwester derartige Injektionen besser durchführen als junge Assistenten, was ich selbst aktiv und passiv aus eigenem Erleben bestätigen kann. Das gilt auch für intravenöse Injektionen! Aber stets ist jeder Einzelfall genau zu erforschen!

Ich möchte hier ebenfalls auf die von großen Erfahrungen getragenen Ausführungen von KÖSTLIN auf der letzten Vorkriegstagung dieser Gesellschaft in Kiel 1939 verweisen. Während aber damals bei KÖSTLIN Spritzenschäden nur etwa 16% aller Fälle darstellten, betragen diese in meinem Material 43%; auch ein Zeichen für die immer stärkere Zunahme der Injektionstherapie, sei sie nun in diesem Umfange berechtigt oder unberechtigt, das bleibe dahingestellt.

Besonders schwierig wird die Beurteilung von *Spritzenschäden* dann, wenn diese bei *Kollegen* entstehen; nicht etwa nur deshalb, weil in solchen Fällen das eingangs erwähnte ,,Standesbewußtsein der Ärzte'' häufig vermißt wird, sondern weil oft ein Mitverschulden geltend gemacht wird.

So erhielt ein Arzt auf seinen Wunsch eine Impletol-Injektion durch einen Kollegen ,,in Richtung auf den linken oberen Nierenpol''. Dabei brach die Kanüle ab. Bei ihrer operativen Entfernung war sie erheblich verbogen: es war „wohl" mit der Kanüle die 12. Rippe getroffen. Der haftpflichtig gemachte Arzt wird sicher für die Zukunft nur äußerst ungern jemals wieder Kollegen (Kollegenfrauen und -kinder!) behandeln.

Ein 69 Jahre alter Kollege erhält wegen einer Pneumonie eine Transpulmininjektion in das Gesäß durch eine noch nicht geprüfte Krankenschwester. Im unmittelbaren Anschluß bemerkt der Patient unter starken Atmungsbeklemmungsgefühl einen eukalyptusartigen Geschmack; das Befinden verschlechtert sich zusehends und nach etwa 4 Monate langem, schwerem Krankenlager tritt der Tod ein. Bei der Sektion und mikroskopischen Untersuchung, die außerdem andere schwere Leiden aufdecken, zeigt sich noch ein deutlicher Zustand nach Fettembolie im großen Kreislauf (Gehirn!). Damit konnte angenommen werden, daß bei der bekanntlich unter 3 atü Druck erfolgenden Injektion nicht die nötige Vorsicht (Zurückziehen des Spritzenstempels!) angewandt war. Es mußte allerdings auf Grund allgemeiner Erfahrungen zugegeben werden, daß selbst bei sachgemäßer Injektion das Mittel in die Blutbahn gelangen konnte. Da aber in diesem Falle die gesamten äußeren, auch kollegialen Umstände nicht ganz unerfreuliche waren, wurde der Schaden auf dem Vergleichswege geregelt. Fraglos spielt bei den modernen Spritzen- und sonstigen iatrogenen Schäden ebenfalls die Ursache herein, daß manche noch nicht genügend erprobte Medikamente von der Industrie empfohlen und auch gelegentlich unkritisch angewendet werden. Vielleicht könnte eine gewisse Zurückhaltung nicht unangebracht sein; denn tatsächlich ist ja noch kein neues Arzneimittelgesetz in Kraft. H. L. Schrader hat kürzlich sogar in der Tageszeitung „Die Welt" auf die besonderen Umstände dieser Angelegenheit und auf die großen Schwierigkeiten einer alle Interessenten befriedigenden Lösung hingewiesen.

Herr Ernst wird nachher zu dem Thema „Röntgenbild und Unfall" sprechen. Ich kann mich daher kurz fassen und nur einige Fälle referieren.

Ein Chirurg ohne eigene Röntgenapparatur läßt seine Aufnahmen bei einem *Fachröntgenologen* anfertigen. Dieser erkennt — wie sich später herausstellt — eine Fissur im Fersenbein nicht; der Chirurg unterläßt es aber auch, „weil der Röntgenbefund negativ war und weil ich in Urlaub fuhr", sich selbst die Platte anzusehen.

Daß es sich hier gleichfalls um die schwierige rechtliche Frage, welchen der beiden Ärzte das größere Verschulden träfe, handelt, ist einleuchtend. Ein praktischer Arzt, der über keine genügende Ausbildung in der Röntgendiagnostik verfügt, muß und kann sich auf die Diagnose eines Röntgenfacharztes verlassen. „Wenn der zuweisende Arzt aber ein Facharzt ist", so schrieb dieser Chirurg, „der eine nachweisliche Ausbildung hat, dann hat dieser Facharzt auch eine ausreichende Ausbildung in der Röntgendiagnostik erfahren. Der Chirurg muß sich daher die Röntgenbilder selbst ansehen. Insbesondere kann er sich nicht auf etwa zu treffende therapeutische Maßnahmen, wie Einrichtung einer Fraktur, auf den schriftlichen Bericht verlassen, sondern muß sein Handeln nach eigenem Augenschein richten."

Ob man dieser Ansicht vorbehaltlos zustimmen muß, sei hier nicht näher erörtert. Ganz abzulehnen wäre aber der etwaige Einwand, daß sich ein Arzt, wenn er selbst Patient ist, die ihn betreffenden Röntgenbilder ansehen müßte!

Eine jüngere, gewissenhafte praktische Ärztin erhält am Morgen mit der Post erneut eine Warnung von der zuständigen KVD, nachdem schon einige Tage vorher in einem Rundschreiben als Punkt 1 angeführt war: „Vor Überweisung zur Röntgenuntersuchung sind alle anderen diagnostischen Methoden erschöpfend anzuwenden." Die jetzige Warnung lautete: „Im übrigen liegt auch die Gesamtzahl der von Ihnen veranlaßten Röntgenleistungen auffallend hoch. Da in Zukunft möglicherweise damit zu rechnen ist, daß nicht dringend erforderliche *Sachleistungen* den einweisenden Ärzten in Rechnung gestellt werden müssen, so bitte ich Sie höflichst, auf eine möglichste Einschränkung der großen Sachleistungen bedacht zu sein." Nach dieser „erfreulichen" Morgenpost begibt sie sich in die Sprechstunde. Die erste Patientin ist eine 65 Jahre alte Dame mit einer „typischen Radiusfraktur". Da die Diagnose für die Ärztin feststeht, macht sie im Hinblick auf die eben durchgelesene Post und in Anbetracht des Alters der Patientin nur einen Elastoverband; sie stützt sich dabei auf die Ausführungen in WULLSTEIN-KÜTTNER 1931. 4 Monate später, als sich der erwartete Fortschritt nicht zeigt, ergibt die dann angefertigte Röntgenaufnahme neben der Radiusfraktur einen Abriß des Griffelfortsatzes der Elle und einen Abriß eines Stückes im Dreiecksbein.

Ein jüngerer *Orthopäde*, der in der Vorwährungszeit nähere wirtschaftliche Beziehungen zu seiner Patientin unterhalten hatte, wird von dieser jetzt haftpflichtrechtlich in Anspruch genommen. Er hätte infolge zu großer Praxis — nach eigenen Angaben bis zu 200 Patienten täglich einschließlich Massagen, Heizen, Röntgen usw.! — und weil er in Urlaub gegangen wäre, ohne die Patientin für diese Zeit an einen anderen Arzt zu verweisen, gegen die anerkannten Regeln der ärztlichen Wissenschaft verstoßen, wodurch es zu schwersten Schäden gekommen war. Seine eigenen Unterlagen waren inzwischen bei einem Umzug zu Verlust gegangen, so daß auch deshalb zu einem recht kostspieligen Vergleich geraten werden mußte, zumal der Richter sehr zu einer Verurteilung neigte.

Auf *Röntgenverbrennungen* möchte ich hier nicht näher eingehen. Es sei nur das Beispiel erwähnt, daß „durch Assistentenwechsel" die doppelte Strahlendosis verabfolgt wurde. Es war die Anordnung nur mündlich gegeben, und daraufhin wurde die Frage diskutiert, ob nicht ebenfalls alle solche Maßnahmen schriftlich der technischen Assistentin weitergegeben werden müßten, wie es KOOPMANN für rezeptpflichtige Mittel in Krankenhäusern verlangt.

In einem anderen Fall — chronisches Handekzem — kam es zu schweren Verbrennungen, weil der Patient voraufgegangene Röntgenbestrahlungen durch einen anderen Arzt verschwiegen hatte.

Viele Ärzte haben schon einmal *Verbrühungen* durch Wärmflaschen o. ä. erlebt. Fast stets hat es sich um örtliche, bald heilende Wärmeschäden gehandelt. Daß sowohl bei Frühgeburten als auch bewußtlosen oder noch in Narkose liegenden Patienten besondere Vorsicht geboten ist, sollte zum Wissensgut eines Arztes gehören.

Dennoch hat eine junge Stationsärztin eine infolge rupturierter Tubargravidität stark ausgeblutete, bewußtlose Frau nach der Operation mit einem Wärmekasten versorgt. Dieser Wärmekasten, dessen Thermometer unbrauchbar war, wurde von ihr eigenhändig über die entblößten Beine der Frau gestellt. Die Ärztin kontrollierte die Temperatur im Wärmekasten, der etwa 20—30 Minuten stehenblieb, so, daß sie ihren entblößten Arm mehrfach in den Wärmekasten hineinhielt. Nach dessen Abnahme zeigten sich Hautrötungen und Blasen. Die Ärztin hatte ausgesagt: „Ich wußte, daß durch zu viel Zuführung von Wärme der Frau Schaden zugefügt werden konnte." Trotzdem hatte sie mögliche Schädigungen bewußt in Kauf genommen, um das Leben der Frau zu retten.

Im Laufe der nächsten 3 Monate zeigte sich eine tiefe Nekrose beider Beine, an deren mittelbaren Folgen die Frau starb.

Zahlreiche befragte ältere und besonders gewissenhafte Hochschullehrer und Praktiker haben für junge Assistenzärzte das Wissen um solche weitreichenden Wärmeschädigungen verneint. Trotz schwerster Bedenken habe ich mich in einem Obergutachten dieser Beurteilung angeschlossen. Das Strafverfahren wurde eingestellt. Allerdings waren daneben noch zahlreiche erhebliche Unzulänglichkeiten vorhanden, die aber für die Frage des ursächlichen Zusammenhanges ohne Belang waren. So war z. B. die Krankengeschichte trotz mehrfachen Hinweises des Abteilungsarztes nicht gut geführt und erst post hoc angefertigt worden. Gesetzlich vorgeschrieben ist zwar die Führung von *Krankengeschichten* und Fieberkurven (früher mit Ausnahme der Irrenanstalten in Preußen) nicht, sie gehört aber nach Ansicht des früheren *Reichsgerichts* zur Sorgfaltspflicht des Arztes; und es können u. U. aus Mängeln in der Führung von Krankengeschichten Rückschlüsse auf die sonstige Zuverlässigkeit des Arztes gezogen werden.

Bemerkenswert zu diesem Fall wie zu dem vorhin im Diapositiv gezeigten ist, daß vorwiegend ein sonst merkwürdiges Verhalten der Ärzte, des Krankenhauses und auch der Versicherungsgesellschaften erst zu der strafrechtlichen Verfolgung bzw. zu den bei Gericht anhängig gemachten zivilen Ansprüchen geführt hatte.

Gerade in letzter Zeit ist über mögliche subakute und Spätschäden nach Anwendung von *Ultraschallwellen* diskutiert worden. Gewiß: Noch haben sich keine Anhaltspunkte für Spätschäden bei richtiger Anwendung gezeigt, aber ich möchte doch eine gewisse Zurückhaltung auf diesem Gebiet besonders bei Beschallung des *Kopfes* empfehlen, wie gleichfalls mehrfach zu Verbrennungen nach *Kurzwellenbestrahlung* Stellung genommen werden mußte.

Diese wenigen Beispiele mögen hier genügen.

Als ich vor über 20 Jahren als junger Assistent zuerst an die Begutachtung von ärztlichen Haftpflichtfällen herangebracht und eingewiesen wurde, hatte ich wohl bei deren Bearbeitung des öfteren die Selbstüberzeugung: „Das hätte mir nicht passieren können." Ich möchte dahingestellt sein lassen, ob nicht auch der eine oder andere von Ihnen, meine Damen und Herren, denselben Gedanken hin und wieder bei einem der von mir vorgetragenen Fälle gehabt hat. So äußerte in dem erwähnten Supronalspritzenschaden der sehr erfahrene, etwa 60 Jahre alte Chirurg schwere Bedenken, daß er für den Schaden der Krankenschwester haften müsse; auch ihm war bis dahin „nichts passiert".

Ein älterer Ordinarius ließ sich vor Erstattung seines Gutachtens über haftpflichtrechtliche Folgen für einen Arzt eingehend unterrichten. Er schloß dieses Gespräch ab mit folgenden bezeichnenden Worten: „Wenn das so ist, kann ich verstehen, daß dann ein Arzt und auch Facharzt sagt: ich rühre nichts Operatives mehr an."

Die Ursache für dieses Nicht- oder Nurwenigwissen um haftpflichtrechtliche Belange ist wohl darin zu erblicken, daß die älteren Ärzte infolge der damals fehlenden Vorlesungen auf der Universität zur Zeit ihres Studiums und der früher sehr viel selteneren Fälle immer noch zu wenig von der so weitgehenden Haftpflicht des Arztes unterrichtet sind.

Und die jüngeren Ärzte? Sie stellen den größeren Anteil begründeter haftpflichtrechtlicher Ansprüche in meinem Material dar. Sie hätten doch auf der Universität Gelegenheit gehabt, die Vorlesung: „Rechts- und Standeskunde" zu hören.

Die eigentlichen *Ursachen* für die Zunahme auch der berechtigten Ansprüche der Geschädigten liegen aber tiefer. Der Jurist EBEL, Göttingen, hat kürzlich in seinem Aufsatz „Haftpflichtunwesen" ein entscheidendes Merkmal aufgezeigt, nämlich die völlige Verschiebung bzw. Aufhebung des früheren Vertrauensverhältnisses zwischen Patient und Arzt, die *„Entpersönlichung"*. An Stelle dieser persönlichen Bindungen ist eine Merkantilisierung getreten. Heute stellt ja schon die Ausfüllung des Krankenscheins einen Rechtsanspruch auf Geld gegenüber der Krankenkasse dar. Fast jede Inanspruchnahme eines Arztes ist so mit möglichen rechtlichen Folgerungen verknüpft. Der Arzt denkt aber gemäß seiner Einstellung und Ausbildung oft gar nicht an solche Dinge. Er schreibt seine Bescheinigungen aus, ohne sich viel Gedanken darüber zu machen. Es müssen nicht immer gleich „Gefälligkeitsatteste" sein. Und mit solchen, mitunter auf einem Rezeptformular niedergeschriebenen Testierungen werden nun Ansprüche erhoben, wobei das Wissen um die weitreichende Haftpflicht des Arztes oft bei den Patienten größer ist als beim Arzt selbst.

Noch ein Grund ist gleichfalls auf materiellem Gebiet zu suchen. Wir haben ja gerade kürzlich auf dem Ärztetag in Bonn aus berufenem Munde gehört, wie groß die Not der meisten Ärzte schon heute ist und um wieviel größer sie innerhalb der nächsten Jahre sein wird!

So entsteht notwendigerweise beim Kampf ums Dasein eine *Konkurrenz* der Ärzteschaft untereinander mit allen sich hier besonders unangenehm auswirkenden Folgen. Dadurch werden manche Ärzte zu Maßnahmen und Operationen verleitet, die sie weder technisch beherrschen noch deren Folgen sie daher übersehen. Es braucht nicht gleich eine Pneumolyse zu sein, die auf der falschen Seite angelegt wird!

Daß ferner bei *unkollegialem Verhalten* nicht immer an Erhebung von zivilrechtlichen Klagen gedacht wird, sei durchaus unterstellt. Aber schon die Bemerkung: „Sie kommen erst heute zu mir?", oder auch die leicht hingeworfene Äußerung eines jungen, im Krankenhaus tätigen Assistenten: „Warum überweist Sie Ihr Arzt erst jetzt dem Krankenhaus?" waren schon häufig der Ausgangspunkt für Ansprüche an den erstbehandelnden Arzt (s. dazu HACH und GEISTHÖVEL im Niedersächsischen Ärzteblatt 1950).

Gelegentliche unedle Motive von anderer Seite (Hebamme, Zahnarzt, Apotheker, Heilpraktiker, Rechtsanwalt usw.) können wohl als wesentliche Ursache unbeachtet bleiben.

Daß auch die *wirtschaftliche Not der Krankenkassen* eine Mehrung der haftpflichtrechtlichen Ansprüche bringt, habe ich oben an einem Beispiel dargetan und an einem anderen etwas eingehender erörtert.

Ich glaube jedoch, daß *noch andere Ursachen* für das Anschwellen haftpflichtrechtlicher Prozesse gegeben sind.

Es haben im Beginn des Krieges manche das Studium der Medizin ergriffen, um sich vor dem Frontdienst zu drücken, ohne daß sie sich also zum Arzt „berufen" fühlten. Diese werden auch heute keine guten Ärzte sein und daher gegen ärztliche Haltung verstoßen. Zum anderen sind in der geringen Ausbildungsmöglichkeit während (Notapprobation!) und kurz nach dem Kriege sowie schließlich in dem Krieg selbst und der mit ihm verbundenen geringen Achtung vor dem Leben und der Gesundheit des anderen ein Teil der Ursachen für manches heutige Versagen auf ärztlichem Gebiet gegeben. Dazu mag ferner die Sucht nach Neuem, nach der Verwendung neuer Apparate und Heilmittel kommen, die ein erhebliches Risiko für die Versicherungsgesellschaften darstellen. Und schließlich dürften doch manche Krankenabteilungen in den Krankenhäusern zu groß sein, als daß sie einmal vom Chefarzt — neben seiner Privatpraxis! — genügend betreut werden können, zum anderen nur ungenügend mit gut ausgebildeten Assistenzärzten besetzt sind. Somit sind ebenfalls in dieser Richtung die Forderungen des „Marburger Bundes" durchaus zu unterstützen (s. „Der Angestellte Arzt").

Die Ursachen kennen, hieße ja eigentlich die Schäden beseitigen. Solange das aber nicht in größerem Umfange der Fall ist, kann man sogar die Forderung der Versicherungsgesellschaften auf die um 50% *erhöhte Arzthaftpflichtprämie* verstehen. Ich habe diese erhöhte Prämie, wenn auch mit Widerstreben und Protest, selbst für meine gefängnisärztliche Tätigkeit bezahlt, weil ich einmal ihre innere Berechtigung einsehe, zum anderen aber auch als selbstverständlich voraussetze, daß die Versicherungsgesellschaften ihrerseits die Prämie dann wieder senken werden, wenn wir Ärzte dazu unser Teil beigetragen haben. Die Versicherungsgesellschaften haben ja nicht die Möglichkeit eines Ausleseprinzips bei dem Antrag auf Haftpflichtversicherung eines Arztes. Es braucht sich dieser Mangel nicht gerade so auszuwirken wie in einem Strafprozeß kürzlich in Nordwestdeutschland. Hier war bei dem angeblichen Facharzt für Chirurgie lediglich richtig das Geburtsdatum, alle anderen Daten waren unrichtig oder ebenso falsch wie die vorgelegten glänzenden Zeugnisse. Solche Fälle vermögen u. U. schwere finanzielle Belastungen für die Versicherungsgesellschaften herbeizuführen. Allen Ärzten wäre jedoch aus eigenstem Interesse zur Sicherung der Existenz (auch der der Familie bei zu frühem Tod!) der *Abschluß* einer Haftpflichtversicherung *anzuraten*. Denn jeder noch so gewissenhafte und gesunde Arzt kann einen Schaden setzen („Vorsatz oder Fahrlässigkeit, Erfolg, adäquater Kausalzusammenhang"), ganz von jenen glücklicherweise sehr seltenen Fällen abgesehen, in denen eine plötzliche Erkrankung oder eine Sucht (Alkohol, Morphium) die Ursache für das ärztliche Versagen waren.

Eine *Zwangshaftpflichtversicherung* für Ärzte (Ebel) lehne ich aber ab, wobei das ethische Bedenken — neben anderen — im Vordergrund steht. So weit ist es nun doch noch nicht, daß die Öffentlichkeit vor den Ärzten geschützt werden müßte, wie das z.B. seinerzeit ein Gedanke bei der Einführung der Haftpflichtversicherung für Kraftfahrzeugbesitzer gewesen ist.

Wir werden natürlich niemals vom Arzt erwarten können, daß er, wie das Reichsgericht einmal gesagt hat, „mit der Sicherheit einer Maschine" arbeitet. Wir können auch den Arzt nicht besser machen als andere Menschen; stets kann auch ihm ein *Schreibfehler* unterlaufen, so daß er das infolge eines solchen Schreibfehlers einer Schwangeren zu viel gezahlte „erweiterte Wochengeld" der Krankenkasse zurückerstatten mußte. In diesem Fall ging der Streit zwar nur um einen kleinen Betrag; aber wie schwer ein Arzt ohne Haftpflichtversicherung sich und bei seinem etwaigen frühen Tod seine Familie belasten kann, wenn er einmal schuldhaft (fahrlässig) gehandelt und so schweren Schaden verursacht hat, hat mir leider mehr als ein Fall gezeigt!

Und auch vor zu gut gebohnerten Wartezimmern muß der Arzt sich schützen; allerdings war der aufgetretene Oberschenkelbruch die mittelbare Folge einer Kniegelenkstuberkulose, weswegen das Kind in die Behandlung des Arztes gekommen war, weniger der glatte Fußboden.

Unsere *Hochschullehrer* sollten wenigstens einmal im Semester im großen Kolleg praktische Fälle aus der Haftpflichtversicherung demonstrieren. Denn die meisten Medizinstudenten aus „Berufung" sind Eidetiker. Es wird dann beim angehenden Arzt die Erinnerung bleibender sein, als wenn er nur das theoretische Kolleg über „Ärztliche Rechts- und Standeskunde" hört.

Ohne Herrn KÖSTLIN vorgreifen zu wollen, möchte ich hier nur noch darauf verweisen, daß es im Interesse von Versicherungsgesellschaft und Geschädigtem liegt, wenn wirkliche „Sachverständige" in des Wortes wahrster Bedeutung gehört werden, auch zur Höhe des *Schmerzensgeldes* (s. E. JACOBI). Es wirkt mehr als grotesk, ja beschämend, wenn ein Arzt für eine Abschürfung des Handrückens, die eine einmalige Jodierung und Heftpflasterverband, aber keine Erwerbsbeeinträchtigung bedingte, bei seinem Patienten ein Schmerzensgeld von 1000.— DM vorschlägt! Auf diesem Gebiet kann man noch immer die merkwürdigsten Dinge erleben und nur selten hört man so einsichtige Worte wie die eines berühmten deutschen Gynäkologen: „Ach, davon verstehe ich nichts." Dann werden auch die eingangs zitierten Worte des Rechtsanwaltes hinfällig, wenn man seinem Gutachten keine falsche Kollegialität zugrunde legt und auch den Mut zur Wahrheit als Gutachter findet, aber andererseits in unberechtigten Fällen klare eindeutige Entscheidungen trifft.

Und alle Versicherungsinstitute, Versorgungsämter, soziale und private Versicherungen sollten bemüht sein, *möglichst schnell* zu arbeiten. Nichts verärgert selbst den tatsächlich Geschädigten so sehr wie das Gefühl, seine berechtigten Ansprüche würden dilatorisch behandelt. Daß gelegentlich hieran die ärztlichen Sachverständigen eine gewisse Mitschuld trifft, wenn die Gutachtenerstattung nicht rechtzeitig erfolgt, sei abschließend erwähnt.

Wenn ich somit von dem weiten Feld „Haftpflicht und Arzt" nur einige Garben in die richtigen Scheuern gebracht hätte, wäre mein Bemühen nicht umsonst gewesen. Möchten wir Ärzte doch fern jeglicher juristischen Spitzfindigkeiten — und wo findet man diese Spitzen mehr

als in ärztlichen Haftpflichtprozessen? — immer an das alte Wort denken
und danach handeln: „nihil nocere"!

Literatur.

Andreesen: s. ds. Bericht, S. 182. — di Biasi: s. ds. Bericht, S. 177. — Ebel:
Niedersächs. Ärztebl. *4*, 268 (1950). — Ernst: s. ds. Bericht, S. 165. — Geisthövel u. Hach: Niedersächs. Ärztebl. *4*, Nr. 7, 8 u. 10 (1950). — Goldhahn u.
Schläger: Fehler und Gefahren bei Einspritzungen und ihre rechtlichen Folgen.
1948. Ferdinand-Enke-Verlag, Stuttgart, 96 S. — Hallermann, W.: Dtsch.
Zahnärztl. Z. *1950*, 582. — Hübner: s. ds. Bericht, S. 169. — Jacobi, E.: Ver-
sicherungswirtschaft *5*, Nr. 4 (1950). — Jungmichel, Kirschner, Habs: Münch.
med. Wschr. *1938*, 125. — Jungmichel: Münch. med. Wschr. *1940*, 393. —
Kielholz: Dtsch. Med. Wschr. *1950*, 262 (Ref.). — Köstlin, H.: Arch. Orthop.
Unf.-Chir. *40*, 90 (1939); s. ds. Bericht, S. 150. — Koopmann: Münch. med.
Wschr. *1937/39*, 1558; dazu Entgegnung von Goldhahn (ref.). — Mueller, B.:
Neue Med. Welt, 1950, Nr. 35/38. — Naujoks: N. Med. Welt *1950*, Nr. 31/32. —
Perret, W.: Arzt und Haftpflicht. 1950. Im Druck. — Schmidt, Eberhard:
Ärztlicher Kunstfehler, zuletzt im Lehrbuch der gerichtlichen Medizin von Pon-
sold, 1950, 36. — Schrader, H. L.: Die Welt, *12. 6. 1950*, 2. — Wullstein-
Kuttner: Lehrbuch der Chirurgie. 9. Aufl. 1931, 286.

Bürkle de la Camp, Bochum: Das Kapitel Haftpflicht und Arzt ist leider
meistens ein recht schmerzliches. Herr Jungmichel hat uns einen sehr schönen
und lehrreichen Überblick gegeben, für den wir ihm ganz besonders dankbar sind.

H. Köstlin, Stuttgart: Grundsätzliches zum ärztlichen Gutachten und zur ärztlichen Gutachtertätigkeit.

Die Begriffe, mit denen jeder ärztliche Gutachter ständig zu arbeiten
hat, sind die der *Arbeitsunfähigkeit*, der *Erwerbsfähigkeit resp. Erwerbsminderung*, der *Invalidität* und der *Berufsunfähigkeit*. Diese Begriffe sind
keineswegs mehr oder weniger identisch. Jedem, der viel mit Gutachten
aller Art zu tun hat, ist es sehr eindrucksvoll, wie wenig der durchschnitt-
liche Gutachter und wie relativ häufig *selbst ein seinem medizinischen
Wissen nach prominenter Gutachter* diese Begriffe zusammenwirft, verwechselt oder absolut unpassenden Orts zur Anwendung bringt. Zwar
finden sich in der lawinenhaft angewachsenen Literatur auch genügend
Veröffentlichungen darüber — wir alle wissen aber aus eigener Erfahrung,
wie groß der Schritt von der Theorie zur angewandten Praxis sein kann.

Erlauben Sie mir daher, im Rahmen der gegebenen Zeit nur ein kür-
zestes Repetitorium im allgemeinen zu geben und etwas näher auf die
Begriffe der Erwerbsunfähigkeit und Erwerbsminderung einzugehen, die
das Fundament gerade der *Unfallbegutachtung* in der sozialen und der
privaten Unfallversicherung sowie im Haftpflichtrecht sind.

Vor dem Inkrafttreten der Reichsversicherungsordnung war in den 3 Zweigen
der Sozialversicherung, nämlich der Kranken-, Unfall- und Invalidenversicherung,
nur der Ausdruck „Erwerbsunfähigkeit" verwendet. Er hatte aber für *jeden* dieser
Versicherungszweige seine *besondere* Bedeutung.

In der *Kranken-* und *Unfallversicherung* war die Auslegung des Begriffes der
Erwerbsunfähigkeit der Verwaltungsübung und der Rechtsprechung überlassen.
Im Gesetz selbst war er in keiner Weise erläutert. Auch die Entstehungsgeschichte
gab keinen näheren Anhalt für seine Auslegung.

Nach dem Gesetz von 1884 war bei teilweiser Erwerbsunfähigkeit die Rente „nach dem Maße der *verbliebenen* Erwerbsfähigkeit" zu bemessen. Der neue Entwurf 1929 änderte dies dahin, daß die Teilrente dem Maße der *Einbuße* an Erwerbsfähigkeit entspreche: Nur die durch den Unfall herbeigeführte Einbuße könne berücksichtigt werden, nicht dagegen eine vor dem Unfall bereits vorhandene teilweise Minderung der Erwerbsfähigkeit.

Es ist bemerkenswert, daß in der endgültigen Regelung der Reichsversicherungsordnung der erste Entwurf vom Jahre 1909, der von der Regierung wieder zurückgezogen wurde, im § 642 eine Erläuterung des Begriffes der Erwerbsunfähigkeit in der Unfallversicherung gegeben wurde, die in der Reichsversicherungsordnung nicht aufgenommen wurde.

„Erwerbsunfähigkeit ist insoweit vorhanden, als der Verletzte nicht mehr mstande ist, durch eine Tätigkeit, die seinen Kräften und Fähigkeiten entspricht und ihm unter billiger Berücksichtigung seiner Ausbildung und seines Berufes zugemutet werden kann, dasjenige zu erwerben, was er vor dem Unfall erwerben konnte."

Viel mehr ist aus der Entwicklungsgeschichte des Begriffes „Erwerbsbehinderung in der Unfallversicherung" nicht bekannt. Jedenfalls haben die weiteren Diskussionen darüber einen praktischen Niederschlag, gar in Gesetzesform, nicht gefunden. Die RVO enthält in ihrer endgültigen Fassung keinen Paragraphen, der sich damit befaßt.

Zusammenfassend ist also zu sagen, daß der Begriff der Arbeitsunfähigkeit allein der *Krankenversicherung* zugehört und besagt, ob ein Versicherter fähig ist, seiner bisher ausgeführten Arbeit weiter nachzugehen oder nicht, bzw. Gefahr läuft, wenn er dies tut, seinen Zustand zu verschlimmern. Auf Arbeitsunfähigkeit ist auch dann zu erkennen, wenn der Zustand etwa die Möglichkeit gäbe, zeitweilig mit anderer Arbeit beschäftigt zu werden. Die Zwischenstufe einer teilweisen Arbeitsfähigkeit gibt es dabei nicht.

Berufsunfähigkeit gehört der *Angestelltenversicherung* an. In der Bemessung derselben ist neben dem *objektiven* Tatbestand auch der *subjektive* sehr maßgeblich. Die Frage, ob Berufsunfähigkeit vorliegt, ist keine *rein medizinische*, vielmehr greifen hier medizinische, wirtschaftliche und rechtliche Erwägungen ineinander. Maßstab für den Grad der Arbeitsunfähigkeit ist der *Verdienst*, den eine gesunde Arbeitskraft *in dem Berufszweig* verdient, in dem der Versicherte tätig ist oder auf den er sich verweisen lassen muß. Für die Beurteilung der Berufsunfähigkeit kommt es grundsätzlich nur auf den Grad der *Arbeitsfähigkeit im Beruf*, nicht auf *die Art des Leidens* an. Danach sind schwere Störungen wie Blindheit, Ertaubung usw. nicht ohne weiteres gleichbedeutend mit Berufsunfähigkeit. Ebensowenig bedeutet eine vorübergehende Arbeitsunfähigkeit eine Berufsunfähigkeit im Sinne des § 26, 2 der Angestelltenversicherung. Während nach anderem Maßstab ein Versicherter eindeutig invalide sein kann (auf dem allgemeinen Arbeitsmarkt) ist er nach der Angestelltenversicherung nicht berufsunfähig, wenn er in der Lage ist, als Angestellter durch lohnbringende Arbeit mehr als 50% seines bisherigen Verdienstes zu erlangen.

Das gleiche gilt für den Begriff der „Invalidität" der *Invalidenversicherung*, der nach den neuesten gesetzlichen Bestimmungen weitgehend mit dem der Berufsunfähigkeit sich deckt und von diesem nur insofern abweicht, als ein Invalidenversicherter sich hinsichtlich einer notwendigen beruflichen Umstellung durch Krankheit oder Gebrechen auf die *Gegebenheiten des allgemeinen Arbeitsmarktes* verweisen lassen muß, während der Angestelltenversicherungspflichtige nur auf eine *andere Tätigkeit* verwiesen werden kann, die seinen *Kenntnissen* und *Fähigkeiten* einigermaßen entspricht.

Im Gegensatz zu der *KrV und der UV*, die zum Ausgangspunkt ihrer Betrachtungen in der Hauptsache die *akuten Krankheits-* und *Unfall*auswirkungen auf die Arbeits- und Erwerbsfähigkeit im Auge haben, behandelt die *Rentenversicherung* die *chronischen* Auswirkungen und dazu auch noch die durch Gebrechen aller Art sowie durch naturgegebene Beeinträchtigungen der körperlichen und geistigen Kräfte, also einem *Endzustand.*

Den Begriff der Invalidität umreißt das Gesetz in § 1254 RVO. Als invalide gilt, „wer infolge von Krankheit oder anderen Gebrechen oder Schwäche seiner körperlichen oder geistigen Kräfte nicht imstande ist, durch eine Tätigkeit, die seinen Kräften und Fähigkeiten entspricht und ihm unter billiger Berücksichtigung seiner Ausbildung und seines bisherigen Berufes zugemutet werden kann, ein Drittel dessen zu erwerben, was körperlich oder geistig gesunde Personen derselben Art mit ähnlicher Ausbildung in derselben Gegend durch Arbeit zu verdienen pflegen".

Ist der Begriff der dauernden Invalidität nach dem eben zitierten § 1254 RVO eindeutig, so ist vorübergehende Invalidität dann anzunehmen, wenn mit einer gewissen Wahrscheinlichkeit und in absehbarer Zeit (etwa 2—3 Jahre) der Versicherte wieder erwerbsfähig wird. Es kommt dabei natürlich vor, daß in ein und demselben Fall nacheinander zuerst vorübergehende und dann dauernde Invalidität eintritt. In letzterem Falle müssen dann zwei voneinander zu trennende Abschnitte im Verlaufe der Erkrankung festgelegt werden.

Erwerbsunfähigkeit im Sinne der *Unfallversicherung* ist die fehlende Fähigkeit des Versicherten, sich unter Ausnutzung der *Arbeitsgelegenheiten*, die sich ihm nach seinen Kenntnissen und seinen körperlichen und geistigen Fähigkeiten im *gesamten Bereich des wirtschaftlichen Lebens*, d. h. also auf dem allgemeinen Arbeitsmarkt bieten, einen Erwerb zu beschaffen.

Das Maß der Erwerbsfähigkeit richtet sich nicht nach *einer normalen durchschnittlichen Erwerbsfähigkeit*, sondern nach der *persönlichen, individuellen* Erwerbsfähigkeit des Verletzten *vor dem Unfall*. Die Minderung *dieser persönlichen* Erwerbsfähigkeit durch den Unfall ist die unfallbedingte, entschädigungspflichtige Erwerbsunfähigkeit. Die Erwerbsfähigkeit vor dem Unfall ist mit 100% einzusetzen, die Minderung dieser Erwerbsfähigkeit durch den Unfall wird in einem Hundertsatz davon ausgedrückt. Man nennt dies *individuelle Erwerbsfähigkeit* und die Unfallversicherung entschädigt die verminderte Fähigkeit zum Erwerb wie gesagt im gesamten wirtschaftlichen Leben. Trotz aller Individualität handelt es sich um eine *abstrakte* Einschätzung. Dies hat zur Folge, daß z. B. ein beinamputierter Bürobeamter objektiv, der Art seines Schadens nach, zu vielleicht 70% erwerbsgemindert einzuschätzen ist, subjektiv jedoch einen individuellen, unbeschränkten Arbeitsverdienst erzielt.

War der Verletzte zur Zeit des Unfalles gesund, so fällt die persönliche Erwerbsfähigkeit mit der normalen durchschnittlichen zusammen. Besaß aber der Verletzte vor dem Unfall z. B. nur noch 40% der normalen Erwerbsfähigkeit (z. B. durch Amputation einer Hand) und ist diese infolge eines neuen Unfalles auf 30% gesunken, so hat er 30/40 seiner persönlichen Erwerbsfähigkeit verloren und ist nach seiner individuellen Erwerbsfähigkeit — diese mit 100% eingesetzt — mit 75% einzuschätzen.

Ein schon *vor* dem *Unfall* bestehendes *Leiden* oder Gebrechen, durch das der Versicherte in seiner Erwerbsfähigkeit beschränkt war, machen die Einwirkung des Unfalles auf die Erwerbsfähigkeit oft schwerer und beeinträchtigen mehr als das bei einem gesunden und voll leistungsfähigen Versicherten der Fall gewesen wäre; dies ist nach der bisherigen Rechtsprechung des Reichsversicherungsamtes zu berücksichtigen.

Die Schätzung der Erwerbsunfähigkeit erfolgt in der Regel in Hundertsätzen von 10 : 10%, evtl. auch mit Abstufungen von 5%. Werden aber durch einen bestimmten, zeitgebundenen Unfall mehrere Körperschäden verursacht, von denen jeder für sich eine bestimmte Erwerbsunfähigkeit hervorrufen würde, so ist der Grad der gesamten Erwerbsunfähigkeit *nicht eurch Zusammenzählen der einzelnen Hundertsätze, sondern* als Gesamtauswirkung der einzelnen Unfallfolgen festzustellen. Die Gesamterwerbsbehinderung ist also *einheitlich zu erfassen.*

Die *private Unfallversicherung* beruht auf geschäftlichem Vertrag. Beide Parteien haben diesen Vertrag geschlossen und unterschrieben. Integrierender Bestandteil dieses Vertrages sind die Allgemeinen Versicherungsbedingungen. Diese arbeiten mit dem Begriff *„Arbeitsfähigkeit"* bzw. der *„Beeinträchtigung der Arbeitsfähigkeit"* = *Invalidität, zeitweilig* oder *auf Dauer, völlig* oder *teilweise.* Gegenüber der Arbeits- und Erwerbsfähigkeit der Reichsversicherungsordnung sind in den Allgemeinen Versicherungsbedingungen die Begriffe *verwässert* und vermengt, teils *ausgedehnt,* teils *eingeengt.* Einerseits ist hier die sog. Gliedertaxe vorgesehen, die die einzelnen, *namentlich* genannten *Glieder* mit einem bestimmten Prozentsatz der Versicherungssumme bewertet, und dies *unter ausdrücklichem Ausschluß* eines auch durchaus positiven Nachweises eines höheren oder geringeren Grades der Behinderung. *Andererseits,* bei der Unmöglichkeit, nach der Gliedertaxe den Invaliditätsgrad zu bestimmen, geht die Bemessung *davon* aus, *inwieweit* der Versicherte imstande ist, Erwerb durch eine Tätigkeit zu erzielen, die seinen Kräften und Fähigkeiten entspricht und ihm unter billiger Berücksichtigung seiner Ausbildung und seines bisherigen Berufes zugemutet werden kann. Wenn die Gliedertaxe z. B. den Verlust einer Zehe mit 2% bewertet, so wird doch wohl kein Mensch daran denken, durch diesen Verlust in seiner Arbeitsfähigkeit sich *auch nur im geringsten* beschränkt zu fühlen. Die Einschätzung nach der *Gliedertaxe* selbst ist *objektiv* und *abstrakt,* die *außerhalb* derselben *subjektiv* und *individuell,* und *beides* ist in dem Begriff *„Beschränkung der Arbeitsfähigkeit"* (Invalidität) enthalten.
Mit aller Eindeutigkeit ist daraus die Sonderstellung der Abschätzung eines Körperschadens in der privaten Unfallversicherung gegenüber allen anderen Arten von Versicherungen sozialer wie privater Art zu erkennen. Und nicht umsonst führt KAUFMANN (Handbuch der Unfallmedizin) unter Sperrdruck aus:

> „Deshalb muß der Arzt stets, wenn die Frage der Entschädigung eines Privatversicherten an ihn herantritt, zuerst die Police einsehen und ihre Bestimmungen genau berücksichtigen. Sonst ist seine Auffassung wertlos."

Es wird dabei noch auf einen Entscheid des Appellationshofes des Kantons Bern Bezug genommen:

> „Ein Mehrheitsanspruch der Ärztekommission, welche die Policenbestimmung außer acht läßt, hat keine verbindliche Kraft."

Im weiteren kann kein Zweifel daran bestehen, daß in der Abschätzung eines *Gliederschadens für die private Unfallversicherung allein* die *Gliedertaxe* mit ihren objektiven Wertungen zugrunde zu legen ist. Die einfachste und verständlichste Formulierung der darauf gerichteten Frage lautet deshalb: Um wieviel ist der Gebrauchswert des Gliedes vermindert? Richtigerweise wird das in Bruchteilen ausgedrückt: etwa um die Hälfte, $^1/_4$, $^1/_5$, $^1/_{10}$ oder $^1/_{12}$ usw. gebrauchswertvermindert. Ob nun ein Teilverlust oder eine Teilbehinderung aus irgendwelchen individuellen Gründen für den einen *mehr*, für den *anderen weniger* sich auswirkt, ob in der *Art der Beschädigung* das gleiche der Fall ist, ob die klinischen Erscheinungen, die diese Gebrauchsbehinderung bedingen, in *dieser* oder *anderen* Form sich bemerkbar machen, ist letzten Endes *völlig gleichgültig*, da ja ausdrücklich auch der positive Nachweis eines größeren oder geringeren Schadens dadurch bedingungsgemäß ausgeschlossen ist. Ein in völliger Streckstellung versteifter Finger behindert zweifelsfrei die Gebrauchsfähigkeit der ganzen Hand. Trotzdem kann in der privaten Unfallversicherung die Einschätzung des Schadens nicht vom Gebrauchswert der ganzen Hand ausgehen, weil für jeden einzelnen der Finger der ihm zukommende Wert vertraglich festgelegt ist und die Einschätzung nicht höhergehen kann, als dies eben dem Totalverlust bzw. der totalen Gebrauchsunfähigkeit des Fingers entspricht.

Im *Haftpflichtrecht* soll nach der Ausdeutung im BGB — abgesehen von dem immateriellen Schaden — der *konkrete, materielle* Schaden ersetzt werden. Davon hat auch die ärztliche Begutachtung in der Abschätzung der *Erwerbsfähigkeit* — dem Begriff des Haftpflichtrechts (§ 843 BGB) — auszugehen. Ganz unabhängig von einer etwa vorhandenen körperlichen Dauerschädigung ist ein Ersatz für geminderte Erwerbsfähigkeit *nur dann* zu leisten, wenn damit auch eine *tatsächliche Minderung des Einkommens* verbunden oder evtl. in Zukunft zu erwarten ist. So steht die Beurteilung und Einschätzung im Haftpflichtrecht in einem gewissen Gegensatz zu der des übrigen Unfallschutzes. Die Gedankengänge, Grundlagen und Bewertungsrichtlinien der sozialen Gesetzgebung können teils überhaupt nicht, teils nur sehr bedingt übertragen werden. Der Verlust eines Auges z. B. bedeutet zweifellos eine lebenslängliche körperliche Schädigung, wird sich aber überwiegend auf die praktische Erwerbsfähigkeit *nicht* meßbar *auswirken*. Damit würde ein Entschädigungsanspruch aus verminderter Erwerbsfähigkeit entfallen.

Ich habe mich bemüht, nur im Groben und in aller Kürze diese Grundlagen der ärztlichen Begutachtung Ihnen in Erinnerung zu bringen. Es ist wohl verständlich, daß bei den reichlich verschiedenen Belangen der verschiedenen Entschädigungsverfahren und im Drange und der Überlast aller übrigen ärztlichen Tätigkeit ein Gutachter sich nicht immer zunächst klarmacht, daß er von *rechtlich verankerten*, doch mehr oder weniger *bestimmt umrissenen* Begriffen auszugehen hat, daß er diese *nicht willkürlich* von einem Gebiet auf das andere *übertragen* kann und hauptsächlich, daß es ihm *nicht* zusteht, sie aus eigenen Erwägungen oder irgendeinem speziellen sozialen Empfinden — mögen sie an und für sich noch so berechtigt sein — zu *korrigieren*.

Soziale Überlegungen im ärztlichen Gutachten sind — bei Licht betrachtet — u. U. eine, verzeihen Sie das vielleicht harte Wort — recht komische Angelegenheit. *Einerseits* hat die ärztliche Untersuchung, ebenso wie die Auswertung des Befundes absolut *sachlich* zu sein, zum *anderen* ist die soziale Beurteilung Aufgabe der — wie schon der Name sagt — *sozialen Versicherung* und *sozialen Gesetzgebung*. *Drittens* wissen wir alle, daß mit dem Wort und Begriff „sozial" seit langen Jahren von Unbefugten reichlich Unfug getrieben wird und letzten Endes hat man leider recht häufig den Eindruck, daß *der Mantel sozialer Betrachtung* die *Blöße mangelnder Klarheit und Kritik* decken soll. Der ärztliche Gutachter ist und bleibt lediglich sachverständiger Erfüllungsgehilfe der Versicherungsträger und Spruchbehörden sowie der allgemeinen Rechtssprechung. *Daran ist nichts zu ändern* und nichts zu deuteln. *Sozialen Härten* Rechnung zu tragen, ist *einzig* und *allein* Aufgabe *dieser*. Wie überall gilt auch hier die Regel des „audiatur et altera pars". *Was weiß* der ärztliche Gutachter z. B. von den volkswirtschaftlichen Auswirkungen seiner Attestierung und ob sie eine individuelle soziale Betrachtung für den Einzelfall rechtfertigen. Hier möchte ich nur aus persönlicher Erfahrung als beratender Arzt bei meinem Oberversicherungsamt die Begegnung *mit Fällen* erwähnen, in denen 120, 130 und mehr Prozent „Erwerbsbehinderung" attestiert und amtlich anerkannt sind. Das sind keineswegs einmalige Ausnahmen. *Welcher sachliche Unsinn* kommt mit diesen 120 usw. % Erwerbsbehinderung zum Ausdruck, auch wenn man sich natürlich klar ist, daß sie sich aus verschiedenen Versicherungszweigen zusammensetzt. Man erkennt aber wohl zwanglos daraus, wie *gegenstandslos individuelle soziale Betrachtungen* gerade des *ärztlichen* Gutachters sind. Letzten Endes darf auch noch das Problem berührt werden: „Wer soll das bezahlen?" Schließlich läßt das *soziale Problem insgesamt* nicht in individueller *gutachterlicher* Betätigung sich lösen.

In einem Arzt-Haftpflichtprozeß kam es bei der Durchmeißelung eines Brückenkallus zu einer partiellen Radialisschädigung. Eine Reihe von Gutachten darüber, ob dem Operateur ein Verstoß gegen die gegebenen Regeln der Kunst passiert sei, kamen zu dem übereinstimmenden Urteil, daß das *nicht zu erweisen,* auch nach den gegebenen Verhältnissen *nicht wahrscheinlich* und *anzunehmen* sei. *Einer* dieser Gutachter hatte aber das *subjektive* „soziale" Empfinden, daß der Patientin eben doch für ihren Schaden eine Entschädigung gebühre und brachte das in einem Schreiben, das er der Patientin aushändigte, zum Ausdruck. *Selbstverständich* wurde dieses Schreiben dem den *Anspruch vertretenden Rechtsanwalt* ausgehändigt und *selbstverständlich* von diesem dem *Gericht* vorgelegt. Das *Gericht* kam auf Grund der sachlichen Unterlagen zu einer *glatten Abweisung* des Anspruches. Bemerkenswert ist aber in der Urteilsbegründung noch die *Kritik des Gerichts* an dieser persönlichen Stellungnahme des *Gutachters*. Das Urteil führt aus, daß sie gegenüber dem tatsächlichen Sachverhalt unbeachtlich sei und es allenfalls der Versicherungsgesellschaft überlassen bleiben müsse, ob sie solchen Erwägungen Rechnung tragen wolle. Es hat also *mit dieser „sozialen Erwägung"* der betreffende Kollege *der Patientin nichts genutzt, aber im Gegenteil* seinem eigenen Renommee als *objektiver Gutachter viel geschadet.* Daß er als Schuster nicht bei seinem Leisten blieb, wurde ihm prompt und ausdrücklich in der Urteilsbegründung des Gerichts bestätigt. Das kann aber nicht Zweck und Sinn eines auf Sachlichkeit und Wissenschaftlichkeit Anspruch erhebenden Gutachtens sein und Recht muß auch in diesen Dingen Recht bleiben.

Vor kurzer Zeit hatte ich mich mit dem Chef einer chirurgischen Klinik über die Gliedertaxe der privaten Unfallversicherung auseinanderzusetzen und bekam ein persönliches Anschreiben, in dem gesagt wird, er habe schon immer „bei der Anwendung der Gliedertaxe ein leises Kratzen im Halse verspürt, weil dabei der Versicherte sehr häufig zu kurz komme".

Meine Herren, gerade in der privaten Unfallversicherung wollen wir uns doch darüber immer klar sein und bleiben, daß es sich *lediglich* um einen *privaten Geschäftsabschluß* handelt. Daß dieses *Geschäft auf körperlichen Schäden* sich aufbaut, ändert an der ganzen Sache doch *nichts.* Manchmal könnte man aus den praktischen Erfahrungen mit diesem „Geschäft" sogar fast das Empfinden einer gewissen *Unmoralität dieser Umwertung von Unfällen und Verletzungen in Bargeld* haben. Ich *verkenne* nicht, daß *ursprünglich* der Gedanke einer tatsächlichen *Vorsorge* von den finanziellen Auswirkungen eines Unfalles die maßgebende Rolle spielt. *Endgültig* bleiben aber die *wenigsten* Versicherten *bei* diesem Gedanken und *noch weniger wird berücksichtigt,* daß *Leistung* und *Gegenleistung* in einem *ganz bestimmten Verhältnis* stehen im Gegensatz zu der Sozialversicherung, wo letzten Endes der Vater Staat bzw. wir Steuerzahler den finanziellen Ausgleich darstellen. Praktische Erfahrungstatsache ist, daß der Versicherte mit großen Versicherungssummen ebenso großzügig mit dahingehenden Entschädigungsansprüchen umgeht und der mit *kleinen* Versicherungssummen hat *naturgemäß* mit seinem Schaden *finanziell wesentlich höhere Ausfälle,* als dies seinen *vertraglichen Versicherungssummen* entspricht. *Menschlich durchaus verständlicherweise* wird also der *eine* wie der *andere geschäftlich* denken und zwangsläufig bei der Auswertung sein Licht, d. h. den Umfang seines Schadens, nicht unter den Scheffel stellen. Eine ärztliche Korrektur ist aber dabei nicht am Platze. Ich meine, bei dieser Betrachtung der Dinge ließe sich das ebengenannte „Kratzen im Halse" sehr leicht vermeiden, sie müssen *real angesehen* und *können* auch *real besprochen* werden. Ich selbst muß bekennen, daß ich bei sehr vielen Begutachtungen für die private Unfallversicherung, bei denen ich grundsätzlich auch die individuellen Grundlagen der Versicherung mit dem Versicherten bespreche, in dieser Form *über Erwarten Verständnis bei den Versicherten* selbst gefunden habe. Mit sozialem Empfinden, sozialer Rechtsfindung und sozialer Rechtsprechung hat das alles aber sicher nichts zu tun.

Gutachter, die vorzüglich in der sozialen Unfallversicherung tätig sind, können sich außerordentlich schlecht auf die besonderen Belange der privaten Unfallversicherung mit der Gliedertaxe umstellen. Es ist ganz geläufig, daß ein für eine Berufsgenossenschaft erstattetes Gutachten *genau zu dem gleichen* — sagen wir 25% — Dauerschaden kommt, wie das *gleichzeitig* für die *Privatunfallversicherung* erstattete. In Hinsicht auf das bei der Gliedertaxe Erläuterte bedarf es da weiter keiner besonderen Begründung, daß naturgemäß meist *das eine oder andere* nicht richtig sein kann.

Ein weiterer wunder Punkt ist die Frage der Einschätzung bei Haftpflichtfällen, also in der allgemeinen Rechtsprechung. Als Beispiel möchte ich ein kürzlich geführtes, kurzes Gespräch anführen. Es waren in einem Vortrag die Frage der Handverletzungen, und da speziell die Folgen einer nicht verheilten Navicularfraktur, behandelt worden. Ein sehr bekannter, erfahrener Gutachter meinte mir gegenüber, wenn so im Durchschnitt die Navicularfrakturen als Pseudarthrosen mit 25% eingeschätzt würden, das doch eigentlich *recht wenig* sei. Meine *Gegenfrage* lautete: „*Haben* Sie sich eigentlich schon einmal *vor sich selbst darüber Rechenschaft* abgelegt, was *25% tatsächlich* bedeuten? Es wird damit einem Menschen bestätigt, daß er um *ein ganzes Viertel seiner gesamten körperlichen* und *geistigen Arbeitsfähigkeit beeinträchtigt* sein soll. *Daran* kann ich unmöglich glauben." Ich *meine*, daß die zurückliegenden Zeiten des Krieges, *noch mehr* des Zusammenbruches und *noch viel mehr* die katastrophalen Zeiten hernach *eindeutig* bewiesen haben, *was bei Not* und bei entsprechendem *guten Willen* eines Menschen an *tatsächlicher* Arbeitsfähigkeit in ihm steckt. *Noch grotesker* wird die Diskrepanz bei höher eingeschätzten Behinderungsgraden. So *notwendig* und *wichtig* die bekannten *Rententabellen* in der Sozialversicherung sind, so *anfechtbar* ist ihre *Anwendung* in der *allgemeinen Rechtsprechung*. Ich vertrete die Ansicht, daß gerade bei Haftpflichtprozessen die Folgen von Unfällen weit mehr *über-* als *unterschätzt* werden. Es ist dies *leicht* erklärlich, weil man sich daran *gewöhnt* hat, die abstrakten Einschätzungen der *sozialen Unfallversicherung* mit all ihren *Rententabellen* kurzerhand auf *jede andere Begutachtung* zu übertragen. Es würde die Zeit eines Hauptreferates ausfüllen, wenn man sich schon allein mit diesem Problem ausführlich beschäftigen wollte.

Ich möchte deshalb meine Ausführungen nur mit der Anregung schließen, daß ein *jeder Gutachter vor* Ausfertigung seines Gutachtens sich nicht nur *darüber* vergewissert, für *welchen Zweck* sein Gutachten und seine Beurteilung gemünzt ist, und wie es um die *rechtlichen Unterlagen* dieser Begutachtung steht, sondern *darüber hinaus* sich auch *klar wird, was die von ihm eingeschätzten Prozentsätze im praktischen Leben tatsächlich bedeuten.*

V. Reichmann, Bochum: **Nervenschäden durch Arbeiten mit Preßluftwerkzeugen bei Bergarbeitern.**

Meinen Ausführungen liegt das Krankengut der Bezirksverwaltung Bochum der Bergbau-Berufsgenossenschaft zugrunde. Vom 1. 1. 46 bis 1. 1. 50 wurden ihr 5040 Fälle mit Preßluftschäden gemeldet. Davon wurden untersucht 3720 Fälle. Von diesen 3720 Fällen hatten eindeutige Nervenstörungen 120 = 3,2%, zweifelhafte 206 = 5,4%.

Letztere konnten noch nicht nachuntersucht werden. Nach meinen Erfahrungen gehört etwa die Hälfte von ihnen zur Gruppe mit eindeutigen Nervenstörungen, so daß die Gesamtzahl der mit Nervenstörungen einhergehenden Fälle mindestens 5% betragen dürfte. Unter den Nervenschäden hatten nun peripheren Charakter 65%, spinalen 35%. Gelenkveränderungen hatten: schwere 56,7%, leichte 35%, keine 8,3%. Am häufigsten war, wie die Tafel zeigt, das Ellbogengelenk befallen. — Die weiteren Abbildungen zeigen Ihnen die bevorzugte Schädigung des Nervus ulnaris bei schweren, leichten und fehlenden Ellbogengelenkveränderungen.

Immerhin hatten 18,3% keine oder nur leichte[1] Ellbogengelenkveränderungen, die nicht ursächlich mit der Ulnarislähmung zusammenhängen können. Diese Tatsache mußte Zweifel an der ursächlichen Bedeutung der Gelenkveränderungen für die Ulnarislähmung aufkommen lassen. Diese Zweifel verstärkten sich, als wir 3 Fälle mit schweren Gelenkveränderungen ohne Ulnarisschädigung kennen lernten und fast in allen Fällen feststellen mußten, daß gerade die am Ellbogengelenk abgehenden Zweige des N.ulnaris für den M. flex. carpi ulnaris und den Flex. digit. prof. noch unversehrt blieben, während die kleinen Handmuskeln längst atrophisch geworden waren. Schließlich mußten wir feststellen, daß reine Ulnarislähmungen *meist nur zu Beginn des Muskelschwundes* bestehen, später aber sich in vielen Fällen ein Schwund des Daumenballens hinzugesellt. Eine *unmittelbare* Schädigung des N.ulnaris ist bei Bruch des medialen Gelenkkörpers gegeben, eine *mittelbare* dadurch, daß der N.ulnaris durch die Knochenwucherungen nach außen verlagert und dadurch Verletzungen erheblich stärker ausgesetzt ist als vorher. Dadurch entwickelt sich allmählich eine Neuritis hypertrophica. Beide Möglichkeiten erlangen verhältnismäßig selten ursächliche Bedeutung. — Muskelatrophien an der Hand begegnen wir aber keineswegs *nur bei Arbeitern mit Preßluftwerkzeugen*, sondern bei den verschiedensten Berufsarbeitern, so bei Schustern, Schneidern, Schlossern, Tischlern, Bohrern, Plätterinnen, Radfahrern usw. Diese professionellen Paresen und Paralysen sind uns schon längst bekannt und werden allgemein als Folgen der Überanstrengung bestimmter Muskelgruppen aufgefaßt. Wir stehen daher auf dem Standpunkt, daß *der Schwund der kleinen Handmuskeln gewöhnlich nicht auf einer unmittelbaren Schädigung des N.ulnaris durch die Ellbogengelenkveränderungen, sondern auf einer direkten Schädigung der Hand durch das Preßluftgerät beruht.*

Diese Muskelatrophien haben keineswegs irreversiblen Charakter. Im Gegenteil pflegen sie, wenn sie nicht schon längere Zeit Entartungsreaktionen aufweisen, nach Aussetzen der Hauerarbeit sich zu bessern bzw. sich völlig zurückzubilden.

Die *ersten Zeichen* des Leidens sind nun nicht die Atrophien, sondern Schmerzen im Arm. Sie schwanken in ihrer Stärke außerordentlich und sind oft nachts am heftigsten. Verbunden ist damit ein Schwächegefühl und manchmal ein leichtes Zittern des Arms. Fehlen Schmerzen, so sind Paraesthesien, Kribbeln, Pelzigkeit, Taubheit und totes Gefühl in den Fingern, Kältegefühl und auch krampfartige Beschwerden in den Händen die ersten Zeichen der Erkrankung. Erst nach dem Entwickeln der Atrophien stellen sich objektive Sensibilitätsstörungen meist im Ulnarisgebiet ein.

---

[1] Unter leichten Veränderungen verstehen wir Abplattungen der Gelenkknochen ohne wesentliche Knochenanlagerungen besonders am medialen Gelenkhöcker.

Trophische Störungen treten im ganzen zurück. Die erkrankte Hand fühlt sich zwar häufig kühler an, gelegentlich ist sie auch bläulich verfärbt. In seltenen Fällen besteht auch eine Glanzhaut. Jedenfalls wurden so häufige und vor allem auch so schwere Veränderungen bei unseren Hauern im Ruhrbergbau nicht beobachtet, wie sie TELECKY, SEYRING, KOELSCH, KUHN und viele andere nach ihnen bei Arbeitern in den verschiedensten Industrien nachgewiesen haben.

Was nun die zweite Gruppe von *Atrophien spinalen Charakters* anbetrifft, die 35% unseres Krankengutes ausmachen, so ist sie dadurch gekennzeichnet, daß die Atrophien auch auf die bisher gesunde Seite übergreifen. Sie stellen also häufig nichts anderes als die Weiterentwicklung der vorigen Gruppe dar. Je ausgeprägter die beidseitigen Atrophien sind, desto größer wird die Ähnlichkeit mit der spinalen progressiven Muskelatrophie. Gewöhnlich entwickelt sich der Muskelschwund zuerst an den Händen und greift dann auf die Schulter- und Oberarmmuskulatur über.

Es kommt aber auch vor, daß letztere allein erkrankt, dann kann sie gelegentlich wie die Atrophie der Interossei durch direkte Nervenschädigung infolge des Anpressens des Preßluftgeräts gegen die Schulter zustande kommen. Derartige Beobachtungen stammen u. a. von SIEBS, HENNING und GALLINEK.

Nicht selten aber folgt der Schulteratrophie der einen Seite, wenn auch weniger ausgedehnt, die der anderen Seite, wobei die Atrophie auf die Nachbarschaft, auf Oberarm- und Stammuskulatur übergreifen kann. Solange nur eine Schwäche ohne sichtbaren Muskelschwund besteht, wird oft eine *progressive Muskeldystrophie* angenommen. So ist es zu verstehen, daß die Diagnose häufig zwischen diesen beiden Erkrankungen, ja oft bei demselben Fall hin- und herschwankt. Finden sich zu den Muskelatrophien noch Sensibilitätsstörungen, was gar nicht so selten ist, so wird auch noch die Syringomyelie in den Kreis der diagnostischen Erwägungen gezogen. Derartige ausgedehnte Lähmungen sind aber vereinzelt. Nur 2 solche befinden sich unter den 120 Fällen. Dagegen habe ich in den Jahren 1928 bis 1946 zehn weitere hierher gehörige Fälle eingehend untersuchen und beobachten können. Wegen der kurzen mir zur Verfügung stehenden Zeit können keine Beispiele gebracht werden. Aus dem Schrifttum sind hier die beiden Fälle von BEINTKER und die Fälle 11—13 von SILBERKUHL zu erwähnen. Während dieser sich aber einer Diagnose enthält, nimmt jener eine spinale progressive Muskelatrophie an. Hätte BEINTKER Gelegenheit gehabt, seine Fälle nachzuuntersuchen, die übrigens die typischen Symptome des Leidens durch Arbeiten mit Preßluftwerkzeugen aufweisen, wäre er wahrscheinlich seines Irrtums gewahr geworden. Einen ganz ungewöhnlichen Fall hat im vorigen Jahre STRAUBE mitgeteilt, bei dem es z. Z. seiner Veröffentlichung nicht oder jedenfalls noch nicht zu motorischen Lähmungen, sondern zu segmentären Sensibilitätsstörungen über beiden Schultern und eines Arms nach erst einjähriger Preßluftarbeit gekommen war. Gegenüber den drei genannten Erkrankungen zeigen die Muskelatrophien durch Preßluftwerkzeuge folgende Unterschiede:

1. Sind sie zeitlich an die Preßluftwerkzeuge gebunden und zunächst einseitig. Wenn doppelseitig, ist immer die eine Seite stärker befallen als

die andere. 2. Ist die Reihenfolge der Atrophien eine ganz andere. Sie wird in erster Linie durch die von dem Preßluftgerät besonders beanspruchten Muskeln ausgerichtet. 3. Schreiten die Atrophien, wenn sie einmal eingesetzt haben, rascher vorwärts. 4. Tritt bzw. kann auch bei diesen Fällen spinalen Charakters nach Aussetzen der Arbeit mit Preßluftwerkzeugen ein Rückgang der Atrophien eintreten. 5. Sind Sensibilitätsstörungen häufig vorhanden. Sie sind nicht dissoziiert. 6. Beginnt das Leiden häufig mit Schmerzen.

Die Ähnlichkeit, ja Gleichheit der Atrophien als solche degenerativer Natur, mit denen der progressiven spinalen Muskelatrophie, *mit der sie auch, wie ich wiederholt beobachten konnte, das Auftreten fibrillärer Muskelzuckungen gemeinsam hat,* macht jedenfalls bei diesen schweren Fällen eine Beteiligung des Rückenmarks an dem Prozeß wahrscheinlich. Stender glaubt, hierfür die Erschütterungen des Körpers durch die Preßluftwerkzeuge annehmen zu müssen. Daß sie allein als Ursache in Betracht kommen, ist unwahrscheinlich, da man solche spinalen Atrophien auch schon vor Anwendung der Preßluftwerkzeuge kannte. Leider fehlen bisher eingehende anatomische, vor allem histologische Untersuchungen des peripheren und zentralen Nervensystems, die diese Fragen klären könnten. Nun haben vor 12 Jahren Massen und Büttner einen hierhergehörigen Fall von Muskelatrophien veröffentlicht, bei dem sich Veränderungen im Halsmark gefunden haben. Jedoch erscheint mir dieser Fall nicht überzeugend genug. — So sind wir bezüglich des Wesens dieses Berufsleidens in den letzten Dezennien nicht viel weitergekommen. Schon Oppenheim faßte den Schwund der Handmuskeln als Folge der Überanstrengung und des Drucks der erkrankten Hand auf, die das Werkzeug festzuhalten und anzudrücken hatte. Und auch er hat schon auf die häufige Verwechslung mancher Formen der „professionellen" Lähmungen mit der progressiven spinalen Muskelatrophie hingewiesen zu einer Zeit, wo man von Preßluftgeräten wenig oder nichts wußte. So heißt es in der 7. Auflage seines Lehrbuches folgendermaßen: „Cessante causa bildet sich die Atrophie fast regelmäßig zurück, wenn sie nicht schon lange bestanden hat. Erwägt man aber, daß auch die progressive Muskelatrophie von überangestrengten Muskeln ausgehen kann, ... so wird man in zweifelhaften Fällen diese Diagnose erst dann stellen, wenn auch nach Aufhören der Ursache der Prozeß sich fortschreitend erweist." Wenn auch damit die wesentlichen Unterschiedsmerkmale der beiden Erkrankungen klar zum Ausdruck kommen, wozu wir auf Grund unserer Untersuchungen noch das gegenüber anderen Muskelerkrankungen unterschiedliche Befallenwerden der Muskeln rechnen müssen, so muß man aber doch sagen, daß damit die diagnostischen Schwierigkeiten eben dieser zweifelhaften Fälle keineswegs beseitigt sind. Gerade bei diesen muß man sich fragen, ob denn der Umstand, daß der Prozeß nach Berufs- oder gar Arbeitsaufgabe weiter besteht, uns wirklich berechtigt, ein Preßluftleiden ohne weiteres abzulehnen. Gewiß gehört es zum Charakteristikum dieses Leidens, daß es sich nach Ursachenentfernung bessert, oft ganz zurückbildet; aber davon gibt es Ausnahmen. Vor einigen Jahren schon hat unsere chirurgische Abteilung festgestellt, daß auch die Preß-

luftschäden der Gelenke bei einigen Bergarbeitern sich nach Arbeitsaufgabe verschlimmert haben.

Bisher wurde als einzige Ursache des Muskelschwundes die Arbeit mit
Preßluftwerkzeugen angesehen. Das genügt aber keineswegs, denn es ist
ja nicht so, als ob jeder, der mit Preßluftwerkzeugen arbeitet, eine
Muskelatrophie bekommt. Vielmehr trifft dies, wie eingangs bemerkt
wurde, nur für einen recht kleinen Prozentsatz unserer Bergarbeiter zu.
— BÜRKLE DE LA CAMP und seine Schüler haben nun an einem
größeren Krankengut als erste auf das häufige Zusammentreffen von
Rheumatismus mit Gelenkschäden durch Preßluftwerkzeuge hingewiesen, woraus sie auf eine minderwertige Anlage der Muskeln, Knochen
und Gelenke schlossen, ohne die ein Preßluftgelenkschaden nicht zu entstehen vermag. Etwas Ähnliches dürfte auch bei den mit Muskelatrophien
spinalen Charakters einhergehenden Schäden vorliegen und hier wieder
besonders bei den diagnostisch zweifelhaften Fällen. So konnten wir in
mehreren Fällen von spinalem Lähmungscharakter deutliche Zeichen
minderwertiger Anlagen des Zentralnervensystems feststellen. Es braucht
sich dabei nicht nur um sinnfällige Nervenstörungen zu handeln. Wiederholt lag auch nur ein Status dysraphicus im Sinne BREMERS vor. Auch
das nicht so seltene Zusammentreffen mit anderen neuromuskulären Erkrankungen spricht in diesem Sinne.

Bei den Fällen mit ausgedehnten Lähmungen handelt es sich also
unseres Erachtens nicht um atypische Formen der bekannten neuromuskulären Erkrankungen, speziell der progressiven Muskeldystrophie,
der spinalen progressiven Muskelatrophie und der Springomyelie, sondern
um ein gesondertes, durch Arbeit mit Preßluftwerkzeugen hervor-
gerufenes, wahrscheinlich spinales Leiden. U. E. ist es daher auch entschädigungspflichtig.

Literatur.

BEINTKER: Arch. Gewerbepath. *1*, 376 (1930). — BÜRKLE DE LA CAMP: Med. Welt
1937, Nr. 39. — HENNING u. GALLINEK: Arch. Orthop. Unfallchir. *34*, 149 (1934).—
KUHN, A.: Arch. Gewerbepath. *10*, 146 (1941). — MASSEN u. BÜTTNER: Arch.
Gewerbepath. *10*, 18 (1941). — OPPENHEIM: Lehrbuch f. Nervenkrankheiten. 7.
Aufl., S. 847—850. — SEYRING: Arch. Gewerbepath. *1*, 359 (1930).— SIEBS: Arch.
Orthop. Unfallchir. *41*, 137 (1941). — SILBERKUHL: Mschr. Unfallheilk. *50*, 120.
— STENDER: Bericht VIII. Intern. Kongreß f. Unfallmedizin, Frankfurt 1938. —
STRAUBE: Z. ges. Inn. Med. *4*, 454 (1949). — Weiteres Schrifttum s. besonders
bei LAARMANN: Der Preßluftschaden, 1944, Verlag Georg Thieme, und HAGEN:
Erkrankungen durch Preßluft-Werkzeugarbeit. Arbeitsmedizin 22.

CURT CARRIÉ, Düsseldorf: **Zur Beurteilung von Berufsekzemen.**

Nach pathogenetischen Gesichtspunkten unterscheiden wir bekanntlich zwei Ekzemgruppen: 1. Allergische oder Überempfindlichkeits-
ekzeme und 2. Degenerative Ekzeme, wobei angenommen wird, daß bei
den ersteren Antigen-Antikörperreaktionen im pathogenetischen Geschehen von wesentlicher Bedeutung sind und bei der letzteren Gruppe
obligate Hautschädigungen das Ekzem auslösen. Bei beiden Ekzem-
arten bestehen in ärztlicher wie auch in versicherungsrechtlicher

Beziehung bei der Begutachtung kaum Schwierigkeiten. So ist bei einem Arbeiter, der an einem allergischen Gewerbeekzem erkrankt ist, infolge der Überempfindlichkeit gegen Arbeitsstoffe in der Regel zur Vermeidung von Rückfällen der Berufswechsel erforderlich, und in der Überempfindlichkeit liegt bereits die Schwere der Erkrankung begründet, so daß auch ohne eine wiederholte Rückfälligkeit eine entschädigungspflichtige Berufserkrankung gemäß der Nr. 15 der Liste angenommen werden kann. Anders ist die Beurteilung in ärztlicher und auch versicherungsrechtlicher Beziehung bei den sogenannten degenerativen Ekzemen. Wesentlich ist, daß in der Regel obligate Schädigungen durch entsprechende Maßnahmen innerhalb des Betriebes und damit auch Rückfälle des Ekzems vermieden werden können, so daß nur selten die Voraussetzungen zur Anerkennung einer entschädigungspflichtigen Berufskrankheit gegeben sind. Im übrigen wäre es auch wenig sinnvoll, ein derartiges degeneratives Ekzem gemäß Nr. 15 der Liste anzuerkennen und dem Arbeiter nach Berufswechsel eine Rente zuzubilligen, um bei dem Nachfolger dieses Erkrankten entsprechend dem Krankheitsgeschehen mit seinen Folgen nach kurzer Zeit analog zu verfahren.

Neben diesen beiden Hauptgruppen von Gewerbeekzemen kennen wir aber auch eine Form, die, man möchte sagen, eine Mittelstellung einnimmt. Vor einigen Jahren habe ich bereits ausführlicher hierüber berichtet und vorgeschlagen, die Bezeichnung Empfindlichkeitsekzem beizubehalten. Aus der graphischen Darstellung meiner früheren Mitteilung ergeben sich die verschiedenen pathogenetischen Vorgänge, die beim Empfindlichkeitsekzem zu beachten wären. In unserem rheinisch-westfälischen Industriebezirk scheint diese Art der Gewerbeekzeme, in Übereinstimmung mit den Angaben von WILDE über die Häufigkeit dieser Ekzeme unter den Berufsekzemen sehr oft vorzukommen. Vgl. Tabelle I.

Tabelle 1.

Von 578 begutachteten Ekzemkranken (1937—1941) waren:
246 anerkannte (Nr. 15 der Liste) Berufsekzeme, meist allergische Ekzeme, und 224 nicht anerkannte Berufsekzeme (meist berufliche *Empfindlichkeitsekzeme*).

An den Arzt werden daher auch häufiger Fragen in medizinischer Hinsicht, wie auch besonders in gutachtlicher Beziehung gestellt. Hinzu kommt, daß des öfteren die ärztlichen gutachtlichen Stellungnahmen erheblich differieren. So findet man in Gutachten bei sicheren Berufsekzemen die Ablehnung einer entschädigungspflichtigen Berufserkrankung, weil eine Allergie nicht vorlag oder aber die Erkrankung erst ein- oder zweimal rückfällig geworden war. Es wird aber auch auf die Notwendigkeit eines Berufswechsels hingewiesen und damit die Anerkennung einer entschädigungspflichtigen Berufserkrankung dort vorgeschlagen, wo durchaus ein Berufswechsel bei Beachtung der pathogenetischen Vorgänge vermieden werden könnte. Es erscheint daher gerechtfertigt, unsere Stellungnahme bei den Empfindlichkeitsekzemen wiederzugeben bzw. zur Diskussion zu stellen. Häufiger sind es Dreher oder Lackierer usw., die in gewissen Intervallen an einem Ekzem

erkranken, das zwar beruflich bedingt ist, bei dem jedoch eine Überempfindlichkeit (Allergie) gegen Arbeitsstoffe nicht besteht, andererseits
ist eine obligate Schädigung auch nicht ursächlich verantwortlich zu
machen, so daß sich damit auch besondere Maßnahmen seitens des Betriebes erübrigen. Bei den einwirkenden Noxen handelt es sich um solche,
die sich vielleicht dicht an der Grenze obligater Schädigungen bewegen.
Teilweise ist der Zustand der Haut durch mechanische Insulte oder durch
Entfettung oder Herabsetzung der Dicke der Hornschicht und anderer
Vorgänge verändert und die Empfindlichkeit der Haut gesteigert, so daß
durch Kombinationsschäden und Einwirkung primär nicht reizender
Stoffe nunmehr ein Ekzem resultiert. In früheren Untersuchungen konnte
festgestellt werden, daß durch bestimmte Arbeitsstoffe wie auch Reini-
gungsmittel nicht nur eine Entfettung der Haut, sondern auch das Alkali-
neutralisationsvermögen der Haut erheblich verändert werden kann. Bei
epikutanen Testungen wird die Reizschwelle gegenüber den verschiedensten Substanzen durch Vorbehandlung mit lipoidlösenden Arbeitsstoffen
ganz bedeutend herabgesetzt.

Aus dem Krankheitsgeschehen wie auch aus der Entwicklung des
Ekzems ist besonders hervorzuheben, daß nach genügend langer Er-
holungspause, z. B. durch Urlaub oder Krankfeiern, der Zustand der
Haut entsprechend obigen Ausführungen häufig wieder normal und der
Arbeiter damit wieder voll leistungsfähig wird. Auch ein vorübergehender
Wechsel des Arbeitsplatzes kann nicht nur Rückfälle des Ekzems ver-
hüten, sondern den Zustand der Haut so bessern, daß nach einer ge-
wissen Zeit jegliche Arbeiten wieder ausgeführt werden können. Dies
setzt natürlich besonders günstige Arbeitsbedingungen voraus. Sind
diese und die wirtschaftlichen Verhältnisse ungünstiger, so wird der
Arbeiter, der an einem Empfindlichkeitsekzem leidet, nach kürzerer
Arbeitspause, also schon vor der Restitutio ad integrum, die frühere
Arbeit wieder verrichten. Es ist nicht verwunderlich, wenn nunmehr in
kürzeren Zeitabständen Rückfälle auftreten und entsprechend auch die
Empfindlichkeitssteigerung immer stärker wird, so daß schließlich ein Berufswechsel, der keineswegs im Interesse der Beteiligten (Arbeiter, Unter-
nehmer, Versicherungsträger) liegen kann, nicht mehr zu umgehen ist.

Es sei erwähnt, daß durch ein derartiges pathogenetisches Geschehen irreparable
Zustände und auch eine Begünstigung von echten Sensibilisierungen eintreten
kann. Einer solchen Entwicklung nicht zu begegnen, widerspricht völlig unseren
ärztlichen Aufgaben. Die meisten Empfindlichkeitsekzeme könnten vermieden,
zumindest könnte die Entwicklung bis zur entschädigungspflichtigen Berufskrankheit verhütet werden. Damit obliegen dem Arzt zwei Aufgaben:
1. Die frühzeitige Erkennung derartiger Ekzemerkrankungen und die entsprechende gutachtliche Stellungnahme und
2. die noch wichtigere Aufgabe der Verhütung solcher Ekzeme.

Auf Grund allein der versicherungsrechtlichen Bestimmungen kann
man zu Stellungnahmen kommen, die für den Arzt unbefriedigend sind.
Man wird bei einem Berufsekzem, das nur gelegentlich auftritt, einen
Berufswechsel nicht empfehlen können und damit auch eine entschädigungspflichtige Berufserkrankung gemäß Nr. 15 der Liste ablehnen
müssen. Hiermit scheidet aber auch die Berufsgenossenschaft als gut

sorgende Instanz für den Berufskranken aus. Andererseits müssen wir
aber danach trachten, die oben skizzierte Entwicklung zu verhüten und
dem langjährigen, vielleicht schon älteren Facharbeiter seine Berufsausübung zu erhalten. Die Verhältnisse werden wohl verständlicher,
wenn wir versuchen, berufliche Empfindlichkeitsekzeme zu Berufs-
unfällen in Analogie zu setzen, wie aus folgendem hervorgehen soll:

Ein Arbeiter erleidet einen Berufsunfall, der ihn nicht oder nur kurze
Zeit arbeitsunfähig macht, ihm jedoch die Ausübung seiner bisherigen
Arbeit für eine längere Zeit verbietet. Um wieder völlig zu gesunden, wird
dem Arbeiter ermöglicht, vorübergehend eine andere Tätigkeit auszuüben,
und zwar ohne daß eine wirtschaftliche Beeinträchtigung stattfindet.
Eine eventuelle Minderung im Verdienst würde durch die zuständige
Berufsgenossenschaft ausgeglichen, wie auch durch sie besondere Leistungen zur völligen Gesundung (z. B. Kuraufenthalt) übernommen
werden. Im Gegensatz hierzu kann ein Arbeiter, der durch die berufliche
Tätigkeit ein Hautleiden erlitten hat, zwar mit seiner Berufsausübung
aussetzen oder zur völligen Gesundung auch den Arbeitsplatz wechseln.
Jedoch wird die Minderung in seinem Verdienst nicht ohne weiteres ausgeglichen und auch die sonstigen Maßnahmen (z. B. Erholungsurlaub usw.)
sind ungünstiger als für den Unfallverletzten. Es wird verständlich, daß
der Arbeiter versuchen wird, wie oben dargelegt, nach ärztlichen Gesichtspunkten zu früh seine Tätigkeit wiederaufzunehmen. Obwohl also im pathogenetischen Geschehen kein Unterschied zwischen dem an einem beruflichen Hautleiden Erkrankten und dem Unfallverletzten besteht, können
doch die wirtschaftlichen und medizinischen Folgen erheblich differieren.

Aus dem Gesagten ergibt sich eigentlich die gutachtliche Stellungnahme des Arztes. Ebenso wie bei dem Unfallverletzten eine Dauerschädigung mit wirtschaftlicher Beeinträchtigung zur Erwerbsminderung
und damit entsprechender Rentenfestsetzung führt, muß man bei dem
an Empfindlichkeitsekzem Erkrankten analog verfahren, d. h. die Nr. 15
der Liste bei der Beurteilung in Erwägung ziehen. Dies gilt vor allen
Dingen für die Fälle, bei denen auch durch lange Arbeitsunterbrechung
und durch vorübergehenden Wechsel des Arbeitsplatzes und ärztliche
Maßnahmen eine Heilung nicht erreicht wird, bei denen also ähnliche
Voraussetzungen bestehen wie bei allergischen Berufsekzemen, bei denen
der Berufswechsel unumgänglich notwendig ist.

Bei allen Berufskranken, die *vorübergehend* ihre Tätigkeit nicht mehr ausüben
können oder auch zu bestimmten Arbeitsverrichtungen nicht mehr herangezogen
werden dürfen, ist es meines Erachtens berechtigt, den § 5 der 4. Verordnung
anzuwenden. Da nämlich in der Regel bei Arbeitern, die an einem Empfindlichkeitsekzem erkranken, die Gefahr der Entwicklung einer entschädigungspflichtigen
Berufskrankheit besteht, gleichgültig ob nun dieses Ekzem erstmalig oder mehrfach aufgetreten ist, wäre auch bei Ablehnung einer entschädigungspflichtigen
Berufskrankheit gemäß Nr. 15 der Liste immerhin der § 5 der 4. Verordnung
anzuwenden. Nach dem Wortlaut des § 5 ist keineswegs die Aufgabe des *Berufes*
erforderlich, sondern — was vielfach nicht beachtet wird — der Arbeiter soll die
für ihn gefährliche *Tätigkeit* aufgeben.

Durch eine solche frühzeitige gutachtliche Stellungnahme wird wohl
am ehesten Klarheit in die oft reichlich widersprechende medizinische

und versicherungsrechtliche Auffassung gebracht, und zwar zum Nutze *aller* Beteiligten. Mit der Anwendung des § 5 sind dem Arzte alle Möglichkeiten gegeben, nunmehr die wesentlichen medizinischen Aufgaben zu erfüllen: Erzielung der Heilung bzw. Verhütung von Rückfällen des Empfindlichkeitsekzems. Der Versicherte gerät weder durch die Notwendigkeit ambulanter noch stationärer Behandlung in wirtschaftliche Schwierigkeiten (analog dem Unfallverletzten). Durch Prüfung der Arbeitsstoffe, der Arbeits- und Reinigungsvorgänge, sowie weitere spezielle Untersuchungen des Arbeiters kann nach Ursachen der Empfindlichkeit gefahndet und wenn möglich können diese sämtlich oder zumindest teilweise beseitigt werden. Durch ein solches Vorgehen wird die vollwertige Gesundung und Arbeitsfähigkeit des Arbeiters wiederhergestellt. Durch Zusammenarbeit zwischen in diesen Fragen erfahrenen Dermatologen, Werksärzten wie auch Gewerbeärzten wird Wesentliches in der Prophylaxe zum Nutzen aller Beteiligten erreicht werden.

H. ERNST, Münster, Westf.: **Wie lassen sich diagnostische Irrtümer bei der Röntgenuntersuchung des Skeletts vermeiden? (Mit 3 Abb.)**

Vor Ihnen, vor Ärzten, welche Tag für Tag Röntgenbilder sehen, über technische Fehler und falsche Beurteilung von Röntgenbildern zu sprechen, bedarf einer besonderen Begründung. Es ist die Zahl und die Größe der diagnostischen Irrtümer, aus denen ich die Berechtigung zu meiner Demonstration abgeleitet habe. Alle Bilder stammen aus den beiden letzten Jahren. Die Aufnahmen von je einem Patienten wurden falsch beurteilt durch einen praktischen Arzt, einen Röntgenologen, die Ärzte einer Klinik und eines größeren Krankenhauses in Verbindung mit einem Röntgenologen.

Zunächst etwas zur Technik. Aufnahmen in zwei aufeinander senkrechten Ebenen sind mindestens notwendig, um zu einer klaren Diagnose und zu einer zielsicheren Behandlung zu kommen. Es genügt aber keineswegs, schematisch eine dorsoventrale und eine seitliche Aufnahme zu machen. *Der Strahlengang muß vielmehr so gewählt werden, daß die Abweichung, welche man vermutet, auch zur Darstellung kommt.* So zeigten bei einer Periostitis am Unterschenkel die in üblicher Weise angefertigten Filmbilder am Knochen keinen krankhaften Befund. Die Periostverdickung erscheint erst auf einer dritten Aufnahme, die so angefertigt wurde, daß die Facies tibialis senkrecht zur Filmebene stand. Je nach der Lokalisation der krankhaften Veränderungen muß die günstigste Einstellung gewählt werden, d. h. es ist die Strahlenrichtung von Fall zu Fall entsprechend zu variieren. Auf diese Forderung ist besonders für die Darstellung des Kalkschattens bei der Periarthritis humeroscapularis zu achten. Er versteckt sich gerne im Schatten des Kopfes.

Bei dem zweiten Patienten wird vom Hausarzt ein Sehnenriß angenommen. Obwohl die Behandlung mit Schonung und Wärmeapplikation keinerlei Erfolg hat, wird erst 10 Wochen nach dem Unfall geröntgt. Die Aufnahme des Schultergelenkes im üblichen Strahlengang von vorn nach hinten zeigt ein fast normales Bild. Nur die Verschmälerung des Gelenkspaltes weist darauf hin, daß nicht alles in Ordnung ist. Erst die axillare Aufnahme bringt die Aufklärung für die Verschmälerung des Gelenkspaltes. Auf ihr ist überraschenderweise eine Luxation mit einer leichten Eindellung des Kopfes zu sehen. Jedoch *auf keinem der beiden Papierbilder ist der Bruch im Collum anatonicum zu sehen.* Die Bruchlinie stellt sich erst später auf technisch einwandfreien Filmbildern dar, sie zeigen gleichzeitig, daß es noch gelang, die Schulter konservativ einzurenken. Die Abbildung zeigt das Ergebnis nach einem Jahr. Klinisch ist die Beweglichkeit frei. Bei der Schulterverletzung wurde trotz eines einwandfreien Unfallereignisses mit plötzlich einsetzendem Schmerz und Bewegungseinschränkung die Anfertigung von Röntgenaufnahmen unmittelbar nach dem Unfall versäumt.

Wie wichtig Aufnahmen in 2 Ebenen sind, zeigt ein ganz charakteristischer Fall. Hier führte das Versehen eines Röntgenologen zu einem schwerwiegenden Irrtum. Er schreibt dem einweisenden Arzt: „Es zeigt sich ein Abriß an der Spitze der Fibula. Das abgerissene schalenförmige Knochenstückchen ist weit nach außen disloziert. Infraktion am inneren Knöchel etwa 1 Querfinger breit oberhalb des Gelenkspaltes. Keine Dislokation." *Die Luxation der subtalaren Fußplatte wurde übersehen.* Die Seitenaufnahme zeigt sie ganz deutlich.

Der letzte, aber interessanteste Fall ereignete sich sogar in einem größeren Krankenhaus unter Einfluß des Röntgenologen. Es handelt sich um einen pertrochantären Bruch nach Motorradunfall. Die erste Röntgenaufnahme des Oberschenkels in zwei Ebenen auf Papier zeigte einen durch das Trochantermassiv verlaufenden Bruch mit starker Verschiebung und Verkürzung des Beines. Die 12 wöchige klinische Behandlung mit Drahtextension setzt gleich nach dem Unfall ein. Während der Bruchbehandlung werden nur Kontrollbilder im a.p.-Strahlengang angefertigt, die eine gute Stellung der Bruchlinien zeigen. Die letzte dieser Aufnahmen zeigt die Abb. 1. Auf Grund dieser Aufnahme erklärt der Röntgenologe des Krankenhauses den Bruch als geheilt. Der Kranke darf nunmehr aufstehen. Das Gehen fällt ihm schwer, wird dann von Tag zu Tag schlechter und schmerzhafter. Jetzt erfolgt zum erstenmal während der Bruchbehandlung eine Kontrolle in zwei aufeinander senkrechten Ebenen mit einem ganz überraschendem Ergebnis (Abb. 2). Auf der Aufnahme von vorn hat sich die Bruchstellung trotz der Belastung so gebessert, daß von einem Bruch kaum noch etwas zu sehen ist. Die scheinbar ideale Stellung der Bruchstücke würde ohne die früheren Aufnahmen kaum an einen Bruch denken lassen. Das ist die eine, die harmlosere Überraschung. Die Seitenaufnahme (Abb. 3) zeigt die zweite, aber unangenehmere Überraschung. Das periphere Fragment ist etwa um Knochenbreite beugewärts verschoben. Die langen Bruchstücke sind durch ein drittes, kürzeres getrennt. Fast keine Knochenneubildung in Bruchnähe, soweit dies überhaupt auf der Papieraufnahme zu beurteilen ist. Man hält es kaum für möglich, daß die beiden Bilder von ein und demselben Bruch stammen. *Auf der a.p.-Aufnahme kaum eine Abweichung* von einem völlig gesunden Knochen, *auf der seitlichen* Aufnahme *ein Splitterbruch mit einer fast handbreiten Verschiebung der Bruchstücke* in der Sagittalebene. Die gefährliche Röntgensuggestion ist dafür verantwortlich zu machen, wenn auf Grund der a.p.-Aufnahme die Fraktur als geheilt anzusehen ist.

Nun zur Epikrise. Es ist nämlich nicht meine Absicht, Irrtümer herauszustellen, sondern sie zu vermeiden helfen an Hand der erwähnten Beobachtungen. Auch sie unterstreichen, was schon wiederholt betont wurde, aber, wie die Beispiele zeigen, noch nicht genügend bekannt ist.

Die richtige Beurteilung einer Knochenveränderung setzt folgende Punkte voraus:

1. Nach jedem Unfall, der zu einer Knochen- oder Gelenkverletzung geführt haben kann, röntgen.

2. Technisch einwandfreie Aufnahmen (nicht auf Papier).

3. Mindestens 2 Aufnahmen in aufeinander senkrechtstehenden Ebenen, unter Berücksichtigung der Spezialeinstellungen.

4. In Zweifelfällen Vergleichsbilder von dem symmetrischen Körperabschnitt.

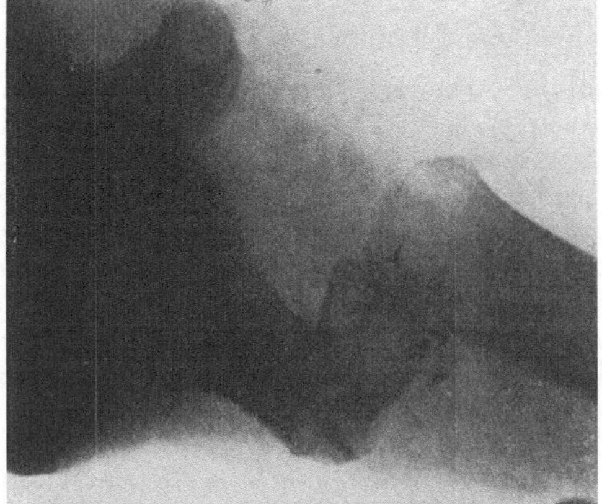

Abb. 1. Rechtes Hüftgelenk von vorne nach hinten (a.p.): Scheinbar gute Stellung der Bruchenden.

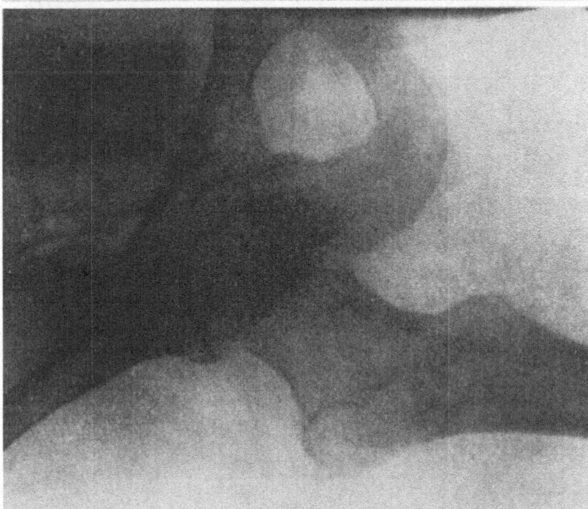

Abb. 2. Rechtes Hüftgelenk von vorne nach hinten (a.p.): Stellung des Bruches fast unverändert.

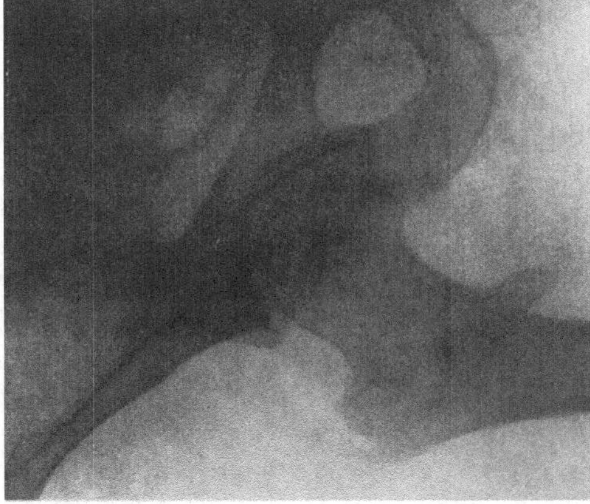

Abb. 3. Re. Schenkelhals seitlich: Das periphere Femurfragment ist beugeseitenw. etwa um Knochenbr. verschoben. Die Bruchfl. haben keine Berührung.

Otto Blees, Oberhausen/Rhld.: **Die Entstehung eines Weichteilsarkoms nach einem Trauma.**

Die Zahl der Arbeiten über die Entstehung von Tumoren nach einem Trauma ist nicht gering. Wenn wir heute noch teilweise eine scharfe Ablehnung der traumatischen Entstehung von Tumoren finden, so ist diese z. T. dadurch erklärbar, daß leider oft ein Zusammenhang zwischen einem Tumor und einem Körperschaden konstruiert wird, der wirklich keiner ernsthaften Kritik standhält; andererseits wird auch der Ursachenbegriff sehr weit ausgedehnt. Sollen wir begutachtlich dazu Stellung nehmen, ob ein ursächlicher Zusammenhang zwischen einem Unfall bzw. einer Berufserkrankung und der Entstehung eines Tumors besteht, so darf auch dieses Gutachten sich nur stützen auf die wirklichen Tatsachen. Mit den üblichen Sammelstatistiken werden wir keinen Schritt vorwärtskommen. Das Zusammentragen jedes einzelnen Falles einer traumatischen Entstehung einer Geschwulst wird später vielleicht einmal ein fertiges Mosaikbild ergeben, das ein wenig den enorm komplizierten Lebensprozeß der Geschwulstentstehung erklärbar macht.

Nachfolgend wird ein Fall einer traumatischen Entstehung eines Weichteilsarkoms berichtet.

Ende Dezember 1949 wurde uns eine 47 jährige Patientin stationär eingewiesen wegen eines hühnereigroßen Haematoms im Bereich der linken Leistenbeuge. Aus der Anamnese ergab sich ganz klar, daß die Patientin wenige Tage vorher mit dem Fahrrad verunglückt war. Nach der Punktion und späteren Incision des Haematoms kam es im Anschluß daran zu dauernden kleinen Sickerblutungen und später zur Sekundärinfektion. Im Januar ds. Jahres, also 3 Wochen nach dem Unfall, wurde deshalb eine Wundrevision vorgenommen. Die Art. u. V. femoralis waren stark entzündlich verändert, die V. saphena bereits thrombosiert. Die path. histologische Untersuchung des Gewebes im Bereich des infizierten Haematoms zeigte eine „schleichende Phlebitis und Lymphadenitis neben schwerer Periadenitis. Jedoch nichts Bösartiges und nichts Spezifisches.

Die bakteriologische Untersuchung des entzündeten Gewebes zeigte massenhaft Proteusbazillen. Trotz Anwendung der neuesten Behandlungsvorschläge der in- und ausländischen Literatur fanden sich in den weiteren Kontrollabstrichen immer wieder Proteusbazillen.

Wegen der schlechten Heilungstendenz wurde Mitte Juni 1950 nochmals eine path.-histologische Untersuchung des Wundhöhlengebietes gemacht. Das ehemalige Haematomgebiet war jetzt in ein „dichtzelliges und spindelzelliges Sarkom" umgewandelt. Mehrere nachfolgende Probeexcisionen bestätigten immer wieder die Diagnose „Spindelzellsarkom". Bald schon kam es zu einer wilden, blumenkohlartigen Wucherung des Tumors. Das zugehörige path.-histologische Präparat zeigt eine ziemlich großzelliges und großkerniges, aus plumpen Spindelzellen aufgebautes Sarkom.

Das Sarkom wurde anschließend röntgenbestrahlt, und zwar in 22 Sitzungen 22000 r (Chaoul-Schichtbestrahlung).

Nach Abschluß der Röntgenbestrahlungen wurde am 10. Oktober 1950 erneut eine path.-histologische Untersuchung des Tumorgewebes vorgenommen. Man sieht hier noch weiterhin rundliche und spindelige Sarkomzellen, die z. T. durch die Röntgenstrahlen weitgehend geschädigt worden sind. Die vorhandenen lebenden Spindelzellen zeigen jedoch, daß das Tumorwachstum trotz der Röntgenbestrahlungen fortschreitet.

Organmetastasen sind bis jetzt nicht festgestellt worden.

Zusammenfassend kann also gesagt werden:

1. Es hat eine Weichteilverletzung stattgefunden, in deren Folge sich ein großes Haematom bildete. Die path.-histologische Untersuchung des verletzten Gewebes ergab nichts Bösartiges.

2. Nach einer Latenzzeit von 6 Monaten konnte am Ort der Verletzung zum ersten Male path.-histologisch ein Spindelzellsarkom nachgewiesen werden.

3. Die seit dem Unfall bis zum Tumornachweis ununterbrochen bestehende Entzündung, die in diesem Falle durch Proteusbazillen unterhalten wurde, muß als das Brückensymptom aufgefaßt werden.

Es ist also zwischen dem jetzigen Körperschaden (Spindelzellsarkom) und dem Unfall ein ursächlicher Zusammenhang im Sinne der Entstehung gegeben.

Arthur Hübner, Berlin: **Die Bedeutung der aktiven Tetanus-Schutzimpfung.**

I. Immun-Serum.

Die in den letzten Jahren im ausländischen Schrifttum erschienenen Berichte über die günstigen Erfahrungen mit der aktiven Schutzimpfung gegen Tetanus veranlassen uns, auf Grund der seit 12 Jahren gewonnenen neuen Forschungsergebnisse zu einer Klärung anzuregen. Trotz der Seltenheit dieser Erkrankung gehört noch immer die Tetanusprophylaxe zu den beunruhigendsten Fragen in der Praxis jedes gewissenhaften Arztes. Der Verlauf einer Tetanuserkrankung ist meist so tragisch und der Tod so qualvoll, daß sicherlich mancher Arzt in solchen Stunden sich den Vorsatz abgerungen hat, in Zukunft lieber zuviel als zuwenig zu spritzen. Die wissenschaftliche Wahrheit verlangt aber, daß gefühlsmäßige Erwägungen und Vorurteile wegfallen, und daß Gründe und Gegengründe abgegrenzt werden.

Es ist nicht zu bestreiten, daß trotz des ständigen Ausbaus unserer *Behandlungsmethoden* die Ergebnisse äußerst unbefriedigend sind. Die Mortalität ist noch immer erschreckend hoch. Das Problem liegt eben nicht in der Vernichtung des Erregers, sondern in der Unschädlichmachung des Toxins. Die wichtigste Methode, das zirkulierende Toxin zu neutralisieren, besteht in der Verabfolgung von Tetanusserum in hohen Dosen; aber auch hierdurch kommt es häufig nicht zu einer entscheidenden Besserung im Krankheitsverlauf.

Aus diesem Grunde ist der *Tetanusprophylaxe* ein weit größerer Wert zuzusprechen, und diese soll auch heute im Vordergrund unserer Betrachtungen stehen. Dabei muß uns der Grundgedanke leiten, eine Methode zu finden, die eine stärkere und anhaltendere Immunisierung gewährleistet, als sie durch die bisher angewandten Sera erreicht wird.

Es ist nicht zu verkennen, daß der Nachweis, ob die bisher übliche Form der passiven Serumprophylaxe Wert hat, schwierig ist. Es fehlt das, was der experimentellen Forschung so sehr zu statten kommt, nämlich die Möglichkeit der Kontrolle. Es wird als Argument erhoben, daß es im Tierversuch gelingt, ein Tier zu retten, dem man mit der Impfung einer bestimmten Menge Tetanusbazillen gleichzeitig Immunserum verabfolgt, während ein Kontrolltier ohne Serumverabfolgung stirbt. Die Beweiskraft dieses Experimentes wird aber durch das Ergebnis anderer Tierversuche erschüttert, bei denen das Vorhandensein echter Tetanusbazillen ohne irgendwelche Krankheitssymptome festgestellt wurde. Wie soll nun entschieden werden, wieweit in dem ersten Fall die Seruminjektion zur Heilung beigetragen hat? Wäre diese in der zweiten Versuchsreihe ebenfalls angewendet worden, so würde das Ausbleiben der Erkrankung irrtümlich dieser Maßnahme zugeschrieben werden.

Da aus den experimentellen Forschungsergebnissen sich bindende Schlüsse für die Praxis nicht ableiten lassen, so müssen wir uns auf die klinischen Beobachtungen stützen, deren verschiedene Betrachtungsweise aber die Beweisführung erschwert. Als Beispiel seien folgende Erwägungen vorausgeschickt:

Wenn in einer großen Serie von Fällen ohne Anwendung der Serumprophylaxe *keine* Tetanuserkrankung beobachtet wird, so sieht der eine hierin den Beweis für die *Unnötigkeit* der Serumanwendung. Das ist natürlich ebensowenig richtig wie die Behauptung des anderen, der Tetanus sei so selten, daß das Nichtauftreten eines Erkrankungsfalles *trotz* Weglassens der Serumprophylaxe in dieser großen Beobachtungsreihe nichts besagt. Tritt aber in einer großen Serie von Fällen ohne Anwendung der Serumprophylaxe ein Tetanus auf, so behauptet der eine, daß dieser Fall nicht aufgetreten wäre bei vorgenommener Serumprophylaxe und deutet den Vorgang als zwingenden Beweis für die Notwendigkeit dieser Methode. Der andere lehnt diese Schlußfolgerung ab und verlangt zuvor den nicht zu erbringenden Beweis, daß der Kranke nicht an Tetanus erkrankt wäre, wenn Serum prophylaktisch verabfolgt wäre.

Eine *dritte* Serie von Fällen wird *prophylaktisch* gespritzt, ein Tetanus wird nicht beobachtet. Dem einen ist das ein Beweis für die Wirksamkeit der Prophylaxe, der andere beruft sich auf die Seltenheit der Erkrankung. In einer *vierten* Beobachtungsreihe mit durchgeführter Serumprophylaxe ereignet sich ein *Todesfall*. Dem einen ist dieser Fall eine die Regel bestätigende Ausnahme, oder er entschuldigt ihn mit besonders belastenden Momenten, wie Verspätung der Einspritzung, ungenügender Wundrevision, zurückgelassener Fremdkörper usw. Dinge, um die er sich bei den nichterkrankten Fällen freilich nicht gekümmert hat. Der andere sieht in diesem Krankheitsfalle den Beweis der völligen Unwirksamkeit der Serumprophylaxe, während man doch billigerweise von keinem Verfahren eine 100prozentige sichere Wirkung fordern darf.

Neben dieser aufgezeichneten Schwierigkeit, zu einer einwandfreien Beurteilung zu kommen, ist ferner zu berücksichtigen, daß der Serumprophylaxe Mängel anhaften. Abgesehen von der kurzen Dauer der erreichbaren Immunität und der Notwendigkeit, die Impfung wiederholen zu müssen, sind diese besonders zu erblicken in der feststehenden Tatsache, daß das Serum auch bei frühzeitigen Verabfolgungen keinen sicheren Schutz gewährt, ferner, daß es sich um kein harmloses Mittel handelt und weiterhin in der schwierigen Indikationsstellung.

MOSBACHER stellte aus der Weltliteratur 338 eingehend erörterte und weitere 1693 nur statistisch erfaßte Fälle zusammen, wo die Serumprophylaxe versagt hat; darunter befinden sich 107 Fälle mit mehrfachen Injektionen. Auch in dem Schrifttum der letzten Jahre wird immer wieder über Ausbruch von Tetanus trotz rechtzeitiger Serumgabe berichtet, ohne daß man über die Gründe eine Erklärung finden konnte. Den meisten von uns werden eigene Beobachtungen mit entsprechendem tragischen Ablauf in Erinnerung sein.

Es ist ferner erwiesen, daß bei keiner Serumbehandlung die Symptome der sogenannten *Serumkrankheit* so häufig auftreten wie bei Tetanusserum, nach H. SCHMIDT bei der üblichen Injektion in mindestens 20% der Fälle. Das bekannte urtikarielle Exanthem bringt meist nur Gesundheitsstörungen von kürzerer Dauer mit sich; es werden alle Übergänge von leichtem Übelsein bis zu schwerstem Pruritus mit Fieber beobachtet. Von wesentlicher Bedeutung sind die Fälle von Serumneuritis mit anschließenden Lähmungen. Am häufigsten ist der Armplexus ergriffen mit Ausfallserscheinungen im Sinne der Erbschen Lähmung. Auch Lähmungen der Peroneusgruppe sind beschrieben, die mit spinalen Symptomen einhergingen. Leichtere Fälle heilen in einigen Monaten bis 2 Jahren ab; bei schwereren kommt es zu Dauerschädigungen. Kürzlich wurde von BERBLINGER auf hyperergische Entzündung der Arterienwand als Ausdruck der Serumanaphylaxie hingewiesen. Wie H. SCHMIDT nachwies, wird der Prozentsatz der Entstehung einer Serumkrankheit erheblich herabgesetzt durch Verwendung von Fermoserum in konzentrierter Form.

Ein wesentlicher Faktor, der bei der Serumanwendung in Rechnung gestellt werden muß, ist die Möglichkeit der Entstehung eines anaphylaktischen Schocks. Über die Häufigkeit sind die Meinungen geteilt. Einige Autoren rechnen diese Komplikationen zu ausgesprochenen Seltenheiten, andere erblicken hierin eine große Gefahr. Eine sichere Unterlage bietet die von HINSTORF erhobene Feststellung, daß im Laufe von 2 Jahren unter 147 Fällen von Serumschock 8 mit tödlichem Ausgang beobachtet wurden. Diese Zahl erscheint im Verhältnis zu der Anzahl der tödlich verlaufenen Tetanusfälle nicht unerheblich. Es muß auch mit Nachdruck betont werden, daß ein *Todesfall infolge einer vorbeugenden Methode naturgemäß besonders schwerwiegend ist.* H. SCHMIDT weist hin auf den Unterschied zwischen anaphylaktischem und allergischem Schock und empfiehlt vorherige Austestung. Es wird aber praktisch kaum möglich sein, vorkommendenfalls eine sichere Ermittlung zu treffen. Besonders wenn man gezwungen ist, wiederholt Seruminjektionen zu verabreichen, ist Vorsicht geboten.

Es erhebt sich eine weitere Schwierigkeit, ein bestimmtes *Indikationsgebiet* abzugrenzen. Jede Wunde, auch kaum bemerkte Gewebsverletzung, eine Hautabschürfung unter dem Gipsverband kann Starrkrampf im Gefolge haben. Wenn auch allgemein die mit Erde, Dung usw. beschmutzten Wunden als besonders gefährlich angesehen werden, so ergibt doch eine Durchsicht der unendlich großen Zahl kasuistischer Veröffentlichungen, daß keine Wundart fehlt, von der kleinsten Splitterverletzung bis zur ausgedehnten Hautablederung. Es ist weiterhin auch die übergroße Zahl von Verletzungen in Betracht zu ziehen, sogenannte Bagatellfälle, die nicht in ärztliche Behandlung kommen und sich somit unserer Kritik entziehen, darunter nicht zuletzt Kinder, Sportler und Landarbeiter mit erdbeschmutzten Wunden und Hautabschürfungen.

Wenn man nun bestrebt ist, die Vorbeugungsmethoden zu vertiefen, so ist neben der Serumanwendung das Hauptgewicht zu legen auf die Methoden, die *Toxinbildung* zu bekämpfen. Hierfür steht an erster Stelle die chirurgische Reinigung des Wundgebietes. Es kann nicht bezweifelt werden, daß durch frühzeitige Versorgung der Wunde nach anerkannten chirurgischen Grundsätzen ein wichtiger Schutz gegen die Entstehung einer Tetanusinfektion zu erblicken ist; denn die Sporen bilden Gifte nur in schlecht ernährtem oder totem Gewebe. Es ist hierunter nicht die primäre Wundexcision nach FRIEDRICH zu verstehen, die zwar ein ideales Verfahren darstellt, aber aus anatomischen Gründen nicht immer durchführbar ist. Eine gut durchblutete und gereinigte Wunde wird durch weitgehende chirurgische Wundbehandlung geschaffen; alle Gewebsfetzen sind zu entfernen, und es dürfen keine Buchten und Ausläufer zurückgelassen werden, um freien Sekretabfluß zu sichern. — Für den praktischen Arzt ist die Durchführung dieser Maßnahmen weitaus schwieriger, als in einem chirurgischen Betrieb, wo die Operationshilfen jederzeit verfügbar sind.

Aus unseren Ausführungen müssen wir den Schluß ziehen, daß die *Serumprophylaxe noch weiter verbesserungsbedürftig ist.* Im allgemeinen begnügt man sich mit einer Menge von 1500 I. E. Tetanusserum. Es kann erst wirksam werden, wenn der Bazillus zerfällt und Toxin gebildet wird. Da aber die Wirksamkeit ständig abnimmt, so wurde von SPAETH und COOKE vor kurzem darauf hingewiesen, daß höhere Antitoxingaben erforderlich sind, um eine ausreichende Immunität zu erhalten bzw. zu verlängern. Sie fordern eine prophylaktische Dosis von 10000—20000 I. E. und eine rigorose Zurückziehung der üblichen Packungen von 1500 I. E. aus dem Verkehr.

Dieser Vorschlag, der natürlich zur Voraussetzung hat, daß eiweißarmes konzentriertes Serum in genügender Menge zur Verfügung steht, ist durchaus einleuchtend. Es besteht nun aber die Möglichkeit, einen anderen Weg der Prophylaxe zu wählen, der nach den bisherigen Erfahrungen Anspruch auf größere Sicherheit hat. Damit kommen wir zu dem Hauptteil unserer Ausführungen, der Frage der aktiven Immunisierung.

II. Aktive Immunisierung.

In Frankreich wirkte sich die Sorge um die Bekämpfung des Tetanus in einer neuen Richtung aus. Noch während des ersten Weltkrieges sammelte BAZY die festgestellten Mißerfolge mit der Serumprophylaxe und begann mit H. VALLÉE die Möglichlichkeit einer aktiven Immunisierung zu prüfen, wofür auch grundlegende Arbeiten aus dem Pasteur-Institut herangezogen wurden. Eine Schwierigkeit bot zuerst die hohe Giftigkeit des Tetanus-Toxins. Erst nachdem es gelungen war, durch Einwirken von Formol und Wärme eine Entgiftung zu erreichen, wurde nach günstigen Erfahrungen am Pferde erstmalig im Jahre 1927 von RAMON die Impfung mit dem sogenannten Anatoxin durchgeführt; späterhin wurde von RAMON und ZOELLER eine Kombination des Toxoids mit bazillären Vaccinen der Typhusgruppe durchgeführt, um die Resorption zu verzögern. Durch Bestimmung des Antitoxintiters im Serum wurde ein Abfallen desselben nach einigen Monaten festgestellt, was durch erneute Injektionen ausgeglichen wird. Nach einer Prüfung durch die Akademie in Paris wurde die aktive Impfung gegen Tetanus als das beste Mittel empfohlen, um die Mortalität zu verringern, und die Anatoxin-Impfung als einfach, unschädlich und wirksam anerkannt. 1936 wurde die präventive Vaccination bei der französischen Armee obligatorisch eingeführt, bald danach auch in anderen Ländern. Nach einer Mitteilung von RAMON ist die aktive Immunisierung inzwischen in 12 Ländern erprobt bzw. eingeführt. Seit 1944 werden in Frankreich auch die Kinder obligatorisch geimpft.

In Deutschland kam man erst später dazu, sich mit der aktiven Impfung experimentell zu beschäftigen (GUNDEL). Es ist ein Verdienst der Behringwerke und des Asid-Serum-Instituts bzw. Serag (München), schon vor Ausbruch des 2. Weltkrieges geeignete deutsche Impfstoffe hergestellt zu haben.

Für die Darstellung der Methodik und durch Hinweise auf das umfangreiche Schrifttum erhielten wir wertvolle Unterstützung durch die Behringwerke, und es sei auch an dieser Stelle unser aufrichtiger Dank ausgesprochen. Die Verdienste von Prof. H. SCHMIDT (Marburg) und Dr. WOLTERS, z. Z. in München, um die Entwicklung des Impfstoffs seien besonders hervorgehoben.

Es erhebt sich zunächst die Frage, wie es möglich ist, durch Einimpfung bazillärer Antigene einen längerdauernden Schutz zu erzielen, gegenüber der sicheren Feststellung, daß das Überstehen einer Tetanuserkrankung beim Patienten nicht zu einer Immunität gegen eine erneute Infektion führt. Das Prinzip einer aktiven Immunisierung besteht darin, daß der Körper durch ein entgiftetes Toxin, das Toxoid, zur Bildung von Antitoxinen angeregt wird, die dann im Bedarfsfall das Toxin neutralisieren können. Durch Beigabe bestimmter Stoffe kann die Wirkung der Toxoide erheblich gesteigert werden. Hierfür hat sich das Aluminiumhydroxyd gut bewährt. Erst durch Einführung dieses Mittels gelang es, auch ohne bakterielle Beimischungen erfolgreich zu immunisieren. Die Frage ist dahin zu beantworten, daß bei einer natürlichen Infektion zur

Anregung ausreichender Antikörpererzeugung die Menge des Toxins letalen Dosen entsprechen würde. Beim Toxoid kann jedoch ein Vielfaches der letalen Toxindosis entgiftet injiziert werden. Die Tetanusimmunisierung ist leicht zu erzielen. Wie mitgeteilt wird, ließ sich in Versuchsserien nachweisen, daß es mit einem geeigneten Impfstoff gelingt, 100% der Impflinge zu immunisieren, was kaum bei einer anderen Impfung erreicht wird.

Die Behringwerke haben ein besonders hochwertiges, an Aluminiumhydroxyd adsorbiertes Tetanustoxoid entwickelt, das unter dem Namen *Tetanol* in den Handel kommt und mindestens 150 I. E. im ccm aufweist. Für die einzelnen Injektionen genügen 2 mal 0,2 ccm und für die spätere Reimmunisierung eine Dosis von 1 mal 0,2 ccm.

Das Asid-Serum-Institut (Serag) plant, das bisherige Tetatoxoid durch einen neuen Impfstoff zu ersetzen, wofür die Vorarbeiten bereits im Gange sind.

Ein weiterer Fortschritt wurde erzielt durch Einführung von *Kombinationsimpfstoffen,* die wir den Immunitätsversuchen der Serag verdanken. Hierbei kommt es nicht zu einer Herabsetzung der antigenen Wirkung jener Einzelfraktion, sondern meist sogar zu einer Verstärkung. In Amerika sind Mischimpfstoffe mit Diphtherie-, Pertussis- und Tetanus-Komponente viel in Gebrauch. MILLER und RYAN stellten nach zweimaliger Impfung noch 2—4 Jahre später hohe Diphtherie- und Tetanus-Antitoxintiter bei den Impflingen fest. — Weiterhin ist von praktischer Wichtigkeit die von RAMON und LAFAILLE durch Tierversuche gewonnene Feststellung, daß bei gleichzeitig verabreichten Serum und Toxoid eine Störung der Antitoxinbildung nicht eintritt. Dadurch läßt sich die kombinierte Anwendung ohne weiteres auf die Behandlung des manifesten Tetanus übertragen. Wir verweisen auf die Arbeiten von KUNTZEN, WINKELBAUER, KOOTZ u. a.

Wenn man ferner berücksichtigt, daß auch für die Prophylaxe eine kombinierte Anwendung von Serum und Toxoid, wobei letzteres nach gewisser Zeit erneut injiziert wird, möglich ist, so ergeben sich auch für besonders gefährdet erscheinende Verletzungen neue Möglichkeiten, solange die aktive Impfung noch nicht obligatorisch ist. H. SCHMIDT empfiehlt, bei jeder Seruminjektion gleichzeitig eine Schutzimpfung mit Tetanol vorzunehmen, wobei dem Verletzten nahezulegen ist, die letztere 4—6 Wochen später wiederholen zu lassen.

III. Erfahrungsergebnisse.

Wenn wir nun die bisher vorliegenden Erfahrungsergebnisse einer kritischen Wertung unterziehen wollen, so ist zunächst festzustellen, daß während des letzten Krieges bei dem deutschen Heer im Gegensatz zu denen der meisten anderen Länder von der aktiven Impfung kein Gebrauch gemacht wurde. — Bemühungen nach dieser Richtung hatten keinen Erfolg, weil von maßgebender Seite in der passiven Immunisierung ein ausreichender Schutz erblickt wurde und auf die Einstellung der Mehrzahl der Chirurgen hingewiesen wurde. Die kurz vor Ausbruch des 2. Weltkrieges durchgeführte Diskussion über die Tetanusprophylaxe erschöpfte sich vielfach in Mitteilungen von Einzelbeobachtungen und Auswertung statistischer Erhebungen, ohne eine Klärung der aufgeworfenen strittigen Fragen anzustreben. So verlief die von uns immer wieder erhobene Forderung, die aktive Schutzimpfung einer gründlichen Nachprüfung zu unterziehen, leider erfolglos.

Über Zahl und Ausmaß der Tetanuserkrankungen ist es aus äußeren Gründen nicht möglich, auch nur annähernd eine Übersicht zu gewinnen. Dabei ist aber nicht zu verhehlen, daß in verschiedensten Gegenden Fälle vorgekommen sind; ausländische Berichte, auf die wir sogleich zu sprechen kommen, weisen ebenfalls darauf hin. Aufschlußreich ist der Bericht, den KUNTZEN über seine Erfahrungen aus dem Jahre 1944 in Nordwest-Frankreich gegeben hat. Es trat kurz nach Beginn der Kampfhandlungen eine erhebliche Häufung von Tetanuserkrankungen mit schwerem Verlauf auf, die der Satz kennzeichnet: „In wenigen Wochen kamen mehr Tetanusfälle zur Beobachtung als bisher im ganzen Kriege und an allen Fronten zusammengenommen gesehen waren." Die Zahl wird auf über 100 geschätzt. Es liegt nicht in unserem Rahmen, auf die Ursachen dieser Häufung einzugehen. Wir registrieren lediglich die Tatsache sowie auch die weitere Mitteilung, daß zu gleicher Zeit bei den gefangenen Verwundeten kein einziger Fall von Tetanus vorkam. Alle waren aktiv mit Tetanus-Formol-Toxoid immunisiert worden, viele im Jahre 1940 bis 1941, die meisten durch Neu- oder Wiederholungsimpfungen wenige Wochen vor Beginn der Kämpfe.

Die einzige Ausnahme bei uns bildeten nach KUNTZEN aktiv immunisierte deutsche Fallschirmtruppen, bei denen keine Tetanusfälle bekannt geworden sind. Wir können dies bestätigen, nachdem wir trotz der bestehenden apodyktischen Verordnung zu Vorträgen vor Sanitätsoffizieren der Luftwaffe herangezogen wurden.

Vergleicht man nun die Berichte bei aktiv immunisierten Truppen des letzten Weltkrieges, so ergeben sich außerordentlich eindrucksvolle Feststellungen. Bei den französischen Verwundeten ist kein Tetanusfall zu verzeichnen. Bei den englischen und amerikanischen Truppen wurden nach BOYD bei 103 000 Verwundeten nur 6 Tetanuserkrankungen gesehen, von denen 3 geimpft und die anderen zweifelhaft waren. Dagegen wurden bei einer kleinen Zahl in Gefangenschaft geratener deutscher Verwundeten 25 Fälle beobachtet. 1947 veröffentlichte LONG aus dem Kriegsministerium in Washington einen zusammenfassenden Bericht: Auf sämtlichen Kriegsschauplätzen kamen von 1942—45 nur 12 Fälle von Tetanus zur Beobachtung, wovon noch die Hälfte zu einer verschwindend kleinen Gruppe von Nichtgeimpften gehört. Diese vereinzelten Fälle stehen nach LONG in keinem Verhältnis zu der Krankheitsziffer auf deutscher Seite und der während Kampfhandlungen verwundeten Zivilisten. — Auf kanadischer Seite kamen nach WISHARD nur 3 Tetanusfälle vor.

Von besonderer Tragweite erscheinen die von GLENN gesammelten Erfahrungen auf Grund seiner Tätigkeit als beratender Chirurg in Manila im Jahre 1945. In der heiß umkämpften Stadt behandelte er außer zahlreichen verletzten Soldaten auch fast ebenso viele verwundete Zivilisten. Er stellte dabei fest, daß bei den aktiv immunisierten Soldaten kein Erkrankungsfall vorkam, während von 12000 verwundeten Zivilisten 473 (d. h. 4%) an Tetanus erkrankten, von denen 389 (81%) starben. Keiner der Zivilisten war vorher aktiv immunisiert. GLENN erwähnt weiterhin, daß während der 5 Kriegsjahre in der amerikanischen Armee 11 Infektionen bei nicht vollständig Immunisierten vorkamen, von denen jedoch keiner starb. Dieser niedrigen Zahl stehen 3105 Tetanustodesfälle gegenüber, die im gleichen Zeitabschnitt unter der Zivilbevölkerung vorkamen.

Bevor wir nunmehr zu unseren Schlußfolgerungen kommen, müssen wir uns vergegenwärtigen, wie sich die Situation gegenwärtig für uns gestaltet. Es ist unverkennbar, daß zwischen den freipraktizierenden und den in klinischem Betriebe tätigen Ärzten eine gegensätzliche Auffassung besteht. H. SCHMIDT bestätigte vor kurzem, daß die Tetanusprophylaxe für den Praktiker anders aussieht als für die chirurgische Klinik. Die stationär zu behandelnden Fälle treten zahlenmäßig zurück gegenüber der ungeheuren Zahl von Verletzungen, deren Behandlung dem Praktiker zufällt, und bei denen die Möglichkeit einer Tetanusinfektion niemals sicher auszuschließen ist. Demnach liegt die Hauptlast der Verantwortung beim Praktiker, dem nach Wissen und Erfahrungen freier Spielraum gelassen werden muß. Auf Grund von Überlegungen wird mancher Arzt, wie SCHRÖDL betont, gegenüber der Tetanusprophylaxe einmal einen gelockerten, einmal einen orthodoxen Standpunkt einnehmen.

Es kommt hinzu, daß die Rechtslage noch immer gelegentlich sich als unsicher erweist. Dies steht im Widerspruch zu den Leitsätzen, die unsere Deutsche Gesellschaft für Unfallheilkunde im Oktober 1938 zur ärztlichen Versorgung der Zufallswunde herausgegeben hat. In Teil II, Ziff. 4, wird ausdrücklich hervorgehoben: „Die Tetanus-Antitoxingabe schützt weitgehend, aber nicht mit völliger Sicherheit vor dem Tetanusausbruch. Die Gefahr, sich mit Tetanus zu infizieren, ist in Deutschland an den meisten Orten gering. Auf der anderen Seite ist die Tetanus-Antitoxinseruminjektion nicht völlig gefahrlos. Die Abstandnahme von der Antitoxingabe ist daher nicht grundsätzlich als Kunstfehler anzusehen." Danach muß die Nachricht als besonders tragisch empfunden werden, daß am 30. November 1949 ein Arzt, der bei einer 16 Stunden vorher eingetretenen Glasscherbenverletzung der kleinen Zehe von der Serumgabe Abstand nahm, zu 9 Monaten Gefängnis wegen fahrlässiger Tötung verurteilt wurde.

Muß es uns nach diesen Erwägungen nicht als Fanfare klingen, wenn GLENN seinen Bericht mit dem Titel überschreibt: Wundstarrkrampf — eine vermeidbare Krankheit!

Unser Kongreß, bei dem seit Jahrzehnten Unfallmediziner und Versicherungsträger zu ersprießlicher Gemeinschaftsarbeit zusammentreffen, erscheint uns als das berufene Gremium, um der Einführung der ungefährlichen aktiven Tetanusimmunisierung Geltung zu verschaffen.

Deshalb haben wir die Schlußfolgerungen in Form einer *Resolution* zusammengefaßt, die der Versammlung zur Prüfung und gegebenenfalls Annahme vorgelegt wird:

1. Die aktive Tetanusschutzimpfung erweist sich als sichere und unschädliche Prophylaxe.
2. Die Berufsgenossenschaften werden gebeten, die aktive Immunisierung in die Leitsätze zur Unfallverhütung aufzunehmen.
3. Polizei- und Sportorganisationen erhalten erforderliche Aufklärung mit dem Ziel der Einführung der neuzeitlichen Methode.
4. Mit den zuständigen Behörden werden Verhandlungen angestrebt mit dem Ziel, bei Schulkindern ebenso wie gegen Diphtherie die aktive Impfung auch gegen Tetanus einzuführen.
5. Die Deutsche Gesellschaft für Unfallheilkunde wählt einen ständigen Arbeitsausschuß für die Tetanusfrage, dessen Vorsitzenden die Hinzuziehung von geeigneten Persönlichkeiten auch außerhalb des Mitgliederkreises obliegt.

W. di Biasi, Bochum: **Über Todesfälle nach Serumeinspritzungen.**

Für den Pathologen ist es mißlich, über Fälle berichten oder Fälle begutachten zu sollen, bei denen nicht eindeutige, bestimmte Befunde erhoben worden sind und die Todesursache auf sichere pathologisch-anatomische Veränderungen zurückgeführt werden kann. Man ist dann gezwungen, zu Deutungen und Vermutungen seine Zuflucht zu nehmen oder Erwägungen über funktionelle Störungen heranzuziehen, und begibt sich damit auf ein Gebiet, auf dem nicht nur der Pathologe weniger Erfahrungen hat, sondern auf dem auch vieles unsicherer ist als auf seinem sonstigen Arbeitsgebiet. Wenn ich trotzdem auf Anregung unseres Herrn Vorsitzenden zunächst über einen solchen Fall berichte, und zwar über einen Fall von Tod in anaphylaktischem Schock nach Serumeinspritzung, so geschieht das deshalb, weil der Fall für uns lehrreich gewesen ist und gerade auch für die Unfallheilkunde von großem praktischen Interesse zu sein scheint, ferner aber auch, weil derartige Fälle überhaupt nicht häufig sind, so daß ein einzelner kaum größere Erfahrungen auf diesem Gebiet sammeln kann. Allerdings sind solche Fälle den Pathologen nicht ganz unbekannt. Klinge hat kurz vor dem Ende des Krieges in einer Arbeit „Über die Pathologie der Impfschäden" aus dem Beobachtungsgut der Wehrmachtspathologen eine Reihe von derartigen Fällen zusammenfassend mitgeteilt. Die Arbeit ist in dem letzten vor dem Zusammenbruch herausgegebenen Heft von Virchows Archiv erschienen und daher vielleicht nicht überall gebührend bekannt und beachtet worden. Wir z. B. haben dieses Heft überhaupt nicht mehr erhalten, und mir ist die Arbeit daher erst jetzt, als ich mich mit dem vorliegenden Fall beschäftigen mußte, zur Kenntnis gekommen. Die Zahl der von Klinge mitgeteilten einschlägigen Fälle beträgt nur 7. Wenn man bedenkt, wie häufig Serumeinspritzungen bei der Wehrmacht aus den verschiedensten

Gründen ausgeführt worden sind, aus einem wie großen Menschenkreis die Wehrmachtspathologen ihre Erfahrungen sammeln konnten und daß ihnen kaum ein derartiger Fall zu entgehen brauchte, so kann man aus dieser niedrigen Zahl schließen, wie verhältnismäßig selten Todesfälle nach Serumeinspritzungen sind, so daß kaum ein Pathologe größere eigene Erfahrungen sammeln kann. Bei uns ist es der erste derartige Fall gewesen, den wir gesehen haben.

Es handelte sich um einen 36jährigen, ziemlich kleinen, aber sehr kräftigen Mann, der nach Angabe seiner Frau früher nie ernstlich krank war, im Jahre 1944 bei der Wehrmacht eine kleine Wunde am rechten Ringfinger bekam und deswegen kurze Zeit im Lazarett gewesen ist. Ob er dort eine Serumeinspritzung bekommen hat, wußte die Frau nicht. Es ist aber wohl mit Wahrscheinlichkeit anzunehmen. Dieser Mann hat am 30. 12. 1948 bei der Arbeit durch einen Schlag mit einer Hacke durch seinen Mitarbeiter eine kleine Verletzung auf dem re. Handrücken um 17.45 Uhr erlitten. Er suchte den Heildiener auf. Dieser stellte etwa ½ Stunde nach dem Unfall nach Entfernung des Notverbandes eine leichte Platzwunde auf dem re. Handrücken fest, jodierte und legte einen Sulfonamidpuderverband auf. Er verwies ihn dann in das zuständige Krankenhaus. Hier erschien er gegen 20 Uhr. Eine primäre Wundversorgung konnte nicht mehr vorgenommen werden. Die Umgebung der Wunde wurde daher wieder jodiert, Sulfonamidpuder in die Wunde gestreut und ein steriler Verband angelegt. Im Anschluß daran erhielt er eine Einspritzung von Tetanusantitoxin, und zwar 1,5 ccm Fermoserum intraglutäal. Der Mann wollte eigentlich überhaupt nicht feiern, erklärte sich erst nach ärztlicher Aufklärung über die möglichen Folgen bereit, einige Tage zu feiern, und verließ das Krankenhaus, um auf seinem Fahrrade nach Hause zu fahren. Wann er das Krankenhaus verließ, hat sich nicht mehr ganz genau feststellen lassen. Nach einer Lesart soll er noch um 21 Uhr im Krankenhaus gewesen sein. Die behandelnde Ärztin kann verständlicherweise den Zeitpunkt nicht genau angeben, wußte nur, daß die Behandlung nur kurze Zeit gedauert und daß der Mann danach sofort das Krankenhaus verlassen hat, wobei er einen gesunden Eindruck machte. Auf dem Nachhausewege, den er mit dem Fahrrade zurücklegte, mußte er an einer Zeche vorbei. Der Weg stieg eine Zeitlang an, verlief dann waagerecht. Kurz vor der Zeche wurde der Mann an einer Stelle, die etwa in 10 Minuten mit dem Fahrrade vom Krankenhaus zu erreichen ist, um 21.40 Uhr von einem zur Nachtschicht gehenden Bergmann auf der Straße neben seinem Fahrrade liegend gefunden. Er war kalt, hatte etwas Schaum vor dem Munde und gab keine Lebenszeichen von sich. Er wurde zur naheliegenden Zeche gebracht, und ein Arzt wurde geholt, der kurz nach 22 Uhr erschien. Er stellte fest, daß der Mann bereits tot war. Wiederbelebungsversuche hatten keinen Erfolg. Diese Vorgeschichte war bei der Abgabe unseres ersten Gutachtens nicht in allen Einzelheiten bekannt, ist vielmehr erst im Laufe langwieriger Ermittlungen in dieser Weise festgestellt und allmählich vervollständigt worden. Vor allem die zeitlichen Verhältnisse haben sich nicht mehr genau klären lassen. Der Tod dürfte, wie sich aus dem Ergebnis der Ermittlungen schließlich herausschälte, frühestens ½ Stunde, spätestens 1 ½ Stunden nach der Serumeinspritzung eingetreten sein.

Die Leichenöffnung wurde von uns am 31. 12. 1948, etwa 17—18 Stunden nach dem Eintritt des Todes, vorgenommen. Sie ergab keinen eindeutigen Befund, der als Todesursache anzusprechen war. Aus dem Leichenbefunde erwähne ich als wesentlich flüssig gebliebenes Blut im Herzen und in den Blutgefäßen, Erweiterung der re. Herzkammer, Blutreichtum aller Organe, besonders der Bauchorgane, starke Blähung der Lungen, die bei Öffnung des Brustkorbes nicht zurücksanken und sich vorn in der Mittellinie überlagerten, partielle Erhaltung des Thymus, einzelne Blutungen im Lungenfell der re. Lunge, eine ganz geringe alte abgelaufene Entzündung der Mitralklappe und eine ganz leichte Coronarsklerose. Die mikroskopische Untersuchung ergab keinen den Eintritt des Todes erklärenden bestimmten Befund.

In unserem 1. Gutachten haben wir ausgeführt, daß das Bild eines akuten Kreislauftodes bestand, ohne nachweisbare anatomische Ursache. An die Möglichkeit eines Todes im anaphylaktischen Schock wurde selbstverständlich von uns gedacht. Wir glaubten, einen solchen aber nicht mit Wahrscheinlichkeit annehmen zu können, und zwar einmal deswegen nicht, weil wir immer wieder plötzliche Todesfälle mit ähnlich negativem anatomischen Befunde sehen, bei denen ein Serumschocktod nicht in Frage kommt. Auch die Lungenblähung, ein beim Serumschocktod des Menschen immer wieder erhobener einigermaßen charakteristischer Befund, da die Lunge das hauptsächliche Schockorgan beim Menschen ist, schien uns nicht so ausgeprägt und so beweisend, daß wir einen Serumschocktod annehmen konnten. Wir glaubten das auch deswegen nicht tun zu können, weil wir der Meinung waren, daß beim Serumschock die Krankheitserscheinungen sofort oder in kurzer Zeit, höchstens etwa 10—15 Min. nach der Einspritzung, einsetzen, was offenbar im vorliegenden Falle nicht geschehen war. Wir glaubten daher mit größerer Wahrscheinlichkeit einen der schon erwähnten ungeklärten plötzlichen Todesfälle vor uns zu haben. Wir empfahlen, noch ein klinisches Gutachten einzuholen.

Als nächster Gutachter wurde zunächst Herr Professor BÜRKLE DE LA CAMP gehört. Er ließ eine Reihe von Ermittlungen anstellen, durch die, wie schon erwähnt, die Vorgeschichte erst noch vervollständigt wurde, nahm aber schließlich auch nicht mit Wahrscheinlichkeit einen Serumschocktod an.

Als weiterer Gutachter äußerte sich Herr Dr. WIEGAND von der inneren Abteilung des Krankenhauses „Bergmannsheil" Bochum. Er nahm mit Wahrscheinlichkeit einen Serumschocktod an. Er stützte sich dabei neben den Befunden eines akuten Herztodes besonders auf den Befund einer stärkeren Lungenblähung, nahm mit Wahrscheinlichkeit eine frühere Serumeinspritzung an auf Grund der im Kriege wegen einer Verletzung durchgeführten Lazarettbehandlung, wies aber auch darauf hin, daß auch bereits bei der 1. Einspritzung ein lebensbedrohlicher Zustand eintreten könne, bei sogenannten primärer Allergie, ferner darauf, daß der Mann Lymphatiker und damit wahrscheinlich vegetativ stigmatisiert war, daß auch bei Verwendung von Fermoserum ein Schockzustand auftreten könne und daß die Reaktion nicht sofort oder nach höchstens 10—15 Min. auftreten müsse, sondern auch noch nach 1 Stunde auftreten könne. Auf Grund der ganzen Unterlagen nahm er mit Wahrscheinlichkeit einen Serumschocktod an. Der ursächliche Zusammenhang des Todes des Mannes mit dem Unfall wurde daraufhin anerkannt.

Auf Wunsch von Herrn Professor BÜRKLE DE LA CAMP, der dem Fall große Bedeutung beimaß, wurde noch ein Gutachten eines auf serologischem Gebiet besonders erfahrenen Gutachters eingeholt, und zwar von Herrn Professor ELBEL, dem Direktor des Instituts für gerichtliche Medizin der Universität Bonn. Er kam auch zur Annahme eines Serumschocktodes. Aus seinem Gutachten führe ich folgende wichtige Darlegungen an: Der Tod des Mannes war innerhalb von mindestens $\frac{1}{2}$ und höchstens $1\frac{1}{2}$ Stunden nach der Serumeinspritzung eingetreten. Die Sofortreaktion nach Serumeinspritzungen kann unmittelbar oder wenige Minuten nach der Einspritzung, aber auch noch 1—2 Stunden nach der Einspritzung eintreten. Es gibt auch schwerste Sofortreaktionen bei erstmaliger Einspritzung. (KLINGE sagt dazu in seiner schon erwähnten Arbeit, daß bei primärer Allergie mehr tödliche Zwischenfälle vorkommen als bei erworbener.) Herr Professor ELBEL führte weiter aus, daß der anatomische Befund nicht streng spezifisch ist für einen Serumschocktod, bei der Unmöglichkeit einer anderen Erklärung aber im vorliegenden Fall ein Serumschocktod mit Wahrscheinlichkeit angenommen werden mußte. Herr Professor ELBEL verwies in diesem Zusammenhang auch auf den teilweise erhaltenen Thymus, dem er eine Bedeutung zuschrieb im Gegensatz zur Meinung zahlreicher Pathologen. Auf diese Frage hier einzugehen, würde zu weit führen.

Der vorliegende Fall ist, wie schon angeführt, der 1. Fall von Serumschocktod, den wir gesehen haben. Er war für uns in mehrfacher Hinsicht lehrreich. Bezüglich des anatomischen Befundes scheint mir wichtig, daß in einem solchen Fall der Lungenblähung offenbar doch eine größere Bedeutung bei der Diagnose zuzuschreiben ist, als wir zunächst glaubten, vorausgesetzt, daß die übrigen Bedingungen zur Annahme eines Serumschocktodes gegeben sind. Darunter verstehe ich nicht den Nachweis einer früher einmal vorgenommenen Serumeinspritzung. Vielmehr scheint mir besonders wichtig die Erfahrung, daß die Sofortreaktion bei Serumeinspritzung und auch der tödliche Serumschock nicht innerhalb weniger Minuten, sondern auch noch 1—2 Stunden nach der Einspritzung eintreten kann. Das war uns bei Abgabe des 1. Gutachtens nicht bekannt, und es scheint auch sonst nicht allgemein bekannt zu sein. In der Literatur, die mir, wie schon oben erwähnt, zunächst nur unvollständig und erst nachträglich eingehender zugängig wurde, ist aber diese Tatsache erwähnt, so daß der vorliegende Fall nichts Ungewöhnliches darstellt.

Praktische Folgerung aus einer solchen Beobachtung zu ziehen, ist in erster Linie Aufgabe des Klinikers. Ich möchte erwähnen, daß in einer im vorigen Jahre in der Deutschen medizinischen Wochenschrift erschienenen kurzen Arbeit von BEISHEIM mehrere Forderungen des Marburger Serologen Professor SCHMIDT erwähnt sind, u. a. die nach einer vor der Einspritzung vorzunehmenden Hautprobe. Auch wird man nach einer Einspritzung den betreffenden Menschen während der Zeit, in der der Schock noch auftreten kann, unter ärztlicher Beobachtung halten müssen. Dazu muß man natürlich wissen, wie lang diese Zeit im Höchstfall sein kann. Weitere Folgerungen zu erwähnen überlasse ich dem Kliniker.

Im Anschluß an diesen Todesfall im Serumschock darf ich vielleicht noch einen anderen Todesfall nach Serumeinspritzung erwähnen, der in das Gebiet der Serumkrankheit gehört. Er ist vor Jahren von uns beobachtet und bereits einmal von dem verstorbenen Dortmunder Chirurgen Professor SOMMER in dieser Gesellschaft erwähnt worden, da der Fall aus seinem Krankenhause stammte. Er hat damals auch eine Veröffentlichung des Falles angekündigt, ich habe sie aber nicht finden können. Es handelte sich um einen 61jährigen Mann, der am 9. 4. 1934 durch Quetschung zwischen 2 Wagen eine Kopfverletzung mit Zerreißung eines Ohres erlitten hat. Er kam sofort ins Krankenhaus. Hier wurde die Wunde versorgt und Tetanus-Antitoxin eingespritzt. Der Verlauf war zunächst unkompliziert. Leider sind die Akten über den Fall schon eingestampft, so daß ich mich nur auf den bei uns noch aufbewahrten Durchschlag unseres Gutachtens stützen kann, und offenbar sind nach unserem Gutachten noch Ermittlungen angestellt bzw. ein klinisches Gutachten eingeholt worden. Die Angaben, die ich machen kann, sind daher nicht ganz vollständig. Nach der Angabe der Witwe sind etwa 10 Tage nach der Operation am ganzen Körper Schwellungen aufgetreten mit Ausschlag am und im Munde, ferner Blasenbildung der Haut und Juckreiz. Der Mann soll in diesem Zustand 4 mal besinnungslos geworden sein. Zugleich traten Schmerzen im Leibe auf und wässeriger Durchfall, oft bestand Fieber. Nach Calziumeinspritzungen gingen diese Erscheinungen langsam zurück. Am 4. 5. 1934, knapp 4 Wochen nach dem Unfall, bei der Entlassung in die ambulante Behandlung klagte der Mann noch immer über Leibschmerzen und wässerigen Durchfall. Die Leibschmerzen wurden wieder schlimmer. Deswegen wurde er am 11. 5. 1934 wieder im Krankenhause aufgenommen. Der Leib war jetzt wenig aufgetrieben und etwas druckempfindlich, aber ohne Zeichen einer Bauchfellentzündung. Auf Diät gingen die Leibschmerzen zurück. Am 16. 5. 1934 stand der Mann auf. Am 21. 5. 1934 setzten erneut Beschwerden ein, die sich schnell steigerten und mittags das ausgesprochene Bild einer Bauchfellentzündung ergaben. Es wurde sofort operiert wegen Verdachtes auf ein durchgebrochenes Magengeschwür. Ein solches fand sich nicht. Dagegen fand sich in der Nabelgegend eine größere Eiterung, nach deren Entfernung eine kleine Öffnung im Dünndarm sichtbar wurde. Sie wurde vernäht. Daneben bestand eine ausgedehnte fibrinös-seröse eitrige Peritonitis. Am gleichen Abend trat der Tod ein.

Die Leichenöffnung wurde 2 Tage später vorgenommen. Sie ergab am Dünndarm 35 cm oberhalb der Klappe eine jetzt gut markstückgroße Öffnung in der Darmwand, die z. T. übernäht war. Offenbar war sie bei der Leichenöffnung durch weiteres Einreißen ihres Randes größer geworden, als sie ursprünglich gewesen war. Daneben fanden sich eine fibrinös-eitrige Peritonitis und Herdpneumonien. An der Stelle der Perforation fand sich im Darm ein etwa markstückgroßes, nicht ganz frisches unspezifisches Geschwür. Die·mikroskopische Untersuchung ergab ebenfalls, daß ein unspezifisches Geschwür vorlag, das nicht ganz frisch war, sondern etwa 4—5 Wochen alt sein konnte. Eine die Entstehung des Geschwürs erklärende Veränderung fand sich auch mikroskopisch nicht.

In diesem Falle haben wir, da der Mann früher nie Bauchbeschwerden gehabt hatte, dagegen im Zusammenhang mit der Serumkrankheit Leibschmerzen und Durchfälle aufgetreten sind, die dauernd bestehen blieben, bei der Serumkrankheit solche Erscheinungen auftreten können und wahrscheinlich am Darm ähnlich wie an anderen Schleimhäuten und der äußeren Haut Ödem und vielleicht Blutungen auftreten können, unter Umständen auch noch schwerere Veränderungen, wie Nekrosen oder nekrotisierend-eitrige Entzündungen, eine andere Ursache des Geschwürs nicht gefunden wurde und das Alter des Geschwürs etwa mit dem Beginn der Darmerscheinungen vor etwa 4—5 Wochen übereinstimmte, es für wahrscheinlich gehalten, daß im Rahmen der Serumkrankheit sich auch Darmveränderungen bei dem Mann entwickelt haben und auf ihrem Boden das Geschwür entstanden ist. Wir glaubten jedenfalls, das Darmgeschwür als Folge der Serumkrankheit ansehen zu sollen. Der Chirurg hat sich dieser Auffassung angeschlossen. Wir waren uns damals darüber klar, daß der Fall ungewöhnlich war und unsere Deutung keinesweges ganz sicher. Wir hielten aber diese Deutung für die wahrscheinlichste. In der schon erwähnten Arbeit von KLINGE findet sich ein Fall, der mit dem vorliegenden eine gewisse Ähnlichkeit hat. Auch hier traten nach einer wiederholten Seruminjektion Darmerscheinungen auf. Es wurde wegen eines subileusartigen Bildes eine Laparotomie vorgenommen. Bei der Leichenöffnung fand sich neben anderen Veränderungen oine ochr ochwcrc haemorrhagisch-leukoszytäre Gastroenteritis mit Gefäßwandnekrosen und Schleimhautgeschwüren. In unserem Fall dürften die Darmveränderungen nicht so schwer gewesen und auch wieder zurückgegangen sein bis auf das eine in die Bauchhöhle durchgebrochene Geschwür. Der in der Arbeit von KLINGE erwähnte Fall scheint mir jedenfalls unsere bereits 1934 gegebene Deutung unseres Falles zu unterstützen.

R. ANDREESEN, Soest: **Plötzliche Todesfälle nach Tetanus-Antitoxin-Serum-Einspritzung.**

Die *Häufigkeit* der Tetanus-Erkrankung überhaupt hat in den letzten Jahrzehnten nachgelassen und es besteht kein Zweifel daran, daß das zum größten Teil auf die guten Erfolge der primären Wundversorgung mit oder ohne Naht zurückzuführen ist, sowie auf die bisher durchgeführte *passive* Immunisierung durch Antitoxinserum. Die Erfahrungen des ersten Weltkrieges, über die FRANZ berichtete, beweisen den Wert der Prophylaxe, die Zahl der Tetanus-Erkrankungen ist nach systematischer Einführung anhaltend und überzeugend gefallen. Auch im zweiten Weltkrieg hat die passive Immunisierung ihren Nutzen unter Beweis gestellt. KUNTZEN stellte auf Grund seiner Erfahrungen fest, daß die Tetanuserkrankung praktisch nahezu ausgeschaltet sei, und daß die Serumeinspritzung unmittelbar nach der Verwundung die ,,besteingespielte prophylaktische Maßnahme in der Bekämpfung der Wundinfektion" überhaupt war. (Auf die Mitteilung über gehäuftes Auftreten von Tetanus-Erkrankungsfällen in der Normandie möchte ich in diesem Zusammenhang nur hinweisen, für das heutige Thema ist diese Mitteilung nicht bedeutsam.)

Trotzdem kann nicht übersehen werden, daß immer wieder über Versager bei der passiven Immunisierung berichtet wird, erst kürzlich berichtete KOOTZ über einen Fall, ebenso EHALT, der unter 50 000 Wundverletzungen 7 Tetanusfälle feststellte, von denen nur 1 (!) eine Seruminjektion erhalten hatte. Man hat aus diesen Mitteilungen gelernt, daß die passive Immunisierung nur verhältnismäßig kurze Zeit, und zwar nach den Erfahrungen des letzten Krieges nur 2—3 Wochen wirksam ist.

Im Gegensatz zu Deutschland haben die Amerikaner und besonders die Franzosen die *aktive* Immunisierung schon vor dem letzten Kriege empfohlen, Frankreich führte 1940 sogar einen allgemeinen Impfzwang ein. Die Erfolge der aktiven Immunisierung im zweiten Weltkrieg wurden als sehr gut bezeichnet. Aber auch hier war völlige Sicherheit nicht gegeben. Dagegen kann man als großen Vorteil die Tatsache hinstellen, daß die *Immunität wesentlich länger* anhält, und zwar bis *zu 2 Jahren* und daß die üblichen Begleiterscheinungen der Seruminjektion wegfallen.

Auch in Deutschland gab es eine zunehmende Anzahl Anhänger der aktiven bzw. Gegner der passiven Immunisierung. HÜBNER, EHALT, BÖHLER wiesen neben den Versagern auf die Tatsache hin, daß nur eine zeitlich begrenzte Immunisierung bestand, daß es Millionen sogenannter Bagatellfälle gab, bei denen keine Seruminjektion gegeben wurde, und daß es sehr viele praktische Ärzte auf dem Land gibt, die prinzipiell keine Antitoxinspritze geben. Das wesentlichste Argument war aber die Behauptung, daß die *Serumeinspritzung kein harmloser Eingriff* sei, und daß es trotz des hochgradig gereinigten *Fermoserums* (3000 Einh. in 5 ccm) nicht nur zu Exanthemen, Urticaria, sondern auch zu anaphylaktischen Schockerscheinungen und sogar zum plötzlichen Tode kommen kann. Erst im letzten Jahr hat sich auch TILLMANN gegen die passive Immunisierung ausgesprochen, weil sie unsicher und nicht ungefährlich sei, er empfiehlt ebenfalls die aktive Immunisierung.

Man hat den Eindruck, daß die Einführung des Fermoserums die Reaktionen der Haut oder auch die Schockerscheinungen nicht wesentlich beeinflußt haben. Daß die Schockerscheinungen, sei es infolge einer Anaphylaxie oder bei einer Allergie, aber *zum plötzlichen Tode* führen, dürfte zu den größten Seltenheiten gehören, und ich kann mich trotz großer Erfahrungen in den 18 Jahren meiner Tätigkeit am ,,Bergmannsheil" nicht an einen derartigen Fall erinnern.

Daß *Todesfälle* vermeidbar sind, dürften Ihnen die Berichte, die ich Ihnen jetzt geben möchte, beweisen. Einen Fall beobachtete ich selbst, zwei weitere wurden mir aus Nordrhein-Westfalen, einer aus Erlangen berichtet. Den betr. Kollegen bin ich für ihre Mitteilungen sehr dankbar.

In *allen 4 Fällen* handelte es sich um Jungens im *Alter* von 5, 6, 8 und 16 Jahren. Bei dem 8- und 16jährigen wurde eine Wundausschneidung vorgenommen, bei den beiden anderen handelte es sich um größere Hautschürfungen. In allen Fällen wurde nach früheren Seruminjektionen gefragt, ebenso nach Hautausschlägen, Asthma usw. Alle erhielten 3000 *Einheiten* (Behring), Serum vom Pferd. Der plötzliche Tod trat nach *10 — höchstens 20 Minuten* ein, und zwar klinisch unter dem Bild eines akuten Herztodes mit Schaum vor dem Mund.

Bei dem 8- und 16jährigen Patienten ergab erst die *Befragung der Angehörigen*, daß Bronchialasthma und Ekzembereitschaft in der Kindheit vorlagen; bei den beiden jüngeren Kindern erinnerten sich die Eltern *später* an eine vorausgegangene Serumeinspritzung vor Jahren!

Die *Obduktion* ergab: Hochgradige Blähung und kräftige Blutfülle beider Lungen, ausgedehnte petechiale subpleurale Blutungen über beiden Lungen, starke Einflußstauung der Vena cava superior ohne erkennbare Ursache, kräftiges Hirnödem.

Es handelte sich also augenscheinlich um akute *Herzkreislauf-Todesfälle*. Bei den beiden älteren Jungen kann man von einem *allergischen* Schocktod bei Ekzembereitschaft bzw. Asthma bronchiale, bei den beiden anderen Kindern im Alter von 5 und 6 Jahren von einem *anaphylaktischen* Schocktod nach vorausgegangenen Serumeinspritzungen sprechen. Gegenüber dem einverleibten artfremden Serum vom Pferd ist eine starke Überempfindlichkeitsreaktion eingetreten, die bei sogenannten „vegetativ stigmatisierten" Menschen zur abnormen Gefäßreaktion Veranlassung gaben. Infolge Reizung des Vagus kam es zum akuten *Vasomotorencollaps* mit plötzlichem Exitus.

Wenn man bei Kindern und Jugendlichen solche plötzlichen Todesfälle erlebt, ist man doch sehr beeindruckt, und man fragt sich

1. Kommen solche Todesfälle häufiger vor?
2. Sind sie zu vermeiden?

1. Ich erwähnte schon die großen Erfahrungen des „Bergmannsheil", bei denen man meines Wissens seit 1926 keinen Serumschocktod beobachtet hat. Gutzeit stellt das Verhältnis 1 : 100000 fest. Von den *Behring-Werken* erfahre ich, daß in den letzten Jahren dort etwa 10 Fälle von Serumschock vermerkt wurden, aber nur zum Teil mit tödlichem Ausgang. Es wäre sicher wichtig, Genaueres darüber zu erfahren, und es wäre zu begrüßen, wenn alle derartigen Fälle den Behring-Werken mitgeteilt würden. Wenn man bedenkt, daß die von mir berichteten Fälle aus ganz verschiedenen Gegenden Deutschlands stammen, wird man ohne weiteres behaupten können, daß es sich bei Serumschocktodesfällen um eine *ausgesprochene Seltenheit* handelt.

2. Lassen sich diese Zwischenfälle vermeiden?

Ich glaube diese Frage, soweit ich meine Beobachtungen zugrunde legen darf, bejahen zu können, soweit überhaupt menschliches Ermessen in Frage kommt. Und das ist auch im wesentlichen der Grund meiner Ausführungen. Alle 4 Fälle hätten nach unserer Erkenntnis am Leben bleiben können, wenn die betr. Patienten bzw. bei den Kindern die Angehörigen genaue Auskunft gegeben hätten über frühere Erkrankungen bzw. frühere Einspritzungen!! Das ist bemerkenswert, und man kann nur SCHMIDT-Marburg Recht geben, der immer wieder fordert, genaueste Anamnesen in Richtung früherer Injektionen oder früherer Erkrankungen aufzunehmen und in allen Zweifelsfällen lieber auf die Seruminjektion zu verzichten bzw. eine von SCHMIDT angegebene intrakutane Allergiereaktion vorzunehmen.

Die Unterlassung einer Injektion wäre in vorliegendem Falle zu verantworten gewesen. Das Tragische ist, daß in *allen* Fällen auf Befragung infolge Ungewißheit oder Vergeßlichkeit seitens der Patienten eine unrichtige Auskunft gegeben wurde.

Zusammenfassung.

Man wird also auch in Zukunft der passiven Immunisierung den Vorzug geben, neben exakter Wundversorgung sollte man die „Seruminjektion mit Auswahl", wie BÜRKLE DE LA CAMP sagt, durchführen. Man wird also nicht mehr schematisch bei jeder Wunde Tetanusprophylaxe treiben, sondern sich nach *Art und Herkunft* der Wunde richten, bei anatomisch völliger Ausschneidung der Wunde auf die Injektion verzichten. Entschließt man sich aber zur Prophylaxe, so darf man unter keinen Umständen die genaue Befragung des Patienten bzw. bei Kindern der Angehörigen vergessen, um bedrohliche und sogar tödliche anaphylaktische oder allergische Reaktionen zu vermeiden.

Die Leitsätze aus dem Jahre 1939 von KÖNIG, SCHMIEDEN, ZUR VERTH, MAGNUS, BÜRKLE DE LA CAMP und BÖHLER sind auch heute noch maßgebend, auf die passive Immunisierung kann man noch nicht verzichten, die eindrucksvollen Erörterungen HÜBNERS lassen aber keinen Zweifel daran, daß die aktive Immunisierung die Methode der Zukunft ist.

TILMANN, Oberhausen: Die heute übliche Art der passiven Serumprophylaxe bringt uns selbst bei gewissenhaftester Durchführung nicht mehr weiter, weil wir mit ihr die ungeheure Zahl der banalen Gelegenheitsverletzungen nicht erfassen können. Wollte man dies versuchen, so würde die Zahl der Serumschäden gefahrbringend ansteigen. Bei systematischen Beobachtungen am eigenen Material wurden in 3 aufeinanderfolgenden Zeitabschnitten von je 8 Monaten bei Anwendung des 600fachen Normalserums 6,2%, bei Anwendung der Methode nach SCHMITZ (Mischung mit Eigenblut) 7,9%, bei Anwendung von Fermoserum nur 0,6% Serumschäden festgestellt. Weitere Fortschritte sind nur von der aktiven Immunisierung zu erwarten. Ihre allgemeine Einführung von behördlicher Seite ist zunächst nicht zu erwarten. Es wird daher angeregt, die Impfung der Jungarbeiter von berufsgenossenschaftlicher Seite aus durchzuführen. Eigene Reihenimpfungen in Zusammenarbeit mit einzelnen Industriewerken haben bereits begonnen.

OESTERN, Bonn: Unter 30 Fällen von Tetanus, die in den letzten 20 Jahren in der Chirurgischen Univ.-Klinik Bonn beobachtet wurden, fand sich ein Versager der Serumprophylaxe bei Injektion von 2500 E Antitoxin am 2. und Erkrankung an Wundstarrkrampf am 10. Tage nach der Verletzung. In einem 2. Fall kam es 8 Wochen nach Verwundung und gleichzeitiger Injektion von 2500 AE Serum zu

einem Tetanus ohne größeren zwischenzeitlichen Eingriff. — Ein Todesfall wurde
20 Minuten nach Injektion von Tetanusserum bei einem 14jährigen Jungen beobachtet. Seit 4 Jahren wird daher nur noch fraktioniert injiziert und bei Verdacht
auf angeborene oder erworbene Eiweißallergie der Intracutan- oder Augentest vorgenommen. Die guten Resultate der Alliierten und der aktiven Immunisierung im
letzten Kriege lassen diese mindestens bei besonders gefährdeten Berufsgruppen
wünschenswert erscheinen.

BOSHAMER, Wuppertal/Barmen: Hinweis auf die von G. WOLFSOHN-Jerusalem
angegebene Methode zur Verhütung des Serumschocks (Tagung des Intern. College
of Surgeons, Padua, 27. 5. 50). Sie besteht in der vorherigen Infiltration der
Injektionsstelle mit Novocain-Adrenalin. Das Serum wird etwa 3—5 Minuten
später durch die noch liegende Injektionskanüle gegeben. Die Menge der Novocain-
lösung übersteigt dabei etwas diejenige des Serums.

Seit Anwendung dieser Methode an der Barmer Klinik (Juni 1950) wurde kein
Exanthem oder Zwischenfall mehr beobachtet. TRUINI-Rom benutzt Novocain-
zusatz auch bei Bluttransfusionen mit gleich guten Erfolgen in der Abwehr von
Nebenerscheinungen.

EICKHOFF, Duisburg: Aus der Literatur ist bekannt, daß der Serumschocktod
nach Sekunden und Minuten, aber auch noch nach 27 Stunden eintreten kann.
Zur Schockverhütung kann man am besten ein Narkoticum bzw. eine Narkose
anwenden, wie das Tierexperiment lehrt.

PERRET, München: Neue Rechtsprechung zur Frage der Duldungspflicht von
Tetanus-Antitoxin-Injektionen: Radfahrer wird von einem Auto angefahren und
erleidet eine tiefe Rißquetschwunde am Handrücken. Behandelnder Arzt hält
Tetanus-Antitoxin-Injektion für notwendig, der Verletzte widersetzt sich dieser,
weshalb sie unterlassen wird. Tetanus bricht aus, nach 10 Tagen Tod. Witwe verklagt den Arzt auf Schadenersatz, weil die Einspritzung hätte erzwungen werden
müssen. Das Gericht stellte fest, daß der Arzt in einem solchen Falle die Einspritzung
nicht erzwingen kann. Ein Anspruch der Witwe gegen den Autohalter wurde ab-
schlägig beschieden, weil der Verstorbene der Verpflichtung der Schadensminderung
nicht nachgekommen sei, der Einspritzung er sich hätte unterwerfen können.

BAUMANN, Langenthal-Bern: Nachdem ich mich 30 Jahre mit dem Problem der
Tetanusprophylaxe beschäftigt habe, habe ich den von Herrn HÜBNER hier vertretenen Grundsätzen nichts beizufügen. In meiner ersten selbständigen Tätigkeit
war ich Landarzt. Die große regionale Verschiedenheit in bezug auf die Häufigkeit
des Tetanus ist bekannt. In meinem Wirkungskreis war der Tetanus sehr häufig.
In getreuer Erfüllung der damals gültigen Lehre spritzte ich beim geringsten Verdacht prophylaktisch Serum. Man kann aber einem Fußballspieler, der sich alle
8 Tage leichte, erdinfizierte Wunden zuzieht, nicht jedesmal Serum spritzen. In
kurzer Zeit hatte ich mein ganzes Dorf so durchsensibilisiert, daß ich wegen der
Gefahr von Serumzufällen meine Serumprophylaxe auf dringlichste Fälle ein-
schränken mußte. Ich bin glücklich festzustellen, daß die Gefahren der Anaphylaxie
und der Allergie endlich in ihrer Bedeutung anerkannt sind. Außer den hier zur
Mitteilung gelangten Folgezuständen ist noch auf die akute Endarteritis, die
BERBLINGER beschrieben hat, hinzuweisen. — Mit der Serumprophylaxe erreichen
Sie einen 8—10 Tage dauernden, relativen Schutz und setzen eine lebenslängliche
Allergie. Mit der aktiven Impfung wird ein jahrelanger Schutz ohne Allergie
erreicht. Die Aufwertung ist nach Jahren leicht zu erzielen mit einer Wiederholungs-
impfung. Der Antitoxintiter kann auf die Weide eines Serumpferdes getrieben
werden, doch ist das sehr überflüssig. Die Serumprophylaxe erreicht Titerwerte
von etwa 0,2 Einheiten pro ccm Blut; die aktive Impfung vermittelt dem Geimpften
leicht mehrfache Werte, ja bis zu 10 und weit mehr Einheiten. Angesichts dieser
Tatsachen liegt unsere Pflicht zutage.

BÜRKLE DE LA CAMP, Bochum: Ich danke den Vortragenden und Ausspracherednern, besonders aber Herrn HÜBNER, der uns ein wirklich weitumfassendes
Referat mit kritischer Stellungnahme zur Frage der Tetanusschutzimpfung gehalten hat. Seine Darlegungen zwingen uns zu der Einsicht, daß die Einführung
der aktiven Tetanusschutzimpfung in Deutschland eine Notwendigkeit ist. Ich

persönlich werde Herrn Hübner in seinen Bestrebungen tatkräftig unterstützen und glaube, daß die Deutsche Gesellschaft für Unfallheilkunde, Versicherungs- und Versorgungsmedizin dies in ihrer Gesamtheit auch tun wird. Die Resolution werde ich an den Herrn Bundesinnenminister weiterleiten. Wir werden gleich nach der Tagung darangehen, einen Arbeitsausschuß für die Tetanusfrage mit geeigneten Ärzten zusammenzustellen, um der aktiven Tetanusschutzimpfung im deutschen Bundesgebiet den Weg zu bahnen. Herrn Hübner beglückwünsche ich dazu, daß seine über lange Jahre ausgedehnte unausgesetzte Arbeit auf diesem Gebiet nun zu diesem schönen Ziel geführt hat.

Zu der Bemerkung von Herrn Perret füge ich hinzu, daß im „Bergmannsheil", Bochum, jeder Verletzte, der die Verabreichung der Tetanusschutzimpfung verweigert, diese Weigerung auf einem „Verzichtschein" durch Unterschrift bekunden muß. Wenn die aktive Tetanusschutzimpfung eingeführt ist, muß zweckmäßigerweise jeder Geimpfte ein Zeichen (Tätowierung?) tragen, so daß man auch bei dem bewußtlos eingelieferten Verletzten erkennen kann, ob er geimpft ist oder nicht.

L. Kreuz, Tübingen: **Anpassung und Gewöhnung.**

I. Einige Vorbemerkungen, die wir zum Verständnis des Wesens der Anpassung für wichtig halten.

Anpassung ist ein biologisches Geschehen, das den pflanzlichen oder tierischen Organismus befähigt, veränderte Leistungsanforderungen zu erfüllen und es ihm ermöglicht, auch bei bleibenden veränderten Umweltsbedingungen oder bleibenden Organveränderungen weiterzubestehen.

Die Anpassungsvorgänge tragen in der Regel physiologischen Charakter, aber auch pathophysiologische und pathologische Vorgänge werden am Organismus hierbei beobachtet.

Der Zeitpunkt des Beginns der Anpassungsvorgänge überschneidet sich häufig mit dem eigentlichen Heilgeschehen. Heilgeschehen und Anpassungsvorgänge fallen dann für eine bestimmte Frist zusammen. Die Anpassungsvorgänge überdauern aber das eigentliche Heilgeschehen.

Nicht selten erfahren und benötigen die Anpassungsvorgänge eine Unterstützung durch fremde Hilfe oder Hilfsmittel.

Als ursächliche Momente der Anpassung unterscheiden wir: Veränderungen der Umwelt und Veränderungen der Eigenwelt.

Die *Veränderungen der Umwelt* greifen von außen her in die Lebens- und Existenzbedingungen des Organismus ein und lösen dadurch jene reaktiven Vorgänge am bzw. im Lebewesen aus, die wir als Anpassung bezeichnen. Wir nennen sie im folgenden *umwelt*bedingte Anpassung.

(Als Beispiel für die Mannigfaltigkeit und Größe dieses Gebietes verweise ich nur auf die Reaktion, der alle lebenden Organismen bei Klimawechsel unterliegen, und auf die bei Menschen eintretenden verschiedenartigen Organreaktionen entsprechend den wechselnden körperlichen Anforderungen durch Beruf und Sport.)

Zu den *Veränderungen der Eigenwelt* gehören die *bleibenden* Veränderungen oder Störungen der Funktion bestimmter Organe, die sich aus mannigfachsten Gründen (z. B. Krankheit, Unfall) zu einem Zeitpunkt des Lebens ergeben. Sie bedingen vom Organismus her die Notwendigkeit einer Anpassung, ohne daß sich die Umweltsverhältnisse geändert haben. Wir sprechen deshalb hier von einer *eigenwelt*bedingten Anpassung. Das Gebiet der eigenweltbedingten Anpassungsnotwendigkeiten und -vorgänge ist gleichfalls außerordentlich groß. Art und Umfang sind ebenso wie der Charakter dieser Störungen äußerst mannigfaltig.

Wenn wir weiter bedenken, daß Veränderungen der Umwelt sich mit Veränderungen der Eigenwelt verflechten und engste Verbindung aufweisen können, so lassen die bisherigen Hinweise bereits erkennen, wie schwer das Wesen und die Gesetze der Anpassung auf eine einfache Formel zu bringen sind.

Um bei einem solchen Versuch nicht ins Uferlose zu geraten, werden wir bei unserer Besprechung der Anpassungsfähigkeit lebender Organismen auf Beispiele aus der Pflanzenwelt verzichten. Zwei fundamentale Erkenntnisse müssen aber dennoch Erwähnung finden.

Die pflanzlichen Reaktionsvoraussetzungen und -vorgänge besitzen hinsichtlich ihrer Grundbedingungen zweifellos viele Gemeinsamkeiten mit dem tierischen Organismus. In einem entscheidenden Punkt unterscheiden sie sich aber von dem reaktiven Geschehen des menschlichen Organismus: *Im Leben der Pflanze fehlt jeder psychische Faktor, der bei den Anpassungsvorgängen bei Mensch und Tier eine überaus wichtige Rolle spielt.*

Ferner wissen wir, daß *Anpassungsvorgänge,* die im pflanzlichen und tierischen Leben zur *Höherentwicklung bestimmter Eigenschaften* führen, *gleichzeitig* die *Verkümmerung,* ja *Vernichtung bestimmter anderer Eigenschaften mit sich bringen.* Trifft diese Voraussetzung auch für die Anpassungsvorgänge am Menschen zu, so *besitzt jede Anpassung in der Natur ein doppeltes Gesicht*, und die Anpassung wäre für das Lebewesen nur z. T. ein nützlicher, zum anderen Teil aber schädlicher Ausweg, dessen es sich bedient, um unter veränderten äußeren oder inneren Lebensbedingungen seine Aufgaben zu erfüllen bzw. seine Existenz weiterführen zu können. Hierüber wird noch zu sprechen sein.

II. Anpassung und Gewöhnung beim Menschen.

Unsere Ausführungen sind heute im besonderen darauf abgestellt, jenes Geschehen aus dem großen Reich der in der Natur sich in jedem Augenblick und überall abspielenden Anpassungsvorgänge näher zu betrachten, das wir als Anpassung und Gewöhnung bei veränderten Lebensverhältnissen des Menschen bezeichnen. Die Gewöhnung stellt sich für uns begrifflich als der endliche Abschluß der Anpassungsvorgänge dar. Die Gewöhnung bedeutet in allen Fällen den Gipfelpunkt des Anpassungsgeschehens, über sie hinaus ist eine weitere Anpassung an die gegebenen Veränderungen nicht möglich. Sobald kein weiterer und besserer An- und Ausgleich mehr zu erwarten ist, setzt die Gewöhnung ein. An die Stelle des Geschehens (der Anpassung) ist ein Zustand (die Gewöhnung) getreten. Wir werden noch erörtern, ob und inwieweit mit der Gewöhnung nun in der Tat ein Dauerzustand erreicht ist.

Aus dem großen Bereich der Anpassungsvorgänge am menschlichen Organismus sollen hier nur jene wichtigen Selbsthilfereaktionen der Natur betrachtet werden, die beim Menschen nach *Änderung der knöchernen Form und Einschränkung der Funktion seiner Haltungs- und Bewegungsorgane erfolgen.* Wir betreten damit ein praktisch sehr bedeutsames Gebiet. Haben doch die großen Kriege unseres Jahrhunderts und die fortschreitende Industrialisierung zahllosen Menschen Schäden in diesem Organbereich zugefügt. Pathologisch-anatomisch rechnen zu den *Änderungen der normalen Skelettform alle* (d. h. auch die unwesentlichen) *angeborenen oder erworbenen Abweichungen der normalen Form bis* zu den schweren und schwersten angeborenen oder erworbenen *Defekten* des *Skeletts.*

Pathologisch-anatomisch rechnen zu den *Einschränkungen der normalen Funktion die angeborenen oder erworbenen Änderungen der normalen muskulären Funktion* auf spastischer oder paralytischer Grundlage und die *Änderung der normalen Gelenkfunktion* auf Grund entzündlicher oder traumatisch bedingter Schädigung der Gelenkbestandteile (Änderung der Gelenksubstanz). Das Gebiet der Änderung der Skelettform erstreckt sich von der kleinsten Formveränderung über die Teildefekte bis zu den Fällen des Totalverlustes eines oder mehrerer Glieder.

Das Gebiet der Einschränkungen der normalen muskulären Funktion beginnt bei der geringsten Störung der muskulären Betätigung und endet bei der völligen aktiven Gebrauchsunfähigkeit eines oder mehrerer Glieder. Das Gebiet der Einschränkung der normalen Gelenkfunktion beginnt bei leichten Kontrakturen und Bewegungseinschränkungen des Gelenkes und endet bei der knöchernen Ankylose.

III. Fremde Hilfen und Hilfsmittel.

Bevor wir weiter über die Art und den Verlauf der Anpassung im Bereich der Haltungs- und Bewegungsorgane und über ihre Bedeutung als Selbsthilfemaßnahmen der Natur sprechen, wären noch einige Ausführungen über die eingangs erwähnten fremden Hilfsmittel und Hilfen nötig, die bei den Anpassungsvorgängen auf dem hier zu besprechenden Organgebiet eine Rolle spielen. Die Aufgabe jeder fremdtätigen Hilfe liegt darin, möglichst günstige Voraussetzungen für den Verlauf und den Erfolg der natürlichen Selbsthilfebestrebungen zu schaffen. Ihr eigentlicher Sinn bleibt in jedem Fall, die natürlichen Anpassungsvorgänge wirkungsvoll zu unterstützen und anzuregen (intensivieren). Wir werden uns aber bewußt bleiben, daß wir ausschließlich Zubringer- und Handlangerdienste leisten, die die Vollkommenheit des Ergebnisses beeinflussen können und solchen Erfolg auch bis zu einem gewissen Grad erreichen. Die entscheidende Arbeit führt die Natur in ihrer Werkstatt stets allein durch. So gesehen begreifen wir leicht die begrenzte Wirkung jeder Fremdhilfe.

Wir unterscheiden eine sachliche und eine persönliche fremde Hilfe. Der *Personenkreis*, der einen Einfluß auf die Anpassungsvorgänge der Natur und ihr Gelingen beim Menschen zu nehmen vermag, reicht vom Arzt bis zu allen an der Krankenpflege beteiligten Personen, vom Berufsfürsorger und Berufsberater bis zur seelischen, geistigen und geistlichen Betreuung.

Die *sachliche Hilfe*, die den Vorgang der Anpassung im einzelnen zu fördern vermag, reicht von der primitivsten Stelze bis zur vollkommensten Prothese, von der einfachsten Schiene bis zum vollkommensten Apparat, von der primitivsten Änderung am Griff des Handwerkszeuges bis zur sinnvoll erdachten ergänzenden „Anpassung" der Maschine!

IV. Antrieb, Verlauf, Art und Erfolg der natürlichen Anpassung.

Wir kommen nunmehr zu einer Übersicht der komplizierten Vorgänge, die die Natur selbst zum Ausgleich und zur Anpassung an einen Schaden unternimmt. Wir nennen sie die natürliche Selbsthilfe

Wir vermerkten bereits die Tatsache, daß wir es beim Anlaufen des Anpassungsgeschehens ebenso wie bei seiner Weiterentwicklung keineswegs nur mit einem körperlichen (physiologischen) Vorgang zu tun haben. Jeder Anpassungsvorgang spielt sich vielmehr in engster Verbindung mit einem seelischen (psychologischen) Geschehen ab. Seelisch und körperlich

gehen die Anpassungsvorgänge im Bereich des Gebietes der Haltungs-
und Bewegungsorgane fundamental und allgemein auf die Notwendigkeit
und den Trieb der Aufrechterhaltung der Existenz zurück. Bei allen
ernsteren Erkrankungen und sonstigen Schädigungen im Bereich des zur
Erörterung stehenden Organsystems ist die Gefahr schwerer funktioneller
Einbußen für das Individuum gegeben, die seine Existenz bedrohen
können. Deshalb ist es stets das Ziel des Organismus, eine hier entstandene Minderwertigkeit so vollkommen wie möglich gutzumachen oder
zumindest einen Ersatz für verlorene körperliche Fähigkeiten zu finden,
um das Leben trotz der gegebenen Einschränkung weiterführen zu
können. Die Kräfte, die hierbei mitwirken, sind biologisch gesehen
zweifellos in vielem mit jenen Kräften identisch, die auch das Heilgeschehen antreiben, bzw. an ihm mitwirken und es zu entscheiden vermögen. Nur sind die Heilungsvorgänge großenteils speziell auf die Bekämpfung des akuten Schadens und akuten Notstandes ausgerichtet,
während wichtigste Abschnitte des Anpassungsgeschehens noch jenseits
des eigentlichen Heilgeschehens zur Wirkung gelangen. Der Übergang
vom Heilgeschehen im engeren Sinne zu dem reinen Anpassungsgeschehen ist fließend. Nach außen hin ist das Ende des Heilungs-
geschehens für den Arzt durch das Aufhören jeden therapeutischen Be-
einflussungsversuches gekennzeichnet. Jenseits der Schranke aller
Therapie nimmt dann mit den Erfordernissen des Alltags — insbesondere
bei der Wiederaufnahme der beruflichen Tätigkeit — das Anpassungsgeschehen seinen Fortgang. Es besitzt sein eigenes Gesicht und seine
eigenen Gesetze.

Die Gewöhnung wurde bereits als Gipfel und Abschluß des Anpassungsgeschehens von uns charakterisiert. Sollte ich das Wirken des
Heilgeschehens und des Anpassungsgeschehens in einem Bilde verständlich machen, so möchte ich sagen: Der akute Schaden, der im oder am
Organismus durch Krankheit oder Gewalteinwirkung entsteht, gleicht
dem Brand, der durch Blitzstrahl (umweltbedingt) oder durch Selbst-
entzündung (eigenweltbedingt) in einem Industriewerk (Organismus)
zum Ausbruch kommt. Die Heilungsvorgänge sind dann mit der Werk-
feuerwehr zu vergleichen, deren Tätigkeit das Umsichgreifen des akuten
Brandes zu bekämpfen und das Feuer zu löschen hat. Ist es der Wehr
gelungen, den Brand zu löschen, so beginnt bereits mit den Aufräumungs-
arbeiten die wichtige Aufgabe der Werksleitung durch Umorganisation
(Heranziehen von Aushilfen und Reserven), den Fortgang der Produktion
behelfsmäßig zu sichern. In gleicher Weise wie hier der Betrieb eines
Werkes aufrechterhalten wird, ist es das Wesen der Tätigkeit der Anpassung im menschlichen Körper, durch Heranziehen von Reserven und
Aushilfen dem Organismus die Fähigkeit zu geben, weiterhin betriebs-
(existenz-)fähig zu bleiben, auch wenn kein Wiederaufbau zerstörter Teile
zunächst oder für die Dauer möglich ist.

Mit diesem Gleichnis erscheinen uns die Anpassungsvorgänge und ihre
Beziehungen zum Heilgeschehen schematisch verständlich gekennzeichnet. Der Erfolg des Anpassungsgeschehens ist praktisch sichtbar und
meßbar. Die vorstehenden Ausführungen wiesen bereits darauf hin, wie

außerordentlich stark, ja ausschlaggebend seelische Vorgänge bei den Anpassungsgeschehen des Menschen mitbeteiligt sind. Den Verlauf und Erfolg der Anpassung entscheiden somit nicht nur die bekannten gegenständlichen Faktoren 1. der Art und Größe des Schadens, 2. der Art und Größe der physischen Regenerationskraft des Organismus, 3. der Art und Größe der geleisteten Fremdhilfe. Zusätzlich müssen wir noch die Wirkung wesentlich schwerer erfaßbarer, aber deshalb gleichwohl außerordentlich wirksamer psychischer Faktoren für den Verlauf und den Erfolg der Anpassung berücksichtigen. Wir unterscheiden hierbei 4. Art und Größe des Umweltzwanges, 5. Art und Größe des inneren Dranges.

Als *Umweltzwang* bezeichnen wir jene Antriebskräfte der Seele, die sich z. B. aus der Sorge um die Existenz, aus äußeren wirtschaftlichen Nöten entwickeln und eine beschleunigte Anpassung des Verletzten verlangen. Unter dem *inneren Drang* verstehen wir das psychologische Bedürfnis jedes Individuums, eine eingetretene körperliche Minderwertigkeit wettzumachen bzw. auszugleichen, kurz: den Drang zur Wiedererlangung der alten Persönlichkeit. Wir werden später sehen, daß beide psychischen Faktoren durchaus nicht immer getrennt, sondern oft gemeinsam und eng verflochten als Antriebskräfte wirken. Hier genügt zunächst die Feststellung, daß der Erfolg und der Verlauf der Anpassung von mehreren, untereinander sehr verschiedenen Faktoren bestimmt wird. Diese Feststellung erklärt die alltägliche Beobachtung, daß sich bei einem völlig gleichartigen Schaden und einer völlig gleichartigen körperlichen organischen Reaktionsfähigkeit und selbst bei gleichen Fremdhilfefaktoren (gleichartiger Behandlung) dennoch die verschiedenartigsten Anpassungserfolge finden. Begreiflicherweise ist eine genaue Zergliederung und klare Abgrenzung all dieser Faktoren im Einzelfalle sehr schwierig, ja oft unmöglich. Wollten wir eine solche Zergliederung vornehmen, so gehörte neben der körperlichen auch eine genaueste seelische Analyse hierzu, ebenso wie hinreichende Kenntnisse von den Einflüssen der Umwelt, die sich bei dem Anpassungsgeschehen jeweils ausgewirkt haben.

Wir wollen keinesfalls mißverstanden werden. Selbstverständlich bleibt die physische Komponente in allen Fällen richtunggebend für die Größe des Gelingens der Anpassung. Sie ist das Fundament, auf dem der Organismus die Anpassung aufbaut. Daß eine organische Anpassung auch ohne psychische Komponente durchgeführt werden kann, beweisen die Beobachtungen aus dem Pflanzenreich. Ebenso zweifellos ist aber beim Menschen in vielen Fällen die Größe der psychischen Restitutionsbereitschaft mitbestimmend für die Geschwindigkeit und Vollkommenheit des eigentlichen Anpassungsgeschehens. Endlich ist es ebenso selbstverständlich, daß auch der Regeneration ihre natürlichen *physiologischen Grenzen* gezogen sind. Über eine bestimmte Größe hinaus kann trotz der besten psychischen Restitutionsbereitschaft keine Anpassung an den erlittenen Schaden oder keine Gewöhnung an den Verlust erfolgen. Die Anpassungsversuche enden im Verzicht! Immerhin bleibt es bewundernswert, wie schwere Verluste bei günstigen psychischen und physischen Voraussetzungen kompensiert werden, und wie große Fähigkeiten zur Anpassung dem menschlichen Organismus im ganzen eigen sind.

V. Die psychischen Faktoren.

Wir müssen nun etwas ausführlicher bei den psychischen Faktoren verweilen, wobei es aber nicht meine Aufgabe sein kann', das Wesen der Psychologie der Anpassung erschöpfend klarzulegen.

Zunächst ein Wort zu den konstitutionellen Grundlagen und Verschiedenheiten. Es ist verständlich, daß der Impuls des Anpassungsgeschehens von der Stärke und Größe des Eigenwillens des geschädigten Individuums abhängt. Die engen Verflechtungen zwischen physischer und psychischer Reaktionsfähigkeit sind aus zahllosen Beobachtungen der Kriegs- und Nachkriegszeit bekannt. Wir haben über sie bereits 1943 berichtet. Entsprechend den verschiedenartigen Konstitutionstypen ist auch eine konstitutionell verschiedene Basis der seelischen Reaktionsfähigkeit festzustellen. Ganz allgemein ist zu sagen, daß der Eintritt oder das Vorliegen einer körperlichen Minderwertigkeit bei *psychisch regen* Menschen eine stärkere Reaktion auslösen und wichtige Kraftquellen für die Beseitigung der bestehenden Störung erschließen kann, während bei psychisch *trägen Menschen* diese Reaktion wesentlich geringer bleibt, ja oft völlig vermißt wird. Unter den wirksamen psychologischen Antriebskräften unterschieden wir zwei Gruppen: Jene seelischen Kräfte, die durch äußere Schwierigkeiten in Gestalt irgendeines Zwanges ausgelöst werden und seelische Kräfte, die aus einem inneren Drang, d. h. dem seelischen Bedürfnis nach Wiedererlangung der alten Fähigkeiten entspringen. Zu der ersten Gruppe gehören Sorgen, die (z. B. als drohender Stellungsverlust) aus der Furcht vor einer die Familie gefährdenden Not geboren werden. Sie wirken als Zwang auf den Verletzten, so schnell und vollkommen wie möglich die vorhandene körperliche Schädigung zu überwinden. Derartige Sorgen können deshalb die Intensität der Anpassungsvorgänge beschleunigen, bzw. sie vermehren helfen, doch dürfen wir nicht übersehen, daß der aus solchen äußeren Nöten geborene Reiz keineswegs nur positive Wirkungen auf das Anpassungsgeschehen ausüben kann, er unterliegt dem bekannten biologischen Grundgesetz der Umkehr und wirkt in zu starker Dosierung nicht mehr fördernd, sondern lähmend auf den Verletzten. Im allgemeinen ist zu sagen: Für den geistig gesunden Verletzten ist normalerweise das Bemühen und die Verpflichtung, für seine Familie zu sorgen, ein Ansporn, so schnell wie möglich die Wiedergutmachung seiner Behinderung, d. h. die Anpassung an den entstandenen Schaden zu erlangen, um seinem Beruf wieder nachzugehen. In solchen Sorgen und Streben liegt ein wertvoller Ansporn für körperliche Genesung und ein positiver, die körperliche Anpassung fördernder Reiz. Bei vielen körperlich Schwerverletzten konnten wir aber beobachten, daß sie von den Gedanken an die sich auftürmenden wirtschaftlichen und Berufsschwierigkeiten geradezu erdrückt wurden. Sie glaubten nicht daran, später für die Familie wieder sorgen und ihrem Beruf nachgehen zu können. Diesen überstarken Zweifeln folgt sehr schnell die Verzweiflung, die Vorstellung eines unwiederbringlichen Verlustes körperlicher Fähigkeiten, die Furcht vor dem hieraus drohenden Existenzverlust belastet den Verletzten so schwer und stimmen ihn so

weit herab, daß er jede Mitarbeit an den körperlichen Anpassungsver-
suchen als zwecklos empfindet, sie verweigert oder sie zumindest so lässig
betreibt, daß sie unwirksam bleiben. Der von der Umwelt ausgehende
Reiz in Gestalt der Existenzsorgen erweist sich hier nicht mehr als
fördernd, er ist überstark geworden und wirkt deshalb lähmend auf den
Verletzten. Es gibt verschiedene weitere von der Umwelt ausgehende
Antriebskräfte, die an sich eine Förderung des Anpassungsgeschehens
herbeiführen, aber in zu starker Dosierung den Willen schädigen und
sogar lähmen. Das angeführte Beispiel mag als Beweis genügen.

Über die konstitutionell verschiedene Empfänglichkeit des einzelnen
Verletzten für diese psychologischen Reize und die wechselnde Stärke
in der Fähigkeit zur Reizbeantwortung ist das Erforderliche bereits
gesagt.

Es wäre noch zu erörtern, ob eine dem Anpassungsgeschehen abträg-
liche Wirkung von uns vorausgesehen und wie ihr durch „Fremdhilfe"
begegnet werden kann. Die erschöpfende Beantwortung dieser Frage
würde ein ganzes Kapitel für sich beanspruchen. Obwohl eine solche
Besprechung uns am Ende eine tiefe Erkenntnis unserer ärztlichen psychologischen Fehler zu vermitteln vermöchte, müssen wir uns hier auf kurze
Hinweise beschränken. Doch lassen auch diese bereits erkennen, wie oft
wir es an der nötigen psychologischen Einsicht gegenüber unseren Verletzten fehlen lassen. Daß wir in allen Fällen den besten Willen dem
Helfer zubilligen müssen, versteht sich von selbst. Es genügt aber nicht,
daß der geistige und geistliche Berater, der Arzt, Berufsfürsorger und
Pfarrer *selbst* besten Willens ist. Das Ziel und der Zweck seines Handelns
bleibt, den *Verletzten* beim möglichst besten und tatkräftigsten Willen
zu erhalten. Wir müssen uns deshalb bewußt bleiben, daß wir unser Verhalten und Tun so einrichten, daß der Verletzte auf keinen Fall in jene
gefährliche Apathie versinken kann, die ihm den Glauben an eine Zukunft aus eigener Kraft nimmt. Hierzu gehört zunächst einmal, daß der
Verletzte den Glauben an uns selbst und an die Wahrhaftigkeit unserer
Versprechungen bewahrt. Wir dürfen deshalb als Ärzte niemals zu viel,
und auch nicht zu wenig versprechen. Andererseits muß auch der Berufsfürsorger und Geistliche sich bewußt bleiben, daß die von ihm gegebenen
praktischen und ideellen Hilfen maßhalten sollen und die Ansprech-
barkeit des Verletzten zu berücksichtigen haben. Ebensowenig, wie
der Verletzte von seinen Sorgen erdrückt werden darf, ebensowenig
darf er keinesfalls ausschließlich das Objekt fremder Liebestätigkeit
werden. *Sein Wille zur positiven Mitarbeit bei der Einebnung aller Schwierigkeiten muß erhalten bleiben.* Dem Verletzten den Glauben an seine
Zukunft zurückzugeben, ist keineswegs gleichbedeutend mit dem Bemühen, dem Verletzten alle Sorgen abzunehmen. Diese kurzen Sätze
lassen erkennen, wie großes Feingefühl, menschlicher Takt und psycho-
logisches Verständnis von allen Helfern verlangt wird. Es sind nicht nur
alle Aufdringlichkeiten zu vermeiden, es muß auch bei den Hilfsmaß-
nahmen selbst so umgegangen werden, daß nicht zuviel des Guten getan
und damit das Gegenteil dessen erreicht wird, was beabsichtigt ist. Wir
erleben sonst eines Tages, daß wir den Verletzten in seinem Eigenwillen

nicht gefördert, sondern die verbliebenen Reste dieses Eigenwillens zerstört haben. Wird kein Maß gehalten, so ergeben sich die gleichen schwerwiegenden Folgen in Gestalt eines Verlustes des Eigenwillens, wie wir ihn auch sonst nach jahrelangem Krankenhausaufenthalt gelegentlich beobachten.

Wir alle kennen jene unglücklichen Einzelfälle, in denen ein an sich bis dahin durchaus arbeitswilliger und lebensfroher Mensch im Anschluß an einen längeren Krankenhausaufenthalt, der ihn ausschließlich zum Objekt fremder Pflege und Liebestätigkeit machte, in eine so schwere Passivität versinkt, daß er sich aus ihr überhaupt nicht mehr aufraffen und zum eigenen Wollen und aktiven Handeln zurückfinden kann. Die beste und vollkommenste Pflege schlägt den Willen und die Psyche des Verletzten unheilbar, wenn sie ihm jedes eigene Denken und Sorgen abnimmt. Deshalb bleibt es unsere vornehmste Pflicht, bei *jeder* Hilfetätigkeit die großartigen Kräfte des Eigenwillens, die den wertvollen Kern der Persönlichkeit jedes Menschen darstellen, zu erhalten und zu pflegen. Ich darf in diesem Zusammenhang kurz daran erinnern, eine wie große Bedeutung für unsere klinische Tätigkeit hierbei der Beschäftigungswerkstatt, Spiel und Sport in der Versorgung der Schwerstverletzten zukommt.

Wir gehen nunmehr noch auf jene psychischen Antriebskräfte ein, die wir als den inneren Drang zur Wiedererlangung der alten Persönlichkeit kennzeichneten. Der innere Drang zur Wiedererlangung der alten Persönlichkeit und dem Wiedererwerb der früheren Fähigkeiten ist von Haus aus jedem Verletzten eigen. Jeder in der Versehrtenbehandlung erfahrene Arzt weiß, daß eine erlittene körperliche Minderwertigkeit dem Verletzten einen starken seelischen Antrieb gibt, trotz der gegebenen Behinderung nicht nur die frühere Tätigkeit wiederaufzunehmen, sondern auch als Persönlichkeit der alte selbständige Mensch zu werden. Wie stark dieser Drang ist, konnten wir überzeugend bei einer großen Zahl der Schwerverletzten der Hand, den sogenannten Ohnhändern, beobachten. Bei diesen Männern ging das Anpassungsbedürfnis an die frühere Norm und der Wunsch nach dem Wiedererwerb verlorener früherer Fähigkeiten gelegentlich so weit, daß sie eine Verwendung von Hilfsgeräten jeder Art ablehnten, sobald ihnen nach dem Verlust der Hände der Gebrauch ihrer Stümpfe geläufig war. Ihr ganzes Bemühen ging dahin, sich dem früheren Normalzustand möglichst vollkommen anzugleichen.

Wir dürfen nicht vergessen, daß es der sehnlichste Wunsch jedes geistig gesunden Verletzten ist, sich unauffällig in der Öffentlichkeit zu bewegen und nicht Gegenstand eines mit neugierigem Schauder vermischten Mitleids zu sein. Andererseits muß einer wichtigen psychologischen Beobachtung Erwähnung getan werden, die uns sehr aufschlußreich erscheint. Ist erst einmal bei dem Verletzten die verständliche Scheu geschwunden, den körperlichen Schaden öffentlich zu zeigen, so verzichtet der willensstarke Mann relativ leicht auf die äußere Tarnung eines Gliedmaßendefektes. Es kommt ihm nach unseren Beobachtungen auf die Dauer nicht so sehr auf die Vortäuschung der Vollkommenheit des äußeren Erscheinungsbildes seiner Person (auf den kosmetischen Effekt) an, als auf die Wiedererlangung des alten Könnens und hier vor allem auf das Wiedererlangen der früheren Selbständigkeit.

Wir zogen daraus den Schluß, daß wo es irgendwie angeht, niemals die Selbständigkeit der Person des Verletzten angetastet werden darf. Den Verlust der Selbständigkeit trägt jeder Verletzte am schwersten. Zum Beweise dessen beziehe ich mich auf 3 Beobachtungen aus der Psychologie der Armamputierten.

Ich kannte einen Doppelt-Oberarmamputierten (E.), der mir erklärte, daß es ihm unmöglich sei, den Anblick seiner nackten Stümpfe zu ertragen. Er hielt diese deshalb ständig unter Prothesen versteckt und war ängstlich bedacht, sich niemals den Stumpf auch nur anzusehen. Infolgedessen verzichtete dieser Amputierte auf jeden Versuch, mit Hilfe irgendeines Behelfsgerätes eine Tätigkeit des Stumpfes durchzuführen. Dabei war dieser Doppelt-Oberarmamputierte keineswegs ein willensschwacher Mann, er war auch mit den besten Oberarmprothesen ausgerüstet. Er konnte aber mit diesen selbstverständlich nur ein ganz geringes Bruchteil des früheren Könnens leisten und hatte vor allem auf Grund des schweren Gliedverlustes seine Selbständigkeit verloren. Er war auf fremde Hilfe bei allen Verrichtungen des täglichen Lebens, d. h. auch bei der Pflege seiner Stümpfe angewiesen. Diesen Amputierten erschütterte der Anblick der Stümpfe jedesmal auf das tiefste. Er sah nur die erlittene Einbuße seiner Persönlichkeit, weshalb er sich durch das dauernde Tragen seiner Kunstarme das Bild einer früheren Vollkommenheit vortäuschte und damit in die Illusion zu flüchten versuchte, als ob er nach wie vor in dem Besitz seiner Gliedmaßen sei.

Als Gegenbeispiel kann ich von einem Doppelt-Unterarmamputierten (M.) berichten, der sich zunächst auch nur mit Kunstarm in der Öffentlichkeit zeigte. Nachdem er gelernt hatte, alle Verrichtungen des täglichen Lebens mit dem (zum Greifarm operativ umgestalteten) Stumpf durchzuführen, scheute er sich nicht, diesen Stumpf ohne Prothese nicht nur bei der Arbeit und vor der Familie, sondern auch in der Öffentlichkeit ständig zu zeigen. Dieser Amputierte hatte sich nicht nur an das Anstarren seitens seiner Umgebung gewöhnt, er war stolz auf die Leistungen des Greifarmes und sein eigenes neues Können (das ihm regelmäßig in der Öffentlichkeit die Bewunderung des Publikums eintrug). Hier war das Selbständigkeitsgefühl, der Stolz auf die neue Leistung die Ursache, daß der Amputierte jede Scheu vor dem äußeren Defekt und der äußeren Entstellung verlor, weshalb er den Stumpf ohne Hemmungen auch dann zeigte, wenn er ihn unter einem Kunstarm hätte verbergen können.

Für die Einstellung des Amputierten zu seinem Kunstarm und die Bedeutung des Selbständigkeitsgefühles in den Beziehungen zwischen Kunstglied und Amputierten noch ein weiteres Beispiel: Ein einarmig Oberarmamputierter erklärte mir nach einem Vortrag, daß er den Anblick seiner *Prothese* nicht ertragen könne. Auch hier handelte es sich wieder um einen hochwertigen Kunstarm. Auch diesem Amputierten war der Stumpf keineswegs ein bleibender Schock, im Gegenteil, er bediente sich seiner und dachte nicht daran, ihn zu verbergen, da dieser Amputierte trotz seines Gliedverlustes seine Selbständigkeit behalten hatte und alle Verrichtungen des täglichen Lebens sowie auch seine Berufsarbeit weiterführen konnte. Ihm erschien der Kunstarm als ein dem natürlichen Arm völlig unebenbürtiger Ersatz. Er schätzte deshalb den arbeitsfähigen Stumpf als ein Teil seines früheren wertvollen Gliedes höher ein als die Prothese. Die Unvollkommenheit des Ersatzgliedes, die damit verbundene unvermeidliche körperliche Belästigung hatte ihn so stark gegen die Prothese eingenommen, daß er sie überhaupt nicht mehr sehen wollte.

An vielen Einzelbeobachtungen läßt sich feststellen: In der Regel sieht der seelisch unversehrt gebliebene Amputierte nach der Heilung seiner Stümpfe seinen Stolz darin, trotz schwerer und schwerster Behinderung sich den gegebenen körperlichen Verhältnissen soweit wie möglich anzupassen. Er versucht, wo es nur irgend geht, die frühere berufliche Fähigkeit wiederzuerwerben. Die Wege hierzu gehen oft über die Anpassung des Arbeitsgerätes an die vorhandene körperliche Behinderung oder aber auch über die Anpassung der Maschine an die gegebene Behinderung des bedienenden Mannes. Ist diese Anpassung und dieser Ausgleich zwischen Behinderung und Werkzeug gelungen, so daß der Verletzte seinem alten Beruf wieder nachgehen und an der alten Arbeitsstätte wieder wirken kann, so führt ein solches Ergebnis zumeist zu der Wechselwirkung, daß der Verletzte einen neuen starken seelischen Antrieb erlangt und froh und stolz über das wiedererworbene alte Können ist. Je vollkommener diese Anpassung im Beruf gelingt, je vollendeter der Wiedererwerb der beruflichen Fähigkeiten sich gestaltet und je vollkommener die Selbständigkeit gegenüber allen Erfordernissen des alltäglichen Lebens wird, um so leichter verliert sich der Schmerz über den Verlust der äußeren Person. Dieser Schmerz kann endlich fast völlig in den Hintergrund treten. Wir möchten die Seelenlage solcher Verletzten, bei denen ein Ausgleich und die Anpassung weitgehend gelungen ist, als „stabil" bezeichnen. Sie ist durch irgendwelche Stöße, die sich aus dem dauernden Kontakt mit der Umwelt ergeben nicht mehr leicht zu erschüttern.

Überall dort aber, wo keine völlige Selbständigkeit und kein Wiedererwerb der früheren beruflichen Fähigkeiten zu verzeichnen war oder aber dort, wo solche Versuche unternommen wurden und mißlangen, greift eine innere Unzufriedenheit und schwere innere Zerrissenheit in dem Versehrten Platz. Zu dem körperlichen Minderwertigkeitszustand gesellt sich eine wachsende seelische Depression. Der Verletzte verfällt in Apathie und Passivität oder wird die Beute von Unlust, Neid- und Haßgefühlen. In Erkenntnis der schwerwiegenden Folgen einer mißglückten oder unmöglichen körperlichen Anpassung an den gegebenen Verlust und der damit verbundenen seelischen Wechselwirkung sind wir bemüht gewesen, bei jenen Unfall- und Kriegsverletzten, deren körperliche Wiederherstellung nur zu einem Bruchteil möglich war (oder die verbliebenen körperlichen Fähigkeiten zur Weiterführung des alten Berufes nicht mehr ausreichten), rechtzeitig einen Weg zu beschreiten, der durch die Fort- und Weiterbildung vorhandener geistiger Anlagen die notwendige Kompensation für das verlorengegangene handwerkliche und berufliche Können zu geben versprach. Selbstverständlich wurde dieser Weg nur dann beschritten, wenn jede körperliche Kompensation aussichtslos erschien. Die Zielsetzung war in solchen Fällen eine Wiederherstellung der Selbständigkeit der Person auf geistiger Ebene. Zweifellos haben viele Amputierte auch ohne Arzt und Berufsberater früher von selbst diesen Ausweg gesucht und gefunden. Unsere Bemühungen wollten hier aber allgemein und systematisch eine Möglichkeit dem Versehrten schaffen, um ihm die erforderliche Weiterbildung seiner geistigen Fähigkeiten zu erschließen. Diese Bemühungen fielen in der Regel auf fruchtbaren Boden. Die unerläßliche Voraussetzung für den Erfolg dieser Arbeit blieb aber, daß die geistigen Kräfte und die Wissenslage des Verletzten genügten, um die Fortbildungsarbeit aussichtsreich zu machen. Der mit Hilfe einer geistigen Schulung zu erreichende Anpassungserfolg ist ein wichtiger Ausweg, der dem Versehrten aus handarbeitenden Berufen den Verlust seiner körperlichen Fähigkeiten verschmerzen lassen kann. Ein befriedigendes Ergebnis wird aber nur dann erreicht, wenn die neuen Kenntnisse und die neu erschlossenen geistigen Fähigkeiten ausreichen, um auch zukünftig die berufliche Existenz des Mannes zu sichern, d. h. ihn wettbewerbsfähig zu erhalten. Wir nennen diesen Weg einer derartigen kompensatorischen geistigen Anpassung an verlorene körperliche Fähigkeiten seit den Tagen des ersten Weltkrieges die Umschulung. Gelingt es bei der Umschulung, den Verletzten für einen neuen geistigen Beruf dauernd leistungs- und wettbewerbsfähig zu erhalten, so sind wir in der Lage, auch die Gefahr einer psychisch abwegigen Entwicklung dieser Verletzten zu bannen. Wir dürfen aber niemals vergessen, daß diese Geschädigten doch weiterhin seelisch gefährdet bleiben. Ihr seelisches Gleichgewicht ist *labil*. Es ist begreiflicherweise empfindlicher gegen Störungen als das Gleichgewicht eines Mannes, der in seinem früheren Beruf und im alten Arbeitskreis wieder tätig sein kann. Wir wiesen bereits darauf hin, daß jeder körperlich Schwerverletzte und besonders der Amputierte, durch den Anblick seiner gesunden Umgebung ständig psychischen Traumen ausgesetzt bleibt. Besonders die ersten Schritte aus dem Krankenhaus in die neue Umwelt sind von diesem Erlebnis begleitet. Alles erinnert den Amputierten zunächst unablässig an das verlorene Paradies der eigenen früheren Unversehrtheit. Allmählich werden diese Begegnungen in den Fällen einer völlig geglückten Anpassung nicht so sehr ins Gewicht fallen. Sie erlangen einen alltäglichen Charakter. Das gleichbleibende äußerliche Erlebnis wird zur Bagatelle. Das Bewußtsein der eigenen Leistung und des eigenen Könnens gewinnt die Oberhand und beherrscht die Situation. Selbstverständlich können aber auch hier akut hinzutretende schwere psychische Traumen in Gestalt eines besonderen schmerzlichen Erlebnisses (z. B. Untreue der Frau) das Gebäude der geglückten Anpassung bei jedem dieser Männer leicht wieder zum Einsturz bringen. Es bedarf keiner Erwähnung, daß eine solche Gefährdung bei Verletzten mit stabiler Seelenlage weniger zu befürchten steht als bei den Männern, die nur auf Umwegen und mit größter Mühe wieder zu einer Berufsfähigkeit gebracht wurden. Für diese wirken akute psychische Traumen wesentlich schwerer. Es ist keine Übertreibung, daß diese Männer ihre vermehrten geistigen Fähigkeiten gelegentlich dazu ausnützen, um sich mit ihrer Hilfe die Sättigung von Haß, Neid- und Rachegefühlen zu verschaffen. Solche Entwicklung und solches Erleben bilden aber nicht die Regel, sondern sind Ausnahmen. Die Frage muß offenbleiben, ob diese Folgeentwicklung nicht in der Hauptsache bereits auf eine entsprechende Charakteranlage des Verletzten im Einzelfalle zurückgeht.

Wir erkannten aus dem Vorstehenden, welche Bedeutung für den Erfolg der Anpassung die Freude am Beruf, die Freude an dem Wiedererwerb der früheren Selbständigkeit im Alltagsleben darstellt

Es wäre hierzu noch ein letztes Wort über die in der Funktion der Gliedmaßen schwergeschädigten Jugendlichen zu sagen. Die Seele des Jugendlichen ist zweifellos wesentlich weicher und empfänglicher gegenüber allen äußeren Erlebnissen als die Seele des Erwachsenen. Sie wird deshalb von dem ätzenden Griffel des Minderwertigkeitsgefühles um so tiefer und schärfer gerissen. Diese Folge ergibt sich besonders in jenen Fällen, wo das Elternhaus das körperlich behinderte Kind liebevoll behütete und vor allen Auseinandersetzungen mit seiner gesunden Umgebung zu bewahren und schützen versuchte. Bei allen angeborenen schweren Verunstaltungen des Kindes sind wir deshalb bemüht gewesen, diese so früh wie möglich zu beseitigen, um jedes Aufkommen von Minderwertigkeitsgefühlen in der jugendlichen Seele zu verhüten. Weiterhin weiß der erfahrene Krüppelpsychologe, daß im allgemeinen der Jugendliche von ganz besonderem Stolz und Glücksgefühl erfüllt wird, wenn er in die Lage versetzt ist, eine körperliche Behinderung zu überwinden und sich nach gelungener Anpassung die gleichwertigen körperlichen Fähigkeiten wie der gleichaltrige körperlich Gesunde zu erwerben. Eine solche positive Anpassung an die gegebene Behinderung läßt diese Menschen auch späterhin durchaus positiv zum Leben eingestellt sein. Sind in dem Jugendlichen aber erst einmal Neid- und Haßgefühle wachgeworden oder hat die Umgebung ihn sogar auf Grund seines körperlichen Schadens gehänselt und ihm damit seine körperliche Unterlegenheit zum Bewußtsein gebracht, so ist es oft außerordentlich schwer, den hierdurch entstandenen seelischen Schaden wiedergutzumachen. Trotz vieler guter körperlicher Fähigkeiten nehmen diese Jugendlichen später nicht selten eine gefährliche negative seelische Entwicklung. Noch im Erwachsenenalter können bestimmte pathologische seelische Züge durch Schäden erklärt werden, die die gleiche Seele im Kindesalter seitens der Umwelt auf Grund eines körperlichen Schadens erlitten hat.

Wir dürfen dieses Kapitel mit der Feststellung abschließen, daß ebenso *wie die Psyche eine wichtige Antriebskraft zur Anpassung an die erlittene körperliche Behinderung abgibt, auch die erlittene körperliche Behinderung ihrerseits einen schwerwiegenden Einfluß auf die seelische Entwicklung eines Menschen nehmen kann.* Dieser wird um so tiefer greifen, je formbarer noch der Charakter des Menschen ist, d. h. in der Kindheit. Endlich dürfen wir, zur Anpassung zurückkehrend, zusammenfassend erklären: *Nach jeder Verletzung eines geistigen und körperlich gesunden Menschen liefert dessen Wunsch und Wille die normalen früheren Fähigkeiten im persönlichen und Erwerbsleben wiederzuerlangen, die wertvollste Triebkraft für den Motor der Anpassungsvorgänge.*

Es ist nicht meine Aufgabe, den verschlungenen Pfaden der körperlichen und seelischen Wechselwirkung auf diesem Gebiet im einzelnen nachzugehen. Das Vorgebrachte muß zum Verständnis genügen. Wir verlassen den Abschnitt der Psychologie der Anpassung und wenden uns zwei weiteren bedeutungsvollen Faktoren zu, die für den Erfolg und den Verlauf der Anpassung von ganz besonderer Wichtigkeit sind, dem Einfluß des *Alters* und der Zeit.

VI. Der Einfluß des Lebensalters auf die Anpassung.

Der Einfluß des Lebensalters ist ein hervorragendes und wirksames Moment im Anpassungsgeschehen. Dennoch wird in den ärztlichen Gutachten der Einfluß der Zeit auf den Anpassungsvorgang wesentlich häufiger und stärker betont. Vielen Gutachtern erscheint die Zeit als ein ganz besonders wichtiger Faktor. Bevor ich die Frage nach der Berechtigung dieses Urteils aufwerfe, müssen wir zunächst einige Worte über die Bedeutung des Lebensalters für den Vorgang der Anpassung sagen.

Zweifellos verlaufen die Anpassungsvorgänge in der Jugend günstiger und schneller, da diese über ungebrochene *vitale* und darüber hinaus sogar über ganz *besondere*, nur dem *wachsenden Organismus eigene Fähigkeiten verfügt*. Zum Beweis erinnere ich an das Beispiel des kindlichen Dyaphysenknochens, der nach einer Frakturheilung im stumpfen Winkel während des Wachstums ohne unser Zutun wieder eine völlige Streckung bis zur Norm erfährt.

Ich möchte auf keine Auseinandersetzung eingehen, ob dieser Vorgang tatsächlich die Bezeichnung „Anpassung" verdient. Wir vermögen die bekannte spontane Streckung des winklig geheilten Knochenbruches des Kindes sehr gut auch unter dem Gesichtspunkt zu verstehen, daß hier ohne jeden besonderen physiologischen Drang zur Anpassung das starke Formgestaltungs- und Formerinnerungsvermögen des kindlichen Knochens bereits genügt, um gewissermaßen automatisch die Voraussetzung zur Wiederherstellung der Form bei ungestörtem weiterem normalem Wachstum zu geben. Infolgedessen erfolgt auch ohne besonderen Anreiz oder unser Zutun (!) die Streckung im Verlauf der weiteren formalen Ausgestaltung des wachsenden Individuums von selbst. Wie dem auch sei, der Erfolg hat das Ergebnis einer vollendeten Anpassung. (Über das Wesen der treibenden Kräfte kann man verschiedener Auffassung sein.)

Wir können weiter beobachten, daß bei kindlichen O-Beinen, die sich im Verlauf einer Rachitis entwickelt haben, natürliche Ausgleichsversuche im Sinne einer spontanen Streckung auftreten. Es kommt aber nicht mehr zu dieser Streckung, wenn die O-förmige Verbiegung ausschließlich auf das untere Drittel des Unterschenkels begrenzt ist. Diese Erfahrung könnte darauf schließen lassen, daß die formativen Kräfte *einer* Epiphysenfuge nicht ausreichen, um den kompensatorischen Ausgleich einer in ihrer unmittelbarer Nähe gelegenen stärkeren winkligen Verbiegung herbeizuführen.

Andererseits ist es keine Seltenheit, daß ebenso wie winklig geheilte Diaphysenschaftbrüche auch gleichmäßige, über die ganze Diaphysenfläche sich erstreckende rachitische Verbiegungen bei Kindern im Laufe weniger Monate eine weitgehende, ja völlige Rückkehr zur Norm erfahren können. Wir erklären uns diesen Unterschied mit der Tatsache, daß im letzteren Falle zwei Epiphysenzonen am Ausgleich der Deformität beteiligt sind. Die Kräfte einer einzigen Epiphyse reichen für solchen Erfolg nicht aus, vor allem dann, wenn es sich um stärkere Formabweichungen handelt. Über die Deutung des Vorganges der Streckung kann man verschiedener Ansicht sein. Mag man sie nun als echtes Anpassungsgeschehen oder als Wirkung eines Formerinnerungsvermögens des wachsenden Knochens ansehen, wir sehen solche spontane Geraderichtung aber nur am wachsenden Knochen. Gewiß vermögen die formbildenden Kräfte der Funktion auch später noch den Knochen zu modellieren. Stärkere Abweichungen von der Norm gehen aber nicht mehr spontan zurück. Es ist eine Binsenwahrheit, wenn wir hierbei darauf hinweisen, daß die Jugend ganz allgemein über wesentlich stärkere Regenerationskräfte verfügt als das Alter. Begreiflicherweise können auch im jugendlichen Erwachsenenalter bereits die ersten Zeichen einer stärkeren Abnutzung und Ermüdung des Gewebes vorhanden sein, weshalb eine gegebene Behinderung auch bei Jugendlichen gelegentlich langsamer und schwerer überwunden wird als es der Durchschnittserfahrung entspricht. Zum Beweis für die großen Unterschiede, die sich bei der Anpassung an die Behinderung und Beseitigung eines funktionellen Schadens ergeben, mag folgendes Beispiel dienen: Nach der Ruhigstellung großer Gelenke im Anschluß an einen Oberschenkelknochenbruch wird bei Kindern von 3—6 Jahren trotz einer Immobilisierung des Knie- und Hüftgelenkes von 6—8 Wochen Dauer keine stärkere Bewegungseinschränkung dieser Gelenke nach der Bruchheilung gefunden. Dank der natürlichen Elastizitätsbreite des kindlichen Gewebes ist trotz einer Ruhigstellung der Gelenke für mehrere Wochen keine wesentliche Einschränkung der Beweglichkeit festzustellen. In allen Fällen aber ergibt sich eine sehr schnelle Wiederherstellung der früheren normalen Gelenkfunktion von selbst. Bei älteren Kindern (im Alter von 8—12 Jahren) werden nach einer Ruhigstellung von gleicher Dauer bereits häufige Bewegungseinschränkungen beobachtet. Sie tragen aber gleichfalls nur vorübergehenden Charakter und bereiten im allgemeinen keine Schwierigkeiten bei ihrer Beseitigung. Wenige Jahre später aber, spätestens mit dem 18. Lebensjahr, reicht die Elastizitätsbreite des Gewebes nicht mehr aus, um nach einer längeren Ruhigstellung des Gelenks selbsttätig und in relativ kurzer Zeit die frühere Beweglichkeit wiederherzustellen. Es ergeben sich stärkere Bewegungseinschränkungen des Gelenkes, die erst mühsam in passiver und aktiver übungstherapeutischer Arbeit überwunden werden. Es genügt bereits eine Ruhigstellung von 3 Wochen, um bei Erwachsenen solche Einschränkungen der Gelenkbeweglichkeit zu erhalten. Wenn diese auch in der Regel wieder beseitigt werden können, so ist es immer fraglich, ob gleichzeitig auch die weiteren auf Grund der Ruhigstellung im Gelenkinnern zur Entwicklung gekommenen Schäden behoben wurden.

Mit fortschreitendem Lebensalter steigert sich dann bei Erwachsenen diese Gefahr einer bleibenden Bewegungsschädigung des Gelenks nach längerer Ruhigstellung. Es sei ausdrücklich vermerkt, daß es sich bei unseren Beispielen nicht etwa um die Ruhigstellung kranker, entzündeter Gelenke, sondern nur um die Immobilisierung gesunder Gelenke handelt, die nur zur Versorgung einer Fraktur zwangsläufig in den Verband hineingenommen und ruhiggestellt werden mußten, obwohl die Gelenksubstanz selbst unverändert und am Krankheitsgeschehen gar nicht beteiligt war.

Das Beispiel lehrt, daß bei Wiederaufnahme der Gelenkfunktion und Dauer der Ruhigstellung nach gleichartiger Verletzung gleiche Behandlungsart größte Verschiedenheiten zeigt. Die Anpassung an die Aufgaben der Funktion geht in der Kindheit infolge der größeren natürlichen Elastizität des Gewebes schneller und einfacher, mit zunehmendem Lebensalter mühsamer und langwieriger vor sich: Bei sonst gleichen Bedingungen entscheidet also das Alter über die Größe des Erfolges und die Geschwindigkeit der funktionellen Wiederherstellung.

An einem weiteren Beispiel kann sogar bewiesen werden, daß in der Jugend bei schwersten Behinderungen z. B. nach Verlust der Hände oder Arme Anpassungs- und Aushilfsmöglichkeiten von wesentlich stärkerer Wirkung als im Erwachsenenalter gegeben sind. Es ist ganz allgemein ein Vorgang von anderer Tragweite, ob wir den Verlust von Arm oder Bein in der Jugend zu beklagen haben, ob sich das gleiche Unglück erst in dem besten Mannesalter ereignet, oder ob es endlich den Greis trifft. Die Anpassung des Stumpfes, die Beherrschung eines Hilfswerkzeuges, kann in der Jugend, zumal bei angeborenen Defekten, einen staunenerregenden Grad der Vollkommenheit erreichen. Wir kennen solche Anpassungsergebnisse als Erfolg der Ausbildungsarbeit am jugendlichen Körperbehinderten. Im besonderen ist es aber möglich, bei dem Jugendlichen und vor allem in der früheren Kindheit körperliche Aushilfen heranzuziehen, deren Verwendung im Mannesalter vergeblich wäre. Ich erinnere an die Ausbildung der Füße und Zehen zu Greiforganen von hoher Geschicklichkeit bei angeborenem bzw. in früher Jugend erworbenem bds. Armverlust. Hier können die Füße die Arbeit der Hände fast vollwertig mit übernehmen. Ein gleicher vollkommener Anpassungsvorgang bzw. Austausch der Tätigkeit von Hand und Fuß ist beim erwachsenen Menschen nach einem Hand- oder Armverlust nicht mehr zu erwarten. Wohl können auch hier, wovon wir uns oft überzeugt haben, bei bds. Handverlust im Erwachsenenalter noch zufriedenstellende Erfolge mit der Verwendung des Stumpfes erreicht werden und wir sehen eine erstaunliche vollkommene Anpassung an den bds. Handverlust besonders bei Greifarmträgern (KRUKENBERG). Es verlangt aber ein solches Ergebnis im Erwachsenenalter die ungebrochene Vitalität des Verletzten. Das gleiche Unglück im präsenilen oder Greisenalter wird in der Regel den Betroffenen mehr oder minder hilflos werden lassen. Es ergibt sich folgendes Anpassungsgesetz: Die Fähigkeiten des Umlernens und Ausbaus bestimmter Fähigkeiten und Eigenschaften mit dem Ziel und dem Ergebnis einer Anpassung an neu gegebene Notwendigkeiten und Aufgaben sind in vollendetem Maße nur dem wachsenden elastischen jugendlichen Organismus eigen. Bei dem Erwachsenen variiert diese Fähigkeit bereits in ihrer Größe. Im höheren Alter wird sie in der Regel mehr oder minder vollkommen vermißt. Physisch und psychisch zeigt das Alter eine zunehmende Schwerfälligkeit, den entstandenen Schaden durch Anpassung wiedergutzumachen. Die Gewöhnung endlich ist im Greisenalter oft gleichbedeutend mit einem Verzicht auf die verlorenen Fähigkeiten. Soviel über den Unterschied bezüglich der Erfolgserwartung und der Aussichten der Anpassung bei jung und alt. Wir vermissen in Gutachten, die sich mit den Schadensfolgen sowie den Gewöhnungsaussichten zu befassen haben, häufig eine kritische Berücksichtigung des Lebensalters. Ein solches Vorgehen ist nicht gerechtfertigt. Wir dürfen in keinem Fall den Einfluß unterschätzen, der dem Lebensalter für die Größe und Schnelligkeit des Anpassungsgeschehens zukommt. Wir heben nochmals hervor, daß in unseren Tagen der Begriff jung und alt durchaus nicht immer dem Begriff unverbraucht oder verbraucht gleichzusetzen ist. Auch junge Menschen können heute durch die schweren Erlebnisse und Anstrengungen der Zeit bereits körperlich stark verbraucht und deshalb nach ihrem physischen Zustand einer höheren Altersklasse gleichzusetzen sein. Auch das bleibt im Einzelfall bei unseren Entscheidungen bezüglich der Anpassung und Gewöhnung an Unfallfolgen zu berücksichtigen.

VII. Einfluß der Zeit auf die Anpassung.

Wir kommen nun zur Besprechung des Einflusses und des Wirkens der Zeit. Sie ist ein Faktor, auf den in allen gutachtlichen Urteilen über Verletzungsfolgen näher eingegangen wird. Es ist deshalb notwendig,' daß auch wir uns mit dem Einfluß und dem Wirken der Zeit in den Fragen der Anpassung und der Gewöhnung befassen. Die Zeit ist ein eigen Ding. Wir werden sie deshalb mit ganz besonderer Vorsicht bewerten und ihre Wirkung so kritisch wie möglich abschätzen. Unbestritten bildet sie für die

Fortentwicklung der Anpassung bis zur Gewöhnung einen unerläßlichen, aber ebenso stark veränderlichen Faktor. In dem Wirken der Zeit sehen wir oftmals noch die einzige Möglichkeit, daß der Geschädigte die bestehenden Folgen der Verletzung in Gestalt einer Behinderung oder Minderung seiner Erwerbsfähigkeit überwinden lernt. Eine solche Voraussetzung trifft aber nur dann zu, wenn die früher genannten für die Anpassung wirksamen Faktoren am Werk sind und die Anpassung voranzutreiben vermögen. Als alleiniger Faktor ist die Zeit hilflos. Wir benötigen sie als Medium, denn sie ermöglicht uns das Ausreifen günstiger Keime des Anpassungsgeschehens zu einer allmählich immer kräftiger wachsenden und erfolgreicher sich gestaltenden organischen Anpassung. Für sich allein gesehen ist die Zeit ein hilfloses Abstraktum. Nur die Kräfte der vorgenannten psychologischen und physiologischen Faktoren entscheiden maßgeblich über den Nutzen, den uns das Medium Zeit zu vermitteln vermag. Später werden wir sehen, daß die Zeit die Anpassung nicht nur bis zur Bestleistung, d. h. der Gewöhnung, ausreifen läßt, sondern während dieses Geschehens bereits den Keim zur Vernichtung alles dessen legt, was sich die Natur als Ausgleich schuf. Hierüber wird noch später zu sprechen sein.

VIII. Ein Normalisierungsversuch.

Im Anschluß an die vorangegangenen längeren theoretischen Betrachtungen soll nun eine praktische Folgerung eingeschaltet und eine Feststellung in der Frage der Normalisierung und Berechnung des Anpassungserfolges getroffen werden. Wir wissen, wie schwer und undankbar es bleibt, Normzahlen für die Bewertung eines Gliedverlustes aufzustellen. Alle Gliedertaxen haben unbestritten etwas menschlich sehr Mißliches und erfüllen den Arzt mit sehr geringer Befriedigung. Die praktische Durchführung der heutigen Sozialversicherung macht aber eine gewisse Normaufstellung in allen Schadensfragen zum Zwecke der Berechnung unerläßlich. Deshalb ist es auch nötig, Anhaltspunkte für die voraussichtliche Besserung der Erwerbsbehinderung durch Anpassung und Gewöhnung zu haben. Zwar scheint eine genaue Errechnung der Anpassungsgrade und -möglichkeiten bei den mannigfachen hier wirkenden Kräften schwierig und nur in groben Umrissen möglich. Es wäre aber an sich denkbar, das voraussichtliche Ergebnis des Anpassungsvorganges nach bestimmten Altersklassen einzustufen. Das hierfür zum Verständnis Erforderliche ist im einzelnen bereits gesagt. Diese Abstufung würde nur das verschiedene Anpassungsvermögen der einzelnen Lebensalter berücksichtigen. Die fortschreitende Übung im Gebrauch wäre allein der Gegenstand der Beurteilung nach Abschluß sowohl der ärztlichen Behandlung wie aller weiteren funktionell-therapeutischen Versorgung. Die Gewöhnung bildet den Höhepunkt und den Schluß eines solchen posttherapeutischen Anpassungsgeschehens. Für die Erreichung der Gewöhnung könnten dann bestimmte Durchschnittszeiten angenommen werden, z. B. in der Altersklasse A (15.—30. Lebensjahr) würde der Eintritt frühestens nach 1, spätestens nach 3 Jahren nach Abschluß jeder therapeutischen Maßnahme angenommen werden können. In der Altersklasse B (31.—50. Lebensjahr) würden wir die Gewöhnung frühestens nach 3, spätestens nach 5 Jahren und bei Personen jenseits des 50. Lebensjahres die Gewöhnung an die gegebene Behinderung nicht vor Ablauf von 5 Jahren annehmen. Grundsätzlich sollte die gesamte durch Anpassung und Gewöhnung noch zu erwartende Besserung der Erwerbsfähigkeit auf höchstens 20% eingeschätzt werden dürfen. Selbstverständlich können diese Höchstsätze bereits als Teilbesserung oder auch als Ganzes noch vor Ablauf der Anpassungsfrist erreicht werden. Immer sollte aber der Höhepunkt der Besserung der Erwerbsfähigkeit nur einer 20%igen Besserung der Erwerbsfähigkeit rechnerisch gleichgesetzt werden. Die Entscheidung über den Eintritt einer erhöhten Erwerbsfähigkeit kann durch halbjährliche Nachuntersuchung erfolgen.

Ich verkenne nicht die Schwächen eines solchen Vorschlages. Seine ganze Problematik kommt uns aber verschärft zum Bewußtsein, wenn wir auf das sogenannte zweite Gesicht der Anpassung näher eingehen und uns Rechenschaft darüber ablegen, wie das weitere Geschehen jenseits der Gewöhnung aussieht. Bevor wir hierzu übergehen, muß noch ein letztes Mal hervorgehoben werden, daß für uns die Gewöhnung das Endergebnis aller Anpassungsvorgänge darstellt und wir in der Gewöhnung die Summe der abgelaufenen Anpassungsvorgänge am Organismus sehen.

IX. Das doppelte Gesicht der Anpassung.

Wir gaben bereits dem Gedanken Raum, daß auch die Gewöhnung kein bleibender Zustand wäre und daß die Zeit eine Umkehr der vorausgegangenen günstigen funktionellen Wirkung des Anpassungsgeschehens herbeiführt. Wenn wir eingangs von dem doppelten Gesicht der Anpassung sprachen, so lag darin mehr als ein Hinweis auf das zwiespältige Wirken der Zeit. Es ist für uns kein Zweifel, daß *jedes* Anpassungsgeschehen ein doppeltes Gesicht hat und keineswegs ausschließlich oder größtenteils *nur* von günstigen Folgen für den Organismus begleitet ist. Diese Behauptung soll nun an Beispielen aus dem hier zur Besprechung stehenden Organbereich erwiesen werden:

Zunächst ein *Beispiel aus dem Gebiet der Änderung der Skelettform*. Es ist bekannt, daß bei winkliger Heilung des Knochenbruches nach Verkürzung der knöchernen Wegstrecke eine Anpassung des Muskels an den verkürzten knöchernen Weg erfolgt. Durch teilweisen Verfall des Parenchyms und Wucherung des interstitiellen Gewebes verkürzt sich der Muskel und paßt sich so dem veränderten Weg an. Anschließend ist es dem Muskel möglich, auch auf der verkürzten Wegstrecke noch eine gewisse Funktion auszuüben. Die mit der Anpassung einhergegangene Verkürzung der Weichteile erschwert aber später den Versuch einer operativen Korrektur des knöchernen Weges. Es ist nicht mehr ohne weiteres möglich, die alte Länge des Knochens zu erreichen. Wir müssen in solchen Fällen vorerst entweder die sekundäre Anpassungsverkürzung des Muskels beseitigen oder aber bei einer Begradigung des Knochens die frühere praktische Verkürzung der knöchernen Wegstrecke in eine absolute (mit Hilfe einer Kontinuitätsresektion) umwandeln, wenn wir einen Ausgleich der Knochendeformität erzielen und gleichzeitig die muskuläre Funktion sichern wollen.

Zu dem Thema der muskulären Anpassung noch ein weiteres Beispiel: Überbrückt ein Muskel ein Gelenk und ist im Anschluß an die längere Zeit eingehaltene Beugestellung des Gelenks eine Anpassungsverkürzung im Anschluß an die Annäherung von Ansatz und Ursprung des Muskels erfolgt, so wirkt auch hier der Muskel als ausgesprochenes Hindernis bei jedem Versuch einer Wiederherstellung der normalen Gelenkfunktion. Zunächst muß wieder der muskuläre Weg durch eine Verlängerung seiner Ansatzsehne auf die alte Länge gebracht werden, ehe eine stärkere Gelenkkontraktur beseitigt werden kann. In beiden Fällen bringt die natürliche Anpassung des Muskels an den verkürzten Weg einen offensichtlichen Schaden dadurch mit sich, daß im ersteren Fall die Wiedererlangung einer *normalen Skelettform* und im letzteren Falle die Wiedererlangung einer *normalen Gelenkfunktion verhindert* wird, wenn wir nicht vorher das *Anpassungsergebnis* in Gestalt der Schrumpfung *der Muskulatur beseitigt haben.* Wir kommen nunmehr zu Beispielen der *Anpassungsfolgen,* die sich *nach einem Skelettdefekt* ergeben und überprüfen die Wirkungen der Beinprothesen: Hat der Beinamputierte mit einer guten Prothese ein Hilfswerkzeug erhalten, das ihm seine gute funktionelle Anpassung an den Defekt gestattet, so tritt mit zunehmender Beherrschung der Prothese zweifellos eine fortschreitende Anpassung an die entstandene Gehbehinderung usw. ein. Endlich kommt es zur Gewöhnung. Das Ergebnis in Gestalt eines unauffälligen und guten Ganges darf uns aber nicht darüber hinwegtäuschen, daß bereits beim Angewöhnen an die Prothese (und auch weiterhin!) unablässig eine Überlastung des erhaltenen Beines stattfindet. Mit anderen Worten, das Optimum der Anpassung in Gestalt der Gewöhnung ist mit einer Überbeanspruchung anderer Teile des Organismus erkauft. In früherer oder späterer Zeit werden sich infolgedessen Schäden in dem überlasteten gesunden Bein im Sinne von Bänderüberdehnungen oder vorzeitigem Verbrauch des Gelenkknorpels (Arthrosis) entwickeln. Sie haben als eine direkte Folge des Urschadens zu gelten. Die für kürzere oder längere Zeit mit der Gewöhnung erlangte allgemeine gute Leistungsfähigkeit geht zu Lasten einer anfangs noch nicht spürbaren allmählich aber immer ausgeprägter werdenden organischen Schädigung. Ich sehe davon ab, in diesem Zusammenhang die bekannten Abnutzungserscheinungen im Lendenwirbel-Kreuzbeinbereich mit anzuführen, die sich bei Prothesenträgern durch die fehlende Gleichmäßigkeit des Ganges einstellen, da dieser ständig stärkere Rumpfschwankungen und vermehrte Inanspruchnahme der Zwischenwirbelgelenke mit sich bringt.

Bei Handamputierten ist kein ähnlicher Leistungsverfall zu beobachten. Der Handamputierte überläßt bei handwerklicher Tätigkeit die Hauptaufgabe der erhaltengebliebenen Hand und bedient sich des Stumpfes nur als Hilfshand. Beide Hände sind aber von Natur aus zu gleichmäßig vollkommenen Werkzeugen ausgebildet. Wir verfügen deshalb bei schwerer Schädigung *einer* Hand bis in das Erwachsenenalter hinein über erhebliche Ausbildungs- und Anpassungsreserven in Gestalt der erhaltengebliebenen gesunden Hand. Ferner ist zu beachten, daß sich an den Gelenken der oberen Extremität bei einer vermehrten funktionellen Beanspruchung der Einfluß der Schwerkraft auf die knorpeligen Gelenkflächen nicht als so folgenschwerer Verbrauchsfaktor auswirkt, wie an der unteren Extremität. Immerhin werden wir auch hier z. B. bei Doppelthandamputierten, deren Stumpf zur Greiffähigkeit operativ hergerichtet wurde, mit einem früheren Verbrauch der knorpeligen Gelenkbestandteile des Ellbogengelenkes rechnen müssen.

Wir kommen nunmehr zu Beispielen aus dem Bereich der *Einschränkung der normalen muskulären Funktion.*

Bei einer Kinderlähmung kann die *Anpassung an die schlaffe Lähmung* nach der Überpflanzung eines Muskels oder mit Hilfe einer guten Schiene erfreulich hohe Grade erreichen. Übung und Gebrauch des überpflanzten Muskels sowie die verordnete Schiene führen über die Anpassung zur Gewöhnung. Die Gewöhnung an den Zustand nach Muskelüberpflanzung oder das orthopädisch-technische Hilfsmittel bedeutet stets, die gegebene Hilfe bestens auszunutzen lernen. Auch hier sind aber je nach der Schwere der ursprünglichen Schädigung mit der Gewöhnung die Keime des Verfalls und des Herabsinkens der durch Anpassung erworbenen funktionellen Leistung gegeben. Bereits nach wenigen Jahren zeigen sich an dem geschädigten Bein diese Folgen als Überdehnung von Kapsel und Band. Es bilden sich Wackelgelenke. Aber auch das nicht geschädigte Bein wird betroffen. Da es stärker im Gehen und Stehen in Anspruch genommen wird, ergibt sich ganz analog wie in unserem Prothesenbeispiel eine Überbeanspruchung des gesunden Beines mit all ihren schädlichen Folgen.

Die angeführten Beispiele zeigen, daß bei jedem Fortschreiten der Anpassung und auch bei dem Ausbau der von einer fremden Hilfe ausgehenden Förderung die Natur immer nur in der Weise arbeiten kann, daß sie die Aufgaben verlagert und einen großen Teil der von dem geschädigten oder fehlenden Glied geleisteten Funktion der gesunden Gliedmasse als zusätzliche Mehrleistung überträgt. Oft erreicht die Natur auf diese Weise eine ausgezeichnet wirksame Anpassung an die gegebene Behinderung. Immer aber legt sie damit zugleich einen Schadenskeim, der früher oder später in seinen Folgen zutage tritt.

Daß die *Anpassung* keineswegs nur eine ausschließlich glückliche funktionelle Lösung bedeutet, beweisen die Vorgänge, die sich *bei* einer *Behinderung* durch *Krampflähmung* abspielen. Zwar sehen wir, daß bei einem (durch Krampflähmung hervorgerufenen) kindlichen Spitzfuß in wenigen Jahren eine größere Auftrittsfläche des Fußes von selbst entsteht, indem der Vorfuß sich unter der Einwirkung der Belastung fußrückenwärts aufbiegt. Infolgedessen können trotz unveränderter Spitzstellung der Ferse größere Mittelfußabschnitte für den Auftritt herangezogen werden, und der Kranke verfügt im Anschluß an diese natürlichen Anpassungsvorgänge über eine für ihn funktionell sehr wichtige Vergrößerung der Unterstützungsfläche seines Fußes. Er erkauft aber die dadurch erlangte Besserung seiner Geh- und Stehfähigkeit mit einer ernsten Fußdeformität in Gestalt des sogenannten Schaukelfußes. Dieser stellt eine eigene und sehr folgenschwere Formveränderung des Fußes dar. Vom Anpassungsgeschehen her gesehen bringt diese Veränderung der natürlichen Fußform zunächst einen großen funktionellen Nutzen. In naher Zukunft gibt aber der Schaukelfuß seinerseits Anlaß zur Entwicklung erheblicher Beschwerden und wird endlich zum funktionellen Hindernis. Wir können diese Folge jeden Tag bei älteren Kindern mit unbehandelten spastischen Spitzfüßen feststellen. Therapeutisch stehen wir dann vor der doppelten Aufgabe, sowohl das (durch die angeborene Spastizität) gegebene Unvermögen der aktiven Fußhebung zu beheben, wie auch die nachträgliche im Verlauf der natürlichen Anpassung an den spastischen Zustand entstandene Deformität des Schaukelfußes zu beseitigen. *In diesen Fällen glauben wir das doppelte Gesicht der Anpassung besonders unverkennbar zu erblicken.* Die Natur schafft sich nach den vorhandenen Möglichkeiten eine bessere Auftrittsfläche, sie verbessert auch vorübergehend Gang und Stand. Sie erkauft diesen vorübergehenden Vorteil aber mit einer schweren Fußdeformität, die nach kurzer Zeit selbständig Anlaß zu erheblichen Beschwerden und Störungen der Funktion und damit zu erneutem Absinken der Geh- und Stehfähigkeit des Kranken abgibt! Wir dürfen deshalb beim spastischen Spitzfuß mit Recht sagen, daß die Natur erst mit unserer ärztlichen Hilfe eine Bestleistung zu schaffen und auszubauen vermag. Geben wir ihr doch durch die operativen Maßnahmen in Gestalt einer Verlängerung der Achillessehne oder einer Paralysierung eines Teils der Wadenmuskulatur (durch Eingriff am peripheren Nerven) die Möglichkeit zurück, bei diesen Kranken eine aktive Fußhebung bis zur horizontalen Auftrittsfläche wiederherbeizuführen.

Ich schließe meine Ausführungen mit einem Beispiel völliger *Aufhebung der normalen Gelenkfunktion:*

Hat die Natur mit oder ohne fremde Hilfe nach einer Hüftgelenkentzündung eine knöcherne Versteifung eines Hüftgelenkes erreicht, so ist das Leiden an sich abgeschlossen und ausgeheilt. Es folgen die Anpassungsvorgänge an den Ausfall der Gelenkbewegungen. Um die Schwierigkeiten im Sitz zu vermeiden, die sich durch den Fortfall der Beweglichkeit am Hüftgelenk ergeben, bedient sich die Natur des Behelfes, daß beim Sitzen die Gelenke der Lendenwirbelsäule mehr als normal (im Sinne der Vorwärtsbeugung des Rumpfes) in Anspruch genommen werden, wodurch ein guter Sitz überhaupt erst ermöglichst wird.

Bei doppelseitiger Hüftgelenkversteifung kann außerdem eine Beweglichkeit in den Kreuzdarmbeingelenken bds. eintreten, die eine Fortbewegung im Sinne von Kurzschritten trotz des Fortfalles jeder Hüftgelenkbeweglichkeit gestatten. Es kommt auf diese Weise zu einer Gewöhnung an den bestehenden Zustand der Hüftgelenkversteifung. Wie immer tragen aber auch hier die Anpassungsvorgänge und -versuche den Keim eines späteren organischen Schadens in sich. Die Zwischenwirbelgelenke der Lendenwirbelsäule (und bei doppelseitiger Ankylose die Kreuzdarmbeingelenke) werden überbeansprucht. Es kommt zur Zerrung, Überdehnung der Bänder und zu einem vorzeitigen Verfall der knorpeligen Gelenkflächen.

Da wir diese Folge praktisch kennen, versuchen wir ihnen aus dem Wege zu gehen, indem wir — je nach der Berufstätigkeit — beim stehenden Beruf das Hüftgelenk möglichst in Streckstellung, beim sitzenden Beruf mehr in Beugestellung versteifen lassen. Diese Maßnahme ist aber nur ein Kunstgriff, durch den wir unsererseits absichtlich die Schadensauswirkung auf ein für den Kranken weniger existenzwichtiges Gebiet verlagern, da mit der Ankylose der Hüfte in Beugestellung zwangsläufig eine erhebliche praktische Verkürzung des in dem Hüftgelenk versteiften Beines für Gang und Stand verbunden ist. Dies ist eine an sich sehr gewichtige, aber für den Kranken mit sitzender Beschäftigung im Sonderfall wenig bedeutsame Schadensfolge.

X. Schlußbemerkung.

Unsere Beispiele beweisen 1. daß auf dem Wege zur Anpassung sich eine fremde Hilfe, deren Rahmen von uns eingangs näher beschrieben wurde, günstig auszuwirken und die natürlichen Anpassungsvorgänge erfolgreich zu unterstützen vermag, 2. daß die natürliche Selbsthilfe zu ihrem wesentlichsten Teil darin besteht, daß ein Ersatz der verlorenen Funktion durch das vermehrte oder neuartige Heranziehen anderer Organe oder Organabschnitte erreicht wird, 3. daß infolgedessen durch die natürliche Selbsthilfe häufig der Keim für eine Überbeanspruchung und damit für den vorzeitigen Verbrauch der zur Anpassung verwendeten Teile des Organismus gelegt ist. Hieraus ergibt sich ein allmähliches Absinken der Leistung nach vorübergehender Gewöhnung.

Es kann deshalb nicht wundernehmen, daß für uns die Gewöhnung wohl eine Gipfelleistung der Anpassung darstellt, daß sie aber nach unserer Überzeugung keine bleibende Größe besitzt. Jede durch die Gewöhnung erzielte Leistung verfällt unweigerlich (gelegentlich etwas schneller, gelegentlich etwas langsamer). *Die Anpassung bringt deshalb nur einen behelfsmäßigen, funktionellen Nutzen der regelmäßig mit einer früheren oder späteren Schädigung des gleichen Organsystems verbunden ist. Dennoch ist die in der Anpassung und Gewöhnung liegende Leistung für den Organismus als Ganzes außerordentlich hoch zu bewerten. Sie ermöglicht in vielen Fällen allein den Fortbestand der Existenz des geschädigten Gesamtorganismus im allumfassenden Sinn.*

Im ganzen gesehen mag es scheinen, als ob diese Ausführungen einen zu stark theoretischen Charakter besitzen. Das Fundament, auf dem sie bauen, sind aber jahrzehntelange Erfahrungen praktischer Art.

Der letzte Anlaß für diese eingehende Erörterung war der immer dringender werdende Wunsch nach einer klaren Begriffsbestimmung der vielgebrauchten Worte „Anpassung und Gewöhnung". Wir verkennen auch keineswegs die Tatsache, daß bei der bestehenden Unfallgesetzgebung Normen gegeben sein müssen und daß Begriff wie „Anpassung und Gewöhnung" bei unserem Urteil in festen Beziehungen zueinanderzustehen haben, wenn wir eine brauchbare Entscheidung bezüglich einer vorhandenen oder zukünftigen Erwerbsbehinderung abgeben wollen.

So wichtig es ist, daß der Arzt die Nöte des Sachbearbeiters bei der Beurteilung der Schadensakte versteht, ebenso bittet aber auch der Arzt den Bearbeiter der Schadensakte um Verständnis für die Schwierigkeiten, die sich überall da ergeben, wo wir Ärzte das Leben in Normen und Tabellen einfangen sollen. In den Fragen der Anpassung läßt sich nun einmal der Sonderfall mit seinen vielen Einzelzügen nur außerordentlich schwer und gewaltsam in eine Paßform zwängen. Deshalb ist auch mit den Begriffen Anpassung und Gewöhnung bisher wahrhaftig nicht immer glücklich gearbeitet worden. So sehr es verständlich ist, daß wir weiterhin zu einer genauesten Auskunft gedrängt werden, wie hoch im Einzelfall die Erwerbsminderung zu bewerten ist und wie sich die weiteren Zukunftsaussichten bezüglich der Anpassung und Gewöhnung an die gegebene Behinderung gestalten werden, so wenig dürfen diese Anfragen die Schwierigkeiten einer klaren Beantwortung unterschätzen. Die Diskrepanz zwischen dem berechtigten Wunsch nach einer zuverlässigen Beurteilung und dem ärztlichen Unvermögen, eine solche Beurteilung im Einzelfall zu geben, entspringt der Tatsache, daß der Schadensbeurteiler mit mathematisch logischen Voraussetzungen bei der aktenmäßigen Aufstellung seiner Berechnung arbeitet, während der Arzt nur biologische Voraussetzungen zur Verfügung hat, die sich keineswegs mit der gleichen Folgerichtigkeit im einzelnen ableiten lassen, wie es bei den Gesetzen der Mathematik der Fall zu sein pflegt. Dennoch haben wir uns verpflichtet gefühlt, am Schluß unserer theoretischen Ausführungen einen praktischen Vorschlag zu bringen. Wir stellen diesen Vorschlag hier zur Erörterung und bitten, ihm wenigstens den Charakter eines frommen Wunsches zubilligen zu wollen. Wird diese Bitte erfüllt, so war unser Tun gerechtfertigt, denn: „Fromme Wünsche dürfen wir hegen, liebevolles Annähern an das Unerreichbare zu versuchen, ist nicht untersagt." (Aus Goethes Morphologie 1. Bd., Heft 1, 1817 [„Glückliches Ereignis"].)

BÜRKLE DE LA CAMP, Bochum: Die Betrachtungen von Herrn KREUZ über Anpassung und Gewöhnung regen zum Nachdenken an. Wir müssen Herrn KREUZ sehr dankbar sein, daß er uns diese tiefgehenden Gedanken mitgeteilt hat.

W. TÖNNIS, Bochum-Langendreer: **Läßt sich aus dem klinischen Anfangsbild nach traumatischer Hirnschädigung etwas über die Dauerschäden aussagen?** (Mit 3 Abb.)

Wer die ungezählten Fälle von sogenannten postcommotionellen Beschwerden nach angeblich leichter Commotio zu betreuen hat, deren Ursache doch in einer unzureichenden diagnostischen Erfassung des Ausmaßes der traumatischen Hirnschädigung und damit einer ungenügenden Behandlung zu suchen ist, — und wer aus eigener Erfahrung erlebt hat, welche unüberwindbaren Schwierigkeiten sich am laufenden Band bei der Begutachtung traumatischer Hirnschäden ergeben, der wird mir zustimmen, wenn ich die Frage: „kann man bzw. wie kann man bereits bei der frischen traumatischen Hirnschädigung die Art der Hirnschädigung feststellen? Liegt eine völlig reversible Schädigung vor oder müssen wir mit Folgen rechnen und in welchem Ausmaß etwa?" als das Kernproblem im Bereiche der gedeckten traumatischen Hirnschädigung bezeichnen möchte.

Und weiter werden Sie mir sicherlich zustimmen, wenn ich behaupte, daß die heute schon fast unübersehbare wissenschaftliche Arbeit auf diesem Gebiete — ich nenne nur einige deutsche Autoren: REICHARDT, KLEIST, GAMPER, SPATZ, BAY und WANKE — so wertvoll die Einzeltatsachen auch sind — völlig an diesem Kernproblem vorbeigegangen ist. Die phänomenologische Betrachtungsweise, das Bestreben die Symptome zu Syndromen zusammenzustellen, um so die Art der Hirnschädigung festlegen zu können, hat zu keinem befriedigendem Ergebnis geführt, da hier der Querschnitt des Krankheitsbildes zu sehr in den Vordergrund trat und der Längsschnitt nicht zu seinem Rechte kam. Weshalb das Ergebnis dieser wissenschaftlichen Forschung für die Praxis so wirksam blieb, versteht man sofort, wenn man sich die heutige Situation der Kopfverletzten vergegenwärtigt.

Die frischen Kopfverletzungen werden vom *Chirurgen* betreut. Ihn beschäftigt in erster Linie der Verletzungsschock, die rechtzeitige Erkennung und Behandlung der posttraumatischen Drucksteigerung des Schädelinnern und seltenere Folgen wie Aneurysmen und Frühepilepsie. Sein diagnostisches Interesse erschöpft sich verständlicherweise in diesen Komplikationen, bei denen er durch operative Eingriffe nicht selten lebensrettend eingreifen kann. Die Frage nach der Art der Hirnschädigung liegt deshalb nur am Rande seines Interessengebietes. Die Dauer der Bettruhe wird ziemlich schematisch bestimmt. Mit der Entlassung aus der stationären Behandlung entschwindet der Patient dem Gesichtskreis des Chirurgen, es sei denn, daß er noch Gliedmaßenfrakturen gehabt hätte, deretwegen er chirurgisch begutachtet werden müßte. So hat der Chirurg nur geringe Möglichkeiten seine eigenen therapeutischen Maßnahmen kritisch zu betrachten,

Der *Neurologe* sieht den Kopfverletzten gewöhnlich erst bei der Begutachtung. Abgesehen von den wenigen Stellen, wo ein Neurologe frische Kopfverletzungen ein- oder zweimal konsiliarisch untersucht, bleibt ihm das frische Verletzungsbild unbekannt. Ihn beschäftigt nur die Frage: Verletzungsfolge — oder nicht?? — organisch oder psychogen?? Für diese Beurteilung sucht er vergebens festen Grund zu finden in einer möglichst eingehenden Erfassung des psycho-pathologischen Querschnittes und wird immer wieder bedauernd feststellen, von welch entscheidender Bedeutung ein genauer neurologischer Befund der frischen Verletzungsfolgen und des ganzen Krankheitsablaufes überhaupt für seine Beurteilung sein würde.

Seit 1943 bemühe ich mich, den Verlauf der Rückbildung der Ausfallserscheinungen in den Vordergrund zu stellen, um so den Längsschnitt des Falles für die Erkennung der Art der traumatischen Schädigung — ob reversibel oder nicht — ausdeuten zu können. Denn — es gibt bisher keine andere Möglichkeit um Genaueres über die Art der Schädigung zu erfahren als durch die Feststellung, wie lange macht sie klinische Symptome, wie lange dauert die Rückbildung ihrer Ausfallserscheinungen. Es ist gewiß verständlich, wenn dieser Vorschlag, aus der Dauer der Rückbildung der Ausfallserscheinungen auf die Art der Hirnschädigung zu schließen, von einem Neurochirurgen kommt, bietet doch gerade die tägliche operative Arbeit am Gehirn die besten Möglichkeiten, die Richtigkeit dieser Feststellung unter Beweis zu stellen.

Durch die verständnisvolle Unterstützung der Bergbauberufsgenossenschaft und der Knappschaft war es uns möglich, ein Krankengut des Bergbaus nun schon im vierten Jahr fortlaufend verfolgen zu können. Über das Ergebnis dieser Beobachtungen ist bereits mehrfach berichtet worden. Im Rahmen dieses Vortrages darf ich mich daher auf einiges mir für die heutige Fragestellung wesentlich Erscheinende beschränken.

Die Durchführung dieses Gedankens, die Rückbildungsdauer der Ausfallserscheinungen für die Erfassung der Art der Hirnschädigung aus-

Knappschaftskrankenhaus, Bochum-Langendreer

Name:	Alter:	Beruf:		Art und Ort der Gewalteinwirkung:				
Unfallsort:	Konstitution:			Bewußtlosigkeit:				
Unfallszeit:				Amnesie:				
Unfallshergang:				Erbrechen:				
				Schwindel:				
Verletzungen:								
Datum:								
1. Subjektive Beschwerden: a) Kopfschmerz b) Schwindel c) Brechreiz								
im Liegen								
im Sitzen								
im Stehen								
im Bücken								
bei Jugulariskompression								
2. Neurologischer Befund: Motorik:								
Sensibilität:								
Koordination:								
Herdförmige Ausfälle:								
Hirnnerven:								
3. Bewußtsein und Hirnleistung: a) Reaktion b) Orientierung								
a) Aufmerksamkeit b) Konzentration c) Ermüdung								
a) Antrieb b) Merkfähigkeit c) Kritik								
4. Vegetative Regulationen: Kreislauf:								
Zucker:								
Wasser:								
5. Liquor:								
6. Behandlung:								

Abb. 1.

zuwerten, steht und fällt natürlich mit der Genauigkeit des Protokolls. Jeder, der Einblick in klinische Verhältnisse hat, kennt die menschliche Schwäche gegenüber Krankengeschichten. Ich glaube bestimmt, daß der Erfolg, der unserem Vorgehen beschieden war, im wesentlichen der Einführung eines Untersuchungsschemas (Abb. 1) zu danken ist, das wir neben der Temperatur- und Pulskurve dauernd am Krankenbett halten und in das täglich die Änderung des Untersuchungsbefundes eingetragen wird. Verlaufsberichte werden in die Krankengeschichte doch erst nach einigen Tagen, wenn nicht erst *bei* oder *nach* der Entlassung des Verletzten eingetragen. Daß solche, aus einer gewissen Überschau gewonnene Darstellung für die spätere gutachtliche Beurteilung absolut wertlos ist, bedarf keiner weiteren Begründung. Dagegen aber könnte eine systematische Bereitstellung der Untersuchungsschemata von einer geradezu umwälzenden Bedeutung für alle späteren Entscheidungen sein.

Dem Verlauf entsprechend haben wir unsere Fälle in drei Gruppen eingeteilt:

Hirnschaden I umfaßt die Fälle, die innerhalb von 4 Tagen symptomlos werden, also die reversiblen Schädigungen oder wenn Sie wollen die Commotionellen.

Hirnschaden II braucht bis zu drei Wochen zur Rückbildung der Ausfälle. Hier finden sich Rindenprellungsherde meist in stummen Regionen, die durch die Reaktion ihrer Umgebung erst klinisch manifestiert werden und deshalb nach Abklingen der Reaktion symptomlos bleiben.

Hirnschaden III weist darüber hinausgehende Ausfälle auf und setzt demnach anatomische Defekte voraus.

Die Berechtigung dieses Einteilungsprinzips geht nun aus den Nachuntersuchungsergebnissen nach drei Jahren hervor.

Tabelle 1.

Rückbildung cerebraler Ausfallserscheinungen und Nachuntersuchungsbefund.

Hirn-schaden	Em. keine diffuse subjekt. Beschwerden	0%	Em. 30% leichte	Em. 50% ausgespr. Leistungsschwäche	zusammen
I	61 = 61%	33 = 33%	5 = 5%	1 = 1%	100
II	39 = 37%	44 = 42%	20 = 19%	2 = 2%	105
III	15 = 26%	18 = 31%	16 = 28%	9 = 15%	58
zusammen	115 = 44%	95 = 36%	41 = 16%	12 = 4%	263

Die größte Zahl Beschwerdefreier findet sich bei Gruppe I, die höchste Erwerbsminderung bei Gruppe III. Der diagnostische Fehler beläuft sich bei Gruppe I auf 1%, ist also durchaus tragbar. Um nun die Wahl dieser Gruppeneinteilung noch einmal zu überprüfen, hat sich mein Mitarbeiter

Loew der Mühe unterzogen, alle 263 Fälle noch einmal hinsichtlich ihrer Rückbildungsdauer graphisch darzustellen (Abb. 2). Jeder Fall wurde durch einen Strich dargestellt von der Länge seiner Rückbildungsdauer. Eine Ordnung dieser Striche — die kürzesten oben, die längsten unten — ergab die folgende Kurve (Abb. 3). Sie enthält zwei deutliche Knicke, die ziemlich genau unserer Gruppeneinteilung entsprechen.

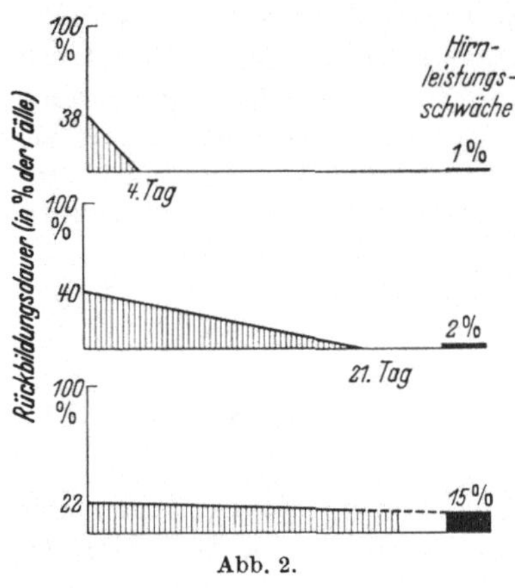

Abb. 2.

Am eindruckvollsten aber tritt der Gegensatz zwischen dem bisherigen Vorgehen und meinem Vorschlag hervor, wenn wir einmal beide Methoden am konkreten Fall gegenüberstellen. Bisher lautete die These: Finden sich bei einem Fall von gedeckter traumatischer Hirnschädigung neurologische Symptome, so handelt es sich um mehr als eine Commotio, nämlich eine Contusio!

Je nachdem, ob ein neurologischer Befund erhoben wird oder nicht, lautet die Diagnose Contusio oder Commotio. Vergleichen wir diese verschiedenen Querschnitte, die die neurologische Consiliaruntersuchung liefert, mit einem sorgfältig dargestellten Längsschnitt, so bestehen wohl kaum noch Zweifel an der Unhaltbarkeit des bisherigen Vorgehens. Daß die ärztliche Betreuung unter solchen Umständen nur schematisch sein

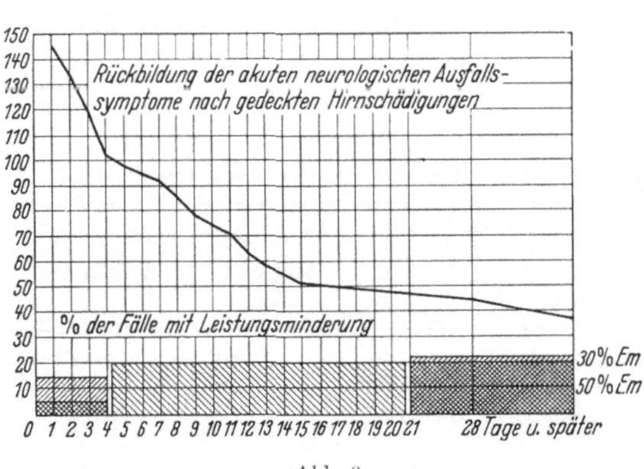

Abb. 3.

kann, weiß nicht nur der Arzt, sondern fühlt auch der Patient. Wieviel individueller läßt sich aber die Behandlung gestalten, wenn wir bei fortlaufender Beobachtung des Befundes über das Tempo und Ausmaß der Rückbildung unterrichtet sind. Auch das fühlt der Patient — und wenn die fortlaufende Kontrolle der orthostatischen Belastbarkeit dem Arzt objektive Anhaltspunkte für die Leitung der Behandlung, Dauer der Bettruhe, Massage usw. usw. gibt, so hat der Patient hierbei das Gefühl, daß etwas geschieht; und er gewinnt durch das im Einzelfall verschiedene Vorgehen Vertrauen in die Gewissenhaftigkeit seines Arztes.

Wenn wir so jeden einzelnen Fall in seinem Verlauf während des frischen Stadiums verfolgen, so sind wir dann auch in der Lage, ihm an den kritischen Punkten des weiteren Verlaufs helfend zur Seite stehen zu können: das ist einmal die Rückkehr in das häusliche Milieu und dann der Zeitpunkt bei der Wiederaufnahme der beruflichen Arbeit. Wie wir uns bei unseren Fällen immer wieder überzeugen mußten, bedeutet für eine Reihe von Patienten jeder einzelne von diesen beiden Punkten eine Belastung, mit der nicht jeder ohne weiteres sofort fertig wird. Die große Mehrzahl der Patienten beginnt doch erst in dem Moment der spürbaren Belastung sich mit den Unfallfolgen auseinanderzusetzen.

Nicht jeder wird damit allein fertig. Hat er jetzt in dem behandelnden Arzt einen Mann seines Vertrauens und weiß dieser die Situation zu deuten, so genügt eine eingehende neurologische Untersuchung und ein Gespräch über noch vorhandene Beschwerden, um zu verhindern, daß — meist aus einem Gefühl des Mißverstandenseins heraus — diese nur zu bekannten psychosomatischen Bilder entstehen, mit denen sich dann der begutachtende Neurologe herumschlagen darf. Zumeist bekommt der Neurologe den traumatisch Hirngeschädigten ja überhaupt erst bei der Begutachtung zu sehen. Was soll er daran dann noch ändern! Wie oft wird *er* das Gefühl haben, hätte ich doch den Mann eher zu sehen bekommen, damals als er unter den ersten Belastungen stand und sich selbst nicht helfen konnte oder besser noch früher, während des frischen Verletzungsstadiums. Meine Damen und Herren! In klarer Erkenntnis dieser Situation sollten wir darauf drängen, daß einmal bei jedem Kopfverletzten ein Verlaufsprotokoll im Sinne des gezeigten Untersuchungsschemas angefertigt wird und damit für alle späteren Entscheidungen vorliegt. Zweitens sollte der Verletzte während der Rückkehr in das frühere Milieu sowohl wie in seiner Arbeit in Kontakt mit seinem behandelnden Arzt bleiben.

Ich glaube, daß unser Vorgehen nicht nur dem später begutachtenden Neurologen viel Ärger und der Berufsgenossenschaft viel unnütze Schreiberei erspart, sondern auch dem Kopfverletzten selbst eine gerechtere Beurteilung sichert.

K. I. Zülch, Bochum-Langendreer: **Anatomische Befunde bei gedeckten Hirnverletzungen.**

Ich möchte mir erlauben, Ihnen unter Abänderung des angekündigten Themas heute über einige anatomische Beobachtungen bei gedeckten Hirnverletzungen zu berichten, die für die Unfallbegutachtung von grundsätzlicher Bedeutung sind.

Bei der Schilderung der Befunde der sofortigen und frühen Todesfälle nach gedeckten Schädelverletzungen kann ich mich kurz fassen, zumal gerade eine ausführliche Arbeit von Krauland über dieses Thema erschienen ist. Neben den groben Hirnzertrümmerungen, den ausgedehnten flächenhaften Rindenprellungsherden, den groben Herdbildungen in der Tiefe gibt es alle Spielarten bis hin zu den Bildern, die makroskopisch keine Veränderungen bieten und bisher als Tod in „akuter Commotio" bezeichnet wurden.

Bei den erst erwähnten mit bloßem Auge sichtbaren Zerstörungen
wurde unser Interesse bisher wohl zu sehr durch die Rindenprellungsherde in Anspruch genommen, deren Entstehung und Verteilung durch
die Arbeit von Welte ausreichend geschildert ist. Krauland hat aber
wohl mit Recht die tiefreichenden Contusionen, die Markzerreißungen
— besonders am Balken — und die Markblutungen betont, die Schwar-
zacher schon lange als Unfallfolge bei älteren Menschen beschrieben hat.
Ich zeige Ihnen hier ein derartiges Präparat eines 19 Jahre alten Menschen nach Sturz aus 7 m Höhe. Sie sehen den hinteren Rand einer insgesamt pflaumengroßen subcortikalen Blutung. Sie kommen also auch
bei Jugendlichen nicht so selten vor.

Oft fehlen aber die groben Verletzungen, und der Todeserfolg war
bisher nur schwer zu klären. Die Fettembolie muß bei Frakturen immer
in Erwägung gezogen werden. Roer hat aber vor kurzem auch das
Interesse auf die Luftembolie gelenkt, die bei Basisfrakturen mit Dura-
zerreißung und gleichzeitiger Eröffnung von Nebenhöhlen und venösen
Sinus den Tod herbeiführen kann. Beobachtungen an einer gemeinsam
mit ihm untersuchten Serie zeigen, daß diese Befunde sehr viel häufiger
als vermutet den tödlichen Ausgang eines Schädelunfalles erklären
können.

Bisher bezeichnete man die Vorgänge beim seltenen akuten Commo-
tionstod als ,,spurlose Vorgänge''. Eigene Präparate zeigen, daß hier
nicht so selten kleine perivasculäre Rhexis-Blutungen um Stamm-
gangliengefäße zu finden sind, so daß auch die hier angenommene Gewalt-
wirkung auf den Hirnstamm ihre sichtbaren Veränderungen hinterläßt.

Die Verteilung der Rindenprellungsherde nach der Richtung der
Gewalteinwirkung ist heute recht gut bekannt, ihre Entstehung ist
— wie die Diskussion auf dem diesjährigen Bonner Neurochirurgen-
kongreß gezeigt hat — noch umstritten.

Ich möchte Ihnen hier noch einen Fall zeigen, dessen Krankengeschichte
einige interessante Einzelheiten bietet.

Ein damals 38jähriger Mann stürzte im Alkoholrausch eine Treppe hinunter auf
den Hinterkopf und war danach — soweit wir feststellen konnten — nicht bewußtlos. Am nächsten Tag ging er zur Arbeit, die er nachmittags wegen zunehmender
Kopfschmerzen aufgab. Abends stellten sich Schwindel, Erbrechen und eine vorübergehende Bewußtlosigkeit ein; er blieb 14 Tage zu Hause bei Bettruhe und soll
in der ersten Woche benommen gewesen sein. Dann nahm er die Arbeit wieder auf
und war angeblich völlig beschwerdefrei. Zwei Jahre später entstanden generali-
sierte Krampfanfälle, die sich zunächst selten, später häufiger einstellten, dann
aber nach insgesamt 4 Jahren wieder verschwanden. Er war 6 Jahre anfallsfrei
und soll dann nach einem leichten Stoß eines Balkens gegen den Kopf wieder
Anfälle bekommen haben, die sich bis zum Status epilepticus häuften. Damals Einlieferung ins Knappschaftskrankenhaus Bochum-Langendreer, wo er durch Einstellung auf Anti-Epileptica anfallsfrei gemacht werden konnte. Ein Jahr später
erneuter Status, während dessen eine Aspiration eintrat, der er erlag. Das Bild
zeigt eine grobe Frakturlinie der Hinterhauptsschuppe mit der darunterliegenden
Narbe am Kleinhirn. Am diagonal gegenüberliegenden Fronto-Orbitalhirn ist die
Basalfläche völlig zerstört und mit der Dura verwachsen.

Wir haben also den Befund, daß ein Mann nach einem Sturz eine grobe
Fraktur der hinteren Schädelgrube mit Zerstörung des rechten Fronto-
Orbitalgebietes durch Gegenstoß erleidet, zunächst nicht bewußtlos ist,

erst am nächsten Tage wegen Beschwerden die Arbeit aufgibt und dann angeblich ohne wesentliche Beschwerden seinem Beruf als Bauarbeiter nachgehen kann. Wir haben allerdings durch Rückfrage bei seinem Hausarzt erfahren, daß er nach dem Unfall durch sein in sich gekehrtes, stumpfes und antriebsarmes Wesen aufgefallen sei.

Ein derartiger Befund ist natürlich für die heute noch immer diskutierte Frage nach der sozialmedizinischen Definition der Hirnverletzung wichtig. Die Frage wird heute gerade wieder diskutiert: Genügt bereits der anatomische Befund zur Definition der Hirnverletzung oder kann man diesen vernachlässigen und soll man nur von den Funktions- und Leistungsausfällen ausgehen? Nun scheint in diesem Fall der Verletzte *beschwerdelos* und trotz zweier Hirnnarben am Kleinhirn und Fronto-Orbitalgebiet *leistungsfähig* gewesen zu sein, abgesehen von den hier nicht zur Debatte stehenden Krampfanfällen. Es ist aber eine Erfahrung der Hirnverletzten-Lazarette, daß gerade die stumpfen und apathischen Frontalhirn-Verletzten oft die willigsten Arbeiter sind, wenn nur der Fremdantrieb, der sie im Getriebe der Arbeit erhält, genügend groß bleibt. Die Schwere der tatsächlichen Ausfälle wird durch diese vermeintliche Beschwerdefreiheit natürlich nicht berührt.

Die Monographie GRÜNTHALS über die Schädelverletzungen hat seinerzeit in der Begutachtung der Hirnverletzten eine Wende bedeutet. Sie hat aufgeräumt mit der oberflächlichen Begutachtung derjenigen Verletzten, bei denen — besonders nach gedeckter Schädelverletzung — ein grober anatomischer oder neurologischer Befund nicht zu erheben war. Er hat bewiesen, daß den damals allzuleicht als neurasthenisch etikettierten Beschwerden sehr häufig doch eine grobe Hirngewebs- zerstörung zugrunde lag. SPATZ hat seinerzeit darauf hingewiesen, wie häufig Hirnprellungsherde erst bei der Sektion als Zufallsbefund fest- gestellt werden. Auch hierfür noch ein Beispiel eines

56jährigen Mannes, der 2 Monate vor seinem Tode nach Alkoholgenuß über einen Bürgersteig fiel, Hautabschürfungen über der linken Schläfe hatte und anscheinend ohne Bewußtlosigkeit von einem Polizisten nach Hause gebracht wurde. Er schlief bis zum Mittag, hat dann einige Male erbrochen und über Kopfschmerzen geklagt, die im ganzen ein „neurasthenisches Bild" gegeben haben. Er ist dann zwei Monate später an einer akuten Urämie nach toxischer akuter Nephritis gestorben, und bei der Autopsie fanden wir eine rostbraune Verfärbung des Fronto-Orbitalgebietes (links mehr als rechts) mit kleineren Hirnprellungen.

Ich habe diese Fälle gegenübergestellt, um zu zeigen, wie sehr gerade bei den gedeckten Hirnschäden anatomischer Befund, subjektives Beschwerdebild und tatsächlicher Ausfall auseinanderfallen. Und nun noch ein letzter Befund zum Thema der Prellungsherde und Gegenstoß- verletzungen. Nach der Lehre von SPATZ und seiner Schule sollen bei Gewalteinwirkung von oben Kontusionsherde am Zwischenhirn nicht vorkommen, da dort die Liquorkissen der basalen Zysternen die Gewalt- einwirkung abfangen. Ich kann Ihnen aus der Beobachtung der letzten 2 Jahre zwei Fälle von Quetschungsherden am Zwischenhirn zeigen, die diesen Verletzungsmechanismus beweisen und symptomatologisch sehr interessant sind. Ich verdanke beide der Freundlichkeit des Herrn Dr. DI BIASI, Bochum.

15a*

Der erste Fall eines 41jährigen Bergmanns ist soeben ausführlich mitgeteilt (Zbl. f. Neurochir. 10, 25, 1950), und ich kann mich daher kurz fassen. Er erlitt auf dem Wege zur Arbeitsstelle durch Stoß mit dem helmbewehrten Kopf gegen einen Rohrflansch ein Schädeltrauma, das eine akute Verwirrung mit amnestischem Syndrom hervorrief. Es entstand jedoch keine Bewußtlosigkeit. In der Folge verschwand diese an ein Korsakowsches Syndrom erinnernde Störung, um dann — wie wir das bei Zwischenhirnsyndromen nicht selten finden — in rhythmischem Wechsel wieder zurückzukehren. Später kamen dazu auch delirante Phasen mit psycho-motorischer Unruhe, expansivem Bewegungsdrang und Aggressionstrieb, die wieder mit apathischen areaktiven Phasen der Antriebshemmung rhythmisch wechselten. In der letzten Zeit vor seinem Tode traten plötzlich körperliche Störungen auf: Kopfschmerzen, vegetative Störungen, wie häufiges Urinlassen, Nachlassen des Appetits und Erbrechen. — Unter körperlichem Verfall und Somnolenz starb er 10 Monate nach der Schädelverletzung. Anatomisch fand sich eine fingerendgliedgroße bindegewebig gekapselte Zyste in der linken Wand des 3. Ventrikels zwischen Hypophysenstiel und Corp. mamm. Die Zyste ist als eine Erweichungszyste nach Hirnkontusion zu deuten, für die auch das Liquorsyndrom sprach.

Die Bedeutung dieses Falles liegt in 3 Punkten:

1. Hirnkontusion nach Bagatelltrauma bei geschütztem Kopf,

2. Beweis für den seltenen Verletzungsmechanismus von Gegenstoßherden am Zwischenhirn bei Traumawirkung auf den geschützten Scheitel,

3. autoptisch geklärter Fall eines Zwischenhirnsyndroms nach Trauma.

Der zweite Fall verlief ganz ähnlich:

Ein 46jähriger Bergmann erlitt eine Kopfverletzung am helmbewehrten Scheitel durch Kohlefall, war nicht bewußtlos, feierte nur 2 Tage krank und nahm dann die Arbeit unter Tage auf, wobei er nur über geringe Beschwerden geklagt haben soll. Erst 2 Jahre danach trat Erbrechen nach den Mahlzeiten mit rapidem Gewichtsverfall auf. Genaue internistische Untersuchungen auf mehreren Abteilungen konnten die Ursache dieses Krankheitsbildes nicht erkennen lassen, wobei es nur zeitweise gelang, das täglich bis zu viermal eintretende Erbrechen zurückzuhalten. Es kamen dann später eigenartige Anfälle von Bewußtseinstrübung und tonische Starrezustände zu der chronisch fortschreitenden Kachexie hinzu, die schließlich zu einem Gewichtssturz bis zu 35,9 kg bei einer Körperlänge von 1,58 m führte. Der Vollhard'sche Wasserversuch war — wie auch die sonstigen Nierenfunktionsprüfungen — immer in Ordnung. Der Blutdruck wechselte zwischen 150 und 105 systolisch bei verschiedenen Untersuchungen. Alle Versuche des Verletzten, eine Anerkennung seiner Erkrankung als Unfallschaden zu erreichen, mißlangen. Er setzte schließlich seinem Leben 6 Jahre nach dem Unfall durch Erhängen ein Ende. Hier fand sich anatomisch eine Vernarbung am Vorderlappen mit Parenchymschwund, eine Vernarbung am Hinterlappen sowie am Hypophysenstiel, an allen drei Stellen wie auch an der umgebenden Dura mit Einlagerung von altem Blutpigment.

Die Zerstörung des Hypophysenstiels in diesem Falle ist für die Zwischenhirnsymptomatologie deshalb besonders aufschlußreich, weil in neuester Zeit durch die Forschungen von BARGMANN und ORTMANN am Tier die Regulation des Wasserhaushaltes mit dieser Gegend in Verbindung gebracht wird, während unser Patient trotz völliger Zerstörung dieses Gebietes weder spontan noch bei Belastung jemals Ausfälle gezeigt hat. Beide Fälle beweisen die folgenden Sätze:

1. *Bei geeigneter stumpfer Gewalteinwirkung vom Scheitel her kann es entgegen den bisherigen Feststellungen zu kleinen Zerstörungsherden am Zwischenhirn kommen.* Dieser Verletzungsmechanismus scheint denkbar beim Berufsunfall des Bergmanns unter Tage mit durch Helm geschütztem

Kopf. Es tritt vielleicht auch beim Autounfall mit Schleuderung des Kopfes gegen die Wagendecke und bei Geschoßwirkung auf den stahlhelmbewehrten Kopf ein.

2. Diese Gewalteinwirkung durch Bagatell-Traumen kann trotz anatomischer Zerstörung klinisch zunächst längere Zeit — in unserem zweiten Falle zwei Jahre — latent bleiben.

3. Diese Zwischenhirnverletzungen haben ähnlich wie die von uns beschriebenen Stecksplitterverletzungen des Zwischenhirns — entgegen allen Erwartungen — *nicht zur Bewußtlosigkeit geführt.*

4. Derartige Zwischenhirnschädigungen können zu ganz ausgestanzten vegetativen Störungen führen. Die nach gedeckten Schädeltraumen gelegentlich beobachteten groben ausgestanzten vegetativen Symptome, wie Diabetes insip., Hochdruck usw., dauernde Impotenz, wird man wahrscheinlich auf derartige Zerstörungsherde beziehen können. Man wird in den Bergmannsambulanzen darauf achten müssen, da dieser Verletzungsmechanismus beim helmbewehrten Kopf vielleicht häufiger ist.

Die Frage der Spätfolgen einer Hirnverletzung der Konvexität etwa in Form der internen Spätkrankheiten nach ein bis zwei Jahrzehnten, wie Basedow, Ulcuskrankheit, Hochdruckkrankheit, Asthma bronchiale, d. h. der ganze Fragenkomplex um die Stammhirnpathologie im Sinne von Veil und Strum wird durch diese Ausführungen nicht berührt.

Ich habe diese Befunde, die eine einheitliche Leitlinie vermissen ließen und vielleicht nur darin übereinstimmen, daß sie nicht in unser alltägliches Denkschema passen, gezeigt, weil die anatomischen Befunde nicht mit den erwarteten klinischen Funktionsbildern in Parallele standen und in einzelnen Phasen auf Grund unserer diagnostischen Möglichkeiten vielleicht gar nicht diagnostizierbar waren.

Ich wollte Sie durch diesen Hinweis nachdenklich machen und vom Standpunkt des Neuropathologen und Neurologen das unterstreichen, was soeben von Tönnis gefordert wurde.

Nur derjenige kann den Hirngeschädigten begutachten, der zur Klinik der Hirnverletzung auch die pathologische Anatomie genauestens kennt. Und nur der Hirngeschädigte kann begutachtet werden, bei dem von der Verletzung an das gesamte diagnostische Rüstzeug angewandt wurde, um den Ablauf der Verletzungsfolgen, den „Längsschnitt des Bildes" festzuhalten.

K. Hartmann, Bochum: **Gedeckte und offene Schädel- bzw. Hirnverletzungen.**

Wir haben im Krankenhaus „Bergmannsheil" in Bochum innerhalb eines Zeitraumes von 1½ Jahren 418 gedeckte und offene Schädel- bzw. Hirnverletzungen beobachtet und stationär behandelt.

Die Schwere der Verletzungsfolgen unterteilen wir nach dem Vorschlag von Tönnis nach der Dauer der nachweisbaren Störungen.

Wir hatten 15 Verletzte, die keine Zeichen von Gehirnerschütterung nach dem Unfall aufwiesen. Bei 286 Verletzten waren nach Ablauf von 4 Tagen keine Störungen mehr nachzuweisen. 76 Verletzte wiesen Störungen bis zum 21. Tag auf, und 13 Fälle hatten neurologische und vegetative Ausfälle über den 21. Tag hinaus.

28 Hirnverletzte sind, z. T. wegen gleichzeitig bestehender schwerer Verletzungen anderer Körperabschnitte, gestorben.

Man hat bis vor nicht langer Zeit die Schwere der Verletzung nach der Dauer der Bewußtlosigkeit beurteilt. Wir haben keine Bestätigung für die Richtigkeit dieser früheren Einteilung bei unseren Fällen gefunden. Wir fanden sowohl bei den „I"-gradigen Hirnschäden Bewußtlosigkeit von wenigen Minuten bis zu 2 mal 24 Stunden Dauer, wie wir auch bei den schweren Hirnschäden die gleiche, uncharakteristische Dauer der Bewußtseinsstörung fanden. Ebenso lassen sich genügend Fälle in allen drei Schweregraden aufweisen, die keine Bewußtlosigkeit erlitten hatten. Es ist also die Forderung berechtigt, von der alten Form der Einteilung der Hirnverletzungen abzurücken.

Folgerichtig müssen wir also auch die Dauer der Bettruhe nicht nach der Dauer der Bewußtlosigkeit bemessen, sondern nach dem Zeitpunkt des Verschwindens der nachweisbaren Ausfälle. Der Durchschnitt der stationären Behandlung betrug bei den leichten Hirnschäden 9 Tage, bei den mittelschweren Fällen 13,7 Tage und bei den schwereren Schäden 26 Tage. Bei den Fällen ohne Zeichen einer Gehirnerschütterung ließen sich die Durchschnittszahlen nicht errechnen, weil alle gleichzeitig noch andere Verletzungen erlitten hatten, weswegen längere stationäre Behandlung erforderlich war.

Wir stellten bei unseren Fällen fest, daß sich die Zahl der Verletzten, bei denen objektiv nachweisbare neurologische Ausfälle vorhanden waren, mit der Schwere der Verletzung steigerte. Und zwar fanden wir in Gruppe 0 13%, in Gruppe I 20%, in Gruppe II 52,6% und in Gruppe III 84,6% die unfallbedingte, neurologische Störungen aufwiesen. Die Fälle, bei denen Kreislaufregulationsstörungen festzustellen waren, stiegen ebenfalls an mit der Schwere der Verletzung, aber nicht in dem Maße wie die unfallbedingten neurologischen Ausfälle. Kreislaufregulationsstörungen ließen sich in Gruppe 0 bei 0,6%, in Gruppe I bei 21,3%, in Gruppe II bei 29% und in Gruppe III bei 61,5% nachweisen. Zusammengenommen stellten wir bei unseren Fällen in 26,6% neurologische Ausfälle und in 21,7% Kreislaufregulationsstörungen fest.

Die meisten Unfallverletzten, die eine Kreislaufregulationsstörung aufwiesen, gehörten dem 2. Lebensjahrzehnt an, und zwar konnte in diesem Alter bei fast der Hälfte aller Verletzten eine Abweichung von der Norm festgestellt werden, nämlich bei 45%. Die vegetativen Störungen nahmen dann mit zunehmendem Alter langsam ab, und wir fanden, daß im 6. Jahrzehnt nur noch 18,3% betroffen waren.

Auch hier hat sich die frühere Anschauung nicht bestätigt, daß das jugendliche Hirn gegenüber Traumen unempfindlicher sei als das ältere. Tönnis hat 1948 schon darauf hingewiesen. Die meisten neurologischen Ausfälle fanden wir im 4. Lebensjahrzehnt, und zwar mit 35%. Im 2. Lebensjahrzehnt waren es nur 21,6% und zwischen 50 und 59 Jahren sogar nur 13,6%.

Wir konnten außerdem feststellen, daß weit mehr jüngere Verletzte einen leichten Hirnschaden erlitten als ältere, daß aber die älteren die Mehrzahl der mittelschweren und schweren Hirnschäden ausmachten. Von den 10—19jährigen hatten 83% einen leichten Hirnschaden erlitten, während die im 3. Lebensjahrzehnt 79%, die im 4. Lebensjahrzehnt 66,6% und die im 5. Lebensjahrzehnt nurmehr zu 58% einen leichten Hirnschaden aufwiesen. Einen mittelschweren Hirnschaden erlitten die 10—19jährigen nur zu 6,6%, dagegen 28,4% die 40—49jährigen. Bei den schweren Hirnschäden stieg sogar die Prozentzahl der 40—49jährigen gegenüber der der 20—29jährigen auf das sechsfache.

Diese Tatsache ist der Beweis dafür, daß das jugendliche Hirn die durch die Prellung verursachten Schäden schneller überwindet als das ältere.

Von diesen vorhin genannten Unfallverletzten waren 337 Angehörige der Zechen. 11 waren der Gruppe 0, 236 der Gruppe I, 63 der Gruppe II und 10 in die Gruppe der schwereren Hirnschäden einzugliedern. 17 Verletzte sind gestorben.

Nach Wiederaufnahme der Arbeit wurde bei den Verletzten mit leichten Hirnschäden in 5,9% der Fälle eine Minderung der Erwerbsfähigkeit festgestellt, wobei lediglich in 0,8% der Fälle wegen objektiv nachweisbarer neurologischer Ausfälle eine Rente gewährt werden mußte, während bei 5,1% der Fälle lediglich noch glaubhafte subjektive Beschwerden vorhanden waren, die für 3—6 Monate eine Minderung der Erwerbsfähigkeit von 20—30% verursachten. Bei den mittelschweren Unfallverletzten lag in 26,9% der Fälle eine Minderung der Erwerbsfähigkeit vor. Hier waren die neurologisch bedingten Unfallfolgen in 14,3% der Fälle und die subjektiven Beschwerden in 12,6% der Fälle Ursache der Erwerbsminderung. Bei den schweren Hirnschäden stieg die Zahl der nach Arbeitswiederaufnahme noch nicht voll Arbeitsfähigen auf 80%, wobei die durch neurologische Ausfälle bedingten Unfallfolgen 70% betrugen und die wegen rein subjektiver Beschwerden gewährten Renten nur 10% ausmachten. Insgesamt wurden bei 12,5% der Unfallverletzten nach Wiederaufnahme der Arbeit eine Minderung der Erwerbsfähigkeit festgestellt, wovon jedoch nur 5,7% eine Rente über ½ Jahr benötigten, weil bei den anderen 6,8% nach Ablauf eines halben Jahres fast ausschließlich mit einer Gewöhnung an die rein subjektiven Unfallfolgen gerechnet werden konnte.

Bürkle de la Camp, Bochum: Herrn Tönnis danke ich besonders für seine wichtigen Mitteilungen. Wir haben am „Bergmannsheil" in Bochum, wie Sie aus Ausführungen von Herrn Hartmann gehört haben, die Anregungen und Methoden von Herrn Tönnis befolgt und darin sehr große Vorteile für die Behandlung, Beurteilung und Begutachtung der Verletzten gesehen, so daß ich nur empfehlen kann, bei allen traumatischen Hirnschädigungen die Vorschläge, die Sie eben gehört haben, zu befolgen. Die Berufsgenossenschaften müßten sich dieser Dinge besonders warm annehmen und auf die Durchführung dieser Untersuchungen und Aufzeichnungen dringen.

B. Martin, Berlin: **Narbenbildung nach Verbrennungen dritten Grades.** (Mit 1 Abb.)

Die Narben nach Verbrennungen mit tiefgehenden Nekrosen, im allgemeinen mit 3. Grades bezeichnet, stellen uns häufig vor Aufgaben, die nicht leicht zu lösen sind. Abgesehen davon, daß sie in ihrer starren Beschaffenheit widerstandsunfähig sind, jucken und brennen sie, besonders wenn sie ausgesprochen keloidartige Beschaffenheit aufweisen, vor allem aber ist die Neigung zur Schrumpfung und nicht zuletzt auch das kosmetisch so unschöne Aussehen Grund genug, sich mit ihnen beschäftigen zu sollen.

Ich habe versucht, die Voraussetzungen für eine bessere Narbenbildung zu prüfen und den Heilungsvorgang dahin zu beeinflussen, daß die Narben ihre unglückliche Beschaffenheit verlieren.

Bei der Nachprüfung der Behandlungsmethoden ist an der Salbenbehandlung, gegen die im Kreise der Chirurgen eine gewisse Abneigung besteht, nicht vorüberzugehen, weil sie noch sehr verbreitet ist und mit Vorliebe von den Ärzten gehandhabt wird, und weil sie vor allen Dingen in den Lehrbüchern und den Kollegs den Studenten noch immer gelehrt wird. Ich bitte, bei meinen Ausführungen festzuhalten, daß ich nicht über die Erstbehandlung und Erstversorgung sprechen will, sondern daß ich mich darauf beschränke, über die Nachbehandlung der schweren Brandwunden zu sprechen, im Hinblick auf die endgültige Narbe. Unter schweren Brandwunden verstehe ich hierbei die Verbrennungen, die mit tiefgehenden Nekrosen einhergegangen sind und bei welchen diese Nekrosen im allgemeinen bis auf die subcutane Fascie herabreichten.

Ich hatte gelegentlich einer Brandkatastrophe in Berlin, bei welcher allein über 80 Menschen durch schwere Verbrennungen den Tod erlitten haben, eine große Anzahl schwerer Verbrennungen in das Krankenhaus bekommen und die Gelegenheit benutzt, die einzelnen Behandlungsmethoden nebeneinander anzuwenden, um festzustellen, welche sich am besten bewähren. Ich habe dabei die Salbenbehandlung mit den verschiedensten Zusätzen, wie Lebertran, Bor, Zink und Penicillin, benutzt, ferner die feuchten Verbände mit Kochsalzlösung und 2%iger Borsäurelösung und ferner ein Verfahren, welches bei dieser Gelegenheit aus Paris angelegentlich empfohlen wurde, die Methode eines Dr. Jeanson, die Brandwunden mit einer Flüssigkeit zu behandeln, die offenbar aus Serum gewonnen und von Dr. Jeanson „Metapara" genannt wurde, über deren Zusammensetzung ich aber nichts sagen kann, weil Dr. Jeanson sie uns nicht mitgeteilt hat.

Das Ergebnis der Vergleiche im großen war, daß die unter Salbenverbänden entstehenden Narben die schlechtesten waren. Es ist offenbar gleichgültig, welche Zusätze zu der Salbengrundlage verwandt wurden. Es kommt bestimmt auf die Salbengrundlage an. Die Brandkatastrophe fiel in die Zeit der Blockade von Berlin, und wir waren deshalb aus Mangel an tierischen Fetten auf das synthetische Fett angewiesen, welches, wie ich schon vorher feststellen mußte, reizende Eigenschaften besitzt. Von der Methode des Dr. Jeanson habe ich die Verbandmethode sofort übernommen, die darin bestand, daß die Verbände aus Mullstreifen bestanden, welche 3—4 cm breit waren und dachziegelförmig auf die Wunde aufgelegt wurden. Sie wurden je nachdem mit Salben oder Flüssigkeit beschickt. Der Vorteil lag darin, daß der Verbandwechsel außerordentlich leicht und schmerzlos vor sich ging. Ein Nachteil war, daß dazu eine größere Menge an Mull notwendig war, und ich habe deshalb diese sehr schöne Verbandmethode nicht weiter durchführen können, da wir schließlich selbst aus den Spenden der Besatzungsmächte das nötige Verbandmaterial nicht bereitstellen konnten. Am besten schnitt noch die Behandlung mit Borsalbe ab. Die Behandlung mit feuchten Kochsalzverbänden, die abwechselnd, mit Verbänden mit 2%iger Borsäurelösung verwandt wurden, lieferten an sich eine gute Granulationsbildung, und die Wunden reinigten sich sehr rasch, aber es war leider nicht möglich, diese Verbandmethode über längere Zeit durchzuführen, da die Verbände feucht gehalten werden müssen und schließlich die Verletzten darüber klagten, daß die Verbände auf die Dauer zu kalt seien. Es mußte deshalb häufig diese Methode mit Borsalbeverbänden unterbrochen werden. Bei diesem Vorgehen war das Ergebnis deutlich besser.

Bei primitiver Betrachtung der endgültigen Narben ist mir aufgefallen, daß die strang- und gitterförmig angeordneten, keloidartigen Narben-

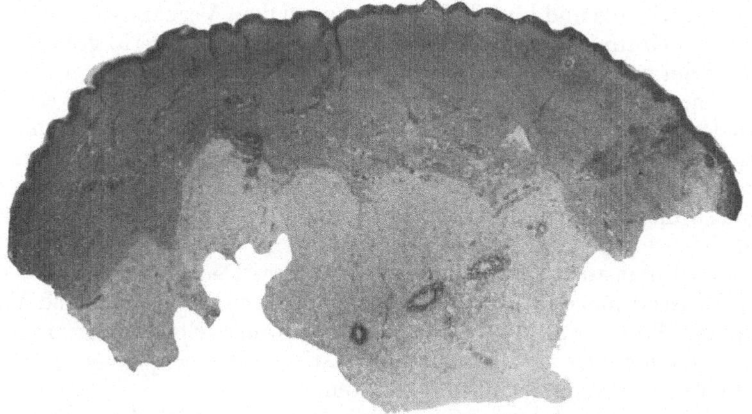

Abb. 1. Sehr derbe Narbe der Cutis mit derben, groben Fibrillen und Anhäufungen von Lymphocyten in den Gefäßscheiden, welche in der anderen Hälfte fehlen. Darunter weiches, elastisches, neugebildetes Unterhautfettgewebe.

bildungen, die so charakteristisch für Brandnarben sind, ganz oberflächlich liegen und daß diese festen, schrumpfenden und völlig unelastischen Stränge locker und beweglich auf der Unterlage liegen, so daß anzunehmen ist, daß sich unter diesen Narben ein elastisches Unterhautzellgewebe gebildet hat. Da nun die Nekrosen mit Sicherheit bis auf die subcutane Fascie hinabreichten, so mußte aus den aufschießenden Granulationen bei der Heilung ein gutes, elastisches Unterhautzellgewebe regeneriert worden sein, während die Oberfläche zu einer äußerst unbefriedigenden Narbe gestaltet wurde.

Ich bin deshalb dazu übergegangen, mein Augenmerk auf diese Granulationen zu richten und habe versucht, ihren Charakter dadurch zu beeinflussen, daß ich sie zunächst soweit wie möglich mit physiologischer Kochsalzlösung behandelt habe und wenn sie dann noch gequollen waren und reichlich Sekret absonderten, sie mit Verbänden mit hypertonischer Kochsalzlösung auszuspülen. In den meisten Fällen gelang die Absicht, und die Granulationen nahmen ein ganz anderes, viel weniger gequollenes,

kräftiges Aussehen an. Wenn dann aber wieder ein anderer Verband
daraufgelegt wurde, so trat mehr oder weniger kurz hinterher derselbe
unerwünschte Charakter wieder ein. Schließlich mußte ich feststellen, daß
auf diesen Granulationen die Epithelien nicht — oder nur sehr karg —
hinüberwuchsen, oder die nunmehr aufgelegten Thierschen Läppchen
entweder gar nicht oder nur sehr spärlich angingen. Ich habe keinen
Zweifel, daß das zögernde Vorwachsen der Epithelien nicht an der Er-
schlaffung der Proliferationsfähigkeit derselben, oder bei den Thierschen
Läppchen an der Lebensunfähigkeit der Läppchen selbst gelegen hat,
sondern daß der Boden, auf dem die Läppchen anwachsen und die Epithelien proliferieren sollen, nicht geeignet war; er war also krank.

Nun ist es eine alte Anschauung, daß die Granulationen die besten
sind, welche feinkörnig sind. Diese Anschauung geht bereits auf John
Hunter zurück. Die von mir erzielten Granulationen sahen zwar schön
rot und kräftig aus und bluteten nur wenig bei dem Verbandwechsel, aber
feinkörnige Granulationen konnte ich so nicht erzielen. Erfolgte schließlich nach der erwähnten Behandlung der Granulationen doch noch durch
Transplantation oder Proliferieren des Epithels vom Rande her ein Abschluß der Wunde, so war es offensichtlich, daß hier trotzdem die charakteristischen Narben in Gestalt von keloidartigen, gitter- und strang-
förmigen Bildungen entstanden, mit allen Merkmalen der Brandnarben,
die uns so unangenehm in Erinnerung sind. Im Endeffekt also ein Miß-
erfolg.

Davor schützt auch ein möglichst frühzeitiges Decken der Wundfläche
ohne Vorbereitung der Granulationen nicht. Ich habe mehrfach nach
Thiersch-Transplantaten oder nach spontaner Epithelisierung sehr
derbe, unnachgiebige und gänzlich unelastische Narbenplatten gesehen,
die schon zeitig zur Schrumpfung neigten.

Ich habe deshalb folgerichtig in der Anschauung, daß die Granulationen trotz ihres anscheinend gesunden Aussehens krank seien, sie ab
gekratzt und neue Granulationen gezüchtet. Die abgekratzten Granulationen habe ich durch den Pathologen, Herrn Froboese, untersuchen
lassen, und er hat mir berichtet, daß in ihnen auffallende Entzündungs-
erscheinungen festzustellen waren, die stellenweise zu abszeßähnlichen
Bildungen geführt hatten.

Etwas ähnliches konnte ich beobachten bei den Fällen, wo die Granulationen zwar gezüchtet und durch Lappentransplantationen gedeckt
waren, wo aber ein Streifen am Rande übriggeblieben war, von dem ich
annehmen mußte, daß er aus der Nachbarschaft epithelisiert werden
würde. Das Ergebnis war schließlich, daß neben dem weichen und auf
einer elastischen Grundlage ruhenden Transplantat der übrigbleibende
Strang die Charakteristik der ausgeprägten Brandnarbe aufwies. Das sind
gewiß altbekannte Bilder. Es gilt, sie richtig zu deuten und auszuwerten.

Ich bin nun nach diesen Erfahrungen so vorgegangen, daß ich nach
dem Abkratzen der Granulationen die Wundfläche zur Blutstillung zunächst mit heißer Kochsalzlösung gespült habe und dann einen Verband
mit physiologischer Kochsalzlösung auflegte. Dann konnte ich beobachten, daß die Granulationen überraschend schnell, und zwar bereits

nach 24 Stunden sehr ansehnliche Stärke aufwiesen und vor allen Dingen sich mehr der besten Form entsprechend entwickelten, sie wurden feinkörnig und fest. In diesem Stadium habe ich dann sehr bald nach THIERSCH transplantiert oder eine Lappenplastik aufgelegt. Jetzt gelang die THIERSCH-Transplantation sehr gut. Die Epithelisierung vom Rande her kam sichtlich wieder in Gang, und vor allen Dingen wuchsen die gestielt aufgelegten Lappen sehr schnell an, so daß der Stiel bereits nach 8—10 Tagen abgetrennt werden konnte, ohne daß der Lappen zu Schaden kam.

Das Ergebnis kann ich bei 2 Patienten zeigen. Bei beiden hat sich die wie geschildert behandelte Fläche mit einer dünnen dauerhaften Haut bedeckt, die sich jetzt nach 3 und 4 Jahren in feinen Falten ohne Schwierigkeit von der Unterlage abheben läßt und keinerlei Strang oder keloidartige Bildungen aufweist, während in der Nachbarschaft, wo diese Behandlung nicht durchgeführt wurde, die für Brandnarben charakteristischen Bildungen aufgetreten sind. Die behandelte Fläche zeigt eine gute Narbe und in der Nachbarschaft die unbehandelte die typischen Zeichen der Brandnarbe.

Bei der Transplantation ziehe ich die nach THIERSCH vor. Die sonst sehr gute Transplantation nach REVERDIN ergibt kosmetisch unschöne Resultate, und die Pfropfung nach BRAUN ergab nicht immer das gewünschte Ergebnis. Es muß jedoch erwähnt werden, daß offenbar die neu gezüchteten Granulationen von der Nachbarschaft, d. h. von der unbehandelten Fläche, alsbald wieder in den Reizzustand übergehen können. Grobkörniges Anwachsen und Wiedereinsetzen der Sekretion sind Merkmale dafür. Es steht nichts im Wege, dann ein zweites Mal die Granulationen mit dem scharfen Löffel abzukratzen. Es kommt sehr darauf an, den richtigen Zeitpunkt für die Deckung der Granulationsfläche nicht zu verpassen.

Zusammenfassend gebe ich der Anschauung Ausdruck, daß die Granulationen chemisch infiziert sind. Sie befinden sich in einem ausgesprochenen Reizzustand mit Anhäufung von Lymphocyten in Umgebung der Gefäße, die, wie die feingewebliche Untersuchung ergibt, nicht selten das Aussehen eines Abszesses aufweisen. Die Granulationen, die so auf dem Boden der Brandnekrosen entstehen, sind ein schlechter Nährboden für das Vorwachsen der Epithelien und Anwachsen der Transplantationen. Der Reizzustand scheint sich besonders an der Oberfläche auszuwirken, denn die beschriebenen Platten und Stränge liegen ganz oberflächlich beweglich auf ihrer Unterlage und sind diejenigen, welche die sehr unangenehmen Kontrakturen herbeiführen, welche uns wieder zu Plastiken zwingen. Eine Entwicklung, welche zu vermeiden ich mir zur Aufgabe gemacht habe. Wenn diese Granulationen entfernt und mit ganz reizlosen Mitteln neu gezüchtet werden, so schießen sie zunächst von der Unterlage schnell in guter Verfassung auf, müssen aber dann sehr bald zur Deckung benutzt werden. Es ist sicher, daß sich die Granulationen unter der Epitheldecke schließlich in gutes, elastisches Unterhautzellgewebe und in eine elastische Subcutis verwandeln. Grundsätzlich ist also die drohende, typische Brandnarbe mit all ihren schlechten Eigenschaften zu vermeiden. Ich glaube jedenfalls, dies als Erfolg meiner Untersuchungen feststellen zu können und hoffe, daß sich praktisch aus diesen Gedankengängen eine brauchbare Lösung finden läßt, die unter Vermeidung der noch heute bestehenden Schwierigkeiten, selbst bei ausgedehnten und schweren Brandnarben, einen guten Erfolg versprechen.

Die Trockenbehandlung mit Puder habe ich bei den Vergleichen deswegen ausgelassen, weil bei dem gewöhnlichen Wismutpuder, welcher insbesondere in den Brandbinden üblich ist, eine Verkrustung auftritt, wobei das Verbandmaterial an der Unterlage festhaftet oder die Sekrete nicht genügend ableitet und der Verbandwechsel nicht nur schädigend, sondern auch sehr schmerzhaft ist. Über die neuerdings angewandten Trockenformen habe ich keine Erfahrung.

KT. HERZOG, Krefeld: **Die Nagelung von Oberarmbrüchen mit geradem, starrem Marknagel.** (Mit 1 Abb.)

KÜNTSCHER will mit seiner Marknagelung eine stabile Osteosynthese erreichen. Wir wissen, daß sie nur dann gelingt, wenn Außendurchmesser des Nagels und Innendurchmesser der Markhöhle in einem günstigen Verhältnis zueinander stehen. Während am Oberschenkel durch Verwendung eines großdimensionierten Nagels die stabile Osteosynthese etwa im Bereich der oberen $^4/_5$ des Femur erreicht werden kann, blieb bei der Nagelung des Schienbeines und des Oberarmes die wirkliche stabile Osteosynthese ein Wunsch, weil die Marknägel wesentlich schmaler dimensioniert werden mußten als die Markhöhlen jener Knochen, da sie nicht zentral-axial wie beim Oberschenkel, sondern seitlich eingeführt werden sollten. Ich habe die stabile Osteosynthese des Schienbeines für Brüche in den mittleren $^3/_5$ durch Verwendung des sonst nur bei der Oberschenkelnagelung verwendeten starren Nagels, der an seinem öhrtragenden Ende etwas gebogen wurde, erreicht. Die Technik wurde im einzelnen auf dem letzten Kongreß der Vereinigung Niederrheinisch-Westfälischer Chirurgen in Bad Pyrmont bekanntgegeben (29. und 30. 9. 1950)[1].

Bei der Humerusnagelung von einem seitlichen Loch aus gibt es nicht ganz selten unerwünschte Schwierigkeiten. So kann es vorkommen, daß bei weicher Kompakta oder sehr enger Markhöhle der Nagel durch die dem Einschlagloch gegenüberliegende Kompakta tritt oder daß Stücke aus der Kompakta herausgesprengt werden. Um das Perforieren der Kompakta zu verhindern, muß anfänglich die Spitze des Nagels rundlich gebogen werden. Da aber die Festigkeit des Humerusrohres im allgemeinen nicht genügt, um ohne Gefahr seiner Sprengung die Rundung der Spitze wieder auszugleichen, damit der Nagel die für die Auffädelung des anderen Bruchstückes wünschenswerte gerade, gestreckte Form erhält, ist man gezwungen, den Nagel wieder aus der Markhöhle herauszuziehen, um ihn außerhalb dieser zu strecken. Trotz dieses Vorgehens kann die Auffädelung des anderen Bruchstückes noch erhebliche technische Schwierigkeiten machen, denn für das Auffädeln ist, besonders bei enger Markhöhle, das Verhältnis der Durchmesser von Markhöhle und Nagel ungünstig. Ich habe diese Schwierigkeiten zwar dadurch schon in meiner bisherigen Operationstechnik zu verringern gesucht, daß ich das zweite Bruchstück mit einem 2 mm starken Bohrdraht, wie wir ihn zur

---

[1] Erscheint im Zentralblatt für Chirurgie.

Knochenextension benutzen, auffädelte und über diesen Draht den Nagel schließlich einschlug bzw. den vorher in das erste Bruchstück bereits eingeschlagenen Nagel nach Auffädelung des körpernahen Bruchstückes mit dem Bohrdraht den Nagel schließlich ganz eintrieb, trotz Verringerung der technischen Schwierigkeiten blieb jedoch der Hauptmangel des bisherigen Verfahrens, nämlich die sehr häufig nicht genügend feste primäre Stabilität des genagelten Knochens, bestehen.

Auf einem Längsdurchschnitt durch den Humerus senkrecht zur Querachse des Ellbogengelenkes erkennt man, daß sich der Gelenkanteil des Knochens so weit ellenbeugewärts neigt, daß die Verlängerung der Markhöhlenachse deutlich hinter dieser Gegend — der Fossa olecrani — vorbeigeht. Dadurch ist es möglich, ähnlich wie beim Oberschenkel, längsaxial in den Humerus einen geraden, starren Nagel einzutreiben, das bei der /Oberschenkelnagelung übliche Verfahren, insbesondere die anfängliche Auffädelung der Bruchstücke mit dem Leitdorn, zu übernehmen und gerade, starre, „dickere" Nägel zu verwenden und damit dem eigentlichen Ziel der Nagelung, der wirklichen stabilen Osteosynthese näherzukommen.

Wir verfahren in folgender Weise:

Schon unsere Lagerung von Patient und Arm weicht von der üblichen ab. Der Patient ruht in Seitenlage auf der nicht verletzten Körperseite. Dicht am Olecranon wird ein Kirschnerdraht quer durch die Elle gebohrt und mit einem Spannbügel versehen, an welchem über einen an der Decke angebrachten Rollenzug senkrecht gezogen wird, also etwa in ähnlicher Art, wie man bei der Behandlung kindlicher Femurschaftbrüche vorzugehen pflegt. Auf diese Weise gleicht sich mühelos die Verkürzung aus, und die zugleich geringer gewordenen Seitenverschiebungen und Achsenknickungen können unter Röntgenkontrolle von 2 rechtwinklig zueinander angeordneten Siemenskugeln leicht durch die Manualkraft eines Assistenten ausgeglichen werden.

Der eigentliche operative Eingriff geht folgendermaßen vor sich: Dicht oberhalb des Olecranon beginnt ein etwa 4 cm langer Schnitt, der die Sehne des Triceps spaltet und bis auf die Gegend der Fossa olecrani eindringt. Nunmehr wird mit einem Spiralbohrer wie er beim Metallbohren benutzt wird, der mittels eines Dreibackenfutters an einer Bohrwinde befestigt ist, die Markhöhle angebohrt. Das etwa 3—4 mm weite Bohrloch wird durch Verwendung von Spiralbohrern größeren Durchmessers etappenweise erweitert. Die Hantierung mit der Bohrwinde erleichtert man sich, wenn im Verlaufe der Extension zwischen Drahtspannbügel und Zugseil ein U-förmiger Haken geschaltet wird, der die vollen Drehungen der Bohrwinde zuläßt und sie nicht, wie beim einfachen Seil, anschlagen läßt. In das Bohrloch der Markhöhle wird nunmehr genau wie bei der Oberschenkelnagelung der Leitdorn für den starren Nagel eingeführt und in der oben beschriebenen Weise das körpernahe Bruchstück aufgefädelt. Durch Messung am Leitdorn kann zugleich die richtige Nagellänge ermittelt werden. Hierauf wird mit vorsichtigen Schlägen der Nagel so weit eingetrieben, daß er nur noch mit einem Öhr außerhalb des Knochens liegt. Der Nagel muß von Anfang an so eingeschlagen werden, daß die offene Seite des V förmigen Querschnittes nach dem Humerus zeigt, damit später bei der Nagelextraktion der Ziehhaken leichter eingesetzt werden kann. Bei 180 Grad gedrehter Lage des Nagels würde das Öhr unmittelbar auf den Knochen zu liegen kommen, und es würde am Knochen gemeißelt werden müssen, um den Ziehhaken einsetzen zu können. Nach schichtweisem Wundverschluß erfolgt für eine Woche bis zum Fädenziehen die Lagerung auf einer Abduktionsschiene, und bei geeigneten Fällen — das sind solche, bei denen ein Bruchstück nicht zu kurz ist — kann dann schon unbedenklich mit der freien Bewegung des Armes begonnen werden, so daß also eine längere Ruhigstellung mit nachfolgendem gröberen Muskelschwund und erheblichen Bewegungseinschränkungen der Gelenke vermieden wird.

Die beigefügte Abbildung von 1 einschlägigen Fall möge die Leistungsfähigkeit des Verfahrens näher illustrieren.

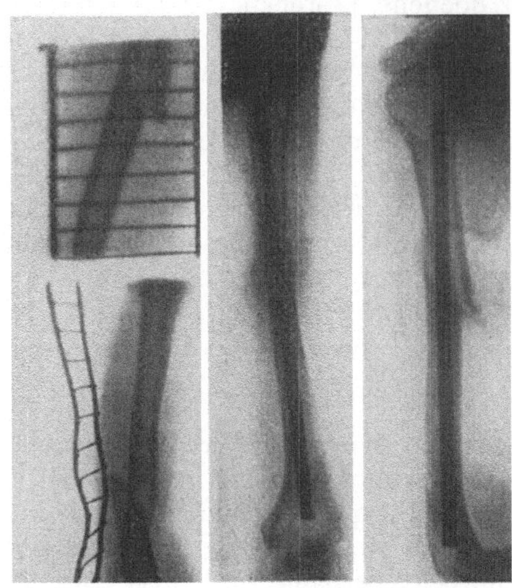

Abb. 1. 79jähriger Mann mit Oberarmschaftbruch. Die Abbildungen mit liegendem Marknagel knapp 5 Wochen nach der Nagelung mit reichlichem Callus. Nur geringe Bewegungseinschränkung.

Diese Methode der Marknagelung des Oberarmes mit Verwendung des starren Oberschenkelnagels bei senkrechter Aufhängung des Oberarmes ist technisch wesentlich einfacher als die bisherigen Nagelmethoden durchzuführen und erzielt bei den Fällen, bei denen die Bruchlinie nicht zu gelenknahe liegt, eine stabile oder nahezu stabile Osteosynthese, jedenfalls eine weit bessere primäre Verfestigung, als sie bei der Verwendung des schmalen biegsamen Nagels erreichbar ist.

Kt. Herzog, Krefeld: **Verlängerungsosteotomie unter Verwendung des percutan gezielt verriegelten Marknagels.** (Mit 6 Abb.)

Manche offene Frakturen heilen, insbesondere, wenn sich bei Stückbrüchen, etwa nach Schußverletzungen, noch Knochenteile abstoßen, mit Achsenknickungen und Verkürzungen in einem solchen Grade aus, daß ohne operative Korrektur die betroffenen Gliedmaße in ihrem Gebrauch schwerstens behindert sind oder sogar störend wirken.

Für die langen Röhrenknochen haben wir in der Küntscherschen Marknagelung ein Verfahren, Achsenknickungen und Seitenverschiebungen in ideale Stellungen zu verwandeln. Was die Beseitigung von Verkürzungen angeht, so ist den zahlreichen veröffentlichten Verfahren gemein, daß eine langdauernde Zug- oder Gipsverbandbehandlung oder beides gemeinsam durchgeführt wird, nach deren Abschluß die entstandenen meist erheblichen Muskelverschmächtigungen und Gelenkbehinderungen beseitigt werden müssen. Außerdem besteht bei diesen Verfahren die Gefahr der möglichen Pseudarthrosenbildung wegen Überziehung und wegen der Notwendigkeit starker Belastung und langer Zugdauer die der Bohrkanalosteomyelitis, schließlich die Beanspruchung des Gelenkkapsel- und Bandapparates, wenn die Extension nicht am zu verlängernden Knochen selbst angreifen kann, sondern vom Nachbarknochen über ein Gelenk wirkt. Diese Nachteile vermeidet das folgende Verfahren, das in seinen Grundzügen im Zentralblatt für Chirurgie 1941 angedeutet und das kürzlich in einem geeigneten Fall erprobt werden konnte.

Das Verfahren, das in erster Linie für Fälle gedacht ist, bei denen größere Verlängerungen beabsichtigt sind, deren einseitige Durchführung am Widerstand der Weichteile scheitert, baut sich auf folgenden Überlegungen auf: In einer ersten Sitzung wird eine Schrägosteotomie des zu verlängernden Knochens mit möglichst spitzwinkeliger Bruchlinie vorgenommen. Um die Bruchstücke in einer für die spätere KÜNTSCHER-nagelung günstigen Stellung zu halten und die Nagelung technisch zu vereinfachen, wird ein Führungsdorn in Situ liegengelassen und nach dem schichtweisen Wundverschluß der Eingriff mit der Anlegung eines Kirschnerdrahtes beendet, an dem in den ersten Tagen nach dem Eingriff nur milde gezogen wird. Nach etwa 5—6 Tagen steht der stärkeren Belastung des Drahtes nichts mehr im Wege. Nach Erreichen der gewünschten Verlängerung erfolgt in einer zweiten Sitzung die Marknagelung. Um der etwaigen Wiederverkürzung der Gliedmaße durch den Muskelzug vorzubeugen, muß der Marknagel gegen Verschiebung in der Markhöhle gesichert werden. Zu diesem Zwecke wird er in seiner Scheitellinie mit einer größeren Anzahl von Bohrungen versehen, die so groß bemessen sein müssen, daß ein 2 mm starker Bohrdraht die Löcher passieren kann. Um für den Verletzten den Eingriff dieser Nagelverriegelung so klein

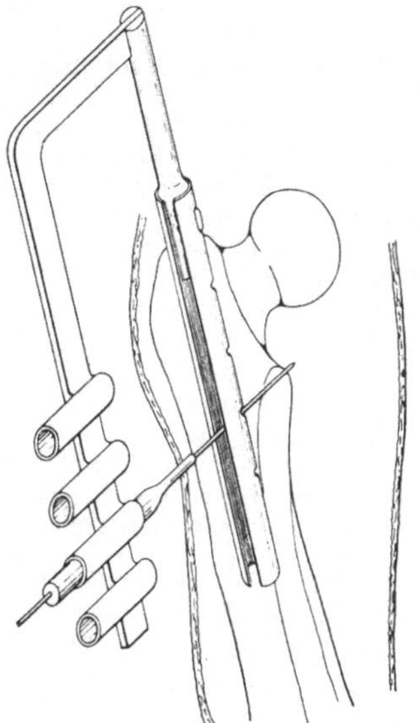

Abb. 1. Zielgerät zur percutanen Verriegelung des Marknagels. Schema. Auf den mehrfach durchbohrten Marknagel ist das U-förmige Zielgerät aufgesetzt, sein kurzer Schenkel fest ohne Wackelbewegungen bis zu einem Anschlag in das obere Ende des Marknagels eingeschoben. Durch eines der in diesem Falle in der Vierzahl gezeichneten kurzen Rohrstücke am langen Schenkel des Zielgerätes ist ein schematisierter Dreilamellennagel am vorderen Ende mit abgeschliffenen Lamellen und bis auf die Oberfläche des Knochens vorgeschoben. Der durch den Lamellennagel geführte Bohrdraht hat den Knochen durchdrungen, er wird nach Zurückziehen des Dreilamellennagels unmittelbar über der eingedellten Haut abgeknipst und kommt nach Zurückfedern der Haut in die Weichteile zu liegen.

wie möglich zu halten, benutze ich folgendes Zielgerät (Abb. 1): Es besteht aus einem U-förmig gebogenen Eisen, dessen kurzer Schenkel bis zu einem Anschlag straff in die Höhle des Marknagels geschoben wird. An den langen, außerhalb des Körpers befindlichen Schenkeln sind eine Anzahl von kurzen Rohrstücken angeschweißt, deren Achse genau auf die in den Nagel gebohrten Löcher zeigt. In unserem Gerät ist die lichte Weite der Rohre so bemessen, daß ein Dreilamellennagel, wie er zur Schenkelhalsnagelung benutzt wird, genau hineinpaßt. Seine Lamellen sind am freien Ende über eine Strecke von etwa 6 cm völlig abgeschliffen, so daß nur noch ein am vorderen Ende scharfes Rohr übrigbleibt. Der eigentliche operative Vorgang ist bei der Verwendung dieses Gerätes denkbar einfach. Da von der ersten Sitzung her in beiden Bruchstücken schon der Führungsdorn liegt, so braucht der Nagel nur über diesen noch in die Markhöhle eingeschlagen zu werden. Dann wird das soeben beschriebene Zielgerät aufgesetzt. Durch Röntgenuntersuchung wird festgestellt, welche der in den Marknagel gebohrten Löcher sicher in den beiden Bruchstücken liegen. Durch wenigstens zwei dieser Löcher pro Bruchstück sollen nun 2 mm starke Bohrdrähte auf folgende Weise gebracht werden: Der abgeschliffene Lamellennagel wird durch die Haut bis auf die Oberfläche des Knochens vorgestoßen und erst nunmehr der Draht durch die Compacta der einen und der anderen Seite gebohrt, vor welcher er das Bohrloch im Nagel passierte. Würde man den abgeschliffenen Nagel nicht bis auf die Knochenoberfläche schieben, sondern lediglich mit einem durch die Haut gebohrten Draht arbeiten, so würde dieser die Möglichkeit haben, am Knochen abzugleiten oder sonstwie seine Richtung ändern. Nach Durchbohrung der jenseitigen Compacta, was man durch Nachlassen des Widerstandes ja leicht spürt, wird der abgeschliffene Nagel herausgezogen, die Haut über dem Bohrdraht so tief wie möglich in Richtung auf den Knochen eingedrückt und der Draht nunmehr abgeschnitten. Die Haut und die Weichteile federn jetzt in ihre natürliche Lage zurück, und der Draht ist in den Weichteilen versenkt. Durch dieses mehrmalige percutane Bohren wird also auf technisch einfache, sicher zum Ziele führende, den Patienten kaum belastende Weise der Nagel verriegelt, und es kann nunmehr auf die Extension verzichtet werden, der Extensionsdraht wird also nach der percutanen Verriegelung des Nagels sofort gezogen. Nach Ablauf von etwa 5—7 Tagen können die benachbarten Gelenke vorsichtig, nach einer weiteren halben bis ganzen Woche zügig bewegt werden, eine Belastung des Knochens ist selbstverständlich vor der durch Röntgenuntersuchung festzustellenden knöchernen Überbrückung des Frakturspaltes nicht erlaubt.

Die spätere Entfernung des verriegelten Nagels ist ebenfalls einfach. Durch die Haut lassen sich die Spitzen der in die Weichteile versenkten Drähte leicht tasten, bei entsprechendem Druck spießen die Drähte entweder von selbst durch die Haut, besonders dann, wenn sie schräg abgeknipst wurden, oder es wird durch eine kleine Stichincision nachgeholfen, durch die der Draht einfach herausgezogen wird. Nach Entfernung sämtlicher Verriegelungsdrähte wird nach Anlegung eines kleinen Schnittes oberhalb der Trochanterspitze in der üblichen Weise der Marknagel gezogen.

Diese Methode hat also den Vorteil, daß nur ein einziger größerer offener Eingriff, nämlich die Schrägosteotomie mit gleichzeitiger Einführung des Leitdornes für den Marknagel, notwendig ist und der zweite Eingriff bei Verwendung jenes Zielgerätes rasch und ohne große Wunden durchgeführt werden kann. Das gleiche gilt für den dritten Eingriff der Entfernung der Metallteile. Weiterhin ist als Vorteil anzusehen, daß eine Ruhigstellung der Gelenke nur während der Zeit der Extension, die je nach der Rigidität der Weichteile und der Größe der Knochenverlängerung sich richtet und mit etwa 1—2—3 Wochen zu veranschlagen ist, nötig ist und einige wenige Tage noch im Anschluß an die jeweiligen Eingriffe.

Folgenden Fall haben wir nach dieser Methode operiert: Ein 21jähriger junger Mann wurde von einer Versorgungsstelle zur Oberschenkelamputation eingewiesen. Es handelte sich um einen nach langwieriger Eiterung unter starker Verkürzung, hochgradiger Achsenknickung des körperfernen Bruchstückes nach außen und volle Seitenverschiebung nach außen mit enormer Einziehung der Weichteile bis auf den Knochen und weitgehender Verlötung der umgebenden Weichteile geheilten Oberschenkelschußbruch bei knöchern überbrücktem Kniegelenk (Abb. 2 u. 3). Der Patient konnte nur an zwei Krücken gehen, und da er wegen der groben Achsen-

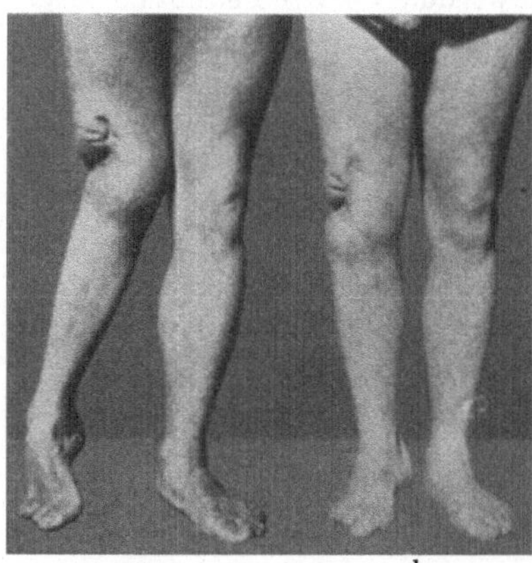

Abb. 2. a) 21jähriger junger Mann nach Oberschenkelschußbruch mit 8 cm Verkürzung, winkliger Abknickung der Unter- und Oberschenkelachse von etwa 30 Grad, Seitenverschiebung der Oberschenkelbruchstücke um mehr als volle Schaftbreite nach außen, knöcherner Überbrückung des Gelenkspaltes und starken Weichteileinziehungen. b) Zustand nach dem Eingriff.

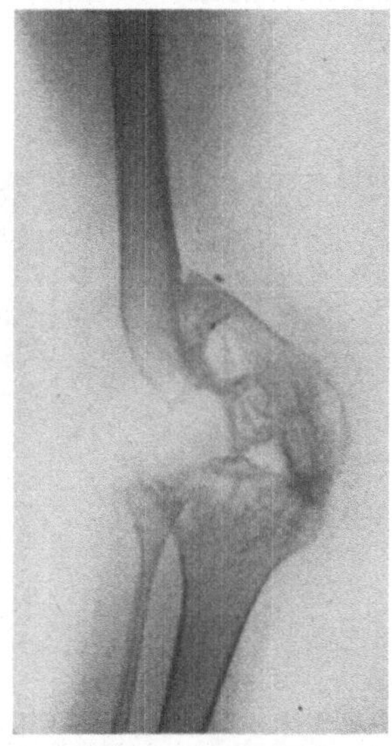

Abb. 3.   Röntgenbild zu Abb. 2a.

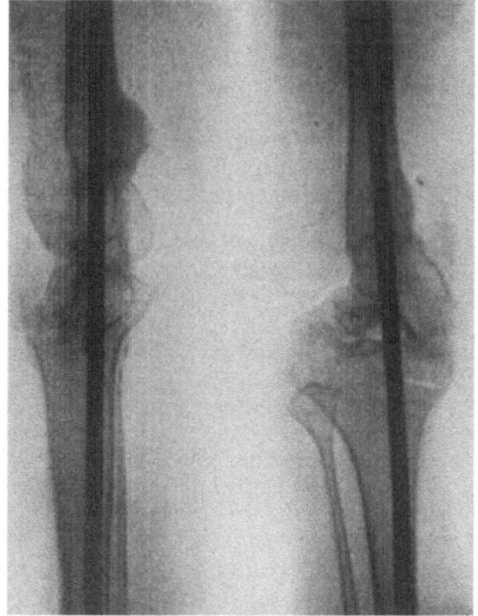

Abb. 4. Patient der Abb. 2a. Zustand nach operativer Korrektur der Verhältnisse der Abb. 3 mit Hilfe eines 70 cm langen Marknagels nach KÜNTSCHER.

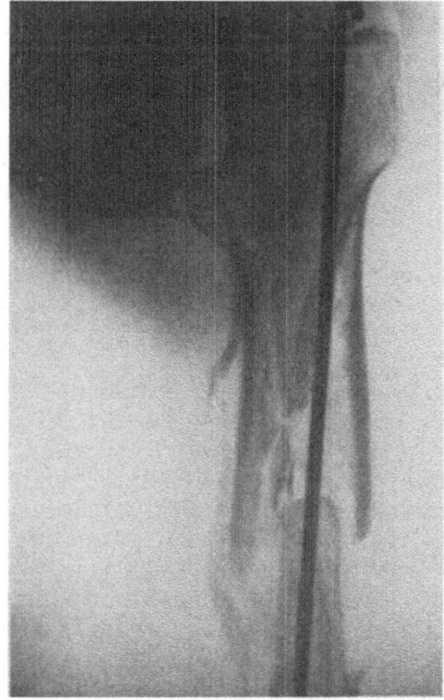

Abb. 5. Osteotomie des Oberschenkels mit liegengelassenem Leitdorn für die spätere Marknagelung.

knickung mit dem Fuß öfter gegen die Krücke schlug und dadurch mehrfach zu
Fall gekommen war, verlangte er trotz seiner Jugend die Oberschenkelamputation,
um endlich mit Hilfe einer Prothese von der Verwendung der Krücken abzukommen.
Er ließ sich bewegen, daß anders verfahren wurde. In einem ersten Eingriff am
16. 2. 1949 wurde die Fraktur mit Hilfe eines 70 cm langen, bis weit in das
Schienbein hineinragenden Marknagels achsengerecht offen gestellt (Abb. 4). Die
starke Einziehung der Weichteile ließ sich nicht, wie an sich beabsichtigt, beseitigen, ohne gleichzeitige Vornahme einer Hautlappenverschiebung, was vermieden wurde, um den Eingriff nicht zu kompliziert zu gestalten. Nach der knöchernen Konsolidierung dieser Fraktur wurde in einer zweiten Eingriffsreihe zuerst die Schrägosteotomie des Oberschenkels mit gleichzeitiger Einführung des Leitdornes am 1. 6. 1949 (Abb. 5) vorgenommen. Es waren 4 Wochen Extension nötig, um den Widerstand der rigiden, verwachsenen Weichteile zu überwinden. Dann erfolgte am 28. 6. 1949 die Marknagelung, und der Marknagel wurde mit Hilfe jenes Zielgerätes percutan verriegelt (Abb. 6). Sämtliche 5 Drähte saßen auf Anhieb. Nach 9 Wochen wurden die Metallteile entfernt. Die Verriegelungsdrähte zeigten leichte Korrosionserscheinungen. Das Ergebnis der Eingriffe war eine achsengerechte Stellung des schwer verformt gewesenen Beines (freilich ohne Berücksichtigung einer physiologischen leichten X-Stellung zwischen

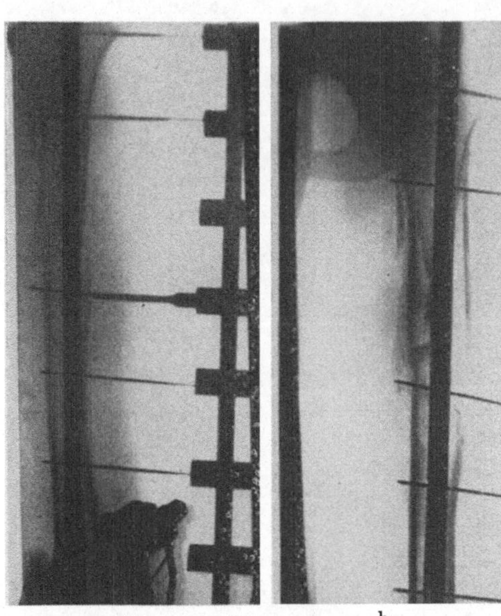

Abb. 6. a) Zielgerät in Situ bei der Operation. Der oberste
Zieldraht ist auf der Abbildung nicht sichtbar, beim zweiten sichtbaren Draht liegt der abgeschliffene Dreilamellennagel mit seinem vorderen Ende auf der Compacta. Die
Drahtextension liegt noch. b) Zustand einige Zeit nach
der Verriegelung. Der unterste Verriegelungsdraht ist nicht
sichtbar.

Ober- und Unterschenkel) und eine Verringerung der Längendifferenz von 8 cm
auf 2 cm (Abb. 2b). Der Patient war dann in der Lage, ohne Stock zu gehen.

NIEDERECKER, Würzburg: (Mit 2 Abb.) In Verbindung mit der Verlängerungsosteotomie möchte ich Ihnen kurz über ein Verfahren mit einer einfachen
Apparatur referieren, welches ich bei einer hochgradigen Unterschenkeldeformität
mit Verkürzung bei einem 3½jährigen Knaben angewandt habe. Es handelte sich
um einen Zustand nach Osteomyelitis, welche im Säuglingsalter von 3 Monaten aufgetreten war. Bei der Aufnahme bestand eine schwere Deformierung des linken
Unterschenkels mit einer Verkürzung des Beines um 7 cm.
Das Röntgenbild vor der Operation zeigt Wachstumsstörungen in der proximalen
und distalen Epiphyse der Tibia mit unregelmäßiger Begrenzung und becherförmiger Verbreiterung. Außerdem ist die Tibia im distalen Drittel im Varus-Rekurvations-Sinne verkrümmt. Die Fibula war um ein gutes länger als die Tibia,
wodurch es zu einer Lösung der proximalen und distalen Schien-Wadenbein-Verbindung gekommen war. Auch war die Fibula am distalen Drittel stark verkrümmt.
Auf der ersten Aufnahme scheint der Tibiakopf nach dorsal verschoben.
Da es sich klinisch sowie röntgenologisch um eine Deformierung, Wachstumsstörung und Verkürzung, hauptsächlich der Tibia und somit des ganzen Unter-

schenkels und Beines handelte, kam nur eine Verlängerungsosteotomie mit einer Narbenkorrektur in Betracht.

Mit Rücksicht auf die Narbenbildung nach der Osteomyelitis konnte nur ein allmählicher Ausgleich der Verkürzung in Frage kommen. Nach schräger Durchtrennung der Tibia in der Frontalebene mit der Kreissäge in einer Länge von 6 cm und Resektion eines Stückes der Fibula (1 cm), wurden die Osteotomieflächen der Tibia mit 2 Catgutschlingen zusammengehalten, so daß eine Verschiebung der Fragmente in der Längsachse möglich war, eine Knickung jedoch verhindert wurde.

Nach einer Fixation im Beckengips haben wir zwischen den durch den Tibiakopf und den Calcaneus gezogenen Kirschnerdrähten zwei lange Schrauben mittels *Führungsbacken* an den Extensionsbügeln angebracht.

Durch Drehung beider Schrauben konnte eine sehr fein dosierte Distraktion ermöglicht werden. Um die Fußstellung korrigieren zu können, wurde an dem unteren Bügel noch eine Fußschale angebracht.

Nach *12 Tagen* war die Operationswunde geheilt und eine Verlängerung von 3 cm erreicht.

46 Tage nach der Operation konnte eine Verlängerung von 4½ cm nach ständig vermehrter Distraktion gemessen werden.

Eine weitere Distraktion haben wir nicht forciert, nach 4 Wochen die Kirschnerdrähte samt Schraubenzug entfernt und einen neuen Gipsverband auf die Dauer von 3 Wochen angelegt.

Das Kind erhielt nach Abnahme des Gipsverbandes, trotz Festigkeit der Tibia, einen Entlastungsapparat mit Distraktion. 1¼ Jahre nach der Operation zeigt das Röntgenbild eine *Größenzunahme* der Tibia.

Allerdings besteht röntgenologisch eine beginnende Verkrümmung der Tibia, welche auf ein stärkeres Wachstum der Fibula zurückzuführen ist. Eine nochmalige Verlängerung der Tibia nach dem beschriebenen Verfahren wäre zu erwägen.

Ich habe mir erlaubt, Ihnen diesen Fall bekannt zu geben, da anscheinend Verlängerungsosteotomien am Unterschenkel nach Osteomyelitis bei kleinen Kindern selten ausgeführt wurden.

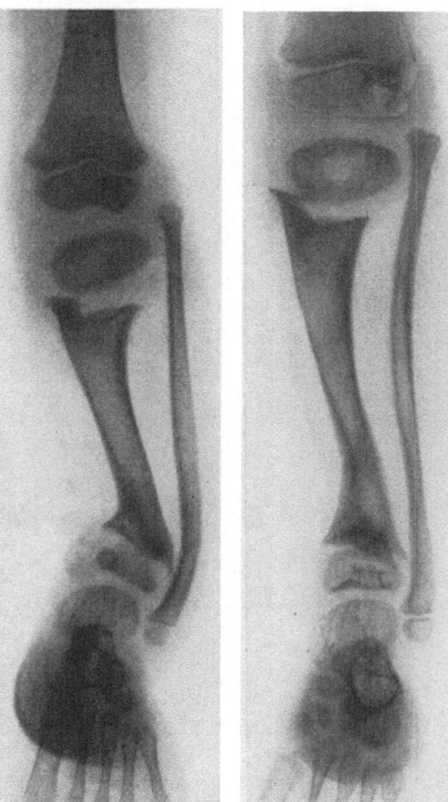

Abb. 1. Röntgenaufnahmen a. p. a) vor der Operation, b) 1¼ Jahre nach der Operation.

BÜRKLE DE LA CAMP, Bochum: Die Verlängerungsosteotomie hat leider den großen Nachteil, daß die Blutgefäße die Spannung nicht aushalten, so daß es zur Nekrose kommen kann. Beim Erwachsenen ist es daher in vielen Fällen besser, statt der Verlängerungsosteotomie eine Verkürzung der gesunden Gliedmaße zum Ausgleich vorzunehmen, die unter Verwendung der Marknagelung ja wesentlich einfacher und sicherer geworden ist.

S. MAYR, Wien: Nachdem wir im Unfallkrankenhaus Wien eine genügende Anzahl
von Vergleichsfällen hatten, haben wir gesehen, daß die Marknagelung des Oberarmes und des Unterschenkels gegenüber den früheren konservativen Methoden
keine Vorteile, manchmal aber Nachteile hat. Eine Marknagelung des Oberarmes
oder des Unterschenkels ist nicht immer eine leichte Operation, und wir sind der
Meinung, daß auch bei zwei gleichwertigen Behandlungsmethoden dem Patienten

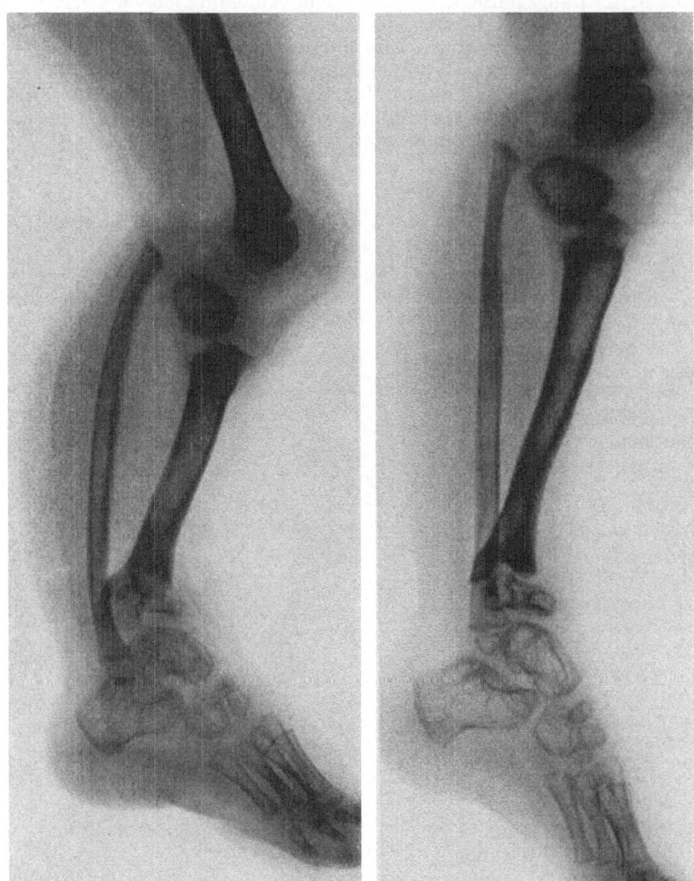

Abb. 2. Röntgenaufnahmen seitlich. (zu S. 231)

nur die ungefährlichere zugemutet werden darf, daher verwenden wir beim Oberarmbruch je nach der Lage des Falles wieder wie vor der Marknagelung die Abduktionsschiene, den Brustarmgipsverband oder die U-Schiene.

Bei einer Beinverkürzung ziehen wir der Verlängerungsosteotomie des kranken
Beines die Verkürzungsosteotomie des gesunden vor, weil wir bei der Verlängerungsosteotomie die Gefahren der Durchblutungsstörung und des Ausbleibens der
knöchernen Heilung durch die Distraktion vermeiden wollen.

KEYL, Berlin (Mit 1 Abb.): Zur Frage der Oberarmnagelung noch einige Bemerkungen: In vielen Fällen wird dieser für den Patienten nicht eben kleine
Eingriff nicht notwendig sein. — Und besonders, da wir gestern nochmals darauf

hingewiesen wurden, welche Pflichten wir als Ärzte haben, wenn wir dem Patienten eine Operation anraten, möchte ich eine einfache Behandlungsmethode in Erinnerung bringen, die für geeignete Fälle nicht in Vergessenheit geraten darf.

Ich meine die von CHAMPIONIÈRE und POELCHEN empfohlene aktive Selbstinnervationsbehandlung. — An Einfachheit ist sie nicht zu übertreffen, verlangt aber — worüber auch heute schon gesprochen wurde — eine gewissenhafte Kontrolle des Patienten wenigstens in der ersten Zeit nach dem Unfall. Und ich glaube, wenn der Heilungsmechanismus dieser Methode bekannter wäre, würde sie häufiger angewandt werden.

Über Einzelheiten soll an anderer Stelle berichtet werden, heute nur das Wichtigste: Die Selbstinnervation der verletzten Extremitäten muß frühzeitig angeregt werden. — Der aktiv arbeitende Muskelmantel ist die beste Schienung für den

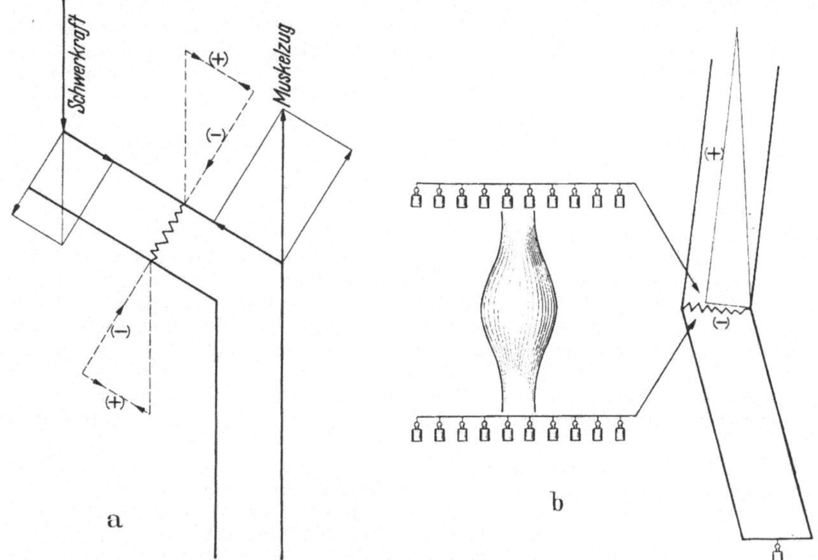

Abb. 1. Schematische Darstellung der Kräfte, die a) bei Belastung eines Schenkelhalsbruches und b) beim Tragen eines Gewichtes auftreten. (+) Heilung fördernde Druckkräfte, (—) Biegende bzw. abscherende Kräfte.

Knochen. — Durch die selbsttätig arbeitende Muskulatur wird auch das Gefäßsystem angeregt und dadurch die Callusbildung gefördert und einer Dystrophie vorgebeugt. — Der Muskeltonus erzeugt einen Preßdruck auf die Frakturenden und beschleunigt somit die Heilung (vgl. Abbildung 1).

Sie wissen, wie schnell eine gut gestellte Fraktur beschwerdefrei wird. Und gerade beim Oberarmbruch ist es erstaunlich, wie der Patient selbst fühlt, daß das Tragen eines leichten Gewichtes von ½ bis 1 kg mit gestrecktem Arm keine Schmerzen auslöst, sondern angenehm empfunden wird.

Zur Technik: Der Frischverletzte hält den gebrochenen Arm an den Oberkörper gepreßt, um ihn ruhig zu stellen. — An dieser Stellung wird zunächst nichts geändert. Lediglich bei stehendem Patienten wird unter leichtem manuellen Zug an den Condylen der Patient aufgefordert, ein Gewicht in die Hand zu nehmen. Das vorsichtige Strecken im Ellenbogengelenk erfolgt nun unter Hilfe des Arztes fast beschwerdelos. Der Patient trägt jetzt das Gewicht und kann auch leichte Pendelbewegungen mit dem Arm ausführen. — Das Zutrauen, auch bei Kindern, ist hergestellt. —

Die nächste Aufgabe ist es, das ständige Tragen des Gewichtes zu gewährleisten. POELCHEN hat angegeben, daß nur eine einfache Fadenschlaufe um das Handgelenk notwendig sei. — Wegen der in den ersten Tagen leicht auftretenden Stauung der Hand, empfiehlt es sich, die Nesselstreifen, an denen das Gewicht hängt, durch einen Zinkleimverband für Hand und Unterarm zu fixieren. — Ferner empfiehlt es sich, für die erste Zeit eine lange Gipsschale für den Arm in Streckstellung anzufertigen. Besonders nachts kann so der Arm erhöht gelagert werden.

Das Wichtigste ist aber, daß gleich in den ersten Tagen der Patient angehalten wird, den Arm möglichst viel zu bewegen. Es schadet dabei nicht, wenn während der aktiven Beugung im Ellenbogengelenk eine schmerzfreie Bewegung im Bruchspalt stattfindet. Die biegenden Kräfte sind viel geringer als die zusammenpressenden, also die Konsolidierung fördernden Kräfte.

Die Wirkung der Muskelkräfte soll im Vergleich zum Schenkelhalsbruch in der Abbildung kurz schematisch erläutert werden.

Bei der Belastung des Schenkelhalsbruches ergeben die Kräfte des Muskelzuges und der Schwerkraft große Biegungs- bzw. Abscherungskomponenten. Überträgt man das Drehmoment und das Druckmoment der Muskelkraft und der Schwerkraft auf den Bruchspalt, so erkennt man (Abb. 1a), daß die Summe der die Bruchheilung fördernden Kräfte (in der Abbildung mit (+) bezeichnet) wesentlich geringer ist als die Summe der die Bruchheilung störenden, abscherenden Kräfte (in der Abbildung mit (—) bezeichnet). Die Abbildung ist eine grob-schematische Skizze, die zunächst nur auf die Art der Kraftwirkung hinweisen soll. Eine genauere quantitative Analyse erfolgt später. — Trotzdem erkennt man deutlich im Vergleich zu Abb. b, daß auch das quantitative Verhältnis der (+)- und (—)-Kräfte wesentlich verschieden ist.

Die Skizze 1b zeigt ein Gewicht am distalen Fragment. Wird das Gewicht *getragen*, so spannt sich der Muskelmantel und wirkt so einen Preßdruck auf den Bruchspalt aus. — Es ist allgemein bekannt, daß eine exakte Gelenkführung nicht allein durch die anatomische Form der Gelenkenden und des Bandapparates gewährleistet wird, sondern daß erst der Preßdruck der Agonisten und Antagonisten zusammen ein einwandfreies Arbeiten der Gliederkette ermöglicht. Wir können also dann mit Recht, wie in der Technik, von einem Kugelgelenk, Scharniergelenk usw. sprechen. Aber nur bei intaktem Muskelmantel. Ist das physiologische Muskelgleichgewicht gestört, so entwickeln sich Wackelgelenke, die keine exakte Gelenkführung im technischen Sinne mehr gestatten.

R. FICK hat in seiner Gelenkmechanik darauf hingewiesen, daß z. B. im Ellenbogengelenk der Preßdruck, der auf die Gelenkenden ausgeübt wird, ungefähr das Zwanzigfache der gehobenen Last beträgt. Das heißt also, wenn ich ein Gewicht von $\frac{1}{2}$ kg anhebe und das Gelenk bewege, wird ein Binnendruck von 10 kg erzeugt. Die Gelenkenden werden der Form des Gelenkes entsprechend schlüssig geführt. Übersteigt das Gewicht die zum Heben erforderliche Kraft, so werden die Gelenkenden distrahiert, und eine schlüssige Bewegung ist nicht mehr möglich.

Übertragen wir nun diese Erfahrungen aus der Gelenk- und Muskelmechanik auf den Bruchspalt am Oberarm, so ergibt sich, daß der Preßdruck bei *aktivem* Tragen des Gewichtes ein Vielfaches gegenüber den Kräften beträgt, die bei leichtem Pendeln im Bruchspalt eine gewisse Biegungsbeanspruchung darstellen.

Gezeigt wurden Diapositive, die die Behandlungsergebnisse von Oberarmkopf-, Oberarmschaftbruch und Ellenbogengelenksbruch demonstrieren.

SIEHLOW, Bad Pyrmont: **Elektro-Kunstarm, gesteuert durch das Phantomgefühl bei Armamputierten.**

Nachuntersuchungen der prothetisch versorgten Armamputierten haben immer wieder ergeben, daß die verordneten Kunstarme nur selten getragen werden. Die Patienten geben an, daß sie den Arm als totes Anhängsel an ihrem Körper empfinden, daß sie mit dem Arm nicht fühlen können und daß die Nutzanwendung nur sehr gering ist. Die Forschungsanstalt für technische Medizin der Liechtensteinischen Stiftung für Prothetik in Vaduz unter der Leitung von Dr. E. WILMS verwendet, um diese Mängel zu beseitigen, das Phantomgefühl der Amputierten. Ein Phantomgefühl ist bei jedem Amputierten vorhanden, am besten beim Frischamputierten. Beim Altamputierten hat es Veränderungen durchgemacht, entweder im Sinne einer Regression oder im Sinne einer Steigerung bis zum Phantomschmerz. Ein solches verändertes Phantomgefühl läßt sich durch sachgemäße Schulung und Übungsbehandlung wieder gesund gestalten. Ist es gesund, gilt es, mit Hilfe einer geeigneten Prothese dieses mit der Kunsthand so zur Deckung zu bringen, daß Phantomhandbewegungen und Kunsthandbewegungen zusammenfallen. Eine orthopädiemechanische Neukonstruktion, die als Elektroprothese arbeitet, wird dieser Forderung gerecht.

Ein Amputierter mit ungestörtem Phantomgefühl, prothetisch versorgt mit dieser Elektroprothese, benutzt, um die Bewegungen der Kunsthand auszulösen, allein sein Phantomgefühl. Beim beabsichtigten Handschluß schließt er seine Phantomhand. Allein dadurch schließt sich seine Kunsthand. Er steuert also die Kunsthandbewegungen mit dem Phantom. Kraftquelle für die Handbewegungen ist ein kleiner Taschenakkumulator, der über eine Schwachstromleitung einen in der Kunsthand eingebauten Motor bewegt, dessen Umdrehungen die Kunsthand schließen und öffnen.

Nachdem WILMS dieses Prinzip am Unterarmamputierten verwirklicht hatte, hatte ich mir die Aufgabe gestellt, das gleiche Prinzip auch beim Oberarmamputierten zur Anwendung zu bringen. In Zusammenarbeit mit einem Orthopädiemechanikermeister ist es gelungen, auch den Oberarmamputierten auf diese Weise prothetisch zu versorgen. Der Nutzeffekt einer solchen Kunsthand ist sehr gut. Der Amputierte kann die Kunsthandbewegungen sehr fein dosieren, kann den Schluß der Hand in jeder Stellung sicher vollführen und auch die Kunsthand ausreichend kräftig schließen. Das Ellenbogengelenk ist bei der Oberarmprothese zunächst noch passiv verstellbar und arretierbar gemacht. Der Kunstarm kann nach vorn und seitlich bis über die Horizontale gehoben werden und in jeder Stellung des Kunstarmes ist ein sicheres und gut dosierbares Öffnen und Schließen der Kunsthand möglich. Der Arm ist geeignet für leichte und mittelschwere Arbeit. Versorgt wurden bisher Unterarm- und Oberarmamputierte, so z. B. ein Laborant im analytischen Laboratorium, der mit Glassachen zu hantieren hat, ein Bergmann in der Werkzeugausgabe eines Bergbauvereins, ein Monteur aus der elektrotechnischen Feinmechanik, ein Eisenbahner aus dem Bürodienst, Angestellte aus der Verwaltung und andere. Arbeitgeber und Amputierte selbst sind mit der Nutzanwendung dieser prothetischen Versorgung sehr zufrieden.

Vorführung von Lichtbildern, Demonstration eines Unterarmamputierten und eines Oberarmamputierten, die in der Lage sind, selbst kleine Gegenstände vom Tisch sicher aufzunehmen, wie einen Reißnagel, ein 10-Pfennigstück, einen dünnen Bleistift, ein Streichholz und dieses anzünden, die einen Bananenstecker, einen elektrischen Kippschalter, einen Telefonhörer und dergleichen bedienen können. Auch Verwendung bei handwerklicher Tätigkeit, die nicht mit zu starken Erschütterungen verbunden ist, ist möglich.

V. SCHAEFER, Bremen: **Schäden nach Streckbehandlung von Knochenbrüchen.**

Die Nachuntersuchung der mit Extension behandelten Unterschenkelbrüche ergab eine ungewöhnlich lange Arbeitsunfähigkeit und eine ungewöhnlich hohe Erwerbsbehinderung. Diese Behandlungsmethode darf deshalb nicht die Methode der Wahl sein, wie es in vielen Krankenhäusern der Fall ist. Zurückhaltung mit der Anlegung von Extensionen ist geboten, besonders bei Unerfahrenen. Aber auch bei sachkundiger Behandlung treten bei der Drahtzugbehandlung an der Ferse gewisse Schäden auf, die nicht der Fraktur, sondern dieser Behandlung zur Last zu legen sind; sie bestehen in verzögerter Callusbildung, Schwellungen und Versteifungen der Sprunggelenke, besonders des unteren. Daß diese Schäden nicht genügend beachtet oder als unvermeidbar hingenommen werden, liegt in der Hauptsache daran, daß wir keine Physiologie der Knochenbruchheilung besitzen, aus der sich ergibt, was man bei der Behandlung tun muß und was man nicht tun darf. Wir besitzen nur eine pathologische Anatomie der Knochenbruchheilung, aus der die Vorgänge, in welche die Behandlung einzugreifen hat, aber nicht abgelesen werden können.

Diese Physiologie soll kurz skizziert werden, weil sich daraus ergibt, daß die Zugbehandlung Schäden hinterlassen muß: Dieselbe mechanische Gewalt, welche den Knochen bricht, löst an der Bruchstelle sofort die stärkste Strombahnreizung aus, die es gibt: die Stase. Nach Stunden oder Tagen löst sich diese Stase und macht bei Abklingen der Erregung einer starken peristatischen Hyperämie Platz, welche das Granulationsgewebe hervorbringt. Bei weiterem Abklingen der Hyperämie entsteht faseriges Bindegewebe, dann Knorpel und schließlich Knochen. Jedem Grade der abklingenden peristatischen Hyperämie ist also eine besondere Gewebsbildung eigen. Ein Knochenbruch heilt also durch Abklingen der Erregung, durch Abklingen der Hyperämie an der Bruchstelle. Je rascher die einzelnen Stadien durchlaufen werden, um so rascher heilt der Knochenbruch. — Es ist aber nicht nur die Bruchstelle selbst, der „Herd" von einer Zirkulationsstörung befallen, sondern auch die Umgebung wird als „Hof" reflektorisch mitgenommen. In diesem Hofgebiet, zu dem die Nachbarknochensubstanz, die Muskulatur, die Gelenkbänder, usw. gehören, ist aber die Zirkulationsstörung nicht so stark wie im Herd, da die dort wirksame, direkte Reizung im Hof nicht besteht. Ist die Reizung im Hof etwa halb so stark, so bedeutet dies, daß im ganzen Hofgebiet infolge der der peristatischen Hyperämie eigenen Bindegewebsbildung sofort eine Bindegewebsbildung einsetzt, welche den Muskel atrophisch macht und die Gelenkbänder mit schrumpfendem Bindegewebe durchsetzt, wodurch sich also sofort die Versteifung anbahnt.

Unsere Behandlung muß deshalb zum Ziel haben, den Herd absolut ruhigzustellen, um dadurch zusätzliche Reize fernzuhalten und dadurch den Hof abzuschwächen oder gar auszuschalten.

Bei einer Drahtextension kommt aber der Herd nicht genügend zur Ruhe und die Hofwirkung in den Gelenkbändern klingt deshalb zu langsam ab, so daß Bindegewebe in ihnen gebildet wird, Versteifung entsteht. Dies ist aber noch nicht alles: Durch den Zug an der Ferse wird die Zirkulationsstörung in den Gelenkbändern noch zusätzlich vermehrt, wodurch auch eine zusätzliche Bindegewebswucherung eintritt.

Auch das ist noch nicht alles: Durch die Drahtextension in der Ferse entsteht noch ein neuer Herd, dessen Hofwirkung mit dem anderen Hof zusammenfällt, wodurch die Bildung von schrumpfendem Bindegewebe noch weiter gefördert wird.

Man sollte sich deshalb nur der Methoden bedienen, welche diese zusätzlichen Reize nicht mit sich bringen.

Aufgabe dieses Vortrages sollte einmal sein, darauf hinzuweisen, daß komplizierte Methoden in der Hand derjenigen, die auf diesem Gebiet wenig Erfahrung haben, vor allem in Kliniken, in denen die Knochenbruchbehandlung nicht im Vordergrunde des Interesses steht, zu Mißerfolgen führen müssen. Hier führen einfachere Methoden, wie sofort angelegte dorsale Gipsschienen zu besseren Ergebnissen, auch bei Torsionsbrüchen, wofür genügend Beweise vorhanden sind.

Aufgabe dieses Vortrages sollte ferner sein, zu zeigen, wie wichtig eine Physiologie der Knochenbruchheilung für die Therapie ist, insbesondere, wie wichtig, die sich aus dieser Physiologie ergebende Unterscheidung der Begriffe „Herd und Hof" (s. SCHAEFER Zbl. Chir. 1934, Nr. 20) für die Knochenbehandlung ist.

H. RÖSSLER, Münster-Westf.: **Die Behandlung der Navikularpseudarthrose der Hand mit Spongiosamörtel.** (Mit 3 Abb.)

Die Heilung der Navikularpseudarthrosen war seit jeher ein schwieriges Kapitel der ärztlichen Kunst. Die veralteten Kahnbeinbrüche führen, so klein die örtlichen Veränderungen auch erscheinen, zu schwerer Behinderung und verlangen eine durchgreifende Behandlung. Man hat dazu schon das ganze Register von Methoden versucht, die auch bei Pseudarthrosen anderer Lokalisation angewandt werden, wie Ruhigstellung, Nagelung, Spannung, Verkochung des Spaltgewebes, um nur einige der Heilmaßnahmen zu nennen. Die Erfolge sind aber auch heute in vielen Fällen noch sehr unbefriedigend. Das hat verschiedene Gründe.

Konservative Behandlungsversuche allein können unter geeigneten Bedingungen auch bei echten Pseudarthrosen manchmal zum Ziel führen, so etwa am Unterschenkel, wo die Patienten unter dem Einfluß der intermittierenden Belastung ihre alten Querbrüche festlaufen. Am Handgelenk aber, wo die Verhältnisse viel ungünstiger liegen, stehen wir der alleinigen Fixationsbehandlung im Gipsverband sehr skeptisch gegenüber, wenn sie auch in den letzten Jahren noch von anderer Seite propagiert worden ist. Wir haben nichts Gutes davon gesehen.

Was die operativen Verfahren anbetrifft, so liegen ihre Mißerfolge bei manchen von ihnen schon an ihrer Eigenart oder an technischen Schwierigkeiten bei ihrer Ausführung. Andererseits sind auch oft Fehler daran schuld, die bei der Operation oder hinterher gemacht werden. Dazu gehört vor allem die nicht genügend sorgfältige und nicht genügend langdauernde Ruhigstellung.

Die früher häufig ausgeführte Totalexstirpation dürfte wohl heute kaum noch im Gebrauch sein. Die Entfernung eines der Eckpfeiler des Handgelenkes muß ja zu schweren anatomischen und funktionellen Schäden führen. Etwas anderes ist es, wenn kleine Stückchen vom Kahnbein abgesprengt sind, die erfahrungsgemäß ewig nicht fest werden. Dann bleibt weiter nichts übrig, als sie herauszunehmen.

Bei den meistens durch den Kahnbeinkörper verlaufenden, gewöhnlichen Pseudarthrosen aber bestehen ganz gute Heilungsaussichten, wenn man nur eine geeignete Methode dazu wählt. Der wesentliche Gesichtspunkt ist dabei, wie bei jeder Pseudarthrosenbehandlung, die steckengebliebene Heilung wieder in Gang zu bringen. Eine wichtige Voraussetzung ist hierzu, neben der Ausschaltung mechanischer Störungsursachen, die Entfernung der trennenden Zwischenwand. Die anderenorts vielfach bewährte BECKsche Bohrung hat deshalb am Kahnbein anscheinend auch nicht zu überzeugenden Resultaten geführt, da sie wohl die Regeneration anregen, nicht aber das Pseudarthrosengewebe vollständig beseitigen kann. Auch ihre Modifikation nach SCHNEK und die zusätzliche Nagelung nach ÜBERMUTH haben sich — offenbar aus den gleichen Gründen — nicht allgemein durchsetzen können. Wir möchten uns daher dem Vorschlag von HUECK anschließen, der die Anwendung der BECKschen Bohrung am Navikulare nur auf die Behandlung der traumatischen Cystenbildungen beschränkt.

Die besten Ergebnisse hatten wir noch mit der Bolzung mit einem Tibiaspan. Diese Methode hat aber den Nachteil, daß sie technisch nicht ganz einfach ist. Wir sind daher wieder davon abgekommen und haben an der Orthopädischen Universitätsklinik in Münster seit einer Reihe von Jahren eine Art von MATTIschem Verfahren mit gutem Erfolg angewandt.

Wenn auch früher schon mehrfach über die MATTIsche Operation berichtet worden ist, so möchten wir doch hier nochmals daran erinnern und gleichzeitig auf einige kleine, aber wesentliche Kniffe hinweisen, mit denen PITZEN die Originalmethode abgewandelt hat.

Das Kahnbein wird danach vom Handrücken her in seiner ganzen Ausdehnung eingestellt und seine dorsale Wand abgedeckelt. Dann höhlen wir den Knochen möglichst weitgehend aus, so daß im wesentlichen nur noch der Boden und die vier Seitenwände stehenbleiben. Das daraus gewonnene Material wird zerkleinert und als Mörtel wieder in die Mulde zurückgebracht. Wichtig ist dabei, daß der Hohlraum wieder lückenlos plombiert wird. Wenn dafür die aus dem Navikulare herausgekratzte Spongiosa nicht reicht, entnehmen wir sie aus dem unteren Radiusende. Die Gewinnung des Stopfmaterials aus dem Trochanter, wie sie von MATTI ursprünglich angegeben und auch von anderen Autoren später noch empfohlen wurde, halten wir nicht für erforderlich.

Anschließend erfolgt sorgfältige Ruhigstellung im Gipsverband. Die exakte Fixierung des Kahnbeins ist erfahrungsgemäß äußerst schwierig. Es ist dazu schon eine Reihe von Gipsverbänden beschrieben worden, die alle mehr oder weniger gut die Bewegungen des Handgelenks und der Finger berücksichtigen. Aber auch Drehbewegungen des Unterarmes führen schon bei geringem Ausschlag zu merklichen Verschiebungen der Kahnbeinbruchstücke gegeneinander. Um alle diese Komponenten auszuschalten, muß der Gipsverband einerseits die Finger, zumindest jedoch die ersten beiden, mit einschließen und andererseits bei gebeugtem

Ellbogen bis wenigstens zur Mitte des Oberarms hinaufreichen. Nach 3—4 Wochen können dann der Oberarmteil abgenommen und, sofern der Röntgenbefund es erlaubt, auch die Finger freigegeben werden. Das hängt vom Zustand der Knochenheilung ab: Die Fixierung muß in jedem Falle solange aufrecht erhalten werden, bis eine knöcherne Vereinigung erreicht ist. Besteht danach noch eine Neigung zu Zirkulationsstörungen, so hat sich uns die Anlegung eines Finger-Unterarmelastoplastverbandes für weitere 3—4 Wochen als zweckmäßig erwiesen.

Auf diese Weise wurde in 7 unserer 8 Fälle vollständig durchgehende Knochenstruktur der Kahnbeine erzielt. Der Versager ist nicht auf das Schuldkonto der Operationsmethode zu setzen, sondern der Patient hatte sich seinen Gipsverband mehrmals selber abgeschnitten, so daß keine knöcherne Heilung eintreten konnte. Er hatte aber Glück, daß trotzdem noch ein gutes funktionelles Ergebnis dabei herausgekommen ist. Als Auswahl seien zwei der Fälle im Bilde demonstriert:

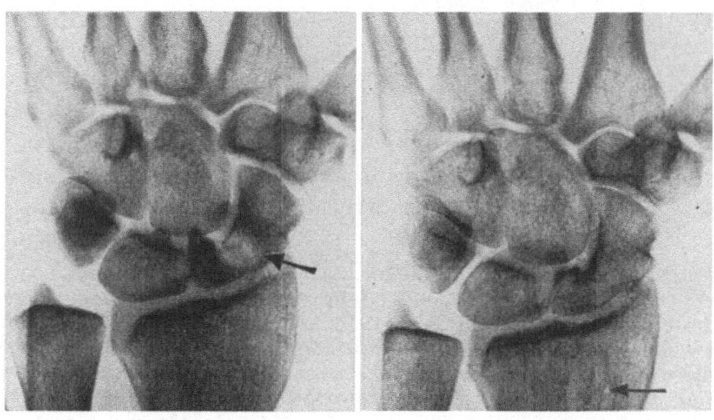

Abb. 1.   Abb. 2.

Abb. 1 zeigt das Handgelenk einer 20jährigen Hausgehilfin. Schlag gegen die Handwurzel führte zum Kahnbeinbruch, der aber zunächst unerkannt blieb. Nach 2 Jahren kam sie zur Operation. Auf dem Röntgenbild erkennt man eine V-förmige Pseudarthrosenlinie durch den Kahnbeinkörper mit einer weiteren kleinen Aussprengung in der Mitte.

Abb. 2. 8 Monate nach der Operation ist der Spalt nicht mehr erkennbar und die Knochenstruktur nahezu normal. Patientin war bei guter Beweglichkeit des Handgelenkes schmerzfrei und wieder voll arbeitsfähig. (Pfeil zeigt auf die Spongiosaentnahmestelle im Radius.)

Die geschilderte Operationsmethode ist bei aller Feinmechanik, die die Verhältnisse an der Handwurzel bedingen, im Vergleich zu den meisten anderen Verfahren relativ einfach. Der kleine Eingriff, den sie für das Handgelenk bedeutet, steht in keinem Verhältnis zu ihren Erfolgsaussichten, wie unsere Resultate an 7 Patienten zeigen. Voraussetzung ist natürlich sorgfältige Ausführung der Operation und exakte Nachbehandlung. Die knöcherne Heilung trat in einigen Fällen sogar trotz Komplikationen ein, die von vornherein die Prognose zu trüben schienen. So etwa die eben beschriebene SUDEKsche Atrophie oder in einem anderen Falle, in dem außerdem noch eine Absprengung am Griffelfortsatz des

Radius und arthrotische Veränderungen bestanden, eine Sklerosierung
im proximalen Fragment, die an Nekrose denken ließ (Abb. 3 a/b).

Es handelte sich um einen 47jährigen Arbeiter, der durch Sturz vom Fahrrad
sein Navikulare gebrochen hatte. 2 Jahre später wurde er 9 Monate lang konservativ
mit Gipsverbänden behandelt, ohne daß ein Erfolg eintrat. Er kam dann mit noch
einwandfreier Pseudarthrose zur Operation (Abb. 3a) und 5 Monate später zeigten
sich bereits röntgenologisch Umbauvorgänge in dem nekrotisch erscheinenden
Stück, an der Stelle der alten Pseudarthrosenlinie waren Verknöcherungser-
scheinungen erkennbar. Nach
2 Jahren war nahezu normale
Knochenstruktur vorhanden
(Abb. 3b).

Bereits zu Anfang der Be-
handlung bestehende starke
Arthropathie oder Knochen-
absprengungen in der Nachbarschaft verschlechtern
natürlich die funktionelle
Prognose. Zur Behandlung
der einfachen, echten Pseud-

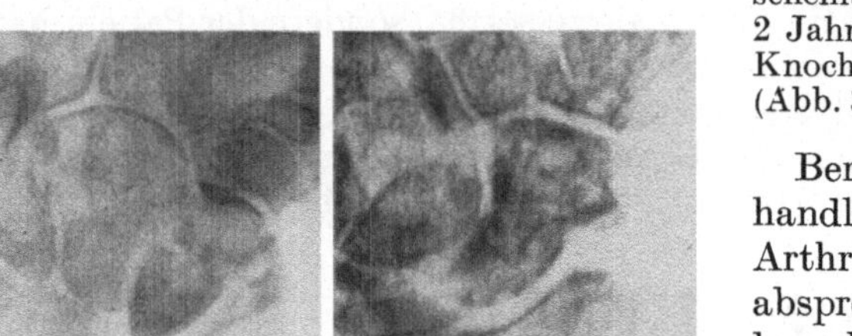

Abb. 3 a.   Abb. 3 b.

arthrosen des Kahnbeins der Hand aber erscheint uns ihre Plombierung
mit dem ausgekratzten Knochenmörtel die Methode der Wahl.

NIEDERECKER, Würzburg (Mit 1 Abb.): Bei veralteten perilunären Luxationen,
wo die Verletzung länger als ¼—½ Jahr zurückliegt, wird im allgemeinen
das Lunatum entfernt. In diesem Zusammenhang möchte ich auf einen Fall hinweisen, bei welchem durch einen schweren Sturz vom Fahrrad ¾ Jahr vor der
Operation eine Verrenkung des Acromioclaviculargelenkes mit einer schweren Verletzung der Handwurzelknochen entstanden war.

Es bestand eine Luxation des Lunatum volarwärts, Pseudarthrose mit teilweiser
Luxation und Verdrehung des Naviculare, sowie Bruch des Proc. styloid. radii
und Infraktion des Capitatum. Durch die volare Luxation des Lunatum waren im
Bereich des N. medianus Parästhesien vorhanden.

Da die unblutige Reposition schon im voraus ohne Aussicht war, wurden von
einem dorsalen Längsschnitt aus die Handwurzelknochen freigelegt. Eine Reposition ließ sich aber nicht erzielen. Deshalb habe ich das frakturierte Naviculare
herausgenommen, die Pseudarthrose angefrischt, durch einen dünnen Catgutfaden
die Fragmente vereinigt, und dann das Naviculare reponiert. Das Naviculare
sowie das Lunatum reluxierten immer wieder und ein Halt konnte nur so gewährleistet werden, indem das Naviculare sowie das Lunatum zuerst einzeln an den
Radius, dann aneinander mit dünnstem Catgutfaden fixiert wurden. Nach der
Operation verschwanden die Parästhesien der Finger sofort. Der Gipsverband
wurde nach 3 Monaten entfernt, und dann die übliche physikalische Behandlung
eingeleitet.

Die Beweglichkeit im Handgelenk trat wieder ein, und es besteht jetzt ¾ Jahr
nach der Operation 10 Grad Dorsalflexion, 30 Grad Volarflexion, mit 10 Grad
Ulnar- und 10 Grad Radialabduktion bei vollständiger Beweglichkeit der Finger-
gelenke.

Die Patientin hat in ihrer Hand keine Beschwerden und ist in einem Geschäfts-
haushalt als Angestellte tätig, was sie vor der Operation nicht leisten konnte.

Ich glaube kaum, daß durch eine *Entfernung des Lunatum und des Naviculare*,
wie dies nach den heute allgemein anerkannten Gesichtspunkten üblich ist, eine
gute Funktion erreicht worden wäre; im Gegenteil, die Stabilität, Halt- und Greiffähigkeit der Hand wäre weitgehend gestört geblieben.

Wie die Röntgenbilder ¾ Jahr nach der Operation zeigen, ist keine Nekrose des Naviculare durch die temporäre Herausnahme eingetreten. Auch ist weder eine Malazie noch eine abermalige Dislokation des Lunatum eingetreten.

Ich habe mir erlaubt, den Fall Ihnen darum zu zeigen, um damit beweisen zu können, daß bei so schweren Verletzungen der Handwurzelknochen, besonders junger Patienten, keine schematischen Richtlinien aufgestellt werden können. Das temporär entfernte und von seiner Pseudarthrose befreite Naviculare wurde durch das umgebende Hämatom so lange weiterernährt, bis durch neu eingetretene Gefäßverbindungen mit der Umgebung die Ernährung sichergestellt war.

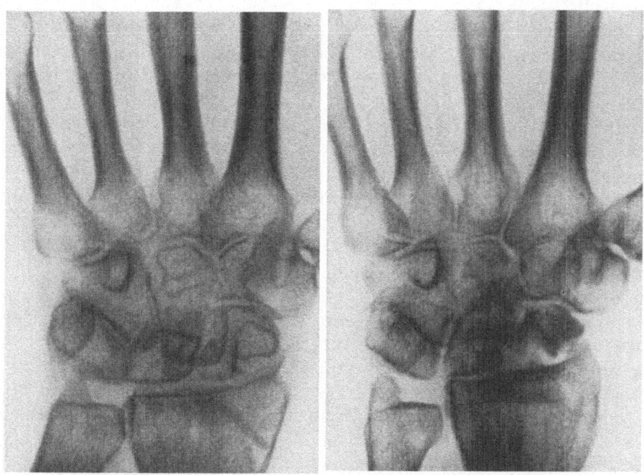

Abb. 1. Röntgenbild a. p. vor und ³/₄ Jahr nach der Operation.

Das Röntgenbild ¾ Jahr nach der Operation kann natürlich keine völlige Restitution zeigen, da die Gelenkflächen der Handwurzelknochen durch die vorher ¾ Jahre lang bestehende Fehlstellung nach der Fraktur bereits hochgradig geschädigt waren. Wäre im frischen Stadium durch eine Drahtextension, wie wir das schon vor 25 Jahren bei Wittek in Graz durchführten, diese schwere Handwurzelverletzung nicht zu heilen gewesen, so hätte eine blutige Reposition bald nach dem Unfall sicher ein noch besseres Resultat ergeben.

W. Beck, Bochum. Die operative Behandlung der knöchernen Verletzungen im Bereich der Sprunggelenkgabel. (Mit 3 Abb.)

Die Behandlung der Brüche an den Gelenkanteilen der Knochen ist sehr schwierig, besonders dann, wenn noch eine mehr oder weniger vollständige Verrenkung in dem betroffenen Gelenk hinzukommt. In dieser Hinsicht sind die Brüche im Bereich der Sprunggelenkgabel hervorzuheben.

Es kann vorliegen, ein Abbruch des Außen- oder Innenknöchels, ein Bruch beider Knöchel, wobei die Knöchelbrüche wiederum vereint sein können mit Brüchen am Sprungbein, am unteren Schienbeinende (Abbruch des vorderen oder hinteren Schienbeindreiecks, Absprengung einer mehr oder weniger großen Knochenschale vom Schienbein), mit Brüchen von Schien- oder Wadenbein oder entfernt liegenden Knochen.

Durch den eigenartigen Bau des oberen Sprunggelenks mit seiner knöchernen Gabel, von Innen- und Außenknöchel gebildet, den zahlreichen Bandverbindungen und dem vorn breiteren Sprungbein, das außerdem noch in der Mitte vertieft ist und so in die Nase der Schienenbeingelenkfläche paßt, kommt es bei Verletzungen leicht zu Verschiebungen des Sprungbeins. Bei Abheilung in solch einer Fehlstellung treten Störungen des Bewegungsablaufs mit Schmerzen und bald einsetzendem Abnutzungsschaden auf.

Auf Bandzerreißungen folgt gern eine Lockerung der Knöchelgabel, so daß sich unter der Belastung das Sprungbein mehr oder weniger verschieben und abkippen kann. Hierdurch entstehen ebenfalls Schmerzen und wieder durch die Fehlbelastung die Arthrosis deformans.

Die Lockerung der Knöchelgabel ist durch eine gewöhnliche Röntgenaufnahme in zwei Richtungen nicht aufzudecken. Man muß dazu den Fußinnen- bzw. -außenrand bis zum äußersten anheben und so röntgen, unter Umständen auch in schrägem Durchmesser, dann stellt sich auch die Belastungsteilverrenkung dar. (Felsenreich, Schnek u. a.) Sehr leicht bildet sich am Innen- oder Außenknöchel, wieder durch die Eigenart des Sprunggelenkbaus bedingt, ein Falschgelenk.

Die Knöchelbruchstücke stehen unter dauerndem Zug mit kleinsten Bewegungen, weil die Bänder zwischen Knöchel und Fußwurzelknochen im allgemeinen erhalten sind. Es kann aber auch zur Zwischenlagerung von Teilen der verstärkten Fascia cruris in den Bruchspalt kommen, eine häufige Ursache der Falschgelenkbildung am Innenknöchel. (A. Beck, Ehalt u. a.).

Ohne Knöchelbruch kann es dann zu einer Sprungbeinverrenkung kommen, wenn die Bandhaft zwischen Schien- und Wadenbein zerrissen ist. Beim Wadenbeinbruch im unteren Drittel mit Teilverrenkung des Sprungbeines nach außen liegt immer eine mehr oder weniger vollständige Bandhaftzerreißung vor. Nach innen verrenkt sich das Sprungbein nur, wenn der Innenknöchel abbricht, und nur, wenn über dem Außenknöchel eine Wunde auftritt, wird diese Verrenkung vollständig.

Die Sprungbeinverrenkung nach vorn oder hinten ereignet sich beim Beugungs- und Streckungsbruch (meist durch Fall) unter gleichzeitiger Abscherung des vorderen oder hinteren unteren Schienbeindreiecks (Volkmann).

Vieles ist bei der Behandlung dieser vielfältigen Bruchmöglichkeiten zu beachten, sonst stellen sich zahlreiche Mißerfolge ein, wie Bewegungseinschränkung, Schmerz bei Belastung, Schwellneigung, Abnutzungsschaden, traumatischer Knickplattfuß, um einige zu nennen.

Nur durch vollkommen anatomische Einrichtung und Abheilung des Knöchelbruchs in dieser Stellung können die Folgen vermieden werden. Die Bruchheilung selbst kann nur durch genügend lange und durch fortlaufende Röntgenaufnahmen überwachte Ruhigstellung erreicht werden. Nicht allein die zu frühe Freigabe der Knöchelgabel und Belastung führt zur Fehlstellung, sondern schon im Gipsverband kann die Teilverrenkung des Sprungbeins wieder eintreten, wenn dieser gepolstert angelegt wurde.

Trotz peinlicher Innehaltung aller zu fordernden Maßnahmen beim Knöchelbruch kommt es häufig nicht zur knöchernen Abheilung, bzw. läßt sich der Bruch nicht vollständig einrichten und auf konservativem Wege festhalten. Vielerlei Operationsverfahren sind daher angegeben worden, um diesen Schwierigkeiten zu begegnen. Alle haben ihre Vor- und Nachteile. In der Hand des Geübten läßt sich fast mit allen Gutes erreichen. Die einen Verfahren sind recht einfach, andere wiederum sehr umständlich.

Die einzelnen Operationsverfahren im Knöchelbereich sind:

1. Die Eigenbluteinspritzung in den Bruchspalt und 2. die Einspritzung von Kallus anregenden Präparaten wie KM 5 usw. Beide Verfahren sind aber nur wirksam, wenn sehr frühzeitig, d. h. vor der Falschgelenkbildung, angewandt. Dieser frühe Zeitpunkt läßt sich nie ganz sicher bestimmen, so daß man nachträglich nicht sagen kann, propter hoc aut post hoc erfolgte knöcherne Ausheilung. 3. Die BECKsche Bohrung. Auch sie bringt nur in Frühfällen Erfolg. 4. Die Anfrischung des Bruches unter Ausräumen etwa in diesen eingeschlagener Faszienteile und Periostnaht, wie sie A. BECK, BÖHLER, EHALT angegeben haben. Wir haben den Eindruck gewonnen, daß dieses Verfahren nicht immer Erfolg bringt, weil die Bruchstücke nicht dauernd unter Druck stehen, wie es nötig ist. Das Ligamentum tibionaviculare und das Ligamentum cruciforme ziehen an dem abgebrochenen Innenknöchel und heben diesen so nach vorne. 5. Die Spanverschiebung, wie sie ANDREESEN und ROSTOCK angegeben haben. Dieses Verfahren vermag schon mehr zu leisten, aber noch ist eine gewisse Versagerzahl zu erwarten, weil auch hier die vollkommene Ruhigstellung unter Druck nicht gewährleistet ist. Wir wenden die Spanverschiebung heute aus dem körpernahen Schienbeinende gelegentlich zusammen mit Nagel oder Schraube an, wenn wir den Eindruck haben, daß außer der Druckhaltung auch noch die Knochenneubildung durch Anlagerung eines Knochenspans angeregt werden sollte. 6. Die Verfahren, die darauf abzielen, eine dauernde Ruhigstellung der Bruchstücke unter Druck zu erreichen. Sie sind:

a) die Drahtnaht (ROSTOCK u. a.) und die Gabelklammer (ZUELZER u. a.). Beide Verfahren erfordern verhältnismäßig große Eingriffe ohne besondere Vorteile. b) Elfenbeinbolzen- oder -schrauben (HACKENBROCH). c) Die Knochenbolzen aus Rinder- oder Menschenknochen und die Knochenschrauben. Sie sind beide brauchbar, bringen aber keine besonderen Vorteile, dagegen sind sie oft nur schlecht zu beschaffen. RÜTHER entnimmt aus der vorderen Tibiakante einen solchen Knochenbolzen und treibt ihn von der Knöchelspitze aus ein. Als Vorzug führt er an: der Eingriff sei extraartikulär und kleiner als die offene Freilegung des Bruchspaltes, die Infektionsgefahr sei geringer als bei der Nagelung, auch wirke der Knochenbolzen kallusfördernd. Wir sehen keinen Vorzug in dieser Operationsart, denn statt einer Operation müssen wir zwei durchführen, die Operationsdauer ist verlängert, die Infektionsgefahr ist so groß oder gering, wie bei jeder Operation, d. h. sie hängt in erster Linie davon ab, wie steril gearbeitet wird. Dazu kommt, daß 3—4 Monate lang Gipsverband getragen werden muß, weil sonst die Späne brechen. Wird ein Span zu dünn genommen, wird er völlig aufgelöst, ehe der Bruch knöchern fest ist. Und wesentlich ist bei der Bruchheilung nicht die angeblich kallusfördernde Wirkung durch den Knochenspan, sondern die völlige Ruhigstellung und Pressung der Bruchstücke bis zur knöchernen Bruchheilung. d) Der Nagel oder die Schraube, wie sie zuerst von LAMBOTTE angegeben wurden, und zwar in Form von Metallstiften (STOTZ), U-Nagel, Kopfnagel und Metallschraube. Sie erfüllen, besonders in Form des Kopfnagels und der Metallschraube, alle Forderungen, die gestellt werden müssen. Sie sind leicht einzubringen und später zu entfernen. Sie halten die Bruchstücke unverrückbar fest; ja, sollte, wie wir einmal beobachteten, eine Schraube brechen, so kann sie, auch wenn es nicht zur knöchernen Abheilung gekommen ist, die Bruchstücke noch so festhalten, daß keine Beschwerden und keine Erwerbsverminderung zurückbleiben. e) Der Marknagel nach Küntscher, wie von Stracker verwendet. Uns scheint die Größe des Nagels in zu großem Mißverhältnis zu dem zu nagelnden Knochenstückchen zu stehen. f) Der Steinmannsche Nagel, wie Buzello angibt, ist eine weitere Möglichkeit, eine gute Bruchstellung zu erreichen. Wir selbst haben diese Methode nicht erprobt, wie auch nicht die Nagelung der Schienbeindreiecke (Felsenreich). Wir kamen immer so zum Ziel. g) Killian gab bei den Verrenkungsbrüchen im Bereich der Sprunggelenkgabel den Doppeldrahtzug durch Schien- und Fersenbein an. Auch dies ein Weg, um zum Ziel zu kommen. Besondere Vorteile sehen wir bei dieser Methode nicht.

Schließlich seien noch drei Verfahren erwähnt, die bei veralteten und in Fehlstellung abgeheilten Brüchen in Frage kommen: 1. Die Keilosteotomie (Trendelenburg, Gocht, Helferich u. a.). Sie bringt funktionell, aber nicht anatomisch gute Ergebnisse, was genügt, weil der Patient weniger wegen der Formverunstaltung als vielmehr wegen der Beeinträchtigung der Bewegungen und wegen der Schmerzen zum Arzt geht. 2. Die Arthrodese, die oft die letzte Möglichkeit und zugleich die einzige darstellt, um den Verletzten zu helfen, besonders wenn hochgradiger Abnutzungsschaden vorliegt. 3. In ganz seltenen Fällen eine Sprunggelenkplastik mit Fettgewebeeinlagerung nach Lexer oder mit Faszie.

Kein neues Operationsverfahren soll heute erörtert werden, wir wollen vielmehr an Hand unseres Vorgehens im „Bergmannsheil" in Bochum über unsere Erfolge und Mißerfolge bei der Behandlung der Knöchelbrüche berichten und die nötigen Folgerungen ziehen.

Böhler irrt ganz sicher, wenn er schreibt: „Ich halte die Verschraubung und Nagelung der Knöchel nie für notwendig, ich möchte davor warnen." Es gibt nun einmal Knöchelbrüche, bei denen sich nur durch operative Einrichtung mit anschließender Nagelung oder Schraubung die Stellung erreichen und erhalten läßt.

Wir haben zwischen 1. 10. 45 und 31. 12. 49 insgesamt 509 frische Knöchelbrüche behandelt, davon 214 ambulant, d. h. nur mit Gipsverband, und 295 stationär.

Diese Brüche gliedern sich, wie Tabelle 1 und 2 zeigen. Von den 295 stationär behandelten Knöchelbrüchen konnten 245 durch Gipsverbände allein zur Abheilung gebracht werden. 50 mußten zusätzlich operiert werden.

Außerdem wurden in dieser Zeit 25 alte, zum Teil in sehr schlechter Stellung abgeheilte Brüche operativ behandelt.

Welche Operationsverfahren und wie oft sie angewandt wurden, zeigt Tabelle 3.

Wenn eine solche *Gegenüberstellung* auch nur von bedingtem Wert ist, so sagt sie uns hinsichtlich der operativen Behandlung der Brüche im Knöchelgabelbereich doch, daß die Anzahl der durchgeführten Opera-

Tabelle 1. *Geschlossene Brüche.*

	Gesamtzahl	amb.	stat.	Gips	operativ	Gabelsprengung
Innenknöchel	104	46	58	45	13	—
Außenknöchel	130	130	—	—	—	—
Innen- und Außenknöchel	74	22	52	48	4	—
Verrenkungsbrüche						
vollständig u. unvollständig	61	3	58	45	13	3 2 mit hint. Δ
Mit anderen Brüchen:						
Fibula	27	7	20	12	8	
Tibia	17	1	16	15	1	
Tibia u. Fibula	7	—	7	7	—	
Fibula u. Volk. Δ	3	—	3	1	2	
Volkmann Δ hinten	13	1	12	12	—	
Volkmann Δ vorn	4	1	3	3	—	
Sonstige Brüche	53	3	50	46	4	

Tabelle 2. *Offene Brüche.*

	Gesamtzahl	amb.	stat.	Gips	operativ
Innenknöchel	3	—	3	3	—
Außenknöchel	3	—	3	3	—
Verrenkungsbrüche mit Außenknöchel vollständig	2	—	2	2	—
Innen- und Außenknöchel: vollständige Verrenkungen					
nach innen	1	—	1	1	—
nach außen	2	—	2	—	2
unvollständige Verrenkungen					
nach innen	1	—	1	1	—
nach außen	2	—	2	1	1
Knöchel mit anderen Brüchen:					
Fibula	1	—	1	—	1
Ober- und Unterschenkel und vollst. Lux. außen	1	—	1	—	1

tionen abhängig ist von der Art der Unfälle. Die Amerikaner geben wie wir größere Prozentzahlen an als die Chirurgen im Osten.

Wir behandeln die Brüche im Bereich der Sprunggelenkgabel folgendermaßen:

1. Die Fissuren von Innen- und Außenknöchel mit dem funktionellen Verband Lexers, sofern nicht eine Gips-U-Schiene nach von Brunn für 2—3 Wochen nötig ist. 2. Den Außenknöchelbruch ohne Verschiebung mit Gips-U-Schiene bzw. nach Abschwellen mit Rundgipsverband für 4—6 Wochen, dann Elastoplastverband für 2—3 Wochen mit fortschreitender Belastung und selbsttätigen Übungen. Nur wenn keinerlei

Tabelle 3. *Art der operativen Behandlung.*

	frisch	alt
Innenknöchelspitzenentfernung	1	4
U-Nagel	5	—
Kopfnagel	17	—
Schraube	15	1
Span allein	—	1
mit Aufsplitterung	2	—
mit Schraube	1	—
mit Kopfnagel	—	1
Becksche Bohrung mit Kopfnagel	1	—
Drahtzug	4	1
Seidennaht	1	—
Arthrodese	—	9
Keilosteotomie	—	2
Keilosteotomie mit Schraube	—	2
Osteotomie mit U-Nagel	—	2
Aufsplitterung	2	1
Aufsplitterung mit Schraube	1	1

Reizzustände vorhanden sind, ist Massage erlaubt. Heißluftbäder oder Unterwassermassagen sind bei Reizzuständen angezeigt. 3. Den Außenknöchelbruch mit Verschiebung richten wir in Narkose ein und behandeln ihn wie vor. 4. Den Innenknöchelbruch: a) ohne Verschiebung: Gips-U-Schiene, bzw. bei großem Bluterguß zunächst Druckverband, Hochlagerung für einige Tage, dann Rundgipsverband für 6—8 Wochen, Elastoplastverband für 2—3 Wochen, Erhöhung des Schuhsohleninnenrandes und Euplaneinlage nach Dr. Lettermann für einhalb bis ein Jahr. Bezüglich der Übungen und sonstiger heilgymnastischer Nachbehandlung gilt das oben Gesagte. b) Mit Verschiebung der Bruchstücke: Narkose-Einrichtung, Gips-U-Schiene, nach 8 Tagen Rundgips für 6—8 Wochen, dann wie vor. 5. Den Innen- und Außenknöchelbruch: a) ohne Verschiebung: Gips-U-Schiene, bzw. Druckverband, nach 8 Tagen Rundgips für 6—8 Wochen, und weiter wie vor. b) Mit Verschiebung der Bruchstücke: Narkose-Einrichtung, Gips-U-Schiene, nach 8 Tagen wie oben. c) Mit vollständiger oder unvollständiger Verrenkung des Sprungbeins: Narkose-Einrenkung, Gips-U-Schiene, dann wie vor. Die Einrichtungen und Einrenkungen nehmen wir meistens in Narkose vor, weil wir glauben, daß es nicht ganz ungefährlich ist, in den großen Bluterguß bei unmittelbarer Verbindung mit dem Sprunggelenk eine Novokaineinspritzung vorzunehmen. d) Mit Abbruch des vorderen oder hinteren Schienbeindreiecks, wenn Narkose-Einrichtung nicht möglich ist: Fersenbeindrahtzug in Spitz- bzw. Hackenfußstellung, erforderlichenfalls auch Verschraubung. Nach 4 Wochen Rundgipsverband für weitere 4—6 Wochen, dann wie vor.

Ist eine anatomische Stellung konservativ durch wiederholte Versuche nicht zu erreichen, wird bald, d. h. möglich nach 6—8 Tagen operativ eingerichtet.

Wartet man länger, so entwickelt sich aus dem Bluterguß zwischen Sprungbein und Innenknöchel durch Organisation ein Bindegewebsblock, der bei der Operation dann unbedingt entfernt werden muß, was besonders wichtig ist bei älteren in schlechter Stellung abgeheilten Brüchen der Knöchelgabel. Ohne die Entfernungen des Bindegewebsblocks ist eine anatomische Stellung nicht zu erreichen, worauf M. LANGE besonders aufmerksam gemacht hat.

Bei nachgewiesenen Bandsprengungen zwischen Schien- und Wadenbein muß mindestens 3—4 Wochen länger ruhiggestellt werden als eben angegeben, d. h. 9—12 Wochen. Dem Sprungbein wird dadurch der Bewegungsraum eingeengt, Behinderung der Streckbewegung ist die Folge. Die Faszienzügel- oder Draht-Umschlingung von Schien- und Wadenbein als Bandhaftersatz kann in geeigneten Fällen Gutes leisten, weil durch sie die Knöchelgabel eine gewisse feste Elastizität behält.

Zur Gipsverbandtechnik nur folgendes: ungepolsterter Gips, geringe Beugestellung des Fußes unter 90—100 Grad. Fersenbein in Varusstellung, Vorfuß proniert.

Fälschlicherweise wird der Fuß oft in Supination gebracht (Klumpfußstellung), um den posttraumatischen Knickplattfuß zu vermeiden. Dies ist aber nicht möglich, weil eine Scheinverbesserung der Fußstellung erreicht wird, dadurch, daß das Fersenbein weiterhin in seiner physiologischen Valgusstellung zwischen 1 und 10 Grad verharrt und der Fußinnenrand im CHOPARTschen Gelenk angehoben wird.

Wie BASLER im Arbeitsphysiologischen Institut Breslau zeigen konnte, sind erst Valgusstellungen über 10 Grad als krankhaft zu bezeichnen, wobei die Knickung mit zunehmendem Alter immer deutlicher wird, um schließlich Werte von etwa 10 Grad zu erreichen.

Anzeige zur operativen Behandlung unserer Knöchelbrüche war bei 9 Verletzten die eingetretene Falschgelenkbildung, bei 5 Verletzten eine Gabelsprengung mit Zerreißung des tibiofibularen Bandes neben den Knochenbrüchen und der Verrenkung des Sprungbeins.

Die restlichen 36 operativ behandelten Knöchelbrüche ließen sich entweder konservativ nicht genau einrichten oder es drohte die Pseudarthrose, bzw. lagen zusätzlich Brüche des Schienbeins vor, die einen Drahtzug erforderten (4) oder es wurde bei offenen Brüchen sofort bei der Wundversorgung ein Eingriff am Knochen vorgenommen (3).

Hinsichtlich der Falschgelenkbildung bei Knöchelbrüchen können wir folgendes feststellen:

Es muß unterschieden werden zwischen dem lockeren und dem straffen Falschgelenk. Letzteres macht keine Beschwerden und wird daher manchmal übersehen oder nur anläßlich einer Röntgenaufnahme aufgedeckt. Die lockeren Falschgelenkbildungen machen fast immer Beschwerden und müssen daher beseitigt werden. Hinsichtlich der besten Behandlung gehen die Meinungen fast ebenso auseinander wie die Angaben über Ursache und Häufigkeit.

Unter 133 Außenknöchelbrüchen sahen wir zweimal eine Pseudarthrose entstehen (1,5%). Rostock beobachtete unter 36 Außenknöchelbrüchen 4 Falschgelenkbildungen, das wären rund 11,5%. Er gibt jedoch nicht an, ob es sich dabei um von ihm selbst behandelte Verletzte handelte, was wichtig wäre, da Mißerfolge anderer, die zu uns in Behandlung kommen, für eine Statistik nichts aussagen können.

Bei den bimalleolären Brüchen sahen wir keine Falschgelenkbildung außen.

Unter 376 Innen- bzw. Innen- und Außenknöchelbrüchen traten 7 Pseudarthrosen auf (1,8%). Die Angaben des Schrifttums liegen höher. Auch Andreesen berichtete 1938 aus dem „Bergmannsheil" Bochum noch über 3,6% Pseudarthrosen. In Tabelle 4 sind die einzelnen Angaben dargestellt.

Tabelle 4. *Falschgelenke an Innen- und Außenknöchel.*

| | Knöchelbrüche Anzahl | Falschgelenke | | | | |
		locker	innen straff	%	außen	%
Bahr u. Magnussohn	—		3	—	—	—
Schmidt	—		2	—	—	—
Kappis	43		6	14	dieselben Kranken!	
Hubmann	43		6	14		
Rostock	—		39	—	4/36	11,1
Felsenreich	635	13	45	9	—	—
Andresen	466	13	4	3,6	—	—
Eigene	376	6	1	1,8	2/133	1,5

Die Abnahme der Falschgelenkbildungen am Innenknöchel seit 1938 führen wir darauf zurück, daß wir bei den Querbrüchen in Höhe des oberen Sprunggelenkspaltes, die es bekanntlich sind, die zur Pseudarthrose neigen, vorsorglich schon nageln oder schrauben, wenn sich eine einwandfreie Stellung nicht erreichen läßt.

Daß die Falschgelenkbildung nicht nur an den bimalleolären Brüchen und nicht nur innen eintreten kann, wie ANDREESEN annahm, sondern sowohl innen wie außen, und auch wenn nur ein Knochen gebrochen ist, entsteht, sahen wir zweimal am Außenknöchel und zweimal am Innenknöchel.

Wir hatten weiter Gelegenheit, zwei Außenknöchel- und sieben Innenknöchelpseudarthrosen zu beobachten bei veralteten Knöchelbrüchen, die wegen Beschwerden zu uns kamen.

Man kann am Innenknöchel drei immer wieder vorkommende Bruchformen unterscheiden:

Bruchspalt schräg aufwärts vom oberen Sprunggelenkspalt verlaufend. Diese Brüche heilen gut und rasch ab.

Bruchspalt waagerecht in Höhe des oberen Sprunggelenkspaltes, Bruchspalt schräg verlaufend unterhalb oberem Sprunggelenkspalt.

Diese beiden Bruchformen neigen allein zur Falschgelenkbildung. Heilt die dritte Bruchform als lockeres Falschgelenk ab, so treten besonders starke Beschwerden ein, die sich durch Entfernung der abgebrochenen Innenknöchelspitze sofort beheben lassen. Lediglich unwesentliche Bewegungseinschränkungen von 5—10 Grad können zurückbleiben. Subjektiv fühlen sich die Verletzten so gut wie vorher. „Ich gehe wie vorher."

Von 509 Knöchelbrüchen wurden $^2/_5$ ambulant und $^3/_5$ stationär behandelt, wobei bei rund 10% aller Knöchelbrüche eine Operation nötig war.

Tabelle 5. *Ergebnis der operierten frischen Knöchelbrüche.*

Art der Operation	Zahl	ohne Rente	Dauerrente					
			0%	10%	20%	30%	40%	
Seidennaht ..	1	—	—	—	1	—	—	—
Innenknöchelspitzenentfernung ..	1	1	—	—	—	—	—	—
U-Nagel	5	1	2	—	—	—	2	—
Kopfnagel...	18	8	6	2	—	2	—	—
Schraube ...	16	6	6	1	2	—	—	1 †
Aufsplitterung	2	2	—	—	—	—	—	—
Spanverschiebung ...	3	—	2	—	1	—	—	—
Drahtzug ...	4	wegen Schienbeinbruch nicht zu werten						

Im einzelnen wurden folgende Operationsverfahren angewendet (Tab. 5):

1. Innenknöchelspitzen-Entfernung wegen Falschgelenkbildung in einem frischen und vier anderwärts behandelten Fällen. Weder der frische noch die alten Pseudarthrosen bedingten durch die Operation jemals eine Rente.

2. Seidennaht bei offenem Innen- und Außenknöchelbruch mit Teilverrenkung des Sprungbeins nach außen. Trotz Penicillin-Supronal schleichende Entzündung. Heil-

dauer 36 Wochen. EV: 30% für 10 Monate, dann 20% noch frisch. Befund am
15. 8. 50: geringe Bewegungseinschränkung im oberen Sprunggelenk: 120/90 gegen
130/80, unteres Sprunggelenk 4/4 zu 4/4.

3. Der U-Nagel kam in 5 frischen Fällen zur Anwendung:

Ein Patient war nach 17 Wochen arbeitsfähig ohne Rente. Zwei Verletzte erhielten eine Übergangsrente. (Abb. 1.) Bei zwei weiteren Verletzten kam es zu
einer Entzündung im oberen Sprunggelenk:

a) offener Innenknöchel- und Wadenbeinbruch mit Abbruch der vorderen
Schienbeinkante und breiter Eröffnung des Sprunggelenks. Sofort U-Nagel. Trotz

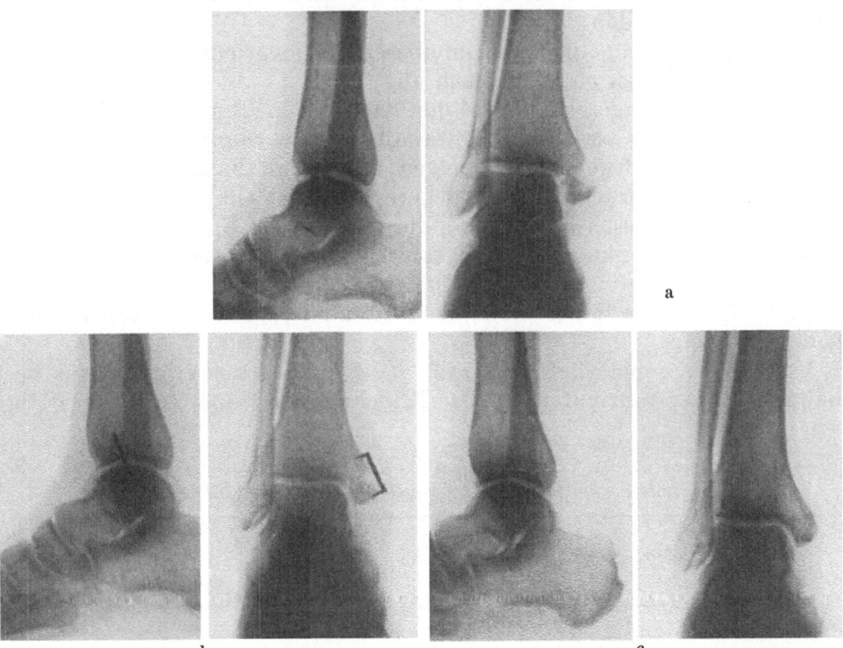

Abb. 1. 50jähr. Mann 1946 Innenknöchelbruch U-Nagel. Nach 21 Wochen af mit 20% für 12 Mon.,
dann 10% für 12 Mon. Jetzt 0%. Eine Randzacke an der Tibia vorn ist ein wenig größer geworden.
Keine Beschwerden.

Supronal schleichende Entzündung mit sekundärer, erheblicher Arthrosis deformans, die eine Arthrodese erfordert. EV: 40%. Es kann angenommen werden, daß
dies auch ohne die Nagelung eingetreten wäre.

b) Innen- und Außenknöchelbruch, Gabelsprengung mit Verrenkung des
Sprungbeins nach außen und Abbruch eines Dreiecks aus der äußeren Schienbeinkante. Es gelang konservativ nicht, die Knöchelgabel anatomisch wiederherzustellen. Ein Druckgeschwür am Innenknöchel war abgeheilt, als ein U-Nagel eingeschlagen wurde. Trotz Penicillin und Supronal schleichende eitrige Gelenk-
entzündung mit Versteifung im oberen Sprunggelenk. EV 40%. Man hätte hier
mit der Operation noch länger zuwarten müssen.

Bei zwei veralteten Knöchelbrüchen wurden mit U-Nagel ebenfalls gute Ergebnisse erzielt.

a) Bei einer 60jährigen mit Innenknöchelpseudarthrose, Freilegung, Ausräumung und U-Nagel. Subjektiv und objektiv gut.

b) In Fehlstellung abgeheilter Innen- und Außenknöchelbruch mit Teilverrenkung des Sprungbeins nach außen und traumatischem Knickplattfuß. EV 100%.

Osteotomie und U-Nagel, nach 26 Wochen arbeitsfähig mit 35% Rente für 12 Monate, heute 20%.

4. Der Kopfnagel wurde in 18 frischen Fällen angewendet: ohne Rente nahmen die alte Arbeit als Hauer usw. wieder auf 8. Mit einer EV von zunächst 20% begannen 5. Nach 6—10 Monaten 10%, keiner erhält eine Dauerrente.

Eine Rente von 30% erhielten zunächst drei Verletzte. Einer war nach 8 Monaten ohne Rente wieder als Hauer tätig. Die beiden andern beziehen eine Dauerrente von 10%. Bei einem von ihnen war zusätzlich zur Nagelung auch noch eine BECKsche Bohrung durchgeführt worden.

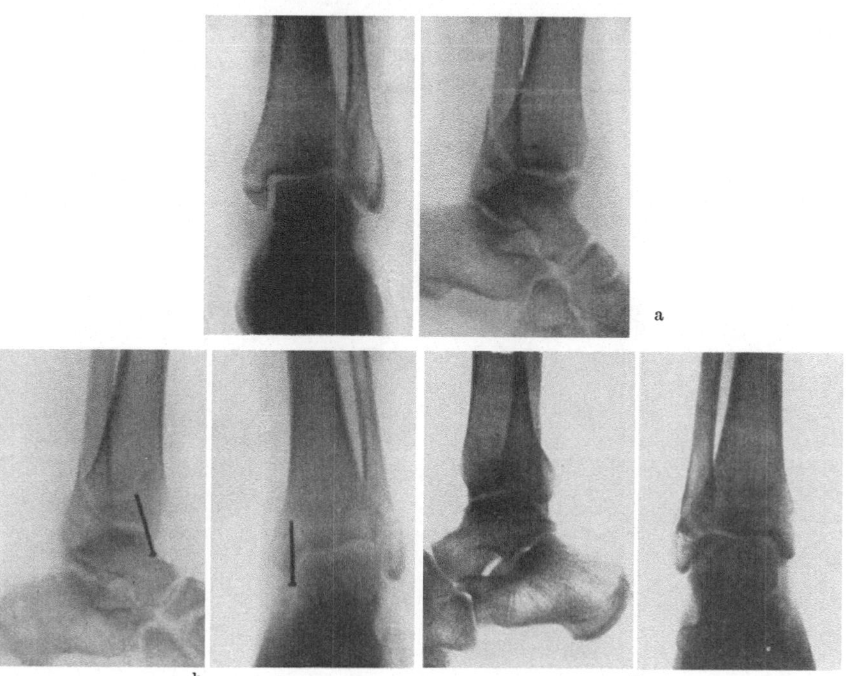

Abb. 2. 35jähr. Mann Innen- und Außenknöchelbruch mit Sublux. tali n. außen. Schraube. af nach 14 Wochen. Kein Rentenbegehren. „Ich marschiere den ganzen Tag!"

Bei einer 47jährigen mit Innenknöchel- und Wadenbeinbruch sowie Bruch des Processus posterior tali wurde aus äußeren Gründen nach der Gipsabnahme vom Hausarzt Weiterbehandlung verabsäumt. Das Sprunggelenk versteifte in Spitzfußstellung unter 100 Grad. Dieses schlechte Ergebnis kann der Nagelung nicht zur Last fallen.

Ein offener Innen- und Außenknöchelbruch mit Verrenkung des Sprungbeins nach außen wurde sofort genagelt. Am nicht genagelten Außenknöchel entwickelte sich trotz Eleudron eine schleichende Osteomyelitis mit völliger Versteifung im oberen Sprunggelenk. Kunstschuh. EV 30%.

Bei einer Außenknöchelpseudarthrose mit Teilverrenkung des Sprungbeins nach außen nach Knöchelbruch, anderwärts behandelt, wurde nach Osteotomie ein Kopfnagel in das Wadenbein eingeschlagen und eine Spanverschiebung vorgenommen. Patient sehr zufrieden. X-Knick der Traglinie ist nicht völlig beseitigt. Trägt hohen Schuh. 110/85 zu 120/80, 2/4 zu 4/4.

5. Eine Verschraubung des Innenknöchels mit Metallschraube wurde in 16 frischen und 4 veralteten Fällen durchgeführt. Von den Frischverletzten nahmen 6 ohne Rente die Arbeit wieder auf. (Abb. 2.)

Mit 10% Rente für 6 Monate gingen zwei zur Arbeit. Keiner erhält eine Dauerrente. Bei einem von ihnen war zusätzlich zur Schraubung eine Aufsplitterung gemacht worden. Mit 20% für 2—8 Monate wurden 4 entlassen. Einer hat noch 10%, ganz frischer Fall, die übrigen drei sind ohne Dauerrente.

Die Arbeit nahmen drei mit einer EV von 30% wieder auf. Nach 3 bzw. 12 Monaten 20%. Einer ist ohne Dauerrente. Die beiden anderen beziehen, weil noch frisch, z. Zt. 20%.

Ein offener Innen- und Außenknöchelbruch wurde sofort geschraubt. Er starb nach einem Tag an Fettembolie bei gleichzeitiger Beckenquetschung und -spren-

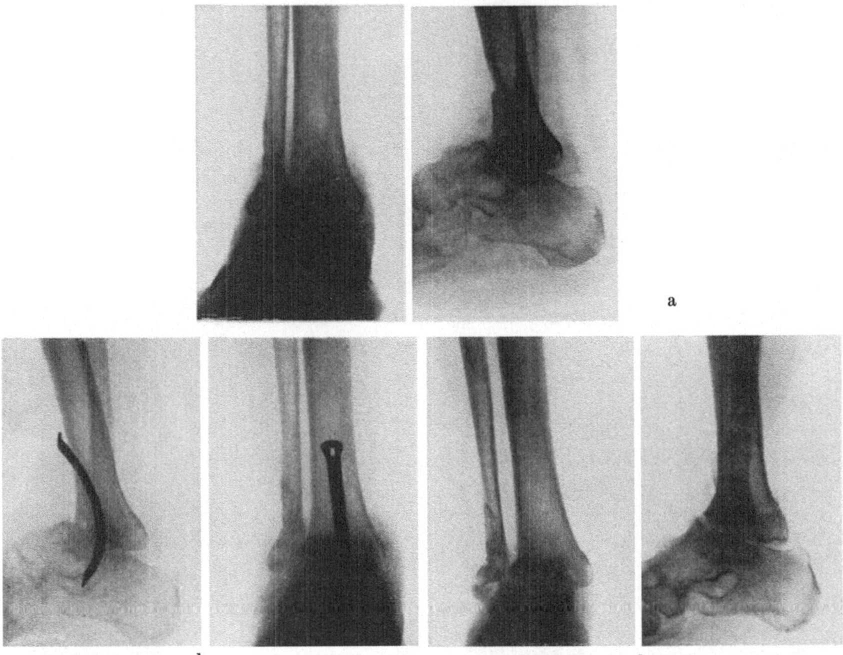

Abb. 3. Arthrodese mit Küntscher Nagel wegen schmerzhafter Arthrosis deformans und Teilversteifung nach offenem Innen- und Außenknöchelbruch mit Sublux. tali nach außen und nachfolgendem Empyem. Anderwärts behandelt. Vor Arthrodese 100% arbeitsunfähig. Nach Operation 40%.

gung. Von den 4 veralteten Knöchelbrüchen mit Pseudarthrosen und Fehlstellungen wurden nach Aufsplitterung bzw. Osteotomie und Schraubung zwei gut und zwei befriedigend.

6. Aufsplitterungen wurden drei vorgenommen (zwei frische und eine ältere Knöchelgabelverletzung). Letzterer Patient erhält noch 20% Rente und klagt über Stiche und Schwellneigung.

7. Spanverschiebungen wurden drei bei frischen und zwei bei älteren Knöchelbrüchen teils allein, teils mit Aufsplitterung bzw. Kopfnagel und Schraube ausgeführt. Einer erhält eine Dauerrente von 20%.

8. Bei 9 Patienten mit schlechter Stellung nach Knöchelbruch und weit fortgeschrittener Arthrosis deformans wurde durch die Arthrodese eine erhebliche Besserung erreicht. EV 30—40%, vorher völlig arbeitsunfähig. (Abb. 3.)

9. Die Keilosteotomie wurde allein bei zwei anderwärts behandelten Verletzten mit schlechter Stellung der Sprunggelenkgabel angewendet und eine weitgehende Besserung, subjektiv sogar mit gutem Ergebnis, erreicht.

Aus unseren operativ behandelten Knöchelbrüchen ziehen wir folgende Folgerungen: 1. Zur anatomisch gerechten Einstellung der Sprunggelenkgabel und zur Verhütung der Falschgelenkbildung an Innen- und Außenknöchel ist es in etwa 10% aller Knöchelbrüche erforderlich, zu operieren. Die Metallschraube und der Kopfnagel sind am brauchbarsten, weil sie sich leicht einbringen und entfernen lassen, und weil sie die Bruchstücke unverrückbar aufeinander pressen, bis die knöcherne Heilung eingetreten ist. Die so behandelten Verletzten kommen bald zur Arbeit, und nur in ganz vereinzelten Fällen bleibt eine Dauerrente für wenige Jahre zurück. 2. Die Anzeigestellung zur operativen Behandlung der Knöchelbrüche muß eng gezogen werden. Stets ist zu versuchen, konservativ zum Ziel zu kommen. 3. Bei Verwendung von Kopfnagel und Metallschraube zur operativen Behandlung der Knöchelbrüche kommen Entzündungen am Knochen oder im Sprunggelenk nicht vor, wenn die Auswahl der zu operierenden Brüche streng gestellt wird. 4. Eine wesentliche Verlängerung der Krankfeierzeit gegenüber der konservativen Behandlung ist durch die operative Behandlung mit Kopfnagel und Metallschraube nicht gegeben. 5. Bei den offenen Brüchen der Sprunggelenkgabel ist gegenüber der Verwendung irgendwelcher Fremdkörper, die sofort in die Tiefe versenkt werden, äußerste Zurückhaltung geboten, weil leicht Entzündungen und Eiterungen nachfolgen. Hier ist die Wundversorgung und anschließend Drahtzugbehandlung das gegebene Verfahren, wobei nach etwa drei Wochen bei liegendem Draht ein Gipsverband angelegt wird.

Die *Mitgliederversammlung* der Deutschen Gesellschaft für Unfallheilkunde, Versicherungs- und Versorgungsmedizin, fand am 20. Oktober 1950 um 14.15 Uhr statt.

Der Vorsitzende gab einen kurzen Überblick über die Wiedererrichtung der Gesellschaft (siehe auch Eröffnungsansprache) und bat, den bisher die Geschäfte der Gesellschaft führenden Arbeitsausschuß nachträglich als Vorstand anzuerkennen. Die Mitgliederversammlung stimmte zu und gab die Anerkennung.

Professor Dr. ERICH FREIHERR VON REDWITZ, Bonn, wurde nahezu einstimmig zum *Vorsitzenden* für das nächste Jahr gewählt.

Zu *Ehrenmitgliedern* wurden ernannt: Ministerialdirigent Professor Dr. MARTINECK, Stettfeld, Krs. Haßfurt, Professor Dr. M. REICHARDT, Würzburg, und Professor Dr. ZOLLINGER, Luzern.

Die Satzungen wurden in der neuen Form angenommen. Drucklegung ist vorgesehen.

Der Kassenführer erstattete Bericht über die Kassenverhältnisse und wurde nach Prüfung entlastet.

Der Jahresbeitrag wurde für 1951 mit DM 20,— festgesetzt.

Gedruckt im Druckhaus Tempelhof, Berlin

Hefte zur Unfallheilkunde

Beihefte zur „Monatsschrift für Unfallheilkunde und Versicherungsmedizin". Herausgegeben von Professor Dr. **A. Hübner,** Berlin.

Heft 39: **Über die großen Amputationen an den Extremitäten und die prothetische Versorgung der Amputierten.** Von Dr. **Fritz Jenny,** Privatdozent für Unfallmedizin a. d. Universität Zürich, Arzt i. d. Zentralverwaltung d. schweiz. Unfallversicherungsanstalt Luzern. Mit 82 Abbildungen. VI, 166 Seiten. 1950. DM 18,—

Heft 40: **Ergebnisse der Marknagelung** (1939 bis 1.12.1949). Von Professor Dr. med. **Richard Maatz,** Oberarzt der Chirurgischen Universitätsklinik Kiel, Professor Dr. med. **Heinz Griessmann,** Dozent Dr. med. **Heinz Junge,** Dr. med. **Hans-Joachim Hoppe,** Dr. med. **Wilhelm Schüttemeyer** aus der Chirurgischen Universitätsklinik Kiel und Dr. med. **Helmut Lempert,** Facharzt für Chirurgie, Obervertrauensarzt der Schlesw.-Holstein. Landwirtschaftlichen Berufsgenossenschaft. Mit 30 Abbildungen. VIII, 103 Seiten. 1951. DM 12,60

Heft 41: **Grundlagen der Beurteilung von Wirbelsäulenverletzungen und -erkrankungen.** Von Professor Dr. **Max Lange,** Chefarzt des Staatlich-orthopädischen Versehrten-Krankenhauses Bad Tölz. Mit 27 Abbildungen. IV, 36 Seiten. 1951. DM 5,80

Die Abonnenten der „Monatsschrift für Unfallheilkunde" erhalten die „Hefte zur Unfallheilkunde" zu einem gegenüber dem Ladenpreis um 20% ermäßigten Vorzugspreis.

Allgemeine und spezielle chirurgische Operationslehre

Begründet von **Martin Kirschner.** Zweite Auflage. Herausgegeben von Professor Dr. **N. Guleke,** Wiesbaden, und Professor Dr. **R. Zenker,** Marburg/Lahn. In zehn Bänden. Jeder Band bzw. Bandteil ist einzeln käuflich.

Bisher erschienen:

2. Band: **Die Eingriffe am Gehirnschädel, Gehirn, an der Wirbelsäule und am Rückenmark.** Von Dr. **N. Guleke,** o. Professor, Direktor der Chirurgischen Klinik der Universität Jena. Zweite Auflage. Mit 372 zum großen Teil farbigen Abbildungen. XIV, 589 Seiten. 1950. Ganzleinen DM 126,—

Aus den Besprechungen: Der in neuer Auflage erschienene 2. Band der KIRSCHNER-schen Operationslehre ist sicher von einem großen Leserkreis sehr lebhaft begrüßt worden. Der eigenartige Reiz dieser Darstellung liegt wohl in der Tatsache begründet, daß der Verfasser noch unter seinem Lehrer v. BERGMANN in die Hirnchirurgie eingeführt wurde und ihre Entwicklung bis auf den heutigen Tag aktiv miterlebt hat. Die Geschichte der neurochirurgischen Indikationsstellung und operativen Behandlungsmethoden rollt wie in einem Film vor dem Leser ab, wobei mit großer Sorgfalt immer wieder auf wichtige Einzelheiten eingegangen wird, die weniger Erfahrene dankbar begrüßen werden. Auch neuere — im Ausland besonders gepflegte — Operationsverfahren erfahren in Wort und Bild gebührende Berücksichtigung. Am meisten aber wird der Leser wohl beeindruckt sein von der sorgfältig das Für und Wider abwägenden Darstellung. Selbst da, wo man anderer Auffassung sein könnte als der Verfasser, kann man das Bemühen um eine objektive Beurteilung nur bewundern. Die deutsche Gesellschaft für Neurochirurgie, die dem Verfasser auf ihrem Freiburger Kongreß 1948 als ihrem Senior den Ehrenvorsitz und die Ehrenmitgliedschaft übertragen hat, wird ihm besonderen Dank wissen für das Vorwort zu dieser Neuauflage. Professor Dr. W. Tönnis in „Klinische Wochenschrift".

7. Band, 1. Teil: **Die Eingriffe in der Bauchhöhle.** Von **Martin Kirschner,** weiland o. Professor, Direktor der Chirurgischen Klinik der Universität Heidelberg. Zweite Auflage. Neu bearbeitet von Dr. **Rudolf Zenker,** o. Professor, Direktor der Chirurgischen Klinik der Universität Marburg/Lahn. Mit 556 zum großen Teil farbigen Abbildungen und einem Tabellenanhang. XIX, 868 Seiten. 1951. Ganzleinen DM 248,—

Bei Verpflichtung zur Abnahme der gesamten Operationslehre

Subskriptionspreis DM 198,—
